职业教育护理类专业"十二五"规划教材（行业审定版）

健康评估

张小兆　佟玉荣　毕清泉　主编

化学工业出版社

·北京·

本教材针对全国高等医学院校护理学专业岗位的实际工作需要和实用型人才培养目标而精选内容。重视基本理论、基本知识、基本技能的阐述，遵循"就业能称职、创业有能力、深造有基础、发展有后劲"的指导思想，明确技能培养目标，紧扣学科发展现状，增加实训指导内容，适当补充新知识、新技术；突出护理特色，强化整体护理概念，培养学生认识疾病、判断病情变化的应用能力；强调理论联系实际，学以致用。教材内容主要包括绪论、健康资料的收集、护理诊断、常见症状评估、身体评估、心理评估、社会评估、实验室检查、心电图检查、影像学检查、护理病历书写、健康评估技能训练指导等。

本书可供高职高专临床医学、护理学及相关专业使用，也可作为从事临床医学、护理工作等有关人员的参考资料。

图书在版编目（CIP）数据

健康评估/张小兆，佟玉荣，毕清泉主编．—北京：
化学工业出版社，2014.3
职业教育护理类专业"十二五"规划教材
ISBN 978-7-122-19550-0

Ⅰ．①健…　Ⅱ．①张…②佟…③毕…　Ⅲ．①健康-
评估-高等职业教育-教材　Ⅳ．①R471

中国版本图书馆 CIP 数据核字（2014）第 011302 号

责任编辑：李植峰　张　微　　　　　　　文字编辑：赵爱萍
责任校对：王素芹　　　　　　　　　　　装帧设计：关　飞

出版发行：化学工业出版社（北京市东城区青年湖南街 13 号　邮政编码 100011）
印　　刷：北京永鑫印刷有限责任公司
装　　订：三河市宇新装订厂
787mm×1092mm　1/16　印张 20¼　字数 537 千字　2014 年 4 月北京第 1 版第 1 次印刷

购书咨询：010-64518888（传真：010-64519686）　　售后服务：010-64518899
网　　址：http：//www.cip.com.cn
凡购买本书，如有缺损质量问题，本社销售中心负责调换。

定　　价：39.80 元

职业教育护理类专业"十二五"规划教材（行业审定版）编审委员会名单

主任委员　吴欣娟

委　　员　（按姓名笔画排序）

丁郭平	马玉芬	马祥梅	王　欣	王　辉	王文燕
王明跃	王桂芝	王爱华	王敬红	代凤兰	白建民
毕清泉	曲桂玉	曲振瑞	朱　力	华桂春	刘太华
刘爱红	孙　红	孙　静	牟绍玉	杜礼安	李　戈
李广霞	李延玲	李艳梅	杨友谊	吴欣娟	何秀堂
佟玉荣	余　雪	余晓云	宋慧英	张小兆	张红梅
张明群	张晓静	张新红	陈　路	陈香娟	范　真
范文静	季兰芳	孟庆慧	孟晓红	赵艳伟	郝玉梅
施　慧	秦　瑛	郭　娜	郭彦丰	龚爱萍	盛晓燕
符宝敏	章新琼	彭　蔚	简清梅		

职业教育护理类专业"十二五"规划教材（行业审定版）建设单位名单（按单位名称笔画排序）

上海中医药大学

上海立达职业技术学院

内蒙古民族大学

长江大学

平阴县职业教育中心

北京市昌平卫生学校

扬州环境资源职业技术学院

江西新余学院

江苏联合职业技术学院南通卫生分院

安徽中医学院

安徽医科大学

沧州医学高等专科学校

阿克苏职业技术学院

武汉铁路职业技术学院

阜阳职业技术学院

金华职业技术学院

荆楚理工学院

南阳医学高等专科学校

南阳医学高等专科学校第一附属医院

重庆医科大学

首都医科大学燕京医学院

泰山医学院

莱阳卫生学校

铁岭卫生职业学院

唐山职业技术学院

海南医学院

聊城职业技术学院

黄淮学院

常德职业技术学院

商丘医学高等专科学校

淮南职业技术学院

淄博职业学院

湖北省荆门市第一人民医院

滨州医学院

滨州职业学院

潍坊医学院

德州学院

衢州职业技术学院

《健康评估》编写人员

主　　编　　张小兆　佟玉荣　毕清泉

副 主 编　　褚青康　郑　爽

编写人员　　（按姓名笔画排序）

龙　轩　重庆医科大学护理学院

毕清泉　安徽医科大学护理学院

佟玉荣　首都医科大学燕京医学院

李延玲　南阳医学高等专科学校

张小兆　黄淮学院

郑　爽　南阳医学高等专科学校

项　茹　安徽医科大学护理学院

谢伦芳　安徽医科大学护理学院

褚青康　南阳医学高等专科学校

序

当前，我国医疗卫生事业进入了新的发展时期，在医药卫生体制改革不断深化的大环境下，我国护理事业发展也取得了显著成效。截至"十一五"末，我国注册护士总数已达到205万，较2005年增长了52%，医院医护比例倒置的问题逐步实现扭转。同时，随着专科护士规范化培训的大力开展，护士队伍的专业技术水平也在不断提高。各级各类医院在落实医改任务过程中，坚持"以患者为中心"，积极改革临床护理模式，使临床护理逐步从简单的以完成医嘱为中心的功能制护理，转变为以责任制整体护理为核心的优质护理，护理实践的内涵不断得到丰富。这就要求责任护士不仅要协助医院完成患者的治疗性工作，而且更要注重运用专业技术知识，全面担负起对患者的专业照顾、病情观察、心理支持、健康教育和康复指导等各项护理任务，以便为患者提供安全、优质、满意的护理服务。这也对护理职业教育提出了更高、更全面的要求。

"十一五"期间是我国职业教育实现跨越式发展的阶段，在经济发展需求的推动下，在教育部《关于全面提高高等职业教育教学质量的若干意见》（教高〔2006〕16号）以及职业教育"五个对接"、"十个衔接"、"系统培养"精神的指导下，职业教育不断从传统教育教学模式中蜕变出新，初步实现了从局部的改革到全面的建设。然而，就目前护理职业教育而言，还存在诸多问题，如教学与临床还存在一定的脱节现象，部分教学内容陈旧，往往未及时涉及临床已经应用的新知识和新技术；学校教师下临床较少，尚未真正实现"双师型"队伍的建设；相当一部分学校教学方法相对传统，缺乏对学生综合性、整体性素质的培养，教学过程中缺乏对优质护理理念和工作模式的灌输。此外，尽管"十一五"期间，在各级教育主管部门、各院校以及各个出版社的大力支持下，确实出版了一大批优秀的、符合职教特点的教材。然而，职业教育教材建设也还存在以下问题：教材的内容与职业标准、临床实际对接不紧密，不能反映新技术、新进展；职教特色不鲜明，不能恰当地体现优质护理的观念和工作模式；本科、中高职教材脱节、断层和重复等，不能很好地适应经济社会发展对应用型、技能型人才培养的要求。在对"十一五"期间教学改革进行经验总结和评估的基础上，在《教育部关于"十二五"职业教育教材建设的若干意见》（教职成〔2012〕9号）精神的指导下，化学工业出版社邀请全国高职高专院校护理类专业的教学负责人和骨干教师，以及临床护理行业的权威专家，共同组织和策划了《职业教育护理类专业"十二五"规划教材（行业审定版）》的编写工作。

本套教材建设的基本原则是：①遵循"三基五性"的教材编写原则，体现教材的思想性、科学性、先进性、启发性和适用性，从科学素质、创新意识、实践技能等方面实现立体化教学；②符合和满足职业教育的培养目标和技能要求，注意本科教育和职业教育的区别，力求实现中高职教育的有机衔接；③在注重学生全面发展的基础上，以常规技术为基础，以关键技术为重点，以先进技术为导向，体现与临床发展相同步、与当前形势相同步的原则；④注重教材的整体规划性，一方面按基础课和专业课的特点，分别制订了相对统一、规范的教材建设标准，体现整套教材的系统性和规划性，另一方面，协调了不同教材间内容上的联系与衔接，尽量避免遗漏和不必要的重复；⑤体现一线教师编写、行业专家指导、学校与医院结合的全新的教材开发模式，使教材内容切实结合职业岗位的能力需求，实现与医院用人需求的合理对接。

在这套教材的开发中，我们建立了一支能够适应职业教育改革发展要求的教材编审队伍，汇集了众多教学一线老师的教学经验和教改成果，而且得到了来自临床一线护理行业权威专家的指导和支持，相信它的出版不仅能较好地满足护理职业教育的教学需求，而且对促进学科建设、提高教学质量也将起到积极的推动作用。

吴欣娟
2013 年 1 月 30 日

前　言

　　健康评估是高等医学院校护理学专业的必修课和桥梁课。我们以护理专业培养目标为依据，在强调"基本理论、基本知识、基本技能"培养的同时，重视学生的创新意识、创新能力的培养，遵循"就业能称职、创业有能力、深造有基础、发展有后劲"的指导思想，精选课程内容，编写了本教材。本教材共十二章，主要内容有绪论、健康资料的收集、护理诊断、常见症状评估、身体评估、心理评估、社会评估、实验室检查、心电图检查、影像学检查、护理病历书写、健康评估技能训练指导等内容。

　　本教材的编写特点：①强调基本理论、基本知识和基本技能的阐述，明确技能培养目标；②按照"实用型人才"的培养思路，增加技能训练指导；③紧扣学科发展现状，适当补充新知识、新技术；④突出护理特色，强调整体护理观念，培养学生认识疾病、判断病情变化的应用能力；⑤根据教学目标，增设目标测试题目，以提高教学效果；⑥注重理论联系实际，把抽象的问题融入技能培训及习题测试之中，彰显学以致用之目的；⑦坚持理论知识应用为主、够用为度，删繁就简，将复杂的理论知识阐述清楚。

　　各位编委都是从事临床教学、科研一线多年的专家，在编写过程中，始终坚持高职高专特色和注重实际应用的原则，既突出职业教育的教学特色，又融入了新的专业知识，认真完成各部分编写内容。全书绘制表格 70 余个，精选图片 350 余幅，设计目标测试题 673 道，教材整体风格简单明了，条理清晰，文图并茂，内容新颖。希望能通过本教材的引导，加强学生对临床基础知识的理解，初步学习临床思维方法，培养学生发现问题、分析问题、解决问题的能力，初步具备一定的健康评估、健康教育咨询与管理能力。

　　本教材的编写得到参编学校的大力支持，在此表示衷心的感谢！在本教材的编写过程中参考了许多相关资料，可以说本教材内容既饱含各位编委的辛勤汗水，也闪烁着相关专著及教材编写者的智慧，在此向相关作者表示感谢并致以崇高的敬意！

　　由于时间仓促、编写经验不足，难免存在疏漏，敬请读者原谅并批评指正，以便我们在以后的工作中积累经验，进一步完善。

编者

2013 年 10 月

目 录

第一章 绪 论

健康评估（health assessment）是研究个体、家庭、社区对现存的健康问题或生命过程的基本理论、基本技能及临床思维方法的科学，与护理理念的形成、从护理角度思考健康问题关系密切，是基础医学过渡到临床护理医学的重要课程之一，是临床各科护理学的基础课。

随着医学的发展，人类健康理念发生了深刻变化，对卫生保健服务的需求不断提高，以患者为中心、以护理程序为基础的整体护理（holistic nursing）已成为当今的护理理念。护理程序是由评估、诊断、计划、实施和评价所组成的循序渐进、不断循环的动态过程，其中健康评估是最重要、最关键的环节，它既是执行护理程序的基础，又贯穿于护理过程中。因此，全面、完整、正确及时的评估是确保高质量护理的先决条件。护士是神圣的健康守护者，应该也必须学好作为各科临床课的基础课程——健康评估，学会健康评估的基本知识、基本方法、基本技能。

一、健康评估的发展简史

健康评估是护理学领域的一门新兴学科，因医学模式的转变而产生，因护理程序和整体护理的应用而发展。

早在克里米亚战争（1853～1856）期间，现代护理学的先驱南丁格尔（Florence Nightingale）看到护士要比医生待在患者床边的时间更多，更有利于观察病情，并提出护士应主动与患者交流、观察病情以获取有关疾病信息，以利于治疗护理。

20世纪50年代，Lydia Hall首次提出"护理程序"的概念。1967年，Yura和Walsh将护理程序分为评估、计划、实施、评价四个部分。在Black、Roy、Mundinger、Journ等的努力下，护理程序理论得到进一步发展，1973年，美国护士协会在其发表的《护理业务的基准》中采用以上研究成果，将护理程序分为评估、诊断、计划、实施、评价五个阶段。

随着1977年Engle提出新的"生理—心理—社会"医学模式，导致医学领域的重大转变，医护人员从单纯的应对患者身体疾病转变到应对患者身体、心理和社会的一系列健康问题。对护理工作的最大影响就是护理工作从以疾病为中心的护理模式转向以患者为中心的整体护理模式。整体护理模式的实施，使护理评估的内容更加丰富，发展为对患者身体、心理、社会健康问题的全面评估。

20世纪80年代初，护理程序被美国波士顿大学的护理专家介绍到中国大陆，北京等地的少数医院试行按护理程序进行护理操作，1994年，在中央卫生部的主持下，提出我国整体护理工作模式，并在一些医院建立整体护理模式病房。经过29余年的努力，我国的护理理论与实践得到迅速发展，健康评估作为护理程序的第一步已成为护理工作的重要组成部分，作为一门独立的课程成为护理教育的重要组成学科。

二、健康评估的重要性

护士在制订和实施护理计划之前，必须对患者的健康状态进行全面评估，提出正确的护理诊断。按照评估、诊断、计划、实施、评价五个阶段的完整护理程序，健康评估是最基础的。没有正确的健康评估资料就没有正确的护理诊断，没有正确的护理诊断，就无法制订和实施正确的护理计划或措施，而错误的护理计划或措施会给患者增加痛苦，甚至威胁生命。正确的护理诊断来源于正确的健康评估理论和方法，正确的健康评估是确定护理诊断的依据，正确的护理诊断是制订护理措施的前提和基础。

三、健康评估的内容

对被评估者进行健康评估的意义在于了解其健康和生命过程中的经历，找出促进其良好身体功能及有利于健康的因素，掌握被评估者的护理需求、健康状况或护理诊断，作为护理措施落实的基础，以期评价治疗和护理效果。健康评估的内容包括以下内容。

1. 健康评估方法

介绍健康评估的使用方法、内容、技巧、注意事项等，为将来具体的护理评估奠定基础。

2. 常见症状评估

介绍临床上较为常见的症状的评估。被评估者患病后对机体功能异常的主观感觉或自身体验称为症状（symptom）。症状的发生发展和演变，由此发生的被评估者身体心理反应，对形成护理诊断，指导临床护理十分重要。

3. 身体评估

身体评估是护士运用自己的感觉器官或使用简单的诊断工具客观地评价被评估者身体状况的一系列最基本的检查方法。通过身体评估可获得被评估者的某些体征。体征是通过检查被评估者所发现的客观异常表现，如肝脾肿大、水肿等。

4. 社会与心理评估

社会与心理评估是护士运用社会学及心理学的知识方法对被评估者社会与心理健康所做的评估。人类的生理功能影响着社会与心理功能，社会与心理功能也同样影响着其生理功能。社会与心理评估受主观因素影响明显，资料收集、分析及结果的判断比较困难，实际评估时注意界定。

5. 辅助检查

辅助检查主要包括实验室检查、影像学检查、心电图检查、内镜检查等。这些辅助检查直观性强、准确度高，在医疗和护理诊断中的价值随着科学技术的迅猛发展显得更为重要。

6. 护理病历书写

将采集的健康史、症状评估、身体评估、心理与社会评估及辅助检查资料进行归纳、分析、推理、判断形成印象，即护理诊断，将上述资料加以整理连同护理过程中观察的情况及执行情况按规定格式记录下来，即形成护理病历。

四、健康评估的学习目的与要求

学习健康评估的目的在于掌握健康评估的基本知识、基本理论、基本技能，为临床各科的学习打下基础。通过健康评估课的学习，学生应达到以下要求。

（1）灵活运用问诊及交流技巧进行健康史的采集，熟悉症状及主诉的临床意义。

（2）能熟练、准确、独立地进行全面系统的身体评估。

（3）掌握正常与异常体征，熟记其临床意义。

（4）熟记常用辅助检查的参考值及其临床意义。

（5）熟练进行心理、社会、家庭状况评估。

（6）综合运用健康评估的基本知识、基本理论、基本技能，提出被评估者的护理诊断，能够书写规范的护理病历。

（张小兆）

目标测试

一、选择题

1. 护理程序的第一步是（　　）。

    A. 评估　　　　　　B. 诊断　　　　　　C. 计划　　　　　　D. 实施　　　　　　E. 评价

2. 健康评估的目的是（　　）。

    A. 了解患者的病情，确定医疗诊断　　　　B. 对患者进行解释说明

    C. 了解患者的健康状况，确定护理诊断　　D. 对患者进行基础护理操作

    E. 医疗卫生保健工作的特有内容

二、名词解释

1. 健康评估

2. 症状

3. 体征

三、简答题

1. 简述健康评估的主要内容。

2. 结合自己的实际情况，你将如何学好健康评估课程？

第二章 健康资料的收集

学习目标：
- 掌握健康资料的收集方法，并能够正确应用；健康资料的内容。
- 熟悉健康资料收集的注意事项。
- 了解功能性健康型态评估。

健康资料的收集是实施护理计划的基础工作，其质量的高低、全面与否、真伪的识别直接影响护理诊断、护理计划的准确性和护理质量的好坏。

第一节 健康资料收集的方法

健康资料收集的基本方法是问诊（inquiry），通过问诊获得的资料可以是患者或有关人员的主观描述，也可以是身体评估、实验室或器械检查的结果等。收集的资料涉及许多内容，比较零乱，为了更好地分析和运用资料，可以分为主观资料和客观资料、目前资料和既往资料等。

主观资料是指通过问诊获得的，包括主诉、亲属的代诉及经过询问获得的有关健康状况的叙述。主观资料不能直接观察或评估。客观资料是指经过身体评估、实验室或器械检查等所获得的有关健康状况的结果。患病后机体的体表或内部结构发生的可以观察到或感触到的改变称体征（sign），如黄疸、肝脾肿大等，是形成护理诊断的重要依据。目前资料是指患者目前发生的有关健康问题的资料，包括基本资料及现病史等。既往资料是指此次患病之前发生的有关健康问题的资料，包括既往史、治疗史、过敏史等。

一、健康资料收集的方法

问诊是护士通过与患者及有关人员所进行的目的明确有序的交谈的过程。成功的问诊是获取完整、系统、真实资料的重要步骤。问诊的重要性表现在：①问诊是建立良好护患关系的桥梁；②问诊是获得诊断依据的重要手段；③问诊是了解病情的主要方法；④问诊可为进一步检查提供线索。因此评估者应掌握问诊的技巧与方法。

（一）问诊对象

问诊的对象一般情况下应是患者本人，对儿童、意识不清者、语言障碍者、精神病患者、重症患者，应由其家属或病史知情者代述。

（二）问诊步骤

1. 前期准备

（1）环境良好 问诊场所要安静、舒适，避免干扰，光线充足、温度适中。

（2）时间得当 一般在被评估者入院事项安排就绪后进行，不宜在吃饭或不方便时问诊，还应注意患者问诊时的情绪，以免影响问诊的效果。

（3）查阅门诊资料 借此了解患者的一般状况、主要临床表现及诊断护理治疗经过，初步估计问诊方法及可能出现的情况和需要采取的措施。

（4）掌握问诊的目的和内容 问诊要收集的主要资料及其顺序。

（5）注意评估者的仪表　衣帽整齐、亲切和蔼、目光温和、值得患者信任。

2. 问诊前自我介绍

先给患者一合适的称谓，如"先生"、"小姐"、"您贵姓？"然后做自我介绍。自我介绍时向患者讲清自己的职责及问诊的目的。

3. 问诊

健康资料收集先从一般情况、主诉开始，逐步深入问诊，如："你病几天了？哪里不舒服？"。问诊过程中注意以下技巧。

（1）注意时间顺序　注意主诉和现病史中症状或体征出现的先后顺序。询问时应问清楚症状出现的确切时间，根据首发症状至目前的演变过程，可根据时间的顺序追索症状的演变，避免遗漏重要资料。

（2）态度要诚恳友善　如果时间允许，一定要耐心、细心倾听患者的陈述，对患者陈述的内容不满意或有疑问时，要耐心启发，得体的仪表、恰当的礼节、友善的举止，有助于发展与患者的和谐关系，使患者感到温暖融洽，以至说出原想隐瞒的敏感事情。适当的微笑、赞扬、鼓励的语言，促使患者与医护人员合作。

（3）灵活运用肢体语言　在问诊过程中评估者要保持良好的姿势、合适的距离、友善的目光、必要的手势、舒适的触摸，消除患者的紧张情绪，使问诊能够顺利进行。

（4）巧用过渡语言　问诊时应让患者充分陈述自己认为重要的情况及主观感受，只有陈述的内容离病情太远时，才可根据陈述的主要线索灵活地把话题转回来，切记不可生硬打断患者的陈述。评估者要巧用过渡语言，很礼貌地向患者提出新的问题，如："您咳嗽的情况我已经知道了，下面谈谈您的饮食情况吧？"这样既能控制交谈速度，又能让被评估者按照自己的方式及程序叙述病情。

（5）及时核实有疑问的资料　在倾听患者的陈述过程中，校对自己理解的内容是否准确。如果患者提供了特定的诊断和用药，就应问清楚诊断是如何做出的？用药的剂量与时间等。

核实的方法如下。①质疑：用于被评估者叙述的情况与评估者所见的不相同或前后所说的情况不一致时，如"您说您对自己的病情一点压力也没有，可我看您好像哭过哦，能告诉我这是为什么吗？"②反问：以询问的口气重复被评估者所说的话，如"您说您总是拉稀便吗？"这样可鼓励被评估者提供更多的资料。③复述：以不同的表达方式重复患者所说的内容，待对方核实后再继续询问。④澄清：对被评估者陈述中一些模棱两可、不完整或不明确语言提出疑问，以求得更具体、更确切的信息。常采用"请再说一遍"，"您说您经常肚子痛，能否具体告诉我哪里痛吗？"⑤解析：通过对评估者提供的资料进行分析和推论，被评估者可以对评估者的解析进行确认、否定或提供另外的解释。

4. 问诊结束

通过问诊已获得必要的资料而达到目的时，对重要资料要向被评估者简单复述，再次确认，并感谢被评估者的合作，并说明下一步计划、要求、希望等。

5. 问诊时提问方式的选择

根据情况可采用合适的问诊提问方式。提问是问诊的基本工具，在问诊中具有十分重要的作用，是收集资料、获取信息的主要方法。一般分为以下两种类型提问方式。

（1）开放式提问　使用特殊疑问句。问题一般比较笼统、范围较广，问句中不包含要回答的内容，不具有暗示性，被评估者不能用"是"或"不是"回答问题，只能根据具体情况陈述其病情。开放式提问因内容复杂，要求患者具有一定的语言表达能力，护理人员也要花费较多时间耐心倾听。开放式提问多应用于交谈开始或转换话题时，如："您病了多长时间了？"、"您为什么来住院？"这样的问题有利于患者主动、自主诉说，医护人员可获得更客观、更完整的资料。

(2) 封闭式提问　使用一般疑问句。是一种将被评估者的回答限制在特定范围之内的提问，被评估者回答问题选择性较少或使用直接选择性提问，只要求被评估者回答"是"或"不是"即可，如："您睡眠好不好?"、"您经常腹部疼痛吗?"，封闭式提问直接简单，易于回答，节省时间，但因要回答的内容已包含在问句中，带有较强的暗示性，护理人员难以得到问句以外的更多的资料，有时获得的信息会不真实。

(三) 特殊人员的问诊

儿童、老年人、语言交流困难者、精神病患者、危重患者等特殊人员，问诊方法、问诊内容要适当调整。与老年人交谈时注意吐字清晰准确、语言简单易懂，提出问题后，要有足够的时间让其思考回忆，注意耐心启发，必要时适当重复。对病情危重者，病史采集只做简明扼要的询问和重点检查，立即进行抢救，待病情缓解或稳定后再详细询问有关健康资料。对于不能自述的儿童注意代述的资料的可靠性；对于能自述的患儿，要充分注意其心理（怕打针、吃药）活动，严密观察回答时的反应，以利于判断健康史的可靠性。

二、健康资料收集的注意事项

(1) 问诊时不要用医学术语　问诊应使用通俗易懂、简单明了、容易理解的语言，切忌使用医学术语，如：心悸、发绀、黄疸、里急后重、潜血等。防止因被评估者难以理解或理解有误，而提供与实际不相符的资料。

(2) 不要有不良刺激　问诊时不要直呼患者的名字或床号，防止对患者产生不良刺激的语言及表情，如说："这病麻烦"、"这事难办"、摇头、皱眉、叹气，或无意识动作如用铅笔敲纸、用脚不停地敲打地板等。这样会增加患者的心理负担甚至加重病情。

(3) 用心倾听患者的陈述　医护人员问题提出后应认真倾听，用脑理解，同时注意患者的表情、体态等传递的信息，对谈话内容及时作出应答，适时鼓励患者进一步述说。

(4) 不能重复提问　提问应有目的性、系统性、必要性、侧重点明确，一个问题不能问了又问，杂乱无章的提问是漫不经心的表现。这样会降低患者对护理人员的信任和期望。

(5) 不要套问及诱问　被评估者回答问题不确切时，评估者要耐心启发，不应暗示或诱导，如不应问："您是上腹部痛吗?"而应问："您腹部哪里痛呀?"；如不应问："您咳嗽是不是夜间较重?"而应问："您咳嗽什么时间比较严重?"。防止被评估者随声附和，失去资料的真实性。

(6) 尊重患者　评估者应同情、关心、尊重被评估者。对患者不论男女老幼、富贵贫贱、职位高低，一律平等对待、一视同仁。对外观异常或身体有异味者，不可表现出轻视、嘲笑、怠慢的态度及语言；尊重被评估者的隐私权，对患者不愿回答的问题不应追问。

(7) 注意文化差异　不同国家、民族甚至社会阶层的人在人际沟通方式及对疾病的反应上存在文化差异。评估者应熟悉自己与他人文化间的差异，使问诊过程中的语言和行为能充分体现对他人文化的理解和尊重。

第二节　健康资料的内容

问诊的内容，对健康资料的收集有帮助，应详细全面。包括一般资料、主诉、现病史、既往史、用药史、成长发育史、家族史、系统回顾。

一、一般资料

包括姓名、性别、年龄、籍贯或出生地、文化程度、宗教信仰、婚姻、住址、电话号码、工作单位、职业、医疗费用支付形式、入院日期、记录日期、病史陈述者、可靠程度、入院诊断。

年龄应记录实足年龄。病史陈述者不是患者本人时，应记录与患者的关系。不同民族有不同的饮食、生活习惯及宗教信仰。这些因素有时对疾病的发生发展有重要价值。

二、主诉

主诉是指患者感觉最主要的痛苦或最明显的症状和体征，就是促使本次就诊的主要原因。

内容包括：促使患者就诊的主要症状或（和）体征的性质、特征及其持续时间。主诉可反映此次病情的轻重缓急，可提供对某系统疾病的诊断线索。

组成：症状＋时间。例如："反复咳嗽、咳痰、喘息 20 年，加重 2 年"、"活动后心慌气短 8 年，双下肢水肿半月"、"上腹部疼痛反复发作 4 年，3h 前呕血 300ml"。

主诉记录时注意以下问题。①言简意赅、切忌赘述，最好不要超过 20 个字。②不要用医学术语，如"冠心病 3 年"、"糖尿病 2 年"，应记录"心悸、气短 3 年"、"多饮、多食、多尿、消瘦 2 年"。③主诉是对现病史的高度概括：如某个患者自述头晕、乏力、失眠、记忆力下降、食欲缺乏、右上腹痛、腹胀 1 个月，归纳得出头晕、失眠、记忆力下降是神经系统症状为一组，食欲缺乏、右上腹痛、乏力、腹胀为消化系统症状为另一组；仔细分析推理后认为，消化系统中的肝脏疾病可能性最大，故消化系统表现是主要的；概括出患者的主诉是："右上腹痛、腹胀、食欲缺乏 1 个月"。④主诉确定的过程是护理人员思考诊断的过程。例如：一位 32 岁的女性向医护人员诉说其痛苦，失眠、头痛、心烦、心慌、全身无力、月经紊乱、行经腹痛、食欲缺乏、口中乏味、全身游走性疼痛等，经多家医院治疗无效；后来问诊得到这样的信息：她结婚 8 年尚无生育，处于家庭、社会压力下心里痛苦不堪；这时才知道这位女性就诊的主诉是"婚后 8 年不生育"。⑤主诉就是现病史应该询问的主体内容，绝不是简单地把患者的叙述换上医学术语后即成。

三、现病史

现病史是围绕主诉详细描述患者自患病以来疾病的发生、发展和诊断治疗、护理的全过程，是健康史的主体部分，其主要内容和程序可按下面步骤询问。

1. 起病时情况

起病的急缓、原因、诱因、情境。因疾病不同，各有特点；一些疾病起病急，如突然发作的夜间阵发性呼吸困难，应考虑左心衰竭；睡眠醒来后发现语言不清、偏瘫，考虑脑血栓；遭大雨淋浇可诱发大叶性肺炎；急性胃肠炎有进食生冷不洁饮食史；动脉瘤破裂及胃肠穿孔来势急骤突然；肺结核和肿瘤则发病缓慢；脑出血、高血压病危象常发生于激动或情绪紧张状态时。

2. 患病时间

指从发病到就诊或入院的时间，与主诉叙述的最长时间相同，现病史的时间应与主诉保持一致。若先后出现数个症状则应追溯到首发症状的时间，按时间顺序询问整个病史后分别记录；如两个月前开始出现活动后气促、心慌，近 3 周来出现夜间阵发性呼吸困难，3 天来双下肢水肿。按以上记录的时间先后出现的症状体征判断，是心脏病患者逐渐发生心力衰竭的过程。根据情况时间可按数年、数月、数日计算，发病突然来势凶猛者以小时、分钟计算。

3. 主要症状的特点

主要症状出现的部位、程度、性质、缓急、持续时间，出现频率和演变过程、加剧或缓解的因素等。熟悉主要症状的特点对判断疾病所在的系统或器官及出现这类症状的相关因素用处很大，是确定护理诊断、制订相应护理措施的重要依据。心前区闷痛多考虑冠心病、上腹部痛多半是胃及十二指肠和胰腺疾病。胰腺炎患者进食腹痛加重，十二指肠溃疡者进食可缓解。

4. 伴随症状

在主要症状的基础上出现的一系列其他症状。这些伴随症状对判断疾病程度、病情变化、有无并发症至关重要，如急性上腹痛伴有呕吐、腹胀、不排气、不大便，高度怀疑急性肠梗阻。主要症状为咯血的患者，应注意是否伴随盗汗、低热、午后潮热、乏力等结核中毒症状。某患者出现发热、咳嗽、胸痛，如果伴有咳铁锈色痰，且在发热之后出现，则提示肺炎球菌肺炎的诊断。

5. 病情的发展与演变

疾病发生后，病情是呈进行性的还是间歇性的？是逐渐加重还是反复发作？缓解与加重的原因是什么？主要症状如何发展与变化？又出现哪些症状与表现？这些问题应询问清楚。如胰头癌导致的黄疸常是持续性进行性加重，胆总管结石引起的黄疸则可时轻时重。如吞咽困难持续存在并进行性加重，食管癌的可能性很大；间歇性发作，每次发作与情绪有关，则可考虑食管贲门失弛缓症。

6. 诊断护理经过

自发病以来曾到过何处诊疗；做过何种检查，结果怎样；诊断病名；用药与护理情况；诊疗与护理后反应等，均应问清楚。

7. 一般情况

发病以来患者的精神状态、饮食、睡眠、体力、体重的变化及对生理、心理和社会活动的影响。

四、既往史

既往史包括被评估者既往的健康状况和过去曾患过的疾病，尤其是与目前所患疾病有密切关系的情况。记录顺序按年月的先后排列。诊断肯定者可用病名并加引号，诊断不肯定者，可简述其症状、时间和转归。主要内容如下。①一般健康状况：有无慢性病如高血压病、肝病、糖尿病、溃疡病病史等。是患者对自己既往健康状况的评价。②急性、慢性传染病史。③预防接种史，包括预防接种时间及类型。④有无外伤手术史。⑤有无过敏史，包括食物、药物、环境因素中已知的过敏物质，以及对机体特殊反应，脱敏方法。

五、用药史

用药史是指曾用过哪些药物，有无反应，特殊药物如激素、抗结核药物、抗生素等应记清楚用法、剂量和时间，询问当前用药情况，包括药物名称、剂型、用法、用量及不良反应等。对于过去用药史，主要询问药物过敏史、药物疗效及副作用。

六、成长发育史

不同的年龄阶段有着不同的成长发育要求，个体的成长发展史亦是反映被评估者健康状况的重要标志之一。运用相应的成长发育理论，根据被评估者所处的不同成长发育阶段，确定其是否存在生长发育障碍。

1. 生长发育史

根据被评估者所处生长发育阶段，判断其生长发育是否正常。对于儿童，主要询问家长，了解从出生到目前的生长发育情况。

2. 月经史

月经初潮的年龄、月经周期和经期天数、经血的量和颜色、经期症状、有无痛经及白带异常、末次月经日期、闭经时间、绝经年龄。记录格式如下。

$$初潮年龄 = \frac{行经期（天）}{月经周期（天）}末次月经时间或闭经年龄$$

3. 婚姻史

婚姻状况、结婚年龄、配偶健康状况、性生活情况、夫妻关系和睦否。

4. 生育史

妊娠与生育次数，人工流产或自然流产次数、有无死产、手术产、围产期感染及计划生育情况等。妊娠与生育的次数的记录格式是：妊 m 产 n，如妊 2 产 1。对配偶应询问是否患过影响生育的疾病。

5. 个人史

包括出生地、居住地和居留时间（在疫源地及地方性疾病流行区，每种传染病都有不同的潜伏期，要根据不同的疾病，询问过去什么时间是否去过疫源地）；受教育的程度、经济状况、业余爱好等社会经历；工种、劳动环境、职业防护、对工业毒物的接触情况及时间；起居与卫生习惯、饮食规律与质量；烟酒嗜好及摄入量与时间，其他异嗜物及麻醉药品、毒品等；有无不洁性交史、是否患过性病等。

七、家族史

询问双亲、兄弟、姐妹及子女的健康情况，重点询问是否患有与被评估者同样的疾病，有无与遗传有关的疾病，如：血友病、白化病、糖尿病、精神病等。对已死亡的直系亲属要问清楚死因与年龄。某些遗传性疾病还涉及父母双方亲属，也属于询问的重要内容。如在几个成员或几代人中有同样疾病发生，可绘出家系图显示详细情况。

八、系统回顾

系统回顾是通过询问被评估者各系统或与各功能性健康型态相关的症状及其特点，全面系统地评估被评估者以往已发生的健康问题及其与本次健康问题的关系。通过系统回顾可避免遗漏重要的信息。系统回顾的组织安排可根据需要采用不同的系统模式，如身体-心理-社会评估模式或功能性健康型态评估模式进行系统回顾。

（一）身体-心理-社会评估模式

1. 身体方面

包括一般健康状况和全身各系统的健康状况等资料。

（1）一般健康状况　被评估者有无疲乏无力、发热、出汗、睡眠障碍及体重改变等。

（2）头颅及其器官　有无耳聋、耳鸣、视力障碍、眩晕、鼻出血；有无龋齿、义齿、牙齿松动或脱落、咀嚼困难、牙痛、牙龈出血；有无咽喉痛及声音嘶哑等。

（3）呼吸系统　有无慢性咳嗽、咳痰、咯血、胸痛、呼吸困难、发绀等。

（4）循环系统　有无心悸、活动后气促、心前区疼痛、下肢水肿、端坐呼吸、晕厥、高血压病等。

（5）消化系统　有无食欲改变、吞咽困难、噎嗝、腹痛、腹泻、恶心、呕吐、呕血、便血、便秘、黄疸病史。

（6）泌尿生殖系统　有无尿道刺激征：尿频、尿急、尿痛、血尿、排尿困难、夜尿增多、颜面水肿、尿道或阴道异常分泌物等。

（7）造血系统　有无皮肤苍白、乏力、头晕、皮肤黏膜出血点、瘀斑、肝脾肿大、淋巴结肿大等。

（8）肌肉骨骼关节系统　有无疼痛、肌肉麻木、痉挛、萎缩、关节红肿痛及畸形、运动障碍、肢体无力、外伤及骨折史等。

（9）内分泌系统及代谢　有无多饮、多尿、多食、畏寒、怕热、怕冷、多汗、显著肥胖或显著消瘦、色素沉着、闭经，有无性格、体重、毛发和第二性征改变等。

（10）神经系统　有无头痛、头晕、眩晕、记忆力减退、失眠、嗜睡、意识障碍、抽搐、瘫痪、惊厥、幻觉、妄想、定向力障碍、情绪异常、感觉异常等。

2. 心理方面

包括对疾病的认识态度、病后行为、精神及情绪的变化，康复的信心，被评估者的人格类型、应对能力等。

(1) 感知能力　视、听、触、嗅等感觉功能有无异常，有无幻觉、错觉等。

(2) 认知能力　有无定向力、记忆力、注意力、语言能力等能力障碍。

(3) 情绪状态　有无抑郁、焦虑、失望、绝望、沮丧、恐惧、愤怒等负性情绪。

(4) 自我概念　对自己的评价是积极的：充满信心有价值感。还是消极的：觉得自己无能为力、毫无希望或成为别人的累赘。

(5) 对疾病和健康的理解与反应　可通过询问以下问题了解患者对疾病和健康的理解与反应。问："您对健康的标准是怎么认识的？"、"您认为自己现在的健康状况如何？"、"您知道自己患的是什么病吗？"、"您想让医生护士给您哪些帮助？"、"您知道服用这些药物的目的吗？"、"您知道您的病是怎样导致复发的吗？"、"您知道如何防治疾病吗？"。

(6) 压力反应及应对方式　近期生活中是否有较为重大的事件发生，如离婚、丧偶、失业、家人生病等；让被评估者感到紧张及焦虑的事情；平时遇到事情是独立解决，还是与家人、同事、朋友商量解决；遇到重大事情，特别是困难或挫折时会有怎样的情绪反应，是如何处理的。

3. 社会方面

包括生活工作环境、文化教育、家庭及社交状况等。

(1) 价值观与信仰　询问可以这样做："您有宗教信仰吗？"、"您认为对自己来说什么是最重要的？"、"对生活中的困难您是如何看待的，又是怎样处理的？"

(2) 受教育情况　曾接受过何种专业教育、培训、函授等及其所取得的成绩。

(3) 生活与居住环境　包括卫生状况、居民素质，有无饮食、饮水、空气污染、各种噪声等威胁健康的因素。

(4) 职业及工作环境　所从事的工种、工作强度、有无影响正常的生活规律，工作环境中的卫生状况、有无噪声、工业毒物接触等。

(5) 家庭　包括家庭人口构成、家庭关系是否融洽、被评估者在家庭中的地位、病后对家庭的影响、家人对评估者的态度等。

(6) 社交状况　在社会或单位的职务，与朋友、同事和领导的关系如何，社交是否广泛。

(7) 经济负担　家庭的经济状况如何、享受的医疗保障待遇如何；有无因患病导致家庭经济负担加重而给患者带来心理压力。

(二) 功能性健康型态评估模式（参见本章第三节）

第三节　功能性健康型态评估

功能性健康型态（functional health patterns, FHPs）是 Marjory Gordon 于 1987 年提出的带有明显护理特征的收集和组织健康资料的分类模式，该评估模式涉及人类健康和生命过程的 11 个方面。

一、健康感知-健康管理型态

健康感知-健康管理型态涉及个体的健康观念与如何管理自己的健康，主要包括被评估者自己对健康的认识、健康控制能力、一般状况如何、为保持或促进健康所做的最重要的事情及其对健康的影响等。可从以下几方面评估。

(1) 被评估者对自己以往和目前健康状况的了解情况。

(2) 日常的保健措施有哪些　是否养成卫生习惯、维持平衡膳食、控制体重、有无锻炼计划、是否定期免疫接种、是否进行乳房自我检查、是否进行常规健康检查，高血压病患者是否自测血压、糖尿病患者是否自测血糖。

（3）有无生活嗜好　抽烟、喝酒的每日摄入量及持续时间；有无药物成瘾或药物依赖性、剂量及持续时间。导致嗜好的原因及目的。

（4）被评估者认为造成自己健康问题的原因是什么。

（5）为什么求医治疗。

（6）原来对自己过去的健康问题是如何处理的，是否遵从治疗护理处置，有无困难或不便之处，这些问题自己认为应该如何解决。

（7）健康问题是否对自己的生活造成不便或困扰，如对感官功能的影响、运动功能的影响及对经济的影响如何。

二、营养-代谢型态

营养-代谢型态包括营养、体液平衡、组织完整性和体温调节4个方面，评估内容如下。

（1）饮食习惯及平时膳食种类、性质、食物名称、使用量，水分的摄取等。

（2）进食量及食欲如何，有无口腔溃疡、恶心、呕吐、反酸、口苦等。

（3）有无饮食限制或偏好，营养均衡否。

（4）有无咀嚼或吞咽困难及其程度，包括吞咽液体或固体食物等。

（5）近半年内体重有无变化，若变化较大，找出原因，并采取方法控制体重。

（6）有无皮肤、指甲、毛发方面的变化，牙齿缺损否。

（7）婴儿应定期、定时测体重，观察母乳是否足够、喂养是否有效，婴儿是否与同年龄组孩子的体重和体重增长规律相符合。

（8）有无罹患与物质摄取、吸收、消化、代谢和利用有关的疾病，或使用有关的药物。

（9）每天的液体摄入量是否足够、有无水肿或脱水征象；有无与液体失衡相关的疾病及使用有关的药物。

（10）皮肤、口腔黏膜是否有溃疡、破损、发红；是否存在有可能引起皮肤完整性受损的因素，如躯体不能移动、脱水、水肿、营养不良、循环不良、感觉缺失。

（11）有无体温高于或低于正常范围；周围环境温度、湿度及空气流通情况对维持体温的影响；有无引起体温异常的疾病。

三、排泄型态

排泄型态主要涉及个体排便、排尿的问题，包括被评估者自觉的排泄功能状态，排泄时间、方式、量和质的改变或异常，导泻药或排泄辅助器具的使用情况，包括引流管在内。评估内容如下。

（1）平时排便的时间、次数、颜色、形状，是否使用导泻类药物。

（2）排尿的形态有无改变，有无尿急、尿频、尿痛、排尿困难、尿失禁等。

（3）有无导致排泄型态改变的相关疾病。

四、活动-运动型态

活动-运动型态主要涉及个体日常生活活动、休闲娱乐及锻炼方式，包括被评估者活动与运动的类型、强度、活动量、活动能力与日常生活自理能力。评估内容如下。

（1）日常活动情况，如工作、锻炼、娱乐活动及家务活动等。

（2）日常生活自理能力，如进食、转位、洗漱、如厕、洗澡、穿衣、行走、上下楼梯、购物、备餐等能力及其功能水平；是否需要借助轮椅、假肢等辅助工具。

（3）有无活动后气促、心悸或经常述说疲乏、软弱无力。

（4）有无心血管疾病、呼吸系统疾病、骨关节和肌肉及神经系统疾病。

五、睡眠-休息型态

睡眠-休息型态涉及个体休息和放松的形式，包括被评估者睡眠与休息是否充分、白天精力是否充沛，有无使用睡眠的辅助手段及服用催眠的药物等。评估内容如下。

（1）每日睡眠时间及持续情况，入睡困难否，有无频繁转醒和早醒或失眠等。

（2）有无影响睡眠的原因，如噪声、频繁的检查、过多的操作、不熟悉的环境、睡前摄入刺激性物质如咖啡、烈酒等。

（3）入睡前是否需要帮助，如服用安眠药、进食或听催眠的音乐。

（4）睡醒后自觉精神是否饱满。

六、认知-感知型态

认知-感知型态是指个体的神经系统对外界各种感官刺激的感受能力及大脑对接收的各种刺激的反应和判断能力，涉及机体神经系统的感知功能与脑的认知功能，神经系统的感知功能主要包括视觉、听觉、味觉、嗅觉、触觉及痛觉，脑的认知功能包括思维能力、语言能力、定向力、意识状态等。评估内容如下。

（1）视觉、听觉、味觉、嗅觉有无改变，视与听是否借助于辅助工具。

（2）身体有无不舒服及疼痛，疼痛的位置、性质、程度及持续时间，是否有显示疼痛的行为如呻吟、踱步、哭泣、固定体位等。

（3）思维能力、语言能力、定向力、记忆能力有无改变；有无意识障碍，属于何种意识障碍。

（4）是否会读书写字，是否缺乏有关疾病的知识。

（5）学习中有无困难，以往对新知识学习的速度。

（6）可否复述他所应遵循的治疗和处理方法。

七、自我概念型态

自我概念型态涉及个体对自己的个性特征、社会角色和身体特征的认识与评价，即被评估者如何看待自己，自我感觉如何。身体意象是自我概念中最不稳定的部分，较易受疾病、手术、外伤的影响。评估内容如下。

（1）目前考虑最多的问题是什么？

（2）自认为自己是个怎样的人；想做任何改变吗？原因是什么？

（3）最关注的身体部位是哪里，或最希望改变的身体特征，对自己身体特征的感受如何。

（4）健康问题是否改变对自己的看法；是否感到患病后自己与以前有所不同。

（5）对目前处境或健康状况有无顾虑，可否明确顾虑的来源。

（6）是否对自我有消极的看法，或认为自己不能应付目前情况。

（7）对自我有消极看法是长期行为还是暂时的。

（8）有无影响自我概念的健康状况改变，如身体某一部分丧失，生理功能障碍，体表外形的变化，感觉、知觉或语音缺陷，有无导致焦虑、抑郁、恐惧等情绪的因素等。

八、角色-关系型态

角色-关系型态涉及个体在生活中的角色及与他人关系的性质，包括职业、社会交往情况、对自己所扮演角色的认识、角色适应、家庭关系和同事的关系等。评估内容如下。

（1）独居或与家人同住，同住者有哪些人，彼此之间的关系如何。

（2）平时与谁最亲近，有困难或有高兴的事情通常爱找谁说。

（3）平时谁对你最依赖，有困难或有高兴的事情通常爱找你说。

（4）有无处理家庭问题方面的困难，家庭对患者患病或住院持何看法。

（5）有无知心朋友，是否参加社团活动。

（6）对家庭的责任感，分担工作或经济的情形如何。

（7）在工作场所或在学校中感受到的气氛如何，是否与他人关系紧张，工作是否顺利，经济收入是否能满足个人生活所需。

（8）是否不爱沟通，退缩或回避眼神接触，是否经常感到孤独。

（9）家庭结构与功能如何，是否处于紊乱状态如关系恶化、沟通无效等。是否与家庭成员酗酒有关。

（10）是否对未来的失落感到痛苦，或对未来的失落表示否认。

九、性-生殖型态

性-生殖型态主要涉及个体的性别认同和性别角色、性生活满意程度、有无改变或障碍，女性月经史、生育史等。评估内容如下。

（1）第一性征和第二性征的发育情况。

（2）女性，月经周期如何，量多少，有无不舒服、痛经现象，情形如何，平时如何处理。

（3）是否接受本身的性别角色，与配偶是否感觉亲密。

（4）有无性生活，觉得满意或欠缺吗？原因如何，想如何改变。

（5）有无生儿育女，有无家庭生育计划；如何采取避孕措施，这方面的知识如何获得或咨询的对象是谁。

十、压力-压力应对型态

压力-压力应对型态涉及个体对压力的感知与处理，包括个体对压力的适应或不适应的反应、对压力的认知与评价及其应对方式，即是否经常感到紧张，用什么方法解决。评估内容如下。

（1）是否经常感觉有压力或紧张，平时如何处理，是否处理有效，是否需借助于烟、酒、药物等。

（2）近期生活有无重大变故，如何处理，处理是否有效，此时对其帮助最大者是谁，以及该事件的影响如何。

（3）个人情绪及人格是否稳定，是否容易生气或沮丧等。

（4）是否不重视现状或延缓就医导致健康情况恶化。

（5）是否表示不能接受健康状况的改变，是否还处于依赖状态。

（6）照顾者在承担角色任务中有无感觉紧张或困难。

十一、价值-信念型态

价值-信念型态涉及个体的文化和精神世界，主要包括价值观、健康观念、人生观和宗教信仰等。评估内容如下。

（1）遇事依赖宗教吗？有无宗教信仰？方法如何，感觉信仰对人生的重要性如何。

（2）生活的力量及生活的意义为何；是否存在信仰方面的矛盾，或对生存的意义、自身价值产生疑问。

（3）自觉生命中最重要的东西是什么，对目前生活状况的满意程度。

（4）对未来的生活及工作有无计划。

以 FHPs 作为收集和分析资料的框架指导护士收集临床资料具有重要的理论意义和实践意义。

理论意义：该型态从独特的专业角度，规定了整体护理评估所涉及的生理健康、身体功能状况、心理健康和社会适应等各个方面的具体内容，更能体现护理实践"以人为本"的特征性。同时也使有明显护理特征的、系统的、标准化的资料收集和分析成为可能。

实践意义：由于每个功能型态都有一组共同的、类似的、互相联系的临床表现，因此每一个功能型态下也有一组相应的护理诊断。临床上按 FHPs 系统编制"患者入院评估表"，在每个功能型态中列出代表该型态特征的要点作为问诊条目，护士直接按这些条目收集资料，从中发现有意义的资料（诊断依据）来确定该型态是否发生了改变，以及是否有发生改变的危险，然后进一步探讨相关因素，就可获得护理诊断。

（张小兆）

目 标 测 试

一、选择题

1. 以下问诊语言，哪句欠妥？（　　　）
    A. 您感觉哪里不舒服？　　　　　　　B. 您曾经用过什么药物吗？
    C. 您胸痛时伴有左肩放射痛吗？　　　D. 您发热一般在什么时间？
2. 下列问诊方法中正确的是（　　　）。
    A. 尽量使用封闭式提问，以获得准确的信息　B. 灵活运用肢体语言传递信息
    C. 问诊结束时不需复述获得的信息　　　　　D. 危重患者更应详细询问健康史
3. 问诊时应及时核实资料的准确性，常使用以下方法，其中错误的是（　　　）。
    A. 解析　　　　　　　B. 反问　　　　　C. 质疑　　　　　　D. 重复提问
4. 哪项不是一般项目的问诊内容（　　　）。
    A. 姓名　　　　　　　B. 职业　　　　　C. 经济收入情况　　D. 民族
5. 主诉一般不包括（　　　）。
    A. 患者感到最痛苦的症状　　　　　　B. 症状持续的时间
    C. 症状的性质　　　　　　　　　　　D. 已用过的药物
6. 下列主诉正确的是（　　　）。
    A. 持续性疼痛 2 天，加重 1h　　　　B. 患高血压病 4 年，加重 2 周
    C. 发热咳嗽，右侧胸痛 3 天　　　　　D. 上腹疼痛呕血 300ml
7. 现病史问诊内容要点为（　　　）。
    A. 起病情况、主要症状及特点　　　　B. 病情的发展演变及伴随症状
    C. 诊断治疗及护理经过　　　　　　　D. 以上全包括
8. 既往史不包括（　　　）。
    A. 外伤手术史　　　B. 传染病史　　　C. 预防接种史　　　D. 父母身体健康状况
9. 以身体-心理-社会评估模式进行心理方面的系统回顾，不包括下列哪项（　　　）。
    A. 感知能力　　　B. 情绪状态　　　C. 自我概念　　　D. 价值观念与信仰
10. Gorden 的 11 个功能性健康型态中最基本的是（　　　）。
    A. 营养-代谢型态　　　　　　　B. 活动-运动型态
    C. 健康感知-健康管理型态　　　D. 角色-关系型态

二、简答题

1. 健康资料的内容包括哪些？
2. 什么是主诉、现病史？
3. 现病史的采集应围绕哪些方面进行？

第三章　护理诊断

护理诊断（nursing diagnosis）作为临床忽视的基本实践活动，是护理程序的核心，是护士为被评估者及患者确立护理目标、制订护理计划、选择护理措施及进行护理评价的依据；是护士在护理职能范围内，将经问诊、身体评估、实验室及其他检查获取的资料，结合护理理论与实践经验，经过分析、综合、推理所做出的判断。

护理诊断的概念最早于 20 世纪 50 年代由美国学者 McManus 提出，1953 年美国护士 Viginia Fry 引用护理诊断一词用于描述制订护理计划的步骤，以表明护士作出临床判断，以及对需要采取护理措施的患者的健康问题进行定义的重要性。1973 年，美国护理协会（American Nursing Association，ANA）出版的《护理实践标准》一书把护理诊断纳入护理程序中，并授权在护理实践中使用。这意味着根据收集的资料做出护理诊断成为护士的责任和权利。为了统一护理诊断的分类系统，同年召开了第一届全美护理诊断分会，成立了全美护理诊断分类小组。1982 年召开的第 5 次会议加拿大代表参加，由此全美护理诊断分类小组更名为北美护理诊断协会（North American Nursing Diagnosis Association，NANDA），成为有关护理诊断的权威机构。从此北美护理诊断协会（NANDA）每 2 年召开一次会议，对原有的护理诊断进行修订，同时发展新的护理诊断。2009 年出版的《NANDA-Ⅰ护理诊断手册 2009-2011》中共收录了 207 个护理诊断。

第一节　护理诊断概述

一、护理诊断的定义

1990 年 NANDA 将护理诊断定义为：护理诊断是护士针对个体、家庭或社区对现存的或潜在的健康问题或生命过程的反应所做出的临床判断。护理诊断为护士在其职责范围内选择护理措施提供了基础，以达到预期的结果。

护理诊断的定义表明了护理的内涵和实质：①诊断和处理人类对现存的和潜在的健康问题的反应，这里所指的反应包括生理、心理和社会等方面的反应；②护理的对象不仅是患者，也包括健康人，护理的范围也从个体扩展到家庭和社区；③护理诊断不仅是关注患者现有的健康问题，同时也关注其尚未发生的潜在的健康问题，反映出护理的预见性；④护理诊断是由护士启动的治疗措施的基础。

二、护理诊断的意义

护理诊断出现并纳入护理程序对护理事业的发展有着重要的意义。

（1）护理诊断是护理专业的语言/术语，体现了护理专业的独立性，使护理专业的价值和独立性更引人注目。

（2）以护理诊断标示的护理问题是护士能够进行独立处理的问题，可以增加护士的专业责任心和主动性，激发护士为解决这些问题而积极主动地获取新知识与技能。

（3）以护理诊断记录的患者资料便于计算机管理，便于为护理实践和护理研究分析、综合护理资料。

（4）护理诊断所体现出的护理专业和护士工作的独立性，为提高护士受尊重的程度奠定了基础。

三、护理诊断与医疗诊断的区别

护理诊断是护士针对个体、家庭或社区对现存的或潜在的健康问题或生命过程的反应所做出的临床判断。护士可以自己作出决定，选择护理措施。医疗诊断是医疗工作的范畴，针对的是疾病或疾病潜在的病理过程，是对疾病本质做出的判断，包括病因诊断、病理诊断、病理生理诊断。如患者起床时突然觉得头晕，对此医生的工作重点是在于寻找引起眩晕的原因，做出相应的医疗诊断；而护士更关心的是患者可能因眩晕导致受伤，因而提出"有受伤的危险"之护理诊断。护理诊断与医疗诊断的区别见表 3-1-1。

表 3-1-1　护理诊断与医疗诊断的区别

区别内容	护 理 诊 断	医 疗 诊 断
侧重点	人类对健康问题或生命过程的反应	疾病的本质
研究对象	个体、家庭、社会	患者
诊断的数目	较多、同病异护、异病同护、变化较多	常为一个，相对固定
决策者	护士	医生
职责范围	在护理职责范围内，有相应的护理措施	在医疗职责范围内，有相应的治疗措施

第二节　护理诊断的构成

北美护理诊断协会（NANDA）将护理诊断分为：现存的护理诊断、有危险的护理诊断、健康的护理诊断三种类型。不同的护理诊断，其构成也不一样。

一、现存的护理诊断

现存的护理诊断（actual nursing diagnosis）是护士对个体、家庭或社区已出现的对健康问题或疾病的反应所作出的判断。由名称、定义、诊断依据、相关因素 4 部分组成。

1. 名称

名称是指对被评估者健康状态或疾病的反应的概括性描述。如"体温过高"。

2. 定义

定义是指对护理诊断名称清晰、准确的描述，有助于将一个特定的护理诊断与其他类似的护理诊断相区别。

3. 诊断依据

诊断依据是指作出护理诊断的判断标准。在现存的护理诊断中，诊断的依据可以是指一组可表明护理诊断的症状体征，也可以是实验室检查结果。制订护理目标时，一般针对诊断依据。诊断依据可分为两种类型。

（1）主要依据　为做出某一护理诊断必须具备的依据。如"体温过高"这一护理诊断的诊断依据是"体温升高至正常范围以上达到 39.7℃"，是必须具备的，这是主要依据。

（2）次要依据　为对做出某一护理诊断有支持作用，但不是必须具备的依据。发热的患者有"心跳加快，呼吸增快，面部及皮肤潮红"等，可辅助"体温过高"这一护理诊断，属于次要依据。

4. 相关因素

相关因素为导致个体、家庭或社区健康状况改变的因素。相关因素可分为以下几个方面。

（1）病理生理因素　如与"体液过多"这一护理诊断相关的病理生理因素可能是低蛋白血症。

（2）治疗因素　如恶性肿瘤患者接受化疗过程中出现的脱发可能是与"身体意象紊乱"这一护理诊断相关的治疗因素。

（3）情境因素　是涉及环境、有关人员、生活经历、生活习惯、角色等方面的因素。如与"营养失调：高于机体需要量"这一护理诊断相关的情境因素可以是不良的饮食习惯，如晚餐进食过多、脂类摄入过多等；又如出差到异地，环境改变导致的"睡眠型态紊乱"。

（4）成熟因素　是指与年龄有关的健康影响因素。如与老年人"躯体移动障碍"这一护理诊断相关的成熟方面的因素可以是老化所致的活动和运动功能减退。

一个护理诊断常常涉及多个相关因素，如"睡眠型态紊乱"这一护理诊断，可由疾病所致尿频引起，或手术后伤口疼痛引起，也可因为住院后环境改变或环境嘈杂引起，对于儿童患者可以由恐惧黑暗引起。对于一个患者来说常常有一个相关因素所致，因此确定相关因素可以为制订护理措施提供依据。

二、有危险的护理诊断

有危险的护理诊断（risk nursing diagnosis）是护士对易感个体、家庭或社区对健康状况或生命过程可能出现的反应所做出的临床判断，一般应有导致易感性增加的危险因素存在。有危险的护理诊断由名称、定义、危险因素3部分组成。

1. 名称

名称是指对被评估者健康状态或疾病可能出现的反应的描述。表述形式为"有……危险"，如"有皮肤完整性受损的危险"。

2. 定义

定义是指对护理诊断名称清晰、准确的描述，有助于将一个特定的护理诊断与其他类似的护理诊断相区别。

3. 危险因素（risk factor）

危险因素是指可能使个体、家庭或社区健康状况发生改变的因素。危险因素是确认有危险的护理诊断的依据。如"长期卧床"是"有皮肤完整性受损的危险"诊断依据。

三、健康的护理诊断

健康的护理诊断（wellness nursing diagnosis）是护士对个体、家庭或社区具有达到更高健康水平潜能的临床判断。健康的护理诊断仅包含名称部分而无相关因素。

表述方式是："潜在……增强"。

如"潜在的父母能力增强"、"母乳喂养有效"。

第三节　护理诊断的陈述

一、护理诊断的陈述形式

护理诊断的陈述是对个体或群体健康状态的反应及其相关因素/危险因素的描述，可分为三部分陈述、二部分陈述、一部分陈述3种。

1. 三部分陈述

即 PSE 公式，由"诊断名称＋症状体征＋相关因素"3部分组成。P（problem）为问题，与护理诊断名称同义；S（signs and symptoms）为症状和体征，实验室检查及其他辅助检查结果，即诊断依据；E（etiology）为原因，即相关因素。陈述形式"与……有关"，如"急性疼痛：胸痛：与心肌缺血坏死有关。"其中"急性疼痛"是"P……"，"胸痛"是"S"，"心肌缺血坏死"是"E"。常用于现存的护理诊断。

2. 二部分陈述

即 PE 公式，只包括诊断名称和危险因素，如"有体液不足的危险：与腹泻失液有关"。常用于有危险的护理诊断。

3. 一部分陈述

仅包含诊断名称，如"潜在的精神健康增强"、"强暴创伤综合征"，常用于健康的护理诊断。

二、护理诊断陈述的注意事项

1. 诊断名词要规范

使用 NANDA 认可的护理诊断，不能随意创造诊断或将医疗诊断、药物不良反应、患者需要作为护理诊断名称。

2. 相关因素要具体直接

护理计划中制订的护理措施是针对相关因素的。确定相关因素可以为制订护理措施提供依据。相关因素越具体、直接，护理措施就有针对性。

（1）同一护理诊断可因相关因素不同而采取不同的护理措施。如"清理呼吸道无效：与痰液黏稠有关"和"清理呼吸道无效：与手术切口疼痛有关"，前者采取稀释痰液使其易于咳出的护理措施，而后者应帮助患者在保护手术切口、不增加疼痛的情况下将痰咳出。

（2）不可将医疗诊断作为相关因素。

（3）无法确定相关因素时，可写成"与未知因素有关"，需进一步收集资料，明确相关因素。

3. "知识缺乏的陈述"

这一护理诊断的陈述方式是"知识缺乏：缺乏……方面的知识"。

如"知识缺乏：缺乏糖尿病饮食方面的知识"。

第四节　护理诊断的分类方法

护理人员在全面收集被评估者健康资料的基础上，对其进行整理分析，做出准确的护理诊断后，可按下列方法对护理诊断进行分类。

一、人类反应型态分类

1986 年北美护理诊断协会（NANDA）第七次会议与会者一致通过的护理诊断分类，称作"NANDA 护理诊断分类 I"。"人的 9 个反应型态"是这个系统的概念框架，分别是选择（choosing）、沟通（communicating）、交换（exchanging）、认知（knowing）、活动（moving）、感知（perceiving）、感觉（feeling）、联系（relating）、价值（valuing）。按人类反应型态分类的护理诊断，前面都标以编码，便于护理诊断的计算机化。

二、功能性健康型态分类

以多种护理理论为基础，涵盖个体的生理、心理、社会、文化、压力调适和生活行为等层面，容易使应用者在资料收集过程中即可确定护理问题和护理诊断。FHPs 是各种分类法中使用最方便的一种。主要涉及人类健康及生命过程的 11 个方面，易于理解，较为常用。

三、多轴系健康型态分类

2000 年 4 月北美护理诊断协会（NANDA）第 14 次通过的分类系统，又称"NANDA 护理诊断分类Ⅱ"。这一分类系统是基于 Gordon 的功能性健康型态分类的改进和发展。

NANDA 护理诊断分类Ⅱ包括范畴、类别、诊断性概念和护理诊断 4 级结构：

第 1 级结构为范畴，相当于原来的形态，共 13 个；第 2 级为类别，每一范畴含 2 个以上的类别；第 3 级是诊断性概念，每个诊断性概念包含若干个护理诊断；第 4 级为护理诊断。

"NANDA 护理诊断分类Ⅱ"较之"NANDA 护理诊断分类Ⅰ"更明确、清晰、具有操作性。

第五节　合作性问题

在临床护理工作中，需要护士提供护理的情况并不能全部包含。在护理诊断中，需要护士干预的情况分两大类：一类是可通过护理措施预防和处理的，属于护理诊断；一类是要与其他医护人员，尤其是医生合作方可解决的，属于合作性问题（collaborative problems）。

那些护士不能预防和独立处理的并发症是合作性问题。

一、合作性问题的定义

合作性问题是需要护士通过观察和监测，及时发现某些疾病过程中的并发症。护士以执行医嘱和采取护理措施减少其发生的方式处理合作性问题。一旦被护士确定为合作性问题，就意味着患者可能发生或正在发生某种并发症。无论哪种情况，护士都应将病情监测作为护理重点，及时发现并与医生合作共同处理。

无论是哪种情况，护士都应将病情监测作为护理重点，及时发现并与医生合作积极处理。

二、合作性问题的陈述方式

所有合作性问题均以"潜在并发症（potential complication）"开始，其后书写潜在并发症的名称，如："潜在并发症：低钾血症"、"潜在并发症：心律失常"等。

在书写合作性问题时，护士应确保不要漏写"潜在并发症"，以显示与之相关的是护理措施，否则就无法与医疗诊断相区别了。

三、合作性问题与护理诊断的区别

临床工作中，患者可能出现的并发症较多，但不全是合作性问题。护士独立提供的护理措施可预防和处理的并发症是护理诊断。如长期卧床导致的皮肤受压"有皮肤完整性受损的危险"就不是合作性问题而是护理诊断。

那些护士不能预防和独立处理的并发症，才是合作性问题。

第六节　诊断性思维与步骤

一、护理诊断的过程

护理诊断的过程是对评估获取的资料进行分析、综合、推理、判断，最终得出符合逻辑的结论的过程。

这一过程一般需要经过收集资料；整理分析资料，形成假设；验证和修订诊断 3 个步骤。

1. 收集资料

收集资料是做出护理诊断的基础。通过问诊、身体评估、实验室或其他辅助检查，收集主观与客观资料，获得有关被评估者身体健康、功能状况、心理健康和社会适应情况等。

收集的资料正确、全面与否，直接影响护理诊断与护理计划的准确性。

2. 整理分析资料，形成假设

（1）按照一定的分类系统综合归纳收集的资料。

（2）利用所学知识分析发现异常情况，这些异常就是诊断依据，进一步寻找相关因素或危险因素，提供护理诊断的线索及可能性。

（3）把可能性较大的问题列出，形成一个或多个诊断假设。

3. 验证和修订诊断

初步护理诊断是否正确，应在实践中进一步验证。进一步收集资料和核实数据，客观细致观察病情及其变化，随时提出问题，查阅文献，寻找证据；对新的发现、新的检查结果不断进行分析，是支持还是否定原来的护理诊断，以期验证或修订。

二、护理诊断的排序

护理诊断确立后，若存在多个护理诊断和合作性问题，就按照重要性和紧迫性排出主次顺序；一般按照首优问题、次优问题、其他问题顺序排序，也应注意排序的可变性。

1. 首优问题的确定

首优问题是指威胁评估对象生命的紧急情况，需要护士立即采取措施处理的护理诊断。常见的首优问题是：气道（airway）、呼吸（breathing）、心脏或循环（cardiac/circulation）的问题，即生命体征（体温、脉搏、血压等）的异常情况。

2. 次优问题的确定

次优问题是指虽然尚未处于威胁生命的紧急状态，但需要护士及早采取措施，以避免情况进一步恶化。常见的次优问题：意识改变、急性疼痛、急性排尿障碍、实验室检查异常（高血钾）、感染的危险、受伤的危险、需要及时处理的医疗问题（糖尿病患者未注射胰岛素）等。

3. 其他问题的确定

首优问题和次优问题是护士应立即或及早采取措施处理的，其他问题对护理措施的必要性和及时性要求并不严格，但对患者的健康同样重要。常见的其他问题是：知识缺乏、营养失调、父母不称职。

4. 排序的可变性

根据问题的严重程度以及问题之间的相互关系，护理诊断的排序可相应发生变化。如某患者因急性疼痛（次优问题）而发生呼吸受限（首优问题），疼痛是引起呼吸受限的原因，因此，疼痛应为首优问题，排序应排在呼吸受限之前。

第七节　常用且易混淆的护理诊断

一、活动无耐力与疲乏

（一）活动无耐力（activity intolerance）

1. 定义

个体处于生理上和心理上都无足够的能量来耐受或完成必需的或希望进行的日常生活的状态。

2. 诊断依据

（1）主要依据　活动后生理反应的改变。①呼吸：呼吸困难、急促、频率过慢、过速。②循环：脉搏减弱、变慢、过快、节律改变，3分钟后不能回复到活动前水平，血压不能随活动而上升或收缩压上升＞15mmHg。

（2）次要依据　①虚弱、精神恍惚、疲乏、眩晕、面色苍白或发绀。②活动后出现心电图改变，如心律失常或心肌缺血。

3. 相关因素

（1）病理生理因素　①先心病、心肌病、充血性心衰、心律失常、心绞痛、心梗、心瓣膜病、外周血管病、贫血、慢阻肺、支气管肺发育不良、肺不张，影响氧运输。②急慢性感染、内分泌代谢紊乱、慢性肾病、慢性肝病、神经肌肉骨骼疾病等使代谢率增加。③肥胖、饮食不当、营养不良使能量供给不当。

（2）治疗因素　①恶性肿瘤、外科手术、诊断性检查及治疗过于频繁使代谢率增加。②血容量下降、卧床时间过长等影响氧运输。

（3）情境因素　①继发于抑郁、缺乏动力、静态生活方式等致活动过少。②使用辅助器具（助行器、拐杖）、极度应激、疼痛、环境障碍（如楼梯）、气候异常（潮湿炎热气候）、空气污染（烟尘、粉尘）、大气压改变（迁往海拔高的地区生活）。

（4）成熟因素　老年人肌肉的力量及灵活性减弱伴感觉缺失，使自信心减低，可直接或间接促发活动无耐力。

（二）疲乏（fatigue）

1. 定义

疲乏是自己意识到的一种状态，在此状态下感到过度的、持续的疲劳，以及体力及脑力活动能力下降，而且休息后不能缓解。活动无耐力、疲乏与劳累的区别见表 3-7-1。

表 3-7-1　活动无耐力、疲乏与劳累的区别

区别内容	活动无耐力	疲乏	劳累
原因	心脏病变、心律紊乱、感染、能量缺乏、肿瘤、情境因素	肌无力、肺疾患、糖尿病、甲亢	睡眠减少、营养不良、工作增加
休息后的感觉	可缓解	不缓解	可恢复

2. 诊断依据

（1）主要依据　①主诉有不断的精疲力竭感。②无能力维持常规活动。

（2）次要依据　①感觉到需要更多能量才能完成常规任务。②躯体不适感增加。③情绪不稳定或处于易激惹状态。④注意力不集中。⑤做事减少。⑥嗜睡或无精打采。⑦睡眠紊乱。

3. 相关因素

（1）病理生理因素　①急慢性感染、恶性肿瘤、获得性免疫缺陷综合征（艾滋病）、重症肌无力等消耗增加。②充血性心衰、慢阻肺、贫血等致组织缺氧。③糖尿病、甲亢、肾衰、肝硬化、消化系疾病等内分泌或代谢紊乱。④妊娠。

（2）治疗因素　放疗、化疗或其他药物的副作用。

（3）情境因素　①长期活动减少，体能降低。②与过多角色需求、过度压力有关。③与睡眠紊乱有关。

二、低效性呼吸型态与气体交换受损

（一）低效性呼吸型态（ineffective breathing pattern）

1. 定义

个体的吸气和/或通气的型态不能提供足够的通气。

2. 诊断依据

（1）主要依据　①呼吸速度和形态发生改变。②脉搏（速率、节律、质量）发生改变。

（2）次要依据　①端坐呼吸。②呼吸急促、三凹征、呼气延长。③呼吸不均匀、不敢有呼吸动作、过度换气。④动脉血气分析异常。

3. 相关因素

（1）病理生理因素　①与胸廓活动受限、分泌物积聚、低效性咳嗽有关。②与气道狭窄、

阻塞有关。

（2）治疗因素　①麻醉药、镇静药的作用。②继发性的咳嗽反射受限制。

（3）情境因素　①感知或认知障碍。②大哭、大笑等导致过度换气。

（二）气体交换受阻（impaired gas exchange）

1. 定义

个体处于肺泡与肺毛细血管间氧合不足或过多和/二氧化碳排出不足或过多。

2. 诊断依据

（1）主要依据　用力时呼吸困难，严重时不活动也出现呼吸困难。

（2）次要依据　①鼻翼翕动，呼吸速率、节律、深度异常，端坐呼吸。②缩唇呼吸，呼气延长。③意识障碍，精神错乱，易激动，神情不安或疲乏。④动脉血气分析异常、出现发绀。

3. 相关因素

肺泡-微血管膜发生病理改变，换气障碍。

三、皮肤完整性受损与组织完整性受损

（一）皮肤完整性受损（impaired skin integrity）

1. 定义

表皮和（或）真皮状态改变。

2. 诊断依据

（1）主要依据　表皮和真皮组织破损。

（2）次要依据　表皮剥脱、局部发红、原发性或继发性皮肤损害、瘙痒。

（二）组织完整性受损（impaired tissue integrity）

1. 定义

个体处于黏膜、角膜、皮肤或皮下组织受损伤的状态。

2. 诊断依据

有受伤或被破坏的组织（切口、空腔溃疡、角膜溃疡、皮肤溃疡）。

3. 相关因素

（1）病理生理因素　①皮肤黏膜的炎症性损伤。②组织的血液和营养供应不足（糖尿病、下肢静脉曲张）。

（2）治疗因素　①治疗用的固定装置的机械性损伤。②放疗。③接触温度过高或过低的物体。④胶布。鼻胃管、导尿管、隐形眼镜的刺激或压迫。⑤使用镇静剂或约束带导致被迫不能活动。

（3）情境因素　①环境刺激：日灼、潮湿、蚊虫叮咬、有毒植物。②与个人生活习惯有关，如卫生习惯。③排泄物、分泌物刺激。

四、营养失调

（一）营养缺乏

1. 定义

个体处于营养素摄入量不足以满足机体需要量的状态。

2. 诊断依据

（1）主要依据　①体重低于理想体重的 20％ 及以上。②摄入食物明显或不明显低于机体正常需要量。③膳食评估证实摄入食物低于或潜在低于推荐每日摄入量。④身体评估指标如肱三头肌部皮肤厚度、上臂肌围值低于正常值的 60％。

（2）次要依据　①存在促成摄入不足的因素。②较严重病例可出现情绪易激惹、记忆力减退、注意力不集中、肌肉松软、血管脆性增加、皮肤头发干枯。③实验室检查血清白蛋白、转铁蛋白、视黄醇结合蛋白、淋巴细胞计数下降。

3. 相关因素

（1）病理生理因素　①与机体代谢率增高有关。②与能量摄取障碍有关。③与食物摄入困难有关。

（2）治疗因素　①因放疗或化疗导致味觉改变或食欲下降，口腔疾患影响吞咽、咀嚼能力。②因恶心、呕吐致摄食量过少或偏食。③某些药物的副作用。

（3）情境因素　①缺乏正确的营养知识。②情绪紧张、抑郁、畏食致摄食量过少或偏食。③因经济、体力、交通不便无能力获取所需食物。④与宗教信仰、饮食习惯有关。

（4）成熟因素　①唇腭裂、父母缺乏营养知识、生长发育过快、营养需要量增高。②青少年过度节食、偏食。③老年人牙齿松动或缺失、味觉改变获得不到所需食物。

（二）营养过剩

1. 定义

个体处于营养素摄入量超过机体代谢需要量或体重超长的状态。

2. 诊断依据

（1）主要依据　①体重超过理想体重的10%为超重，超过20%为肥胖。②肱三头肌部皮肤皱褶厚度，男性＞15mm，女性＞25mm。

（2）次要依据　①自述或被观察到有不良饮食习惯。②活动量少，食物摄入量超过代谢需要量。

3. 相关因素

（1）病理生理因素　每日摄入量与消耗量不平衡，可因味觉或嗅觉障碍致摄入量过多，或个体餐后缺乏饱感所致。

（2）治疗因素　激素治疗所致食欲亢进和肥胖倾向。

（3）情境因素　①不良饮食习惯，饱餐后静坐，在焦虑、孤独、抑郁时有进食习惯。②活动量不足，体力消耗少。③缺乏营养常识，膳食结构不合理。④妊娠期间体重增长过快。

（4）成熟因素　成人或老人活动量减少，能量消耗减少。

五、体液不足与组织灌注无效

（一）体液不足（deficient fluid volume）

1. 定义

个体处于血管内、细胞间隙和（或）细胞内脱水状态。

2. 诊断依据

（1）主要依据　没有进食或经口摄入液体不足、水的摄入与排出呈负平衡、皮肤黏膜干燥、体重下降。

（2）次要依据　尿量减少或过多、尿液浓缩、皮肤弹性差、口渴、恶心、畏惧饮食。

3. 相关因素

（1）病理生理因素　①与排尿过多有关：糖尿病、尿崩症。②与水分损失有关：发热、吐泻。

（2）情境因素　①与环境过热、过于干燥有关。②与运动量过大、出汗过多和补充不足有关。

（3）成熟因素　①婴儿或儿童由于水储存量较少，浓缩尿的能力较差易发生体液不足。②老年人因口渴感下降和水分储存量少易发生体液不足。

（二）组织灌流无效（ineffective tissue perfusion）

1. 定义

个体处于毛细血管供血下降而引起周围组织细胞水平的营养、呼吸降低状态。

2. 诊断依据

（1）主要依据　①跛行、静息痛、疼痛。②动脉搏动减弱或消失。③皮肤颜色改变：苍白或发绀。④皮肤温度改变：变冷或变热。⑤血压下降，或四肢血压有变化。

（2）次要依据　①感觉功能改变。②水肿。③皮肤运动功能改变。④所营养的组织改变：指甲变硬变厚、脱发、伤口不愈合。

3. 相关因素

（1）病理生理因素　与血流减少有关：动脉硬化、静脉曲张、糖尿病、肝硬化。

（2）治疗因素　①与不能活动有关。②与侵入性导管有关。③与血管创伤或受压有关。

（3）情境因素　①与增大的子宫或腹部对外周循环的压迫有关。②与低温有关。③与持重时肌肉群压迫有关。

六、身体意象紊乱（disturbed body image）

1. 定义

个体在躯体的自我精神形象方面出现紊乱。

2. 诊断依据

（1）主要依据　①诉说、表现对自己的身体外表、结构或功能改变看法的感觉和感知如害羞、窘迫、内疚、厌恶。②对现实的或感知的身体结构或功能变化有言语的或非言语的消极反应，如对自己身体采取回避、监视等。

（2）次要依据

① 客观依据　a. 失去了身体的某部分或伤失了某种功能。b. 消极的行为反应，对无功能部分的伤害，不看和（或）不去触摸身体的某部分，隐蔽或过分暴露身体的某部分；回避社交场所，有自伤行为、自杀企图，过多进食或绝食。

② 主观依据　a. 诉说对自己的身体感到无助、无能为力或绝望及由此带来的生活方式的改变。b. 拒绝证实或谈论已存在的身体变化或对身体的变化产生偏见，害怕他人的反应和被他人排斥。c. 强调以前的体力、身体功能或外表，或过度强调、夸大尚留存的功能或力量。

七、焦虑与照顾者角色紧张

（一）焦虑（anxiety）

1. 定义

个体或群体处于模糊的、不具体的威胁感到不安（忧虑）及自主神经系统受到刺激的状态。

2. 诊断依据

表现出三个方面的症状，生理的、情绪的、认知的；症状根据焦虑的程度不同而不同。

（1）生理方面　心率加快、血压增高、呼吸加快、出汗、瞳孔扩大、声音颤抖/声调改变、发抖、坐卧不安、面色潮红或苍白、尿频、恶心、呕吐、腹泻、失眠、厌食、疼痛（胸、背、颈）。

（2）情绪方面　①个体述说有下列感觉：恐惧担心、无助感、神经紧张、缺乏自信心、失去控制、无法放松、预感不幸。②个体表现：易怒/没有耐心、发脾气、哭叫、自责及责备别人、畏缩、缺乏主动性、怕与人目光接触。

（3）认知方面　无法集中注意力、缺乏对环境的警觉、健忘、沉默、怀念过去、不考虑现在或未来、学习能力降低。

3. 相关因素

（1）病理生理因素　干扰个体对食物、空气、舒适、安全等基本需要的任何因素。

（2）情景因素 ①与继发于以下情境的现存或感知到的对自我概念的威胁有关：社会地位和权力的变化，有伦理的难题，他人对自己缺乏理解，事业失败。②与已伤失或感知到的将要失去重要的相关人士有关：离婚、死亡、分离。③与已存在的感知到的环境改变有关：住院、退休、搬家、环境污染。④与已存在的感知到的对身体的威胁有关：有创检查、手术、疾病、临终。

（3）成熟因素 ①婴幼儿：分离、陌生环境。②青春期。③成年期。④老年期。

（二）照顾者角色紧张 （caregiver role strain）

1. 定义

个体在为另一个人提供照顾的过程中，所经受的躯体、情感、社会和经济上的沉重负担的一种状态。

2. 诊断依据

表达出来的或被观察到的：①照顾者自感时间不足或体力不支；②对所要进行的照顾活动感到困难；③照顾职责与其他角色冲突；④担心被照顾者今后的健康状况及自己提供的照顾能力；⑤情绪改变，如精神紧张、烦躁、易怒、感到压抑、有挫败感；⑥健康状况改变，如出现高血压病、糖尿病、睡眠紊乱、胃肠道不适、体重变化、皮疹。

3. 相关因素

①与照顾活动的长期性、复杂性有关。②与照顾者提供的照顾能力有关。

八、躯体移动障碍与有废用综合征的危险

（一）躯体移动障碍 （impaired physical mobility）

1. 定义

个体处于躯体活动受限的状态，但并非不能活动。

2. 诊断依据

（1）主要依据 ①在特定环境中，有目的的活动能力受到损害。②关节活动范围受限。

（2）次要依据 ①活动被约束。②不愿意活动。

3. 相关因素

（1）病理生理因素 与降低的肌力和耐力有关。

（2）治疗因素 与外用器具有关：夹板、石膏固定；与行走应具备的强度和耐力不足有关：假肢、助行器。

（3）情境因素 与疲劳、动力下降、疼痛有关。

（4）成熟因素 老年人运动敏捷性和肌肉力量下降。

（二）有废用综合征的危险 （risk for disuse syndrome）

1. 定义

由于医生的医嘱或无法避免的肌肉骨骼不能活动，个体处于躯体系统退化或功能发生改变的危险状态。

2. 诊断依据

出现一组与不活动有关的现存的/潜在的护理诊断。

有皮肤完整性受损的危险；有便秘的危险；有呼吸功能异常的危险；有周围组织灌注障碍的危险；有活动无耐力的危险；有躯体移动障碍的危险；有受伤的危险；有感知改变的危险；无能为力感；身体意象紊乱。

3. 危险因素

瘫痪、严重疼痛、机械性不能活动、医嘱性不能活动、意识障碍。

（张小兆）

目标测试

一、选择题

1. 在护理诊断发展史上起重要作用，从而称为护理诊断权威机构的是（　　）。
   - A. 美国护理诊断分类小组
   - B. 北美护士协会
   - C. 北美护理诊断协会
   - D. WHO

2. 下列关于护理诊断的描述，正确的是（　　）。
   - A. 用于确定一个具体的疾病
   - B. 用于确定一个具体的病理状态
   - C. 用于判断个体对健康问题的反应
   - D. 侧重于对疾病的本质作出判断

3. 确立护理诊断的依据来自下列评估内容，除了（　　）。
   - A. 健康史
   - B. 身体状况评估
   - C. 实验室检查
   - D. 医疗诊断

4. 确立护理诊断的相关因素可以为护理工作中的哪个内容提供依据？（　　）
   - A. 护理评估
   - B. 确立护理目标
   - C. 制订护理措施
   - D. 护理评价

5. 制订护理目标时，一般针对护理诊断的哪部分构成？（　　）
   - A. 名称
   - B. 定义
   - C. 诊断依据
   - D. 相关因素

6. 危险因素可以为有危险的护理诊断提供（　　）。
   - A. 诊断依据
   - B. 制订护理措施的依据
   - C. 诊断依据和制订护理措施的依据
   - D. 确定护理目标的依据

7. 有危险的护理诊断的正确的陈述方式是（　　）。
   - A. 用 PE 公式
   - B. 用 PS 公式
   - C. 用 PES 公式
   - D. 用 ES 公式

8. "潜在的精神健康状况增强"属于（　　）。
   - A. 现存的护理诊断
   - B. 有危险的护理诊断
   - C. 健康的护理诊断
   - D. 合作性问题

9. 护理诊断排序中常见的首优问题是（　　）。
   - A. 急性腹痛
   - B. 生命体征异常
   - C. 知识缺乏
   - D. 意识障碍

二、简答题

1. 试述护理诊断与医疗诊断的区别。
2. 护理诊断有哪几种类型，举例说明每一种护理诊断的陈述方式。
3. 举例说明护理诊断与合作性问题的区别。
4. 护理诊断如何排序？

第四章　常见症状评估

学习目标：
- 掌握常见症状的概念、临床特点。
- 熟悉常见症状的病因。
- 了解常见症状发病机制。
- 在实践中，对患者要关爱和尊重。

第一节　发　热

发热（fever）是指机体在致热原作用下或各种原因引起的体温调节中枢功能紊乱，使产热增加，散热减少，超过正常范围，称为发热。它是临床上最常见的症状之一。

正常成人的口腔温度相对恒定在 36.3~37.2℃，直肠温度一般较口腔温度高 0.3~0.5℃，腋窝温度较比口腔温度低 0.2~0.4℃。正常温度在不同个体间稍有差异，可由内外环境的影响如昼夜节律、环境温度、年龄、性别、活动程度、进餐、情绪等而稍有波动。

一、病因与发生机制

（一）病因

1. 感染性发热

为引起发热的主要原因，包括全身性或局限性、急性或慢性感染。各种病原体如细菌、病毒、肺炎支原体、立克次体、真菌、螺旋体及寄生虫等侵入机体均可引起发热。

2. 非感染性发热

为非病原体物质引起的发热，常见病因如下。

（1）组织损伤与无菌坏死物质吸收　又称吸收热，常见于：大面积烧伤、内出血、创伤或大手术后的组织损伤；心、脑等器官梗死或肢体坏死；恶性肿瘤、白血病、急性溶血反应等。

（2）免疫性疾病　如风湿性疾病、血清病、药物热及某些恶性肿瘤等。

（3）内分泌与代谢性疾病　如甲状腺功能亢进、严重脱水等。

（4）皮肤散热障碍　见于慢性心力衰竭或某些皮肤病如广泛性皮炎、鱼鳞病等，多为低热。

（5）体温调节中枢功能障碍　又称中枢性发热，常见于中暑、脑出血、颅脑外伤、颅内肿瘤及颅内压增高等。

（6）自主神经功能紊乱　多为低热，常伴自主神经功能紊乱的其他表现，包括原发性低热、感染后低热、夏季低热、生理性低热。

（二）发生机制

1. 致热原性发热

致热原是引起发热的最常见因素，包括外源性致热原与内源性致热原。

（1）外源性致热原　如细菌、病毒、真菌和细菌毒素、炎性渗出物及无菌性坏死组织、抗原抗体复合物、淋巴细胞激活因子等，可激活白细胞，使之形成并释放内源性致热原。

(2) 内源性致热原 又称白细胞致热原或白细胞介素Ⅰ，其分子量较小，可透过血-脑脊液屏障直接作用于体温调节中枢，使体温调定点上移，体温调节中枢对体温加以重新调节。一方面，通过交感神经作用，使皮肤血管及竖毛肌收缩，血流量减少，排汗停止，散热减少；另一方面，通过垂体内分泌因素使代谢增加或通过运动神经使骨骼肌阵缩（即寒战），使产热增多。最终，由于产热大于散热，体温升高而发热，一直升到与上移的体温调定点相适应的新水平。

2. 非致热原性发热

由于自主神经功能紊乱，影响正常的体温调节过程，使产热大于散热而导致发热。

二、护理评估要点

(一) 健康史

1. 一般资料

患者的年龄、性别、职业、居住的地区、免疫接种史以及发病的季节、近期旅游和接触感染史等。

2. 诱发因素

淋浴受寒、过度疲劳、饮食不洁、精神紧张、高温环境及服用某些药物如抗肿瘤药、免疫抑制剂、抗生素等。

3. 疾病地理学

如血吸虫病主要流行于江浙一带，常有疫水接触史；钩端螺旋体病与流行性出血热病患者大多来自农村，城市发病的应注意野外作业史。

(二) 临床特点

1. 发热程度

以口腔温度为例，按发热高低分为：低热 37.3～38℃，中等度热 38.1～39℃，高热 39.1～41℃，超高热＞41℃。值得注意的是，老年人因机体反应性差，严重感染时可仅有低热或不发热。

2. 热期

发热时间在 2 周以内的为急性发热，大多由感染所致；体温在 38℃以上，持续 2 周或更长时间的称长期中、高热，主要与感染、恶性肿瘤及风湿性疾病和变态反应性疾病有关；低热持续 1 个月以上的，称长期低热，可见于慢性感染如结核病、慢性肾盂肾炎、慢性胆道感染、甲状腺功能亢进、风湿性疾病等，也可见于月经前低热、妊娠期低热、夏季低热、感染后低热等功能性发热。

3. 临床过程

发热的临床经过大致可分为三个阶段。

(1) 体温上升期 体温可在几小时内急剧上升达高峰，如败血症、急性肾盂肾炎等；或于数日内逐渐上升达高峰，如伤寒、结核病等。

(2) 高热期 指体温上升达高峰后保持一定时间，持续时间的长短可因病因不同而异，数小时、数日、数周不等。

(3) 体温下降期 体温下降并恢复正常水平，可在数小时内骤然降至正常，如急性肾盂肾炎、输液反应等；也可在数天内逐渐降至正常，如伤寒、风湿热等。

4. 热型

热型即不同形态的体温曲线，通过定时测量体温、绘制体温曲线，可以发现热型特点，但应用抗生素、肾上腺皮质激素、解热药等可使热型变得不典型。常见热型有稽留热（图

4-1-1)、弛张热（图 4-1-2）、间歇热（图 4-1-3）、波状热（图 4-1-4）、回归热（图 4-1-5）、不规则热（图 4-1-6）等。

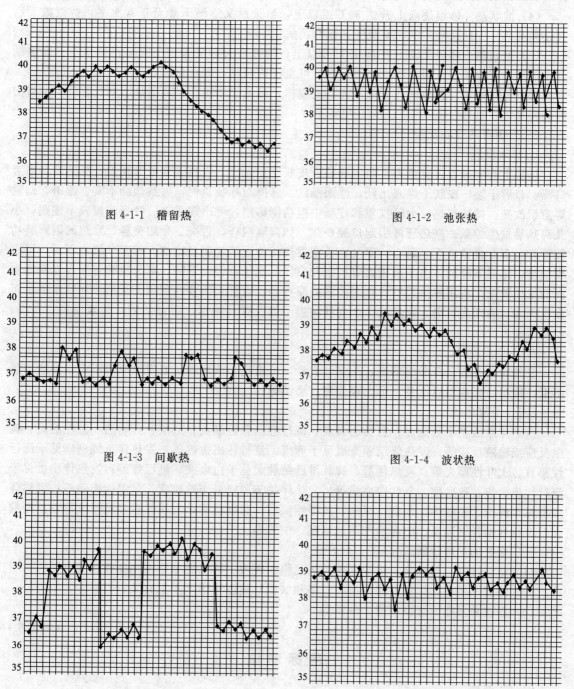

图 4-1-1　稽留热　　　　　　　　　　　　　　　　图 4-1-2　弛张热

图 4-1-3　间歇热　　　　　　　　　　　　　　　　图 4-1-4　波状热

图 4-1-5　回归热　　　　　　　　　　　　　　　　图 4-1-6　不规则热

（1）稽留热　是指体温维持在 39～40℃以上的高水平，达数天或数周，24h 内体温波动范围不超过 1℃。常见于大叶性肺炎、伤寒高热期。

（2）弛张热　体温常在 39℃以上，波动幅度大，24h 内波动范围超过 2℃，但都在正常水平以上。常见于败血症、重症肺结核、风湿热及化脓性感染等。

（3）间歇热　体温骤升达高峰后持续数小时，又迅速降至正常水平，无热期（间歇期）可持续1天至数天，如此高热期与无热期反复交替出现。常见于疟疾、急性肾盂肾炎等。

（4）波状热　体温逐渐上升达39℃或以上，数天后又逐渐下降至正常水平，持续数天后又逐渐升高，如此反复多次。常见于布氏杆菌病。

（5）回归热　体温急剧上升至39℃或以上，持续数天后又骤然下降至正常水平。高热期与无热期各持续若干天后规律性交替一次。可见于回归热、霍奇金病等。

（6）不规则热　发热的体温曲线无一定规律，可见于结核病、风湿热、支气管肺炎、渗出性胸膜炎等。

（三）患者的身心反应

1. 身体反应

体温上升期患者常有乏力、肌肉酸痛、皮肤苍白无汗、畏寒或寒战等现象。高热期，患者口渴、口唇干裂、皮肤干燥或出汗、颜面潮红、脉搏与呼吸急促，可致烦躁不安、谵语、幻觉等意识改变；持续高热，大脑皮质和呼吸中枢功能抑制，可出现昏迷、呼吸浅慢或不规则；小儿高热易发生惊厥；高热还可引起口腔炎症，如口唇疱疹、舌炎、牙龈炎等。发热时因胃肠功能异常，多有食欲缺乏、恶心、呕吐；长期发热使物质消耗明显增加，若营养摄入不足，可出现消瘦。体温下降期，由于末梢血管扩张和出汗，血压可轻度下降，部分患者可因直立性低血压而发生晕厥；应用解热药物、年老体弱或原有心、血管疾病者，可因大量出汗和饮水不足而发生失水，表现为口渴、尿量减少、皮肤黏膜干燥及弹性减退、眼球凹陷，甚至谵妄、狂躁、幻觉等。

2. 心理反应

发热时，患者全身酸痛不适、头痛、头晕，可出现心情烦躁；当发热原因不明或持续高热不退，因担心疾病预后不良，可出现焦虑、恐惧等。

（四）伴随症状

发热伴寒战见于败血症、急性胆囊炎、流行性脑脊髓膜炎、疟疾、药物热、急性溶血、输血反应或输液反应等；发热伴结膜充血见于麻疹、流行性出血热等；发热伴单纯疱疹见于流行性感冒、大叶性肺炎等；发热伴肝、脾、淋巴结肿大见于白血病、淋巴瘤等；发热伴出血见于流行性出血热、败血症、急性白血病等；发热伴关节肿痛见于败血症、风湿性疾病等；发热伴皮疹见于麻疹、猩红热、水痘、风疹、风湿性疾病、药物热等；发热伴昏迷见于流行性乙型脑炎、流行性脑脊髓膜炎、中毒性细菌性痢疾、中暑等。

三、相关的护理诊断

（1）体温过高　与感染、组织损伤与坏死组织吸收、体温调节中枢功能障碍等有关。

（2）体液不足　与体温下降期出汗过多和（或）液体量摄入不足有关。

（3）潜在并发症　意识障碍、惊厥等。

（毕清泉）

目 标 测 试

一、选择题

1. 引起发热的病因甚多，临床上最为常见的疾病是（　　）。

　　A. 感染性发热疾病　　　　B. 皮肤散热减少性疾病　　　C. 体温调节中枢功能失常性疾病

　　D. 心脏、肺、脾等内脏梗死或肢体坏死　　　　E. 组织坏死与细胞破坏性疾病

2. 下列哪项是错误的（　　）。

　　A. 弛张热比较常见　　B. 稽留热比较常见　　C. 间歇热比较常见　　D. 不规则热最不常见

二、名词解释

1. 发热

2. 稽留热

3. 弛张型

4. 间歇热型

三、简答题

1. 发热如何分程度？

2. 对以发热为主诉的患者问诊要点包括哪些？

第二节　胸　痛

胸痛（chest pain）是临床常见的症状，主要是胸部疾病所致，少数由其他疾病引起。其疼痛的程度与疾病病情轻重程度不完全一致，同时存在个体差异。

一、病因与发生机制

（一）病因

主要由胸部病变所致。

（1）胸壁疾病　皮肤、肌肉、肋骨及肋间神经的炎症和损伤。

（2）呼吸系统疾病　胸膜炎、气胸、肺炎、肺癌、肺梗死等。

（3）心血管疾病　心绞痛、心肌梗死、心包炎、心脏神经官能症等。

（4）食管与纵隔疾病　食管炎、食管癌、纵隔脓肿、纵隔肿瘤等。

（5）其他　膈下脓肿、肝脓肿等。

（二）发生机制

胸部的感觉神经受缺血、炎症、肌张力改变、癌症浸润等因素的刺激，产生痛觉冲动，传入大脑皮质的痛觉中枢引起疼痛。

二、护理评估要点

（一）健康史

1. 一般资料

注意患者的心脏病病史或最近的心脏手术史、卡介苗接种史和既往的身体状况。了解患者的吸烟嗜好和生活习惯。

2. 诱因

胸膜炎的疼痛常在深吸气和咳嗽时加重，屏气时减轻或消失；心绞痛常在用力或情绪激动时发生，休息或舌下含服硝酸甘油后缓解；食管病变的胸痛常与吞咽食物有关。

（二）临床特点

1. 部位及放射痛

心绞痛常发生在胸骨后或心前区，且同时有左肩和左上臂的放射性疼痛。胸膜炎的疼痛常在胸廓的下侧部或前部，胸部疾病的疼痛常固定于病变局部且有明显压痛。

2. 疼痛的性质

心绞痛呈压榨、紧缩或窒息感；肺癌早期可有胸部隐痛或闷痛；肋间神经痛呈刀割样、触电样或灼痛。

3. 患者的身心反应

（1）身体反应　由于深呼吸、咳嗽可使胸痛加剧，患者会因不敢深呼吸和咳嗽而出现缺氧、分泌物潴留。

（2）心理反应　胸痛可使患者感到烦躁、精神不振，剧烈胸痛还可产生焦虑、恐惧感。

4. 伴随症状

气胸、胸膜炎常伴有呼吸困难；肺癌可伴有痰中带血或少量咯血；食管病变可伴有咽下困难及食物反流等。

三、相关的护理诊断

（1）胸痛　与冠状动脉狭窄、阻塞导致心肌缺血有关，与胸膜炎症、胸部损伤等有关。

（2）睡眠型态紊乱　与疼痛有关。

（3）恐惧　与急性腹痛、腹痛程度剧烈、担心疾病预后等有关。

（毕清泉）

目 标 测 试

一、选择题

1. 下列哪项是引起胸痛的胸壁疾病（　　　）。

　　A. 肺癌　　　　　B. 肋间神经炎　　　C. 自发性气胸　　　D. 胸膜肿瘤　　　　E. 胸膜炎

2. 下列引起胸痛的原因，其中哪项不是胸壁病（　　　）。

　　A. 胸膜肿瘤　　B. 肋间神经炎　　　C. 肋间骨折　　　　D. 非化脓性软骨炎　E. 带状疱疹

二、名词解释

胸痛

三、简答题

胸痛的病因有哪些？

第三节　腹　　痛

腹痛（abdominal pain）是临床极其常见的症状。多由腹部脏器疾病引起，也可由全身性疾病及腹腔外疾病引起。一般将腹痛分为急性腹痛和慢性腹痛。

一、病因及发病机制

（一）病因

1. 急性腹痛

常见病因如下。

（1）腹腔脏器的急性炎症：如急性胃肠炎、急性胰腺炎、急性阑尾炎等。

（2）腹腔内脏器急性穿孔或破裂或扭转：胃肠穿孔、肠扭转、异位妊娠等。

（3）空腔脏器梗阻或扩张：肠梗阻、胆道蛔虫、泌尿系结石等。

（4）腹腔内急性血管病变如肠系膜动脉栓塞等。

（5）胸部疾病引起的牵涉痛如心肌梗死、肺梗死等。

（6）全身性疾病如糖尿病酮症酸中毒、尿毒症等。

2. 慢性腹痛

常见病因如下。

（1）腹腔内脏器的慢性炎症或溃疡性病变；慢性反流性食管炎等。

（2）肿瘤性病变；急性胃肠炎等。

（3）胃肠神经功能紊乱。

（4）中毒与代谢障碍如铅中毒、尿毒症等。

（二）发生机制

脏器感觉神经对锐器刺激如刺、割、烧、灼等不敏感，但当空腔脏器内压力增高、平滑肌强烈痉挛或组织缺血时，通过内脏神经到达中枢，会产生明显痛觉。

二、护理评估要点

1. 健康史

（1）一般资料　了解患者的年龄与性别，对评估有一定帮助。小儿以肠道病变为常见，如肠道蛔虫症、肠套叠、嵌顿性疝等；青壮年以消化性溃疡、阑尾炎等多见；中老年则以胆石症、胰腺炎、恶性肿瘤等多见；女性患者必须注意盆腔器官病变，如卵巢囊肿扭转、异位妊娠等。

（2）诱因　腹痛前有饱餐或高脂餐饮食史的，多见于胆囊炎、胰腺炎；消化性溃疡的疼痛也与饮食有关，十二指肠溃疡常为饥饿性疼痛，餐后上腹部不适或疼痛见于胃溃疡，也可见于胃炎、功能障碍性消化不良；有腹部外伤史的，应考虑内脏破裂；儿童继发于上呼吸道感染的，应考虑肺炎、胸膜炎等；心房纤颤的患者发生急性腹痛时，应考虑肠系膜血管栓塞。

2. 临床特点

（1）起病快慢与发展过程　急性起病并在短时间内腹痛加剧者，多见于急性腹腔内炎症、结石或肠梗阻等，若同时伴有休克的多提示腹腔内出血、消化性溃疡穿孔、出血坏死性胰腺炎、急性肠扭转、肠系膜血管栓塞等；慢性腹痛一般发生隐袭，发展缓慢，程度较轻，但疼痛可呈阵发性加剧或反复急性发作，如消化性溃疡、慢性胆囊炎等。急性腹痛多为初发，经治疗后可缓解，或转为慢性腹痛；亦可自始即为慢性过程。如果陈述腹痛长年不断，性质不清，部位不定，同时伴有神经官能症的表现，要考虑非器质性腹痛的可能性。

（2）腹痛性质　持续性隐痛多为内脏炎症或包膜过度伸展所致；持续性疼痛呈阵发性加剧者，一般由空腔脏器炎症伴有蠕动加强或平滑肌痉挛引起；表现为绞痛者，多为器官的管腔急性阻塞所致，如结石嵌顿、急性肠梗阻等；持续性剧痛常见于急性腹膜刺激，如急性腹膜炎、宫外孕破裂等。

（3）定位　一般情况下，疼痛所在的部位即为病变所在的部位。要注意某些情况下引起的体表感应区的放射性疼痛，如心肌梗死患者偶可表现为左上腹痛。

3. 患者的身心反应

（1）身体反应　腹痛伴剧烈呕吐者可引起水、电解质及酸碱平衡紊乱；有些腹痛性疾病如胃肠穿孔、肠梗阻等可引起休克，出现血压下降、脉搏增快、面色苍白、四肢发冷等；慢性腹痛患者常伴有食欲减退、食量减少，引起体重下降。

（2）心理反应　急性腹痛患者痛苦不堪，尤其是急腹症发病急骤，患者可出现紧张、恐惧情绪；慢性腹痛患者因长时间痛苦折磨，可出现焦虑、抑郁等心理反应。

4. 伴随症状

腹痛伴有发热者提示腹腔内炎性病变；伴有呕吐比较常见，多见于剧烈或阵发性腹痛时，更容易发生在胃和高位肠梗阻或胆道、尿路梗阻时；阵发性腹痛且不排便及排气者，多提示肠梗阻；伴腹泻者常见于急性肠炎；伴有黏液血便时应考虑结肠、直肠病变，小儿则提示肠套叠；剧烈腹痛伴有便血者，提示肠绞窄或肠系膜血管栓塞等；伴有尿频、尿急、尿痛和血尿者，多提示泌尿系统疾病。

三、相关的护理诊断

（1）腹痛　与胃肠平滑肌痉挛，胃酸刺激溃疡面，肝脏肿瘤迅速增大使肝包膜被牵拉等有关。

（2）焦虑　与疼痛频繁发作有关；与长期慢性疼痛有关。

（3）睡眠型态紊乱　与疼痛有关。

（毕清泉）

目 标 测 试

一、选择题

1. 阑尾炎的疼痛特点是（　　）。
    A. 上腹痛　　B. 下腹痛　　C. 左下腹痛　　D. 右下腹痛　　E. 转移性右下腹痛
2. 消化性溃疡疼痛的特点是（　　）。
    A. 上腹痛　　B. 剑下痛　　C. 脐周痛　　D. 上腹部节律性、周期性痛　　E. 下腹痛
3. 腹痛伴里急后重可见于（　　）。
    A. 肠结核　　B. 急性细菌性痢疾　　C. 伤寒　　D. 副伤寒　　E. 结肠癌

二、名词解释

腹痛

三、简答题

1. 腹痛的基本发生机制？
2. 内脏性腹痛的特点？

第四节　水　　肿

组织间隙积液过多，即为水肿（edema）。水肿可分布于全身，也可在身体某一部位出现，或发生于体腔内称积液；可显而易见，也可以隐蔽状态存在；可单独出现，也可伴有其他症状。组织间液积聚较少，体重增加在10％以下，指压凹陷不明显时，称隐性水肿；体重增加在10％以上，指压凹陷明显者，称显性水肿。通常意义下的水肿不包括脑水肿、肺水肿等内脏器官的局部水肿。

一、病因与发生机制

（一）病因

1. 全身性水肿

（1）心源性水肿　主要见于右心衰竭。

（2）肾源性水肿　见于各型肾炎。

（3）肝源性水肿　见于肝硬化肝功能失代偿期。

（4）营养不良性水肿　因长期热量摄入不足、蛋白质丢失过多或慢性消耗性疾病所致。

（5）其他　甲状腺功能低下所致的黏液性水肿、经前期紧张综合征、药物性水肿、特发性水肿等。

2. 局限性水肿

局部炎症、肢体静脉血栓形成或栓塞性静脉炎、上腔或下腔静脉阻塞综合征以及由丝虫病所致的象皮肿等。

（二）发生机制

产生水肿的主要因素有以下方面。

（1）水钠潴留　如继发性醛固酮增多症。

（2）毛细血管静水压增高　如右心衰竭。

（3）毛细血管通透性增高　如局部炎症、过敏所致的血管神经性水肿。

（4）血浆胶体渗透压下降　通常继发于各种原因所致的低蛋白血症。

（5）淋巴液或静脉回流受阻　如丝虫病、血栓性静脉炎。

二、护理评估要点

1. 健康史

（1）既往史　既往的健康状况，有关心、肾、肝、内分泌等疾病史和相应的临床表现，日常用药情况等。

（2）职业与生活史　职业上接触的物质、饮食与过敏现象；日常生活习惯如摄入钠盐过多、营养状况与营养条件等。

（3）月经与生育史　询问水肿是否与月经周期有关，是否为周期性发作。

2. 临床特点

（1）心源性水肿　水肿首先发生在身体的下垂部位，严重者可发生全身性水肿并伴有胸腔积液、腹腔积液和心包积液。

（2）肾源性水肿　水肿早期出现于眼睑与颜面部，于晨起时明显，以后可发展为全身性水肿。肾病综合征患者水肿明显，多为全身性，常伴有胸腔积液和腹腔积液。

（3）肝源性水肿　以腹水为主要表现，也可出现踝部水肿，逐渐向上发展，但头面部常无水肿。

（4）营养不良性水肿　水肿分布从组织疏松处开始，然后扩展至全身，以低垂部位显著。发生水肿前常有消瘦、体重下降等。

（5）其他　黏液性水肿以口唇、眼睑及下肢胫前较为明显，为非凹陷性水肿；经前期紧张综合征为眼睑、踝部、手部的轻度水肿，多于经前 7～14 天出现，行经后水肿逐渐消退；药物性水肿一般发生在肾上腺皮质激素、雄激素、雌激素、胰岛素等应用过程中；特发性水肿一般只见于女性，主要发生在身体的下垂部位，于直立或劳累后出现，休息后减轻或消失。

3. 患者的身心反应

（1）身体反应　全身性水肿患者，可因体内液体潴留而导致体重增加，常伴尿量减少。水肿严重时，因心脏的容量负荷增加，患者脉搏增快、血压升高，重者可发生急性肺水肿。大量胸、腹腔积液时，患者可出现胸闷、呼吸困难，加上严重的肢体水肿，日常活动常受限制。长期水肿使水肿区域组织、细胞营养不良，对感染的抵抗力下降，容易发生皮肤溃疡和继发感染，且伤口不易愈合。

（2）心理反应　由于严重全身水肿、胸水、腹水，出现气短、呼吸困难等症状，患者不能平卧睡眠，异常痛苦，易产生烦躁不安、焦虑等情绪。

4. 伴随症状

水肿伴有心脏扩大、心脏杂音及肝脏肿大、颈静脉怒张、肝颈回流征阳性等，见于心功能不全。水肿伴有高血压的，见于肾脏疾病。水肿伴有腹水、蜘蛛痣、肝掌、黄疸、肝脾肿大者，见于肝硬化。

三、相关的护理诊断

（1）体液过多　与组织间隙液体潴留有关。

（2）皮肤完整性受损/有皮肤完整性受损的危险　与长期、严重水肿导致皮肤血供差、抵抗力下降有关。

（毕清泉）

目 标 测 试

一、选择题

1. 下列哪项不属于全身性水肿（　　　）。

　　A. 心源性水肿　　　　　　　B. 肝源性水肿　　　　　　C. 营养不良性水肿

　　D. 肾源性水肿　　　　　　　E. 过敏性水肿

2. 为了鉴别诊断，对水肿患者在收集病史中，下列哪项不重要（　　　）。

　　A. 水肿首先发生的部位　　　B. 水肿是否为凹陷性　　　C. 伴随水肿发生的症状

　　D. 水肿与体位改变有无关系　E. 水肿发生后尿量的变化

3. 肾源性水肿者，其水肿常先出现于（　　　）。

　　A. 下肢　　　　　　　　　　B. 全身　　　　　　　　　C. 眼睑

　　D. 胸腔　　　　　　　　　　E. 腹腔

4. 水肿的产生机制不包括（　　　）。

　　A. 钠、水潴留　　　　　　　B. 毛细血管滤过压升高　　C. 毛细血管通透性增高

　　D. 血浆胶体渗透压增高　　　E. 淋巴液或静脉回流受阻

二、名词解释

水肿

三、简答题

1. 水肿的类型及临床意义有哪些？

2. 产生水肿的几项主要因素有哪些？

第五节　咳嗽与咳痰

　　咳嗽与咳痰（cough and expectoration）是呼吸系统疾病最常见的症状之一。

　　痰是气管、支气管的分泌物或肺泡内的渗出物，借助于支气管黏膜上皮细胞的纤毛运动、支气管平滑肌的收缩及咳嗽时的气流冲动，将呼吸道内的分泌物从口腔排出的动作称为咳嗽。

　　咳嗽是人体的一种保护性措施。但可使呼吸道内的感染扩散，或使胸腔内压力增高，加重心脏负担。长期咳嗽是促进肺气肿形成的一个因素，并可诱发自发性气胸；频繁的咳嗽常常影响患者的睡眠，消耗体力，不利疾病的康复。

一、病因与发生机制

（一）病因

1. 感染因素

呼吸道感染如上呼吸道感染、急慢性支气管炎、支气管扩张、肺炎、肺结核、肺肿瘤、胸膜炎等以及全身性感染如流感、麻疹、百日咳、肺吸虫病、急性血吸虫病等均可导致咳嗽、咳痰。

2. 理化因素

（1）呼吸道阻塞与受压　　如呼吸道异物、支气管狭窄、肺淤血或肺水肿、肺不张、肺气肿、肺肿瘤、胸腔积液、气胸、心脏增大、心包积液等。

（2）气雾刺激　　吸入高温气体或寒冷空气、吸烟及吸入化学性气体如氯、氨、二氧化硫、臭氧等。

3. 过敏因素

过敏性鼻炎、支气管哮喘、肺嗜酸粒细胞浸润症、血管神经性水肿等。

4. 神经精神因素

如膈下脓肿、肝脓肿等对膈神经的刺激，外耳道异物或炎症对迷走神经耳支的刺激等。还有神经官能症如癔症、习惯性咳嗽等。

（二）发生机制

咳嗽是一种神经反射过程。

二、护理评估要点

1. 健康史

（1）年龄与性别　小儿刺激性呛咳多由吸入异物所致；青壮年长期咳嗽者应注意肺结核、支气管扩张；男性、40 岁以上，尤其有吸烟嗜好的，应考虑慢性支气管炎、阻塞性肺气肿，并应警惕支气管肺癌。

（2）职业与环境　长期接触有害粉尘和接触刺激性气体后发生咳嗽者评估并不困难。教师、从事说话较多的职业、吸烟和酗酒者，其咳嗽多由慢性咽炎所致，也可以是习惯性的。在厨房工作较久的，其咳嗽多由慢性支气管炎引起。

（3）地理特征　近期在长江流域或南方各省接触疫水者应想到肺吸虫病，东北部分地区的居民有喜食喇蛄的习惯，也是肺吸虫病的发病原因之一。

2. 临床特点

（1）咳嗽性质　干咳或刺激性呛咳见于急性上呼吸道感染、急性支气管炎、呼吸道异物、慢性咽喉炎、肺结核和支气管肺癌早期等；咳嗽多痰见于慢性支气管炎、支气管扩张、肺脓肿、肺寄生虫病、肺结核有空洞者。

（2）咳嗽时间　晨间咳嗽多见于上呼吸道慢性炎症、慢性支气管炎、支气管扩张等。夜间咳嗽多见于肺结核、心力衰竭。

（3）咳嗽音色　短促的轻咳、咳而不爽者多见于干性胸膜炎、胸腹部创伤或手术后，患者在咳嗽时常用手按住患处局部以减轻疼痛。伴金属音的咳嗽，应警惕肿瘤。嘶哑性咳嗽见于声带炎症或为肿瘤肿块压迫喉返神经所致。

（4）咳嗽与体位　支气管扩张、肺脓肿的咳嗽与体位改变有明显的关系；脓胸伴支气管胸膜瘘时，在一定体位、脓液进入瘘管时可引起剧烈咳嗽；纵隔肿瘤、大量胸腔积液患者，改变体位时也会引起咳嗽。

（5）痰液特征　白色黏痰见于慢性支气管炎、支气管哮喘；黄色脓性痰提示合并感染；血性痰见于支气管扩张、肺结核、支气管肺癌等。痰量增多反映支气管和肺的炎症在发展，痰量减少提示病情好转；若痰量减少，而全身中毒症状反而加重、体温升高，提示排痰不畅；典型的支气管扩张患者有大量脓性痰。痰有恶臭提示厌氧菌感染。

3. 患者的身心反应

（1）身体反应　长期或剧烈的咳嗽可导致患者出现头痛、睡眠障碍、精神萎靡、食欲缺乏、呼吸肌疲劳和酸痛等。体格虚弱或咳嗽无力者、昏迷患者及痰液黏稠时，会导致患者排痰困难，影响治疗效果。

（2）心理反应　长期或剧烈的咳嗽，可引起患者精神紧张、焦虑；常年反复的咳嗽、咳痰，容易使患者对治疗丧失信心，产生抑郁等不良情绪。

4. 伴随症状

咳嗽伴高热应考虑肺炎、急性渗出性胸膜炎等；咳嗽伴胸痛应考虑胸膜病变或肺部病变累及胸膜，如肺炎、支气管肺癌、肺梗死等；咳嗽伴大量咯血应考虑支气管扩张、肺结核等；咳嗽同时咳大量泡沫痰、尤其是粉红色泡沫痰，应考虑急性肺水肿。

三、相关的护理诊断

（1）清理呼吸道无效　与痰液黏稠、无力或无效咳嗽等有关。

（2）睡眠形态紊乱　与夜间频繁咳嗽影响睡眠有关。

（毕清泉）

目 标 测 试

一、选择题

1. 咳嗽与咳痰疾病中，下列哪些疾病最常见（　　）。

  A. 中枢神经系统疾病   B. 呼吸道疾病 C. 胸膜疾病

  D. 心血管疾病   E. 消化系统疾病

2. 咳嗽与咳痰中，下列哪项是错误的（　　）。

  A. 咳嗽是一种保护性反射动作   B. 咳嗽亦属一种病理现象

  C. 咳嗽控制中枢在延髓   D. 咳痰是一种病态现象

  E. 胸膜病或心血管疾病不会出现咳嗽

二、名词解释

咳嗽

三、简答题

以咳嗽与咳痰为主诉的患者，您在病史询问时应包括哪内容（要点）？

第六节　呼吸困难

呼吸困难（dyspnea）是指当患者感到空气不足或呼吸急促，出现呼吸用力、呼吸肌或辅助呼吸肌参与呼吸运动，同时呼吸频率、节律与呼吸深度均发生变化时，称为呼吸困难。呼吸困难是临床上重要的症状和体征。

一、病因与发生机制

（一）病因

1. 呼吸系统疾病

（1）气道阻塞　上呼吸道阻塞主要由气管异物、喉头水肿、白喉等引起；下呼吸道阻塞见于慢性阻塞性肺疾病（COPD）、支气管哮喘等。

（2）肺部病变　肺炎、肺结核、肺癌、肺淤血、肺水肿、肺梗死等。

（3）胸廓及胸膜病变　严重胸廓畸形、肋骨骨折、气胸、胸腔积液等。

（4）呼吸肌及神经病变　急性感染性多发性神经炎（Guillain-Barré 综合征）、重症肌无力、严重低钾血症等。

2. 循环系统疾病

各种心脏疾病引起的左心或右心衰竭、心包积液、缩窄性心包炎等。

3. 中毒性疾病

尿毒症、酮症酸中毒、药物中毒（如吗啡和巴比妥类）、农药中毒（如有机磷）、化学毒物中毒（如亚硝酸盐中毒及一氧化碳中毒）等。

4. 血液系统疾病

严重贫血、白血病、异常血红蛋白血症、输血反应等。

5. 中枢神经系统疾病

脑血管病变、颅脑外伤、脑炎及脑膜炎等。

6. 其他

大量腹水、腹内巨大肿瘤、妊娠晚期、钩端螺旋体病、系统性红斑狼疮及情绪激动、癔症等。

（二）发生机制

1. 呼吸道阻力增加

呼吸阻力包括弹性阻力和非弹性阻力。弹性阻力与胸壁和肺的顺应性有关，顺应性小表示弹性阻力大，顺应性大表示弹性阻力小；非弹性阻力以气道摩擦阻力为主，呼吸运动的速度愈快，非弹性阻力愈大；非弹性阻力消耗的呼吸能量占呼吸总能量消耗的30%左右。呼吸系统疾病常使弹性或非弹性阻力增加，加重呼吸肌的工作量，造成呼吸困难。肺顺应性降低时，患者表现为浅而速的呼吸，以减少弹性阻力；若呼吸道阻力增加，患者表现为深而慢的呼吸，以减少非弹性阻力。

2. 气体交换障碍

气体交换是在肺泡内进行的。肺泡-毛细血管间气体交换的效率高低取决于肺泡通气量与肺泡周围毛细血管的血流量之间的相互协调（V/Q 比值），正常情况下 V/Q 比值为 0.8，任何病理情况导致 V/Q 比值失调，均会影响气体交换功能，如肺不张、肺水肿等。此外，肺气肿、肺纤维化、肺水肿等还会使气体通过肺泡-毛细血管膜的弥散功能降低，影响气体交换，发生呼吸困难。

3. 呼吸中枢受刺激

肺炎、肺水肿等病变使肺顺应性降低，可通过肺牵张感受器而兴奋呼吸中枢，出现浅而快的呼吸；各种原因使动脉血氧分压降低、二氧化碳分压增高和 pH 值降低、血液 H^+ 浓度增加，均可通过化学感受器兴奋呼吸中枢，出现深而快的呼吸。中枢神经系统疾病如颅内压增高、脑炎、脑膜炎等使呼吸中枢兴奋性降低时，会有呼吸节律的改变。

二、护理评估要点

1. 健康史

（1）年龄　儿童的呼吸困难常见于包括肺炎在内的急性感染性疾病，突然发生者应注意是否有异物吸入。青壮年的呼吸困难应考虑肺结核、肺炎、胸腔积液、风湿性心瓣膜病等，突然发生者多见于气胸。老年人的呼吸困难应多考虑肺气肿、肺癌、肺炎、冠心病等。

（2）基础疾病或既往史　呼吸困难常在原有疾病或特殊条件的基础上发生，如心脏疾病发生心力衰竭或急性肺水肿时、糖尿病发生酮症酸中毒时出现的呼吸困难。近期有胸腹部手术史者发生呼吸困难应想到肺不张；腹部或盆腔手术后突然发生的呼吸困难应考虑肺梗死；长期卧床的老年患者易发生坠积性肺炎。

2. 临床特点

（1）肺源性呼吸困难　常见以下三种类型。

① 吸气性呼吸困难　由喉或大气管狭窄与阻塞所致。特点为吸气显著困难，吸气时间明显延长，严重者于吸气时出现胸骨上窝、锁骨上窝、腹上角及肋间隙明显凹陷，称"三凹征"。

② 呼气性呼吸困难　因支气管、细支气管狭窄或肺泡弹性减退所致。特点为呼气费力，呼气时间延长，常伴有哮鸣音。

③ 混合性呼吸困难　由于肺部广泛病变使换气面积减少和通气障碍。特点为吸气和呼气均感费力，呼吸频率增快，呼吸变浅。

（2）心源性呼吸困难　主要由左心衰竭导致肺淤血所致。特点为活动时出现或加重，休息后减轻或缓解；仰卧时加重，半卧位或坐位时减轻，严重时患者取端坐位。呼吸困难发生在夜间睡眠时，称夜间阵发性呼吸困难，患者常因此而憋醒，轻者起床后不久胸闷、气促缓解；重者气喘明显，面色青紫，大汗，咳大量粉红色或白色泡沫痰，听诊肺部有广泛湿啰音和哮鸣音，又称"心源性哮喘"。

（3）中毒性呼吸困难　代谢性酸中毒时，呼吸深而规则，称为酸中毒深大呼吸（Kussmaul 呼吸）。急性感染时，呼吸加快。吗啡、巴比妥类药物中毒时，呼吸浅慢。

（4）神经精神性呼吸困难　严重颅脑疾病引起的呼吸困难，呼吸深而慢，常有呼吸节律的改变。精神因素引起的呼吸困难，呼吸频速而浅表，常因换气过度而发生呼吸性碱中毒。

（5）血液源性呼吸困难　严重贫血、异常血红蛋白血症、急性大出血或休克时，因缺血缺氧，致呼吸急促、心率加快。

3. 患者的身心反应

（1）身体反应　呼吸困难的程度与患者日常生活自理能力的维持有很大的关系，严重呼吸困难时，常使患者部分或完全丧失生活自理能力，需要提供帮助与支持，应加以正确的评估。

（2）呼吸困难与心理反应间可以相互作用、相互影响，焦虑不安、极度紧张等可使呼吸困难加重；严重的呼吸困难，也可使患者紧张、焦虑，甚至产生恐惧、惊慌或濒死感。

4. 伴随症状

呼吸困难伴胸痛，常见于大叶性肺炎、急性胸膜炎、自发性气胸、急性心肌梗死等；呼吸困难伴发热、咳嗽咳痰，常见于呼吸道感染性疾病；咳大量泡沫痰应考虑急性肺水肿，咳果酱色痰应想到肺吸虫病、肺阿米巴病；呼吸困难伴意识障碍或伴严重发绀、大汗、面色苍白、四肢厥冷、脉搏细数、血压下降等，提示病情严重。

三、相关的护理诊断

（1）气体交换受损　与肺部广泛病变导致有效呼吸面积减少等有关。

（2）低效性呼吸形态　与上呼吸道梗阻、肺泡弹性减退、呼吸肌麻痹等因素有关。

（毕清泉）

目 标 测 试

一、选择题

1. 引起呼吸困难的病因最多见的是（　　）。

　　A. 呼吸系统疾病　　B. 心血管疾病　　C. 中毒　　D. 血液病　　E. 神经精神因素

2. 在呼吸系统疾病中，突发呼吸困难（吸气或呼气）或/和哮鸣音，下列哪种情况最多见（　　）。

　　A. 膈肌运动受限　　B. 神经肌肉疾病　　C. 胸廓疾病　　D. 肺疾病　　E. 气道阻塞

二、名词解释

1. 呼吸困难

2. 心源性哮喘

三、简答题

吸气性呼吸困难与呼气性呼吸困难各有何特点？

第七节　咯　　血

咯血（hemoptysis）是指喉以下的呼吸道包括气管、支气管或肺组织的出血，血液随咳嗽由口腔咯出。

一、病因与发生机制

1. 病因

（1）呼吸系统疾病　肺结核、支气管扩张、肺癌、支气管炎、肺炎、肺吸虫病、肺阿米巴病等。

（2）循环系统疾病　风湿性心瓣膜病、肺梗死、肺动脉高压、左心衰竭等。

（3）外伤　胸部刺伤、肋骨骨折、枪弹伤等，以及因胸腔或肺的穿刺与活检、支气管镜检查等引起的损伤。

（4）全身性疾病

① 血液病　白血病、再生障碍性贫血、血小板减少性紫癜、弥漫性血管内凝血（DIC）等。

② 急性感染性疾病　流行性出血热、肺出血型钩端螺旋体病等。

③ 其他　遗传性毛细血管扩张症、子宫内膜异位症、氧中毒等。

2. 发生机制

主要由肺部感染等因素造成血管壁通透性增加、血管壁侵蚀和破裂、血管瘤破裂等，以及肺血管内压力增高、止血与凝血功能障碍和机械性损伤等。

二、护理评估要点

1. 健康史

（1）年龄　青壮年发生咯血者应多考虑肺结核、支气管扩张、风湿性心瓣膜病等；年龄较大者，尤其是男性、有吸烟嗜好的，应首先想到肺癌，肺结核也常见。

（2）既往史与生活习惯　幼年曾患麻疹或百日咳的，应考虑支气管扩张。原有肺或心脏病病史的，对评估非常重要。长期吸烟者应警惕肺癌；喜生食石蟹与喇蛄者应考虑肺吸虫病。

2. 临床特点

（1）咯血量　咯血量差异甚大，从痰中带血、咳血痰到大量咯血不等。由于咯血常骤然发生，患者或将血液吐在地面，或将血液吞入胃内，使咯血量难以正确估计，一般将24h内咯血量<100ml的称小量咯血，100～500ml的称中等量咯血，>500ml的称大量咯血。咯血量不一定与疾病的严重程度一致，但临床上可作为判定咯血严重程度和预后的重要依据。大量咯血多见于肺结核、支气管扩张；肺癌多表现为持续痰中带血。

（2）与呕血的鉴别　一般不难区别。当大量呕血呈鲜红色且口鼻腔沾满鲜血，或大咯血时部分血液咽下、在伴有呕吐时又呕出的情况下，需作鉴别。两者区别见表4-7-1。

表4-7-1　咯血与呕血的鉴别

鉴别项目	咯　血	呕　血
病因	肺结核、支气管扩张、肺癌、心脏病等	消化性溃疡、肝硬化、食管胃底静脉曲张等
出血前症状	咽部痒感、胸闷、咳嗽等	上腹部不适、恶心呕吐等
出血方式	咯出	呕出，可呈喷射状
血中混有物	痰、泡沫	食物残渣、胃液
血液 pH 值	碱性	酸性
黑粪	无，如血液咽下可有	有，呕血停止后仍可持续数日
出血后痰性状	咯血后常继发有少量血痰	常无血痰

3. 患者的身心反应

（1）身体反应　咯血可从偶尔一次到长年不停。中等量以上的咯血，咯血前患者可先有咽痒、胸闷等症状；咯血时可伴呛咳，患者出冷汗、脉搏细数、呼吸急促与浅表、颜面苍白。

（2）心理反应　无论咯血量多少，患者均会产生不同程度的焦虑与恐惧。

4. 伴随症状

长期低热、盗汗、消瘦的咯血患者应考虑肺结核；咯血伴慢性咳嗽、大量脓痰者应考虑支气管扩张；咯血伴发热或大量脓臭痰，应考虑肺脓肿或支气管扩张合并感染；咯血伴胸痛见于肺炎、肺癌；原有房颤或静脉炎的患者突然咯血，伴有胸痛或休克，应考虑肺梗死。

5. 并发症评估

（1）窒息　不论咯血量多少均可发生窒息，若患者的情绪高度紧张、年老体弱或肺功能低下，可使窒息的危险性增大。表现为在大咯血过程中，咯血突然减少或终止，继之出现胸闷、气促、烦躁不安或紧张、恐惧、大汗淋漓、颜面青紫，重者出现意识障碍。

（2）肺不张　咯血后如出现呼吸困难、胸闷、气促、发绀，患侧呼吸音减弱或消失，可能为血块堵塞支气管，引起全肺、一侧肺、肺叶或肺段不张。

（3）继发感染　表现为咯血后发热、体温持续不退，咳嗽加剧，局部有干湿啰音。

（4）失血性休克　大量咯血后脉搏增快、血压下降、四肢湿冷、烦躁不安、尿量减少等。咯血最重要的致死原因是出血的速度，患者死于窒息多于失血性休克。

三、相关的护理诊断

（1）有窒息的危险　与大量咯血或患者情绪紧张、屏气不咳嗽等因素有关。

（2）恐惧　与大咯血有关。

（毕清泉）

目 标 测 试

一、选择题

1. 国内咯血最常见的病因是（　　）。

　A. 流行性出血热　　B. 肺结核　　C. 肺炎　　D. 支气管结核　　E. 支气管扩张

2. 下列哪项是正确的（　　）。

　A. 每日咯血＜150ml 为小量咯血　　B. 咯血前患者常有胸闷，恶心，呕吐

　C. 一次咯血量＞500ml　　　　　　D. 咯出的血液常呈碱性

　E. 咯血患者宜健侧卧位，以利血液排除

二、名词解释

咯血

三、简答题

咯血与呕血如何鉴别？

第八节　发　　绀

发绀（cyanosis）是指当皮肤或黏膜毛细血管内血液中的还原血红蛋白浓度增高，或出现高铁血红蛋白、硫化血红蛋白等异常血红蛋白衍生物时，皮肤及黏膜呈现弥漫性青紫色，称为发绀。发绀在皮肤较薄、色素较少和毛细血管丰富的部位如唇、舌、两颊、鼻尖、耳垂、甲床等处较明显，易于观察。皮肤有显著色素沉着、黄疸或水肿时，可能会掩盖发绀的存在。

一、病因与发生机制

（一）病因

1. 中心性发绀

（1）呼吸系统疾病。

（2）心血管疾病　见于发绀型先天性心脏病。

2. 周围性发绀

（1）全身血液循环障碍　休克、慢性心力衰竭、缩窄性心包炎、腔静脉阻塞综合征等。

（2）局部血液循环障碍。

（3）红细胞增多　真性红细胞增多症，因慢性缺氧引起的继发性红细胞增多症。

3. 化学性发绀

（1）高铁血红蛋白血症　先天性家族性高铁血红蛋白血症、特发性阵发性高铁血红蛋白血症、磺胺类或非那西丁类药物过量以及亚硝酸盐、硝基苯等中毒引起的继发性高铁血红蛋白血症。

（2）硫化血红蛋白血症　服用硫化物或便秘时引起。

（二）发生机制

绝大多数的发绀是由于血液中还原血红蛋白含量增多引起，当毛细血管循环血液中还原血红蛋白含量超过 $50g/L$ 时，就会出现发绀。少部分是由于血液中存在异常血红蛋白所致。

二、护理评估要点

1. 健康史

（1）年龄　婴幼儿的发绀主要见于先天性心脏病，成人肺源性发绀发生年龄较迟。

（2）既往史　由心肺疾病引起的发绀，常有心肺功能不全及呼吸道感染史。

（3）发生速度　突然发生在原无心肺病变者的发绀，必须了解有无服用药物或接触化学品史；于进食含有大量亚硝酸盐的蔬菜、腌制的咸菜或变质的剩菜后发生的发绀，应警惕肠源性发绀。

2. 临床特点

（1）中心性发绀　全身皮肤黏膜均发绀，皮肤温暖，可伴有杵状指（趾）和红细胞增多。

（2）周围性发绀　肢体末梢与下垂部位如肢端、耳垂、鼻尖等部位的皮肤青紫、发凉，局部加温或按摩发绀可消失。

（3）混合性发绀　兼有中心性发绀和周围性发绀的表现，见于心力衰竭等。

3. 患者的身心反应

（1）身体反应　缺氧患者可出现意识改变、脉搏增快、呼吸困难等全身症状。

（2）心理反应　突发而严重的发绀患者常可出现恐惧。

4. 伴随症状

突然发绀、同时伴有意识障碍的，见于药物或化学品中毒以及休克、急性肺部感染、急性肺水肿等。心肺疾病引起的发绀，一般程度较重，常伴呼吸困难；有明显发绀而不伴呼吸困难者，提示异常血红蛋白血症。发绀伴头晕、头痛的多为缺氧所致。发绀伴杵状指（趾）的，主要见于先天性心脏病和某些慢性肺部疾病如支气管扩张、慢性肺脓肿等。发绀伴蹲踞现象的，是法洛四联症的典型表现。

三、相关的护理诊断

活动无耐力，与心肺功能减退、机体缺氧使患者活动的耐受能力下降有关。

（毕清泉）

目 标 测 试

一、选择题

对发绀的描述您认为下列哪项是错误的（　　）。

A. 重度贫血，有时难发现发绀

B. 发绀是由于血液中还原血红蛋白绝对含量增多所致

C. 发绀是由于血液中存在异常血红蛋白衍生物

D. 某些药物或化学物质中毒可引起发绀

E. 某些药物或化学物质中毒时可引起发绀，经氧疗青紫可改善

二、名词解释

发绀

三、简答题

中心性发绀与周围性发绀有何区别？

第九节　心　悸

心悸（palpitation）是指患者自觉心脏跳动的不适感或心慌感。心悸时，心率可快可慢，既可见于病理性的，也可以是生理性的。

一、病因与发生机制

（一）病因

1. 心脏冲动增强

心肌收缩力增强引起的心悸，可为生理性的或病理性的。生理性者常见于精神过度紧张或剧烈活动时；大量吸烟、饮酒、浓茶或咖啡后；应用某些药物，如麻黄素、氨茶碱、肾上腺素等。病理性常见于各种原因引起的心律失常。

2. 心脏神经官能症

心脏本身并无器质性病变，是由自主神经功能紊乱所引起的。其特点为患者除心悸外，常有心率加快、胸闷、隐痛或心前区刺痛、呼吸不畅等症状，可伴有头昏、头痛、失眠、耳鸣、疲乏等神经衰弱的表现。

3. 心律失常

各种原因引起的心动过速、心动过缓以及心律不齐均可引起心悸。往往心悸的严重程度与心脏病变程度常不一致。

（二）发生机制

心悸的发生机制尚未完全清楚，一般认为心脏活动过度是心悸发生的基础，与心动过速、期前收缩等所致心率、心律与心排出量改变有关，并受心律失常出现及存在时间的长短、精神因素及注意力的影响。突然发生的心律失常，如阵发性心动过速，心悸多较明显。慢性心律失常，如心房颤动，因逐渐适应可无明显心悸。

二、护理评估要点

（1）健康史　评估发作的时间、频率、病程等。

（2）临床特点　生理性因素所诱发的心悸，其临床表现的特点为持续时间较短，可伴有胸痛等其他不适，一般不影响正常活动。病理性心悸常见于高血压性心脏病、各种原因所致主动脉瓣关闭不全、风湿性二尖瓣关闭不全、心肌病等所致心室肥大、先天性心脏病等所致心室增大，以及其他引起心排血量增加的疾病，如甲状腺功能亢进、发热、贫血、低血糖症等。病理性心悸的特点为持续时间长或反复发作，常伴有胸闷、气急、心前区疼痛、晕厥等心脏病的表现。

（3）患者的身心反应　患者可因心悸而有焦虑、恐惧、失眠等不适影响。

（4）伴随症状　少数由严重心律失常所致者可发生猝死，此时多有血压降低、大汗、意识障碍，脉搏细速不能触及等表现。

三、问诊要点

（1）心悸的临床表现　持续时间、发作频率，发作时的主观感受及伴随症状等。

（2）心悸对患者的影响　重点为心悸对患者的工作、学习、睡眠和日常生活有无影响及其程度。

（3）有无与心悸发作相关的疾病史或吸烟、饮刺激性饮料及精神受刺激等诱发因素。

（4）诊断、治疗与护理经过 包括是否用药，或采用电复律、人工起搏治疗，已采取的护理措施等。

四、相关的护理诊断

（1）恐惧 与严重心律失常所致可能发生猝死有关。

（2）活动无耐力 与心悸发作时，心输出量减少有关。

（3）潜在并发症 心力衰竭。

（毕清泉）

目 标 测 试

一、选择题

1. 心悸时下列哪项正确（ ）。

　　A. 心悸可以是低血糖突出特征

　　B. 心悸伴发甲状腺功能低下比伴甲状腺功能亢进更常见

　　C. 二尖瓣狭窄的患者突然呼吸困难加重，通常是由于心律失常引起

　　D. 青年男子不规则的心悸常由室上性心动过速引起

2. 心悸伴晕厥或抽搐最常见于（ ）。

　　A. Ⅰ度窦房传导阻滞　　　B. 心室颤动或阵发性室性心动过速、病态窦房结综合征

　　C. 甲状腺功能亢进　　　　D. 心脏神经官能症　　　　E. 急性失血

二、名词解释

心悸

三、简答题

心悸的病因有哪些？

第十节　排尿异常

患者排尿的量、次数发生改变或尿液不能自主排除或不自主流出者，称为排尿异常。包括：少尿、无尿与多尿；尿路刺激征；尿潴留；尿失禁。

本节重点介绍少尿、无尿与多尿。

正常成人每天排尿量一般是 1000～2000ml，平均 1500ml。排尿的次数白天是 3～5 次，夜间是 0～3 次。可以随饮水量或食物或其他因素的影响而发生改变。如 24h 尿量少于 400ml，或每小时尿量少于 17ml 称为少尿；如 24h 尿量少于 100ml，12h 完全无尿称为无尿；如 24h 尿量超过 2500ml 称为多尿。

一、病因与发生机制

（一）少尿与无尿

基本病因有如下三类。

1. 肾性

①肾小球病变：重症急性肾炎、急进性肾炎和慢性肾炎因严重感染，血压持续增高或肾毒性药物作用引起肾功能急剧恶化。②肾小管病变：急性间质性肾炎包括药物性和感染性间质性肾炎；生物毒或重金属及化学毒所致的急性肾小管坏死；严重的肾盂肾炎并发肾乳头坏死。

2. 肾前性

①心脏排血功能下降：各种原因所致的心功能不全。②肾血管病变：肾血管狭窄或炎症、肾病综合征等；高血压危象、妊娠期高血压疾病等引起肾动脉持续痉挛，肾缺血导致急性肾衰。

3. 肾后性

①各种原因引起的机械性尿路梗阻：如结石、血凝块、坏死组织阻塞输尿管、膀胱进出口或后尿道。②尿路的外压：如肿瘤、腹膜后淋巴瘤、特发性腹膜后纤维化、前列腺肥大。③其他：结核或溃疡愈合后瘢痕挛缩、输尿管手术后、神经源性膀胱等。

（二）多尿

1. 暂时性多尿

常见原因：使用利尿药后或摄入过多水、饮料等。

2. 持续性多尿

常见原因如下。

（1）内分泌疾病　①糖尿病；②垂体性尿崩症；③原发性醛固酮增多症，引起血中高浓度钠，刺激渗透压感受器，摄入水分增多，排尿增多。

（2）肾脏疾病　①肾性尿崩症，肾远曲小管和集合管存在先天或获得性缺陷，对抗利尿激素反应性降低，水分重吸收减少而出现多尿；②肾小管浓缩功能不全，见于慢性肾炎，慢性肾盂肾炎，化学物品或重金属对肾小管的损害。也可见于急性肾衰多尿期等。

（3）精神因素　精神性多饮患者常自觉烦渴而大量饮水引起多尿。

二、护理评估要点

1. 健康史

评估患者个人习惯、气候变化、液体和饮食的摄入情况等。

2. 临床特点

（1）少尿　少尿伴肾绞痛常见于肾结石等；少尿伴心悸、气促，胸闷不能平卧见于心功能不全；少尿伴血尿、蛋白尿、水肿、高血压病见于急性肾炎等；少尿伴有发热、腰痛、尿频、尿急、尿痛常见于急性肾盂肾炎等；少尿伴有排尿困难见于前列腺肥大；少尿伴大量蛋白尿、高脂血症、水肿、低蛋白血症见于肾病综合征。

（2）多尿　多尿伴有多饮多食和消瘦见于糖尿病；多尿伴有烦渴多饮，排低比重尿见于尿崩症；多尿伴有高血压病、低血钾和周期性麻痹见于醛固酮增多症；多尿伴有酸中毒、骨痛和肌麻痹见于肾小管性酸中毒；多尿伴神经症状多为精神性多饮等。

3. 患者的心理反应

询问患者有无因少尿、无尿及多尿所致失眠、焦虑等。

4. 伴随症状

少数由严重心律失常所致者可发生猝死，此时多有血压降低、大汗、意识障碍、脉搏细速不能触及等表现。

三、问诊要点

1. 少尿

开始出现少尿的时间；有无引起少尿的病因如休克、大出血、脱水或心功能不全等；过去和现在是否有泌尿系统疾病如慢性肾炎、尿路结石、前列腺肥大等。

2. 多尿

①开始出现多尿的时间；②24h总尿量；③有无烦渴多饮和全天水摄入量；④是否服用利尿药；⑤同时伴有何症状；⑥有无慢性病史，用药史及疗效情况等。

四、相关的护理诊断

（1）体液过多　与肾脏病变有关。

（2）活动无耐力　与疾病所致高血压病有关。

（3）潜在并发症　心力衰竭。

（毕清泉）

目 标 测 试

一、选择题

1. 因肾小管浓缩稀释功能不全而出现多尿的疾病是（　　　）。

　　A. 尿崩症　　　　　　　　B. 慢性肾炎　　　　　　　C. 急性肾炎

　　D. 原发性醛固酮增多症　　E. 糖尿病

2. 多尿伴多饮、多食、体重减轻，首先应考虑（　　　）。

　　A. 糖尿病　　　　　　　　B. 尿崩症　　　　　　　　C. 原发性醛固酮增多症

　　D. 泌尿系结石　　　　　　E. 膀胱癌

二、名词解释

异常排尿

三、简答题

少尿、无尿的病因有哪些？

第十一节　恶心与呕吐

　　恶心（nausea）为紧迫欲吐的感觉，常为呕吐的前期表现，多伴有迷走神经兴奋的症状，如面色苍白、流涎、出冷汗、血压降低、心率减慢等。呕吐（vomiting）是胃和小肠的内容物通过食管逆流经口腔排出体外的现象。

　　恶心与呕吐是临床上极为常见的症状，基本上属机体的保护性功能，它可由功能性障碍或器质性病变引起，多因消化系统本身病变所致，也可因消化系统外或全身性疾病而造成。

一、病因和发病机制

（一）病因

引起恶心与呕吐的病因很多，按发病机制可归为下列三类。

1. 反射性呕吐（reflex vomiting）

反射性呕吐系指由来自内脏末梢神经的冲动，经自主神经传入纤维刺激呕吐中枢引起的呕吐。

（1）消化系统疾病　口咽部刺激如咽喉肿物、外物伸入咽喉、剧烈咳嗽、人为刺激、鼻咽部炎症等。胃肠疾病如急性胃肠炎、慢性胃炎、消化性溃疡、功能性消化不良、幽门梗阻、肠梗阻等。肝、胆、胰疾病如急性肝炎、急性胆囊炎、急性胰腺炎等。腹膜及肠系膜疾病如急性腹膜炎。

（2）其他　如急性心肌梗死、心力衰竭、急性肾盂肾炎、泌尿系结石、急性腹膜炎、盆腔炎、迷路病变、青光眼、屈光不正等。

2. 中枢性呕吐（central vomiting）

中枢性呕吐系指由来自中枢神经系统或化学感受器的冲动，刺激呕吐中枢引起的呕吐。

（1）中枢神经系统病变　颅内感染性疾病如脑炎、脑膜炎、脑脓肿等。颅内血管性疾病脑出血、脑栓塞、脑血栓形成等。颅内占位性病变、颅脑损伤如脑挫裂伤等引起颅内压增高、癫痫等。

（2）药物反应　洋地黄、抗菌药物、抗癌药物、水杨酸制剂、镇静剂和麻醉剂等。

（3）中毒　一氧化碳、有机磷、铅、砷、乙醇、重金属等中毒。

（4）全身性疾病　急性感染性疾病、各种原因引起的休克与机体缺氧以及内分泌与代谢紊乱如尿毒症、糖尿病酮症酸中毒、甲状腺危象、肾上腺皮质功能减退、稀释性低钠血症等。

（5）精神因素　如胃肠神经官能症、神经性厌食、癔症等。

3. 前庭障碍性呕吐

伴有听力障碍、眩晕等症状者，需考虑前庭障碍性呕吐。常见疾病有迷路炎，是化脓性中耳炎的常见并发症；梅尼埃病，为突发性的旋转性眩晕伴恶心、呕吐；晕动病，一般在乘飞机、乘船和乘车时发生。

（二）发生机制

呕吐为一个复杂的反射动作，由机体的呕吐中枢支配，呕吐中枢位于延髓，包括神经反射中枢和化学感受器触发带两个功能不同的机构。神经反射中枢即呕吐中枢位于延髓外侧网状结构的背部，接受来自消化道、大脑皮质、内耳前庭、冠状动脉及化学感受器触发带的传入冲动，直接支配呕吐动作；化学感受器触发带位于延髓第四脑室的底面，接受各种外来的化学物质或药物（如阿扑吗啡、洋地黄、吐根碱等）及内生代谢产物（如感染、酮中毒、尿毒症等）的刺激，并由此引发出神经冲动，传至呕吐中枢再引起呕吐。

整个呕吐过程可分为恶心、干呕和呕吐三个阶段。恶心时胃张力和蠕动减弱，十二指肠张力增强，可伴或不伴十二指肠液反流；干呕时胃窦部短暂收缩和胃上部放松；呕吐时胃窦部持续收缩，贲门开放，腹肌和膈肌收缩，腹压升高，迫使胃内容物急速地从胃反流，经食管、口腔排出体外。呕吐伴有肠道逆蠕动时，呕吐物中可混有胆汁和肠内容物。

妊娠呕吐的发生机制尚未充分阐明，目前有人认为与体内雌激素增多有关。精神因素与维生素 B_6 缺乏等，也可能起一定作用。呕吐发生于妊娠早期，每于清晨出现。

二、护理评估要点

1. 健康史

（1）既往史　恶心呕吐的患者如有前述病因，呈现有关疾病的相应表现时，评估多无困难，但恶心呕吐常是各种疾病在临床上首先出现或主要的表现。

（2）手术史　腹部手术后可因腹膜粘连而导致机械性肠梗阻。

（3）月经史　育龄期妇女必须了解月经情况，以免忽视早孕引起的恶心呕吐。

（4）服用药物史　临床上许多药物可引起恶心呕吐，应详细了解服药情况，观察在停服有关药物后症状是否得到缓解以及再次服药后恶心呕吐是否重新出现等。

2. 临床特点

（1）呕吐特点　呕吐前一般先有明显恶心，颅内压增高者恶心缺如或很轻，呕吐可呈喷射状。精神性呕吐也可无恶心或仅有轻微恶心，吐后又可进食，长期反复发作而营养状态不受影响，多为神经官能症。

（2）呕吐时间　育龄期女性于晨间呕吐应想到早孕反应；尿毒症患者的呕吐有时也发生在晨间；鼻窦炎患者常表现为晨起恶心与干呕，为分泌物刺激咽部所致；幽门梗阻患者常常在餐后较久或积数餐之后才出现呕吐，多发生在夜间。

（3）呕吐与进食的关系　进食过程中或餐后即刻呕吐，可能为幽门管溃疡或精神性呕吐；餐后1h以上呕吐称延迟性呕吐，提示胃张力下降或胃排空延迟；餐后较久或数餐后呕吐，见于幽门梗阻，呕吐物可有隔夜宿食；餐后近期呕吐，特别是集体发病者，多由食物中毒所致。

（4）呕吐物的性质　十二指肠溃疡活动期呕吐物中含大量酸性胃液；幽门梗阻患者的呕吐物含有隔餐或隔日食物，呈腐酵气味，一般不含胆汁；小肠低位梗阻、麻痹性肠梗阻患者，其呕吐物带有粪臭；呕吐物中有多量胆汁见于频繁剧烈呕吐、小肠高位梗阻、胃空肠吻合术后等；病程较长的幽门梗阻或急性胃扩张患者，呕吐量大，一次可超过1000ml。

3. 患者的身心反应

（1）身体反应　呕吐频繁、持续时间较久者，可导致水、电解质和酸碱平衡紊乱以及消瘦和营养不良，但精神性呕吐的全身状况基本稳定。儿童、老人和意识障碍者，易发生误吸而导致肺部感染，甚至窒息。

（2）心理反应　频繁呕吐者常有紧张、焦虑等情绪反应。

4. 伴随症状

（1）腹痛　可见于与急腹症相关的疾病，如消化性溃疡、急性胃炎、高位肠梗阻等，有时腹痛可在呕吐之后得到暂时缓解，但在胆囊炎、胆石症、急性胰腺炎等，呕吐多不能使腹痛得到缓解。胆囊炎和胆石症伴腹痛的同时还常伴发热、寒战或黄疸。伴腹痛、腹泻者多见于急性胃肠炎或细菌性食物中毒、霍乱、副霍乱及各种原因的急性中毒。伴右上腹痛及发热、寒战或有黄疸者应考虑胆囊炎或胆石症。

（2）头痛与眩晕　伴有头痛者，除应考虑引起颅内压增高的疾病外，还应想到偏头痛、鼻窦炎、青光眼、屈光不正等。伴有眩晕者应考虑迷路病变，也应考虑是否因氨基糖苷类抗生素引起。

三、相关的护理诊断

（1）舒适的改变　与频繁呕吐有关。

（2）体液不足/有体液不足的危险　与呕吐导致体液丢失和（或）摄入减少有关。

（3）营养失调　与长期频繁呕吐和食物摄入不足有关。

（4）有误吸的危险　与呕吐物吸入肺内有关。

（5）潜在并发症　窒息。

（毕清泉）

目 标 测 试

一、选择题

1. 呕吐大量隔夜宿食可见于（　　　）。

　　A. 急性胃炎　　　B. 慢性胃炎　　　C. 消化性溃疡　　　D. 急性肝炎

　　E. 幽门梗阻　　　F. 幽门以下梗阻

2. 呕吐伴眩晕、眼球震颤可见于（　　　）。

　　A. 脑震荡　　　B. 脑出血　　　C. 脑梗死　　　D. 前庭器官疾病　　　E. 眼病

3. 呕吐伴上腹节律性、周期性痛可见于（　　　）。

　　A. 急性胃炎　　　B. 慢性胃炎　　　C. 消化性溃疡　　　D. 胃癌　　　E. 胃泌素瘤

二、名词解释

呕吐

三、简答题

按发病机制将恶心与呕吐的病因分为哪几类以及各自的定义？

第十二节　呕血与便血

呕血（hematemesis）是上消化道疾病（指屈氏韧带以上的消化道，包括食管、胃、十二指肠、肝、胆、胰疾病）或全身性疾病所致的上消化道出血，血液经口腔呕出。常伴有黑便。

便血（hematochezia）是指消化道出血，血液由肛门排出。便血颜色可呈鲜红、暗红或黑色。少量出血（约在 5ml 以上）不造成粪便颜色改变，须经隐血试验才能确定者，称为隐血（occult blood）。出血量在每日 50～70ml 以上时，进入肠道的血液经肠道细菌的作用，使血红蛋白所含的铁转变为硫化铁，粪便呈黑色称黑便，因其黏稠发亮似沥青，故又称柏油样便。

一、病因

1. 消化系统疾病

（1）上消化道

① 食管疾病　反流性食管炎、食管憩室炎、食管癌、食管异物、食管贲门黏膜撕裂、食管损伤等。

② 胃及十二指肠疾病　最常见的为消化性溃疡，急性糜烂出血性胃炎、胃癌、胃泌素瘤（Zollinger -Ellison 综合征）、胃血管异常等亦可引起呕血。其他少见疾病有平滑肌瘤、淋巴瘤、息肉、急性胃扩张、胃黏膜脱垂、胃扭转、Crohn 病、结核等。

③ 门脉高压　门脉高压引起的食管胃底静脉曲张破裂或门脉高压性胃病出血。

（2）下消化道

① 小肠疾病　肠结核、肠伤寒、急性出血性坏死性肠炎、钩虫病、Crohn 病、小肠肿瘤、小肠血管瘤、空肠憩室炎或溃疡、肠套叠等。

② 结肠疾病　急性细菌性痢疾、阿米巴痢疾、血吸虫病、溃疡性结肠炎、结肠憩室炎、结肠癌、结肠息肉、缺血性结肠炎等。

③ 直肠肛管疾病　直肠肛管损伤、非特异性直肠炎、放射性直肠炎、直肠息肉、直肠癌、痔、肛裂、肛瘘等。

④ 血管病变　如血管瘤、毛细血管扩张症、血管畸形、血管退行性变、缺血性肠炎、静脉曲张等。

2. 血液疾病

血小板减少性紫癜、白血病、过敏性紫癜、血友病等。

3. 急性传染病

流行性出血热、暴发性肝炎、败血症、钩端螺旋体病等。

4. 结缔组织病

系统性红斑狼疮、皮肌炎、结节性多动脉炎累及上消化道。

5. 其他

尿毒症、肺源性心脏病、呼吸功能衰竭等。

二、临床表现

1. 呕血与便血

呕血与便血的出现和表现不同与出血病变的部位、出血的速度、出血的量有关。

病变在幽门以上者，当出血量达 250～300ml 时多出现呕血，并伴有黑便。若出血量较小且出血速度缓慢，一般仅有黑便而无呕血；若出血量大，血液在胃内停留时间短，呕出的血液呈鲜红或暗红色；若出血量小，血液在胃内停留时间较长，呕出的血液呈咖啡色或褐色。

便血的量多少不等，可为全血或兼有脓血黏液等成分，或与粪便相混，也可附着于粪便表面。便血的颜色主要取决于出血部位的高低、出血量的多少以及血液在肠内停留时间的长短，可为鲜红、酱红或暗红色，有时甚至呈黑色或柏油样。降结肠、乙状结肠、直肠或肛门病变一般产生鲜血或附着在成形粪便的表面，其中肛门及直肠下段出血常在排便前后有鲜血滴出或喷出；结肠上段出血时，血液与粪便混合均匀，呈酱红色；上消化道和小肠出血，如血液在肠内停留时间较长，可呈柏油样，若出血量大、排出较快，也可呈暗红或鲜红。急性出血性坏死性肠炎可排出腥臭味洗肉水样血性粪便。结肠、直肠炎性疾病、肿瘤可表现为黏液便或脓血便。

2. 失血性周围循环衰竭

上消化道出血症状的轻重与失血量和失血速度有关，出血量的估计主要根据血容量减少所致的脉搏、血压、皮肤黏膜颜色和温度、意识、尿量等周围循环衰竭的表现。失血量＜总血容量的 5％（200～400ml）时能自行代偿，无异常表现；出血量＞总血容量的 20％（约 800ml）以上，尤其是失血较快者，多有头昏、乏力、面色苍白、四肢厥冷、出冷汗、心悸、脉搏细数、血压下降、尿液减少等低血容量性休克的表现。（成人每千克体重含血量为 60～80ml）。

3. 血液学改变

血液检查血液学改变最初可不明显，随组织液的渗出及输液等血液被稀释，血红蛋白和红细胞可降低，出现贫血表现，血止后可逐步恢复正常。

4. 发热

出血后 24h 内多可有发热，一般不超过 38.5℃，持续 3～5 天。

三、问诊要点

1. 确定是否为呕血和便血

排除鼻咽部出血、咯血及因进食大量动物血、铁剂等呕吐物呈咖啡色或黑便。

2. 有无呕血和便血的诱因

相关的疾病史或饮食不当、饮酒、服用药物等诱发因素。

3. 呕血和便血的特点

通过评估呕血和便血的次数、量、颜色、性状、排血方式及其变化来判断出血的量和出血的位置。临床上常根据全身状况（如脉搏、血压、意识、肠鸣音、尿量、血红蛋白、红细胞计数及血细胞比容等）判断出血量。

4. 出血是否停止

呕血和便血的次数和颜色变化，患者全身状况是否改善。

5. 呕血和便血对心理的影响

有无紧张、焦虑等心理改变。

四、相关的护理诊断

（1）体液不足　与出血有关。

（2）活动无耐力　与便血所致贫血有关。

（3）焦虑/恐惧　与大量呕血或便血有关。

（4）潜在并发症　休克，急性肾衰竭。

（项　茹）

目 标 测 试

一、选择题

1. 患者出现呕血，提示胃内积血量至少达（　　）。

    A. 100～200ml   B. 250～300ml   C. 300～350ml

    D. 400～500ml   E. 500～800ml

2. 某患者，男，50 岁，体重 50kg，因上消化道出血出现呕血，自觉头晕目眩，尿少；查血压 90/70mmHg，脉搏 110 次/min，呼吸 24 次/min。其出血量估计至少（　　）。

　　A. <300ml　　　　　　　B. 300～500ml　　　　　　C. 800～1000ml

　　D. >1000ml　　　　　　 E. >1500ml

3. 下列哪项不会出现黑便（　　）。

　　A. 消化性溃疡合并出血　　B. 肝硬化合并出血　　　　C. 食用鸭血

　　D. 痔出血　　　　　　　　E. 小肠 Crohn 病

4. 关于便血下列哪项护理诊断不正确（　　）。

　　A. 便血　　　　　　　　　B. 组织灌注量改变　　　　C. 活动无耐力

　　D. 焦虑　　　　　　　　　E. 恐惧

5. 患者出现急性循环衰竭表现，常提示失血量至少（　　）。

　　A. 300ml 以上　　　　　　B. 300～500ml　　　　　　C. 500ml 以上

　　D. 500～800ml　　　　　　E. 1000ml 以上

6. 提示上消化道出血停止的指标之一（　　）。

　　A. 柏油样便　　　　　　　B. 尿量>30ml/h　　　　　C. 脉搏细速

　　D. 肠鸣音亢进　　　　　　E. 口渴

7. 中老年患者，慢性上腹痛，无明显规律性，伴消瘦、呕血，应警惕（　　）。

　　A. 慢性胃炎　　　　　　　B. 消化性溃疡　　　　　　C. 胃癌

　　D. 肝硬化　　　　　　　　E. 胆囊炎

8. 便血、血色鲜红，不与粪便混合仅黏附于粪便表面，提示（　　）。

　　A. 上消化道出血　　　　　B. 肛门或肛管疾病出血　　C. 小肠出血

　　D. 食管出血　　　　　　　E. 十二指肠出血

二、名词解释

1. 呕血

2. 便血

3. 黑便

4. 隐血

三、简答题

1. 如何估计出血量？

2. 如何判断出血停止？

第十三节　腹　　泻

　　腹泻（diarrhea）是指大便次数增多，便质稀薄，或带有黏液、脓血、未消化的食物等。腹泻按病程分急性与慢性两种，超过 2 个月者为慢性腹泻。

一、病因

1. 急性腹泻

（1）肠道疾病　常见由病原微生物引起的感染所引起的肠炎及急性出血性坏死性肠炎、Crohn 病或溃疡性结肠炎急性发作等。

（2）急性中毒　食用毒蕈、鱼胆、河豚、桐油及化学药物如砷、磷、铅、汞等引起的腹泻。

（3）全身性感染　如败血症、伤寒或副伤寒、钩端螺旋体病等。

（4）其他　如变态反应性肠炎、过敏性紫癜、甲亢危象等，还有服用某些药物的不良反应。

2. 慢性腹泻

（1）消化系统疾病　慢性萎缩性胃炎、胃大部分切除、肠结核、慢性细菌性痢疾、肠阿米巴痢疾、钩虫病、Crohn 病、溃疡性结肠炎、结肠多发性息肉、肠道肿瘤、慢性胰腺炎、胰腺癌、胆汁淤积性黄疸、慢性胆囊炎与胆石症等。

（2）全身性疾病及其他原因　甲状腺功能亢进、肾上腺皮质功能减退、尿毒症、系统性红斑狼疮、神经功能紊乱。服用药物而导致腹泻。

二、发病机制

腹泻发生的机制复杂，很多疾病是同时通过几种机制引起腹泻的，并且其中有些因素又互为因果。从病理生理角度可归纳为下列几个方面。

1. 分泌性腹泻

是因胃肠黏膜分泌过多液体而超过肠黏膜吸收能力所致的腹泻。例如霍乱弧菌外毒素刺激肠黏膜细胞内的腺苷酸环化酶，促使 cAMP 含量增加，引起大量水与电解质分泌到肠腔而导致腹泻。

2. 渗出性腹泻

各种肠道感染、肿瘤、溃疡、非特异性炎症引起的局部黏膜、血管、淋巴管受损，受损处血管、淋巴管通透性增加而致管内液体渗出以及肠道黏膜黏液分泌增加而引起腹泻。例如慢性细菌性痢疾、Crohn 病、溃疡性结肠炎、肠道肿瘤等。

3. 消化功能障碍性腹泻

（1）由于消化液分泌减少或排泌受阻不能充分消化所进食物引起消化功能障碍性腹泻，如慢性萎缩性胃炎、胃大部切除术后、慢性胰腺炎、胆汁淤积性黄疸、慢性胆囊炎与胆石症等。

（2）由肠黏膜的吸收面积减少或吸收障碍所引起，如小肠的大部分切除、吸收不良综合征、小儿乳糜泻、成人热带及非热带脂肪泻等。

4. 渗透性腹泻

由于摄入大量不吸收的高渗溶质，肠腔内渗透压增高，阻碍肠内水分吸收导致渗透性腹泻，例如乳糖酶缺乏，乳糖不能水解而形成肠内高渗导致的腹泻；服盐类泻药、甘露醇等引起的腹泻；胃空肠吻合术后，大量高渗性食物迅速从胃排入空肠，也可产生渗透性腹泻。

5. 肠道运动异常

肠道运动亢进，食糜通过肠道时间过短而引起腹泻，例如甲状腺功能亢进、肠炎、糖尿病、胃肠功能紊乱等。

三、临床表现

由于病因与发病机制不同，腹泻的量、性状以及腹泻时的伴随症状也有所不同。

分泌性腹泻粪便呈水样，量多，无脓血，禁食对腹泻无影响。

渗出性腹泻大便常含有脓血，腹泻的全身症状及体征取决于肠受损程度，多伴有腹痛与发热，其中小肠病变引起者腹痛多在脐周，便后腹痛缓解不明显，结肠病变所致者疼痛多在下腹部，并且便后腹痛可缓解；乙状结肠下段和直肠病变者常伴里急后重。

消化功能障碍性腹泻禁食可减轻，肠内容物由未吸收的电解质和食物成分组成，粪便量多而臭，不伴有腹痛。

渗透性腹泻禁食或停药后腹泻停止，粪便中含大量未经消化和吸收的食物或药物，气味恶臭，多不伴有腹痛。

　　肠道运动亢进所致腹泻多不伴有腹痛，粪便较稀，无脓血及黏液。

　　急性严重腹泻者因短时间丢失大量水分及电解质会引起水、电解质代谢紊乱及代谢性酸中毒。慢性腹泻可引起营养不良。频繁腹泻可以导致肛周皮肤黏膜破损，并且会影响患者休息与睡眠。

四、评估要点

1. 诱因和病因

是否有相关疾病、用药史、不洁饮食或不当饮食史、精神紧张、焦虑等因素。

2. 确定是否腹泻以及腹泻的特点

与被评估者以往相比排便次数、量、性状等是否有所改变，判断是否有腹泻发生。确定腹泻需仔细询问伴随症状，观察粪便的含水量，有无黏液、脓血或未消化食物以及特殊气味。

3. 腹泻对全身的影响

严重腹泻者应注意有无口渴、心悸、水、电解质代谢紊乱及代谢性酸中毒引起的症状。注意评估体重、血浆蛋白等营养状况，注意评估肛周皮肤是否破损，了解腹泻对睡眠是否有影响。

4. 诊断、治疗及护理经过

包括是否已做粪便检查及其结果、已采取的措施及效果。

5. 腹泻对心理的影响

有无紧张、焦虑等心理改变。

五、相关的护理诊断

(1) 腹泻　与胃肠道疾病等有关。

(2) 体液不足/有体液不足的危险　与严重腹泻所致体液丢失过多有关。

(3) 营养失调　与长期慢性腹泻有关。

(4) 有皮肤完整性受损的危险　与排便次数增多及排泄物刺激肛周黏膜有关。

（项　茹）

目 标 测 试

一、选择题

1. 急性腹泻是指腹泻病情不超过（　　）。

A. 2 周　　　B. 1 个月　　　C. 2 个月　　　D. 3 个月　　　E. 6 个月

2. 甲状腺功能亢进引起的腹泻属于（　　）。

A. 分泌性腹泻　　　　　　　B. 渗出性腹泻　　　　　　C. 消化功能障碍性腹泻

D. 肠道运动异常　　　　　　E. 渗透性腹泻

3. 黏液脓血便常见于（　　）。

A. 胃肠功能紊乱　　　　　　B. 消化不良　　　　　　　C. 霍乱

D. 服用甘露醇　　　　　　　E. 溃疡性结肠炎

4. 腹泻，粪便常有不消化的食物、泡沫及恶臭，多不伴有腹痛，禁食后腹泻可在 24～48h 后缓解，最可能为（　　）。

A. 渗出性腹泻　　　　　　　B. 分泌性腹泻　　　　　　C. 渗透性腹泻

D. 肠蠕动增强性腹泻　　　　E. 以上都不是

5. 黏液脓血便伴里急后重可见于（　　）。

A. 消化性溃疡　　　　　　　B. 急性细菌性痢疾　　　　C. 肠结核

D. 小肠血管畸形　　　　　　E. 结肠癌

6. 腹泻粪便中含大量黏液而无病理成分，多见于（　　）。

A. 甲状腺功能亢进　　　　B. 阿米巴痢疾　　　　C. 急性肠炎

D. 细菌性痢疾　　　　　　E. 肠伤寒

7. 急性出血性坏死性肠炎粪便可呈（　　）。

A. 黏液脓血便　　　　　　B. 果酱样脓血便　　　　C. 洗肉水样便

D. 柏油样便　　　　　　　E. 稀水便

二、名词解释

1. 腹泻

2. 慢性腹泻

三、简答题

1. 哪些病因可引起渗出性腹泻，并请描述渗出性腹泻的特点？

2. 试述消化功能障碍性腹泻、渗透性腹泻和肠道运动异常三者的区别？

第十四节　黄　疸

　　黄疸（jaundice）是指血清胆红素浓度高于正常范围并使巩膜、皮肤及黏膜发黄的症状和体征。正常血清总胆红素为 $1.7\sim17.1\mu mol/L$。胆红素在 $17.1\sim34.2\mu mol/L$，临床不易察觉，称为隐性黄疸，超过 $34.2\mu mol/L$ 时出现临床可见黄疸。

一、病因与发病机制

　　正常血液循环中衰老的红细胞经单核-巨噬细胞破坏，分解生成游离胆红素，并在血液中与清蛋白结合形成非结合胆红素（unconjugated bilirubin，UCB）。非结合胆红素不溶于水，不能从肾小球滤出，故尿液中不出现。非结合胆红素被肝细胞摄取，经葡萄糖醛酸转移酶的催化作用与葡萄糖醛酸结合，形成结合胆红素（conjugated bilirubin，CB）。结合胆红素为水溶性，可通过肾小球滤过从尿中排出。结合胆红素随胆汁排入肠道后，经细菌酶的作用形成无色的尿胆原。尿胆原大部分从粪便排出，称为粪胆原。小部分经肠道吸收，通过肝门静脉血回到肝内，其中大部分再转变为结合胆红素，又随胆汁排入肠内，形成所谓"胆红素的肠肝循环"。被吸收回肝的小部分尿胆原经体循环由肾排出体外（图4-14-1）。

　　正常情况下，胆红素进入与离开血液循环保持动态的平衡，故血中胆红素的浓度保持相对恒定，总胆红素（TB）$1.7\sim17.1\mu mol/L$，其中 CB $0\sim3.42\mu mol/L$，UCB $1.7\sim13.68\mu mol/L$。

　　黄疸临床上按病因学分类分为：①溶血性黄疸；②肝细胞性黄疸；③胆汁淤积性黄疸；④先天性非溶血性黄疸。其中前三类最多见，第四类较罕见不作叙述。

　　1. 溶血性黄疸

　　当大量红细胞被破坏时，形成大量的非结合胆红素，超过肝细胞的摄取、结合与排泄能力，同时由于溶血造成贫血、缺氧及红细胞破坏产物的毒性作用，肝细胞对胆红素的代谢能力降低，使血中非结合胆红素浓度升高，超过正常水平出现黄疸，但一般不形成深度黄疸（图4-14-2）。见于各种能引起溶血的疾病，例如遗传性球形红细胞增多症、自身免疫性溶血性贫血、新生儿溶血、不同血型输血后的溶血、蚕豆病、阵发性睡眠性血红蛋白尿以及药物或中毒引起的溶血等。

　　2. 肝细胞性黄疸

　　当肝脏病变时，损伤肝细胞对胆红素的摄取、结合及排泄功能降低，因此血液中非结合胆

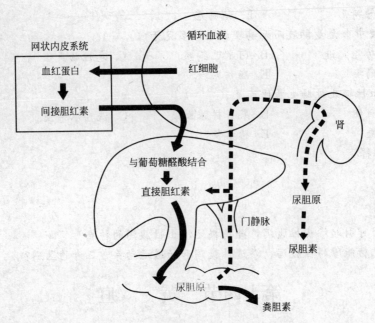

图 4-14-1　胆红素正常代谢示意图

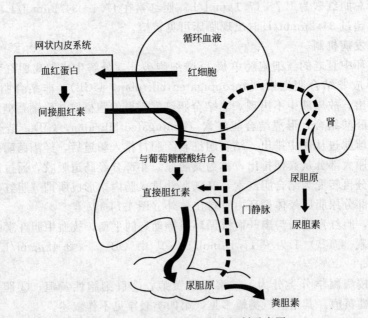

图 4-14-2　溶血性黄疸发生机制示意图

红素高，同时由于未损伤的肝细胞仍然能将非结合胆红素转变成结合胆红素，而此时结合胆红素一部分经毛细胆管从胆道排泄，一部分经损伤的肝细胞反流进入血液，或因肝细胞损伤肿胀、汇管区炎症及小胆管内的胆栓形成使胆汁排泄受阻反流进入血液，致使血液中结合胆红素的浓度升高（图 4-14-3）。常见的疾病有病毒性肝炎、肝硬化、中毒性肝炎、败血症、钩端螺旋体病等。

　　3. 胆汁淤积性黄疸

　　成因：胆管对胆红素排泌及排泄障碍。当胆管阻塞时，阻塞上方的压力升高，胆管扩张，最后导致小胆管和毛细胆管破裂，胆汁中的胆红素反流进入血液，血液中的结合胆红素浓度升高（图4-14-3）。胆汁淤积分为肝内性和肝外性，前者见于原发性胆汁性肝硬化、肝内胆管结石、胆管炎、胆管细胞性肝癌、继发性肝癌等，后者见于胆总管结石、胰头癌、壶腹癌、十二指肠乳头癌、胆总管癌等。

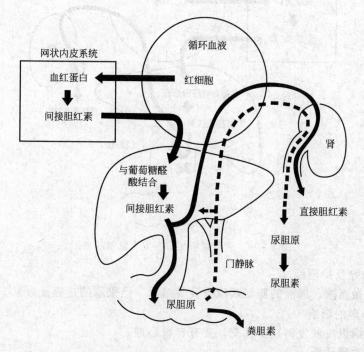

图 4-14-3　肝细胞性黄疸发生机制示意图

二、临床表现

1. 溶血性黄疸

黄疸一般较轻，皮肤呈浅柠檬黄色。急性溶血时，可伴有寒战、高热、头痛及腰背痛、不同程度的贫血和血红蛋白尿（尿呈酱油色或茶色），粪便颜色有所加深，严重者可发生急性肾功能衰竭。慢性溶血除黄疸外，主要表现为贫血，可有脾大。

2. 肝细胞性黄疸

黄疸可以程度不一，皮肤黏膜浅黄至深黄不等，可伴有轻度皮肤瘙痒，尿色加深可呈浓茶色，其他为肝脏原发病的表现，如疲乏、食欲减退，严重者可有出血倾向、腹水、昏迷等。

3. 胆汁淤积性黄疸

皮肤呈暗黄，完全梗阻者可呈黄绿色，并有皮肤瘙痒和心动过缓，尿色深，粪便颜色变浅或白陶土色（胆汁淤积性黄疸发生机制示意图见图4-14-4）。

三、评估要点

1. 确定是否为黄疸

观察皮肤、黏膜和巩膜有无黄染、程度和分布范围，黄疸与黄染鉴别（具体鉴别要点见第二节一般状态评估中的皮肤评估）。

2. 黄疸的特点

尿、粪、皮肤的颜色，有无皮肤瘙痒及程度，有无其他伴随症状。

3. 黄疸的起病

急起或缓起，是否群集发病、外出旅游史、用药物史，有无长期酗酒或肝炎病史。

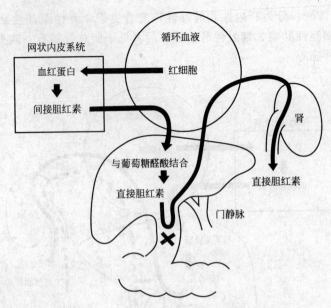

图 4-14-4　胆汁淤积性黄疸发生机制示意图

4. 诊断、治疗及护理经过

包括是否已做血液、尿液的胆红素检查及其结果、已采取的措施及效果。

5. 黄疸对心理的影响

有无因为疾病以皮肤发黄减少社交，并有自卑心理。

四、相关的护理诊断

(1) 舒适的改变　与皮肤瘙痒有关。

(2) 焦虑　与黄疸持久不退、皮肤瘙痒影响休息、睡眠等有关。

（项 茹）

目 标 测 试

一、选择题

1. 血清总胆红素的正常参考值为 （　　　）。
    A. $0.7\sim1.7\mu mol/L$　　　B. $1.5\sim15.1\mu mol/L$　　　C. $1.7\sim17.1\mu mol/L$
    D. $17\sim34\mu mol/L$　　　E. $34\sim170\mu mol/L$

2. 下列哪种黄疸以非结合胆红素增加为主 （　　　）。
    A. 溶血性黄疸　　　　　B. 肝细胞性黄疸　　　　C. 胆汁淤积性黄疸
    D. 隐性黄疸　　　　　　E. 以上都不是

3. 全身黄疸，粪便呈白陶土色，可见于 （　　　）。
    A. 胰头癌　　　　　　　B. 溶血性贫血　　　　　C. 钩端螺旋体病
    D. 肝硬化　　　　　　　E. 重症肝炎

4. 肝细胞黄疸可引起 （　　　）。
    A. 寒战、高热　　　　　B. 感染性休克　　　　　C. 右上腹阵发性绞痛
    D. 血清胆固醇增高　　　E. 出血倾向

5. 下列哪种疾病引起的黄疸主要为肝细胞性黄疸 （　　　）。
    A. 胆管结石　　　　　　B. 中毒性肝炎　　　　　C. 毛细胆管型病毒性肝炎
    D. 原发性胆汁性肝硬化　E. 胆道蛔虫病

6. 患儿，7岁，因进食新鲜蚕豆后，出现寒战、高热、头痛、呕吐、全身酸痛，排酱油色尿液，皮肤黄染，血清总胆红素升高，非结合胆红素升高，结合胆红素正常。此患儿的黄疸属于（　　）。

A. 假性黄疸　　　　　　B. 先天性黄疸　　　　　　C. 溶血性黄疸

D. 肝细胞性黄疸　　　　E. 阻塞性黄疸

7. 下列哪项结果不符合肝细胞性黄疸表现（　　）。

A. 结合胆红素阳性　　　B. 结合胆红素量增加　　　C. 非结合胆红素量减少

D. 胆原可减少　　　　　E. 功能检查可不正常

二、名词解释

1. 黄疸

2. 隐性黄疸

3. 胆红素的肠肝循环

三、简答题

1. 用表格的形式列出溶血性黄疸、肝细胞性黄疸、胆汁淤积性黄疸之间的区别？

2. 根据文中正常胆红素排泄途径画出胆汁淤积性黄疸发生机制的示意图？

3. 简述黄疸的问诊要点，并举例说明。

第十五节 头 痛

头痛（headache）是指额、顶、颞及枕部的疼痛。可见于多种疾病，大多无特异性，但反复发作或持续的头痛，可能是某些器质性疾病的信号。

一、病因

1. 颅脑病变

（1）感染 如脑膜炎、脑膜脑炎、脑炎、脑脓肿等。

（2）血管病变 如蛛网膜下腔出血、脑出血、脑血栓形成、脑栓塞、高血压性脑病、脑供血不足、脑血管畸形、风湿性脑脉管炎和血栓闭塞性脑脉管炎等。

（3）占位性病变 如脑肿瘤、颅内转移瘤、颅内囊虫病或包虫病等。

（4）颅脑外伤 如脑震荡、脑挫伤、硬膜下血肿、颅内血肿、脑外伤后遗症。

（5）其他 如偏头痛、丛集性头痛、腰椎穿刺后及腰椎麻醉后头痛等。

2. 颅外病变

（1）颅骨疾病 如颅底凹入症、颅骨肿瘤。

（2）颈部疾病 颈椎病及其他颈部疾病。

（3）神经痛 如三叉神经、舌咽神经及枕神经痛。

（4）其他 如眼、耳、鼻和齿疾病所致的头痛。

3. 全身性疾病

如流感、伤寒、肺炎、原发性高血压病、酒精中毒、一氧化碳中毒、尿毒症、低血糖、贫血、肺性脑病、系统性红斑狼疮、月经期头痛及绝经期头痛、中暑等。

4. 神经症

如神经衰弱及癔症性头痛。

二、发生机制

头痛发生机制有下列几种情况。

（1）血管因素 各种原因引起的颅内外血管的收缩、扩张以及血管受牵引或伸展（颅内占位性病变对血管的牵引、挤压）。

（2）脑膜受刺激或牵拉。

（3）具有痛觉的脑神经（第 5、9、10 三对脑神经）和颈神经被刺激、挤压或牵拉。

（4）头、颈部肌肉的收缩。

（5）五官和颈椎病变引起。

（6）生化因素及内分泌紊乱。

（7）神经功能紊乱。

三、临床表现

头痛的表现，往往根据病因不同而有其不同的特点。

1. 发病情况

急性起病并有发热者常为感染性疾病所致。急剧头痛，持续不减，并有不同程度的意识障碍而无发热者，提示颅内血管性疾病（如蛛网膜下腔出血）。长期的反复发作头痛或搏动性头痛，多为血管性头痛（如偏头痛）或神经官能症。慢性进行性头痛并有颅内压增高的症状（如呕吐、脉缓、视神经乳头水肿）应注意颅内占位性病变。青壮年慢性头痛，但无颅内压增高，常因焦急、情绪紧张而发生，多为肌收缩性头痛（或称肌紧张性头痛）。

2. 头痛部位

头痛部位是单侧、双侧、前额或枕部、局部或弥散、颅内或颅外，如偏头痛及丛集性头痛多在一侧。颅内病变的头痛常为深在性，且较弥散，颅内深部病变的头痛部位不一定与病变部位相一致，但疼痛多向病灶同侧放射。高血压病引起的头痛多在额部或整个头部。全身性或颅内感染性疾病的头痛，多为全头部痛。蛛网膜下腔出血或脑脊髓膜炎除头痛外还有颈痛。眼源性头痛为浅在、局限于眼眶、前额或颞部。鼻源性或牙源性头痛也多为浅表性疼痛。

3. 头痛的程度与性质

头痛的程度一般分轻、中、重三种，但与病情的轻重并无平行关系。三叉神经痛、偏头痛及脑膜刺激的疼痛最为剧烈。脑肿瘤的头痛多为中度或轻度。有时神经功能性头痛也颇剧烈。高血压性、血管性及发热性疾病的头痛，往往带搏动性。神经痛多呈电击样痛或刺痛，肌收缩性头痛多为重压感、紧箍感或钳夹样痛。

4. 头痛出现的时间与持续时间

某些头痛可发生在特定时间，如颅内占位性病变往往清晨头痛加剧，鼻窦炎的头痛也常发生于清晨或上午，丛集性头痛常在晚间发生，女性偏头痛常与月经期有关。脑肿瘤的头痛多为持续性，可有长短不等的缓解期。

5. 加重、减轻头痛的因素

咳嗽、打喷嚏、摇头、俯身可使颅内高压性头痛、血管性头痛、颅内感染性头痛及脑肿瘤性头痛加剧。丛集性头痛在直立时可缓解。颈肌急性炎症所致的头痛可因颈部运动而加剧；慢性或职业性的颈肌痉挛所致的头痛可因活动、按摩颈肌而逐渐缓解。偏头痛在应用麦角胺后可获缓解。

6. 伴随症状和体征及身体反应

急性脑膜炎头痛剧烈且伴有喷射性呕吐、意识障碍及视乳头水肿。疼痛时患者的呼吸、心率加速，血压升高，面色有痛苦表情，剧烈头痛者可出现休克的症状和体征。

四、评估要点

1. 有无与头痛相关的资料

如疾病史、诱因、职业特点、毒物接触史。

2. 头痛的特点

头痛起病时间、急缓、病程、部位与范围、性质、程度、频度（间歇性、持续性）、激发或缓解因素、伴随症状和体征及身体反应。

3. 诊断、治疗及护理经过

包括是否已做血液、头颅、颈椎等检查及其结果，诊断是否明确，已采取的治疗和护理措施及效果。

4. 患者对头痛的反应

能否及时、主动、准确地表达头痛，头痛者是否失眠、焦虑、烦躁、抑郁、愤怒等。

五、相关的护理诊断

(1) 急性/慢性头痛　与各种有害刺激作用于机体引起的不适有关。

(2) 睡眠型态紊乱　与疼痛有关。

(3) 焦虑　与疼痛迁延不愈有关。

(4) 恐惧　与剧烈疼痛有关。

（项 茹）

目 标 测 试

一、选择题

1. 慢性进行性头痛伴呕吐、视神经乳头水肿提示（　　）。

　　A. 脑血栓形成　　　　　B. 颅骨骨折　　　　　C. 偏头痛

　　D. 颅内占位性病变　　　E. 牙痛

2. 下列哪项是引起头痛的颅外病变（　　）。

　　A. 脑震荡　　　　　　　B. 蛛网膜下腔出血　　C. 脑栓塞

　　D. 颅骨肿瘤　　　　　　E. 脑膜炎

3. 下列哪项是引起头痛的全身性疾病（　　）。

　　A. 三叉神经痛　　　　　B. 偏头痛　　　　　　C. 贫血

　　D. 脑供血不足　　　　　E. 脑外伤后遗症

4. 应用麦角胺可缓解（　　）。

　　A. 神经功能性头痛　　　B. 脑内寄生虫　　　　C. 青光眼或脑瘤

　　D. 偏头痛　　　　　　　E. 颅内压增高

5. 非常剧烈的头痛可能不是（　　）。

　　A. 脑肿瘤　　　　　　　B. 偏头痛　　　　　　C. 三叉神经痛

　　D. 脑膜炎　　　　　　　E. 出血

6. 头痛伴喷射性呕吐见于（　　）。

　　A. 青光眼　　　　　　　B. 胸膜炎　　　　　　C. 神经官能症

　　D. 颅内压增高　　　　　E. 炎症

二、名词解释

头痛

三、简答题

1. 颅内占位性病变导致头痛的特点是什么？

2. 头痛的评估要点有哪些？

第十六节　晕　厥

晕厥（syncope）亦称昏厥，是指各种原因导致的突然、短暂的意识丧失和身体失控，继而又自行恢复的一组临床表现。典型的晕厥发作时间短暂，意识丧失时间很少超过20～30s。

一、发生机制与病因

1. 心源性晕厥

由于心脏功能性和器质性病变使得心排出量减少，导致大脑供血不足而致晕厥。

（1）血流受阻　流出道梗阻，如主动脉狭窄、肥厚性心肌病等；心室流入道梗阻，如二尖瓣狭窄、黏液瘤等。

（2）心律失常　快速型或慢速型心律失常，如病态窦房结综合征、Ⅱ度和Ⅲ度房室传导阻滞型室性心动过速等。

（3）泵衰竭　重症心肌炎等。

（4）急性心包填塞　急性心肌梗死并发心脏破裂，主动脉夹层破裂。

2. 血管反射性晕厥

控制血管的自主神经失调，特别是迷走神经的兴奋使得血管床扩张，同时有或不伴有心率减慢，而使回心血量减少、心输出血量减少、血压下降使得脑供血不足所致。例如血管迷走神经性晕厥，排尿、排便、咳嗽、吞咽诱发的晕厥，颈动脉窦性晕厥，直立性晕厥（体位性低血压性晕厥）等。

3. 脑源性晕厥

脑血管狭窄和阻塞、神经功能异常及病变、精神异常可导致晕厥。

（1）脑血管性晕厥　动脉硬化，高血压病（引起脑动脉痉挛），偏头痛及颈椎病，各种原因所致的脑动脉微栓塞、动脉炎等。

（2）神经源性晕厥　偏头痛、癫痫等。

（3）精神源性晕厥　如重度抑郁症、焦虑症、惊恐发作等。

4. 血源性晕厥

血液成分异常不能维持大脑的正常功能。如低血糖、低钠血症、低钙血症、低氧血症、过度换气综合征、严重贫血（出血）。

5. 药源性晕厥

如服用血管扩张剂、抗心律失常药、抗抑郁药等。

二、临床表现

1. 晕厥发生的状态

晕厥发生在突然疼痛后或污浊的情景、声音、气味后以及长时间的专心站立而发生晕厥者多为血管迷走神经性晕厥；晕厥发生在排尿、咳嗽、吞咽或排便后即刻或期间者多为迷走反射性晕厥；快速站起即刻或不久发生晕厥是体位性低血压；在头部转动、加压颈动脉窦（如肿瘤，刮面，衣领过紧）时发生晕厥多为颈动脉窦性晕厥；在位置改变（例如从坐位到躺平、弯曲、床上翻身）时发生晕厥多可能为心房黏液瘤、血栓引起；劳累时发生晕厥见于肥厚性心肌病、主动脉瓣狭窄、二尖瓣狭窄、冠心病等。

2. 晕厥的伴随症状

低血糖晕厥和血管抑制性晕厥发生时多伴有头晕、恶心、上腹不适、面色苍白、出冷汗等自主神经功能障碍。

血管迷走神经性、颈动脉窦过敏性晕厥多伴有血压下降、脉搏减少。

伴有头痛、呕吐、视听障碍提示中枢神经系统疾病。

伴抽搐者见于中枢神经系统疾病、心源性晕厥。

晕厥伴眩晕、构音障碍、复视或其他运动感觉症状多见于 TIA、偏头痛。

手臂运动时发生晕厥见于锁骨下动脉盗血综合征；晕厥发作后意识模糊多见于癫痫。

最严重心源性晕厥见于阿-斯（Adams-Stokes）综合征，主要表现是在心搏停止 5～10s 出现晕厥，停搏＞5s以上可出现抽搐，偶有大、小便失禁。

三、评估要点

1. 晕厥发作的特点

发作的诱因、发生时的状态、晕厥伴随的症状，如发作与体位关系、与咳嗽及排尿关系、与用药关系，发作持续时间、发作时面色、血压及脉搏情况等。

2. 有无相关病史

既往有无相同发作史及家族史，有无心、脑血管病史等。

3. 晕厥时有无受伤

4. 诊断、治疗及护理经过

包括是否已做头颅、颈椎等检查及其结果，诊断是否明确，已采取的治疗和护理措施及效果。

5. 患者心理反应

有无焦虑。

四、相关的护理诊断

(1) 有受伤的危险　与突然晕厥跌倒有关。

(2) 焦虑　与突然晕厥有关。

（项　茹）

目标测试

一、选择题

1. 晕厥最常见的类型是（　　）。

　　A. 血管迷走神经性晕厥　　　　B. 血源性晕厥　　　　　　C. 颈动脉窦性晕厥

　　D. 直立性晕厥　　　　　　　　E. 排尿性晕厥

2. 患者男，55岁，因反复晕厥1年入院。晕厥多于站立位发生，突然头晕、昏倒，伴短暂意识丧失，2次发作与转颈有关。查体：血压130/85mmHg，颈部无血管杂音。双肺（－）。心率96次/min，律齐，无杂音。腹软，肝、脾未触及。神经系统检查（－）。心电图和颈部血管多普勒超声未见异常。本例诊断应首先考虑（　　）。

　　A. 血管迷走性晕厥　　　　　　B. 血源性晕厥　　　　　　C. 颈动脉窦性晕厥

　　D. rugada 综合征晕厥　　　　　E. 癫痫发作

二、名词解释

1. 晕厥

2. 阿-斯（Adams-Stokes）综合征

三、简答题

1. 简述迷走反射性晕厥的特点？

2. 简述低血糖晕厥的特点？

第十七节　焦　　虑

焦虑（anxiety）是人们面临不够明确的、模糊的或即将出现的威胁或危险时，所感受到的一种不愉快的情绪体验。日常生活中，多数人都或多或少地知道或体验过焦虑。焦虑并不是坏事，焦虑往往能够促使你鼓起勇气，去应付即将发生的危机，但这种情绪体验为严重、持续时间长或不能控制就转变为焦虑症（属于心理疾病的范畴在此不作描述）。

一、病因与发病机制

焦虑的发生机制还不清楚，目前认为焦虑的发生主要与人的认知过程、思维有着非常重要的联系，另外应激性生活事件的发生常常是焦虑发生的重要起因，也有研究表明体内神经递质改变可能与焦虑的发生有关。

临床上常见的导致焦虑的因素主要有以下几种。

① 与预感到个体健康受到威胁有关。

② 与诊断不明（预后不清）有关。

③ 与未能满足安全（如陪住特权）的需要有关。

④ 与缺乏信心有关（如对事件缺乏控制感）。

⑤ 与不适应环境有关（陌生的生活环境、人际关系、噪声、高温等）。

⑥ 与预感到不幸（丧失财产、社会地位、面临离婚等）有关。

⑦ 与受到他人的焦虑情绪感染有关。

二、临床表现

焦虑引起情绪、心境、躯体、行为等多方面症状，主要可以分为以下三组症状。

1. 紧张不安和忧虑的心境与行为

害怕、激动易怒、语速加快、无助感、自责等；自述忧虑、担心、紧张，对自己过分注意。

2. 伴发的心理症状

如注意力不集中、记忆不良、对声音敏感、易激惹。

3. 身体症状

如交感神经系统活动亢进导致血压升高、心跳加速、胸闷、过度呼吸、头痛、口干、恶心、两手湿冷、失眠，骨骼肌紧张，肌肉、运动功能出现异常现象（颤抖、僵硬、坐立不安）。

以上症状可多个同时出现，也可以某一症状为主，常有患者以其中某些症状前去就诊，可反复检查均无异常，而且一般的焦虑在事情过去后所有症状和不适都会消失。

三、评估要点

（1）评估患者是否焦虑、焦虑的原因和促成因素　　直接询问和倾听患者对自己情绪状态的描述来判断患者是否焦虑，注意询问和分析患者发生焦虑的原因。

（2）重点评估患者的言语、行动、行为和生理反应，注意评价其焦虑的程度。

（3）可根据需要或侧重点不同采用一些焦虑评估量表，例如焦虑自评量表、状态-特质焦虑量表、贝克焦虑量表、汉密顿焦虑量表等。

（项 茹）

目 标 测 试

一、选择题

焦虑发生的重要起因是（　　）。

A. 认知　　　　　　B. 思维　　　　　　C. 应激性生活事件

D. 神经递质改变　　E. 体内电解质改变

二、名词解释

焦虑

三、简答题

1. 引起焦虑的常见原因有哪些？

2. 焦虑的三组症状分别是什么？

3. 焦虑的评估要点是什么？

第十八节 抑 郁

抑郁（depression）是一种持久的心境低落状态，多伴有焦虑、躯体不适感和睡眠障碍，常主动求治，日常生活能力不受显著影响，没有明显精神运动性抑制或精神病性症状。如果抑郁情绪强烈、持续，具有强迫性、弥漫性时即为抑郁障碍（属心理疾病范畴，此处不作描述）。

一、病因与发病机制

引起抑郁的原因体现在两方面。

1. 环境因素

各种负性生活事件和不愉快的境遇常是促发因素，即平时所说的精神刺激，如亲人的离别、死亡、疾病、失恋、婚姻关系破裂、重大财产损失等。

2. 机体内部因素或素质

机制尚不清楚，有研究认为抑郁的发生与体内炎性因子、单胺神经递质、内分泌功能等异常有关。另外，缺乏自信和自尊、对他人过分依赖和自我强求、不开朗、好思虑、多愁善感、软弱等，具有这类人格特征的人容易发生抑郁。

二、临床表现

正常人的抑郁往往由较为具体的原因引起，通常具有以下几个方面的临床表现。

1. 情绪的改变

患者最突出的症状是在一段时期内（一般不超过两周）多数时间情绪是低落的，表现为表情抑郁，无精打采，疲倦，易流泪和哭泣。患者经常感到心情压抑、郁闷，常因小事大发脾气。患者常用"郁郁寡欢"、"凄凉"、"沉闷"、"空虚"、"孤独"之类的词来描述自己的心情。尽管如此，患者情绪反应依然存在，如玩笑能使之露出笑容。

2. 认知改变

患者对日常活动缺乏兴趣，对各种娱乐或令人愉快的事情体验不到愉快，常常自卑、自责、内疚。遇事老往坏处想，对生活失去信心，感到生活没有意义，对前途悲观失望，但不绝望。

3. 意志与行为改变

患者意志活动减低，专注力下降。他们想参与社交，但又缺乏社交的勇气和信心。患者处处表现为被动和依赖，心理上的症结在于不愿负责任。有部分患者感觉活着空虚，人生乏味，想到自杀，但又顾虑重重。

4. 躯体症状

出现失眠或早醒、食欲下降、头痛、头昏等躯体症状，这些症状都不重，并随着抑郁情绪解除而改变。

以上表现因人而异，有轻有重，一般不影响正常的工作生活和学习，并且一旦引起抑郁的具体原因消除，抑郁情绪也随之消失。

三、评估要点

（1）评估患者是否抑郁、抑郁的原因和促成因素 直接询问和倾听患者对自己情绪状态的描述来判断患者是否抑郁，注意询问和分析患者抑郁发生的原因。

（2）评估患者的言语、行动、行为和生理反应，注意评价其抑郁的程度。

（3）可以根据具体需要选用不同量表评价是否抑郁以及抑郁的程度，例如 SIMH 精神卫生自评量表（SCL-90）、贝克抑郁自评问卷（BDI）、Carroll 抑郁量表（CRS）、流调中心用抑郁量表（CED-S）、抑郁自评量表（SDS）；其他评量表如汉密顿抑郁量表（HRSD）、抑郁状态问卷（DIS）、抑郁症状量表（DSS）；还有为特定人群设计的爱丁堡产后抑郁量表（EPDS）、老年抑郁量表（GDS）、医院焦虑抑郁量表（HADS）等。

（项 茹）

目 标 测 试

一、选择题

抑郁的最主要表现是（　　　）。

A. 心境低落　　　B. 思维迟缓　　　C. 自杀观念和行为　　　D. 睡眠障碍　　　E. 自责自罪

二、名词解释

抑郁

三、简答题

1. 抑郁有哪几个方面的表现，其中最突出的表现是什么？

2. 抑郁的评估要点是什么？

第十九节　皮肤黏膜出血

皮肤黏膜出血（mucocutaneous hemorrhage）是因机体止血或凝血功能障碍所引起，通常以全身性或局限性皮肤黏膜自发性出血或损伤后难以止血为临床特征。

一、病因与发生机制

皮肤黏膜出血的基本病因有三个，即血管壁功能异常、血小板数量或功能异常及凝血功能障碍，其中血小板的异常是造成皮肤黏膜出血的常见原因。

1. 血管壁功能异常

正常在血管破损时，局部小血管即发生反射性收缩，使血流变慢，以利于初期止血，继之，在血小板释放的血管收缩素等血清素作用下，使毛细血管较持久收缩，发挥止血作用。当毛细血管壁存在先天性缺陷或受损伤时则不能正常地收缩发挥止血作用，而致皮肤黏膜出血。常见于：

① 遗传性出血性毛细血管扩张症、血管性假性血友病；

② 过敏性紫癜、单纯性紫癜、老年性紫癜及机械性紫癜等；

③ 严重感染、化学物质或药物中毒及代谢障碍、维生素 C 或维生素 PP 缺乏、尿毒症、动脉硬化等。

2. 血小板异常

血小板在止血过程中起着重要作用，在血管损伤处血小板相互黏附、聚集成白色血栓阻塞伤口。血小板膜磷脂在磷脂酶作用下释放花生四烯酸，随后转化为血栓烷 A2（TXA2），进一步促进血小板聚集，并有强烈的血管收缩作用，促进局部止血。当血小板数量或功能异常时，均可引起皮肤黏膜出血，常见于以下情况。

（1）血小板减少　①血小板生成减少：再生障碍性贫血、白血病、感染、药物性抑制等。②血小板破坏过多：特发性血小板减少性紫癜、药物免疫性血小板减少性紫癜。③血小板消耗过多：血栓性血小板减少性紫癜、弥散性血管内凝血。

（2）血小板增多　①原发性：原发性血小板增多症。②继发性：继发于慢性粒细胞白血病、脾切除后、感染、创伤等。此类疾病血小板数虽然增多，仍可引起出血现象，是由于活动性凝血活酶生成迟缓或伴有血小板功能异常所致。

（3）血小板功能异常　①遗传性：血小板无力症（主要为聚集功能异常）、血小板病（主要为血小板第 3 因子异常）等。②继发性：继发于药物、尿毒症、肝病等。

3. 凝血功能障碍

凝血过程较复杂，有许多凝血因子参与，任何一个凝血因子缺乏或功能不足均可引起凝血障碍，导致皮肤黏膜出血。

（1）遗传性　血友病、低纤维蛋白原血症、凝血酶原缺乏症、低凝血酶原血症、凝血因子缺乏症等。

（2）继发性　严重肝病、尿毒症、维生素 K 缺乏。

（3）循环血液中抗凝物质增多或纤溶亢进　抗凝药物治疗过量、原发性纤溶或弥散性血管内凝血所致的继发性纤溶。

二、临床表现

皮肤黏膜出血表现为血液淤积于皮肤或黏膜下，形成红色或暗红色斑，压之不褪色，视出血面积大小可分为瘀点、紫癜和瘀斑（见第二节一般状态评估中的皮肤评估）。

因血管壁功能异常引起的出血特点为皮肤黏膜的瘀点、瘀斑，如过敏性紫癜表现为四肢或臀部有对称性、高出皮肤（荨麻疹或丘疹样）紫癜，可伴有痒感、关节痛及腹痛，累及肾脏时可有血尿。老年性紫癜常为手、足的伸侧瘀斑；单纯性紫癜为慢性四肢偶发瘀斑，常见于女性患者月经期等。

血小板减少出血的特点为鼻出血、牙龈出血、紫癜和瘀斑、月经过多同时有血尿及黑便等，严重者可导致脑出血。血小板病患者血小板计数正常，出血轻微，以皮下、鼻出血及月经过多为主，但手术时可出现出血不止。

凝血功能障碍引起的出血常表现为内脏、肌肉出血或软组织血肿，亦常有关节腔出血，且常有家族史或肝脏病史。

三、评估要点

1. 皮肤黏膜出血特点

出血时间、缓急、部位、范围、特点（自发性或损伤后）、诱因。

2. 伴随症状

伴发咯血、便血、血尿等出血症状。有无皮肤苍白、乏力、头晕、眼花、耳鸣、记忆力减退、发热、黄疸、腹痛、骨关节痛等贫血及相关疾病症状。

3. 与皮肤黏膜相关的病史

有无过敏史、外伤、感染、肝肾疾病史以及过去是否易出血等。

4. 特殊物质接触史

职业特点，有无化学药物及放射性物质接触史、服药史。

5. 诊断、治疗及护理经过

有无血小板计数下降、出血与凝血时间延长、束臂试验阳性、凝血因子缺乏等改变。

6. 患者心理反应

患者是否有焦虑，或患者因为皮肤黏膜出血不影响生活而对自身的症状不重视。

四、相关的护理诊断

（1）有损伤的危险　如出血，与血小板减少、凝血因子缺乏、血管壁异常有关。

（2）恐惧　与出血量大或反复出血有关。

（项　茹）

目 标 测 试

一、选择题

1. 血管壁功能异常所致的出血性疾病为（　　）。
    A. 特发性血小板减少性紫癜　　　B. 血友病　　　C. 弥散性血管内凝血
    D. 过敏性紫癜　　　E. 血小板增多症

2. 能引起凝血功能障碍的疾病为（　　）。
    A. 维生素 C 缺乏　　　B. 维生素 PP 缺乏　　　C. 维生素 K 缺乏
    D. 单纯性紫癜　　　E. 再生障碍性贫血

3. 引起出血性疾病较常见的因素是（　　）。
    A. 血管外因素　　　B. 凝血因子缺乏　　　C. 肝素或香豆素类药物
    D. 抗凝血物质活性增加　　　E. 血小板因素

4. 慢性血小板减少性紫癜的出血特点是（　　）。
    A. 反复皮肤瘀点、瘀斑　　　B. 内脏及颅内出血常见　　　C. 常有脾脏肿大
    D. 常有关节腔出血　　　E. 儿童多见，常呈自限性

5. 遗传性凝血功能障碍常见的疾病是（　　）。
    A. 维生素 K 缺乏症　　　B. 血小板无力症　　　C. 血友病
    D. 异常球蛋白血症　　　E. 原发性血小板增多症

二、名词解释

皮肤黏膜出血

三、简答题

1. 血小板减少引起的出血与凝血因子异常引起的出血有什么不同？
2. 皮肤黏膜出血的评估要点是什么？

第二十节　抽　　搐

抽搐属于不随意运动，抽搐是指全身或局部成群骨骼肌非自主的抽动或强烈收缩，常可引起关节运动和强直。如果肌群收缩表现为强直性与阵挛性时称为惊厥，惊厥多为全身性与对称性，伴有或不伴有意识丧失，是抽搐的一种较为严重的表现。

一、病因与发生机制

抽搐具体发病机制尚未完全明了，但按其有无具体病因可分为特发性与症状性。

1. 特发性病因

常由于先天性脑部不稳定状态所致。

2. 症状性病因

（1）脑部疾病　感染，如脑炎、脑膜炎、脑脓肿等；外伤，如产伤、颅脑外伤等；肿瘤，包括原发性肿瘤、脑转移瘤；血管疾病，如脑出血、蛛网膜下腔出血、高血压性脑病、脑栓塞、脑血栓形成、脑缺氧等；寄生虫病，如脑型疟疾、脑血吸虫病、脑包虫病等；其他，如先天性脑发育障碍、结节性硬化、播散性硬化等。

（2）全身性疾病

① 感染　如急性胃肠炎、中毒性菌痢、败血症、中耳炎、狂犬病、破伤风等。小儿高热惊厥主要由急性感染所致。

② 中毒　内源性，如尿毒症、肝性脑病等；外源性，如酒精、苯、铅、砷、汞、阿托品、

樟脑、白果、有机磷等中毒。

③ 心血管疾病　高血压性脑病或 Adams-Stokes 综合征等。

④ 代谢障碍　如低血糖、低钙血症、低镁血症、子痫、维生素 B_6 缺乏等。其中低血钙可表现为典型的手足搐搦症。

⑤ 风湿病　如系统性红斑狼疮、脑血管炎等。

⑥ 其他　如突然撤停安眠药、抗癫痫药，还可见于热射病、溺水、窒息、触电等。

（3）神经症　如癔症性抽搐。

此外，尚有一重要类型，即小儿惊厥（部分为特发性，部分由于脑损害引起）。

二、临床表现

1. 全身抽搐

全身骨骼肌痉挛为主要表现。

典型者为癫痫大发作（与惊厥的概念相同），表现为意识模糊或丧失，全身肌肉强直、呼吸暂停、面色苍白、瞳孔散大、对光反射消失，随后四肢发生阵发性抽搐，呼吸不规则，大、小便失控，发绀，发作约半分钟停止，也可反复发作或呈持续状态。发作停止后不久意识恢复，醒后有头痛、全身乏力、肌肉酸痛等症状。

高热惊厥多见于 4 个月至 3 岁的儿童，发生于骤升至 39～40℃高热初期，表现为全身阵挛性发作，伴有意识丧失，持续数秒到几分钟，一般不超过 15min，发作后意识清醒。

破伤风引起的抽搐表现为牙关紧闭、张口及下咽困难，苦笑面容，排尿及呼吸困难，光、声、轻触刺激诱发强烈的阵发性痉挛，神志始终清醒。

子痫典型表现为先出现意识模糊，面部及颈项肌肉强直，头扭向一侧，眼球固定、瞳孔散大，口角及面部肌肉抽动；继之全身肌肉强直收缩，两臂屈曲，呼吸暂停，面色发绀，历时 1～2min 停止，全身肌肉松弛，呼吸恢复，转入昏睡状态。

癔症性惊厥多见于青年女性，典型表现为：突然倒在床上，双眼紧闭，呼之不应，但非意识丧失。肢体不规则抖动或单肢不规则抽动。无大、小便失禁，无病理体征。一次发作可持续 10～20min 或 1～2h，一日可发作多次。

低钙惊厥见于未成熟儿、佝偻病患儿、甲状旁腺功能减退患儿，典型表现为：婴幼儿全身抽搐，暂时失去知觉，停止后恢复。

2. 局限性抽搐

以身体某一局部连续性肌肉收缩为主要表现。常见部位为口角、眼睑、手足等。

低钙抽搐表现为肘、腕、指掌关节屈曲，指间关节伸直，大拇指内收，呈助产士手。踝关节伸直，足趾下屈，足弓呈弓状，似芭蕾舞足。

三、评估要点

（1）有无与抽搐相关的疾病和诱因　是否高热、受到精神刺激等。

（2）抽搐发作的特点　发作的频率、持续时间、间隔时间、全身性或局部性、强制性或阵挛性、意识状态等；有无跌伤、舌咬伤等发作意外。

（3）有无危重症的伴随症状　有无血压增高、脑膜刺激征、剧烈头痛等。

（4）诊断、治疗及护理经过　包括头颅、血液等检查结果，是否已明确诊断，治疗、护理措施及效果。

（5）对患者心理影响　是否因为抽搐反复发作而自卑不愿参与社会活动。

四、相关的护理诊断

（1）有受伤的危险　与抽搐发作致短暂性意识丧失有关。

（2）有窒息的危险　与抽搐发作致呼吸道分泌物误吸有关；与抽搐与惊厥发作致舌后坠堵

塞呼吸道有关。

（3）完全性尿失禁　与抽搐发作致短暂性意识丧失有关。

（项 茹）

目 标 测 试

一、选择题

1. 关于抽搐的概念，下列哪项是错误的（　　）。

　　A. 抽搐是指四肢、躯干及颜面骨骼肌非自主强直与阵挛性抽搐，并引起关节运动

　　B. 惊厥表现为全身性、对称性，伴有或不伴有意识丧失

　　C. 癫痫大发作与惊厥的概念相同

　　D. 惊厥不属于抽搐

　　E. 惊厥的发生机制：可能是先天性脑部不稳定状态所致

2. 患者，女，16 岁，学生，上课时突然倒地，全身肌肉强直，口吐白沫，小便失禁，发绀，5min 之后逐渐清醒，对所发生的事情全无记忆，这时该患者最有可能出现的心理反应是（　　）。

　　A. 焦虑　　　　B. 兴奋　　　　C. 恐惧　　　　D. 紧张　　　　E. 自卑

3. 惊厥伴脑膜刺激征可见于下列疾病，除外（　　）。

　　A. 脑膜炎　　B. 脑膜脑炎　　C. 假性脑膜炎　　D. 肝性脑病　　E. 蛛网膜下腔出血

4. 手足搐搦症见于（　　）。

　　A. 急性感染　　B. 脑膜炎　　C. 癫痫大发作　　D. 癔症　　E. 低钙血症

5. 惊厥伴有高热见于（　　）。

　　A. 急性感染　　B. 脑膜炎　　C. 癫痫大发作　　D. 癔症　　E. 低钙血症

6. 惊厥伴有瞳孔散大、舌咬伤见于（　　）。

　　A. 急性感染　　B. 脑膜炎　　C. 癫痫大发作　　D. 癔症　　E、低钙血症

7. 抽搐惊厥带有强烈的感情色彩（　　）。

　　A. 急性感染　　B. 脑膜炎　　C. 癫痫大发作　　D. 癔症　　E. 低钙血症

二、名词解释

1. 抽搐

2. 惊厥

三、简答题

1. 癫痫大发作的临床表现有哪些？

2. 高热惊厥的临床表现有哪些？

3. 抽搐的评估要点有哪些？

第二十一节　意识障碍

意识障碍（disturbance of consciousness）是指人对周围环境及自身状态的识别和觉察能力出现障碍。多由于高级神经中枢功能活动（意识、感觉和运动）受损所引起。本节提到的意识障碍主要是指意识水平（觉醒程度），可表现为嗜睡、意识模糊和昏睡，严重的意识障碍为昏迷。

一、病因

（1）颅脑疾病　颅内感染，如脑炎、脑膜脑炎、脑型疟疾等；脑血管病，如脑缺血、脑

出血、蛛网膜下腔出血等；颅脑损伤，如脑震荡、脑挫裂伤、外伤性颅内血肿；脑占位性疾病，如脑肿瘤、脑脓肿；癫痫。

（2）全身重症急性感染　如败血症、肺炎、中毒性菌痢、伤寒、斑疹伤寒等。

（3）内分泌与代谢障碍　如尿毒症、肝性脑病、肺性脑病、甲状腺危象、甲状腺功能减退症、低血糖昏迷、糖尿病酮症酸中毒等。

（4）心血管疾病　心律失常引起 Adams-Stokes 综合征等。

（5）水、电解质平衡紊乱　如低钠血症、低氯性碱中毒、高氯性酸中毒等。

（6）中毒　安眠药、有机磷杀虫药、氰化物、一氧化碳、酒精和吗啡等中毒。

（7）物理性及缺氧性损害　高温中暑、日射病、触电、溺水等。

二、发生机制

由于脑缺血、缺氧、葡萄糖供给不足、酶代谢异常等因素可引起脑细胞代谢紊乱，从而导致网状结构功能损害和脑活动功能减退，均可产生意识障碍。

意识有两个组成部分，即意识内容及其"开关"系统。

意识内容即大脑皮质功能活动，包括记忆、思维、定向力和情感，还有通过视、听、语言和复杂运动等与外界保持紧密联系的能力。

意识"开关"系统（包括经典的感觉传导径路及脑干网状结构）可激活大脑皮质并使之维持一定水平的兴奋性，使机体处于觉醒状态，从而在此基础上产生意识内容。

意识状态的正常取决于大脑半球功能的完整性，广泛性大脑皮质损害或意识"开关"系统被阻断，均可引发意识障碍。

三、临床表现

意识障碍可有下列不同程度的表现。

1. 嗜睡（somnolence）

是最轻的意识障碍，是一种病理性倦睡，患者陷入持续的睡眠状态，可被唤醒，并能正确回答和做出各种反应，但当刺激去除后很快又再入睡。

2. 意识模糊（confusion）

是意识水平轻度下降，较嗜睡为深的一种意识障碍。患者能保持简单的精神活动，但对时间、地点、人物的定向能力发生障碍。

3. 昏睡（stupor）

是接近于人事不省的意识状态。患者处于熟睡状态，不易唤醒。虽在强烈刺激下（如压迫眶上神经、摇动患者身体等）可被唤醒，但很快又再入睡。醒时答话含糊或答非所问。

4. 昏迷（coma）

是严重的意识障碍，表现为意识持续的中断或完全丧失。按其程度可分为三阶段。

（1）轻度昏迷　意识大部分丧失，无自主运动，对声、光刺激无反应，对疼痛刺激尚可出现痛苦的表情或肢体退缩等防御反应。角膜反射、瞳孔对光反射、眼球运动、吞咽反射等可存在。

（2）中度昏迷　对周围事物及各种刺激均无反应，对于剧烈刺激可出现防御反射。角膜反射减弱，瞳孔对光反射迟钝，眼球无转动。

（3）深度昏迷　全身肌肉松弛，对各种刺激全无反应。深、浅反射均消失。

5. 谵妄（delirium）

以兴奋性增高为主的高级神经中枢急性活动失调状态。临床上表现为意识模糊、定向力丧失、感觉错乱（幻觉、错觉）、躁动不安、言语杂乱。谵妄可发生于急性感染的发热期，也可见于某些药物中毒（如颠茄碱类植物药物中毒、急性酒精中毒）、代谢障碍（如肝性脑病）、循环障碍或中枢神经疾患等。由于病因不同，有些患者可以康复，有些患者可发展为昏迷状态。

四、评估要点

1. 与意识障碍相关的病史和诱发因素

2. 意识障碍的程度

与患者交谈，了解患者的思维、反应、情绪活动、定向力等，做痛觉试验、角膜反射、瞳孔对光反射等，判断意识障碍程度。临床也可根据需要采用其他意识障碍评估法，例如 Glasgow 昏迷评分表、日本太田倡用的 3-3-9 度（三类三级九度）法等，其中 Glasgow 昏迷评分表较为常用。Glasgow 昏迷评分表从睁眼动作、语言反应和运动反应三方面对意识障碍的程度进行评定，再将各个项目分值相加求其总和，判断患者意识障碍程度。正常人 14～15 分，8～13 分为程度不等的意识障碍，7 分以下为昏迷，3 分表示患者呈深度昏迷（表 4-21-1）。

表 4-21-1　Glasgow 昏迷评分表

评分项目	反　　　应	得　分
睁眼反应	正常睁眼（自动睁眼） 对声音刺激有睁眼反应 对疼痛刺激有睁眼反应 对任何刺激无睁眼反应	4 3 2 1
运动反应	可按指令动作 对疼痛刺激能定位 对疼痛刺激有肢体退缩反应 疼痛刺激时肢体过度屈曲（去大脑强直） 疼痛刺激时肢体过度伸展（去大脑强直） 对疼痛刺激无反应	6 5 4 3 2 1
语言反应	能准确回答时间、地点、人物等定向问题 能说话,但不能准确回答时间、地点、人物等定向问题 言语不当,但语意可辨 言语模糊不清,语意难辨 任何刺激无语言反应	5 4 3 2 1

3. 意识障碍其他的特点

起病时间、发病前后情况、病程、意识障碍的伴随症状。

4. 意识障碍的进程和并发症

意识障碍是否加重或减轻，大小便是否失禁，长期意识障碍者是否有口腔炎、角膜炎、肺炎、尿路感染、压疮、肌肉萎缩、关节僵硬等。

五、相关的护理诊断

（1）急性意识障碍　与疾病本身如脑出血、肝性脑病等有关。

（2）清理呼吸道无效　与意识障碍所致咳嗽、吞咽减弱或消失有关。

（3）有窒息的危险　与患者无意识、会厌反射减弱或消失有关。

（4）有感染的危险　与久卧、导尿等有关。

（5）完全性尿失禁　与意识丧失所致排尿失控有关。

（6）排便失禁　与意识障碍所致排便失控有关。

（7）有皮肤完整性受损的危险　与久卧使局部长期受压有关。

（8）有受伤的危险　与患者无意识、躁动不安有关。

（项　茹）

目标测试

一、选择题

1. 中度昏迷与深昏迷最有价值的鉴别是（　　）。
   - A. 各种刺激无反应　　　　　B. 不能唤醒　　　　　C. 无自主运动
   - D. 深浅反射均消失　　　　　E. 大小便失禁

2. 关于意识状态的概念，下列哪项是错误的（　　）。
   - A. 意识状态是大脑高级神经中枢功能活动的综合表现，即对环境的知觉状态
   - B. 凡能影响大脑功能活动的疾病皆会引起不同程度的意识改变
   - C. 根据意识障碍的程度，简要分为嗜睡、意识模糊、昏睡、昏迷以及谵妄
   - D. 临床上检查意识状态的方法一般多用视诊来判断
   - E. 意识状态的正常取决于大脑半球功能的完整性

3. 病理性的持续睡眠状态，可被唤醒，并能正确回答问题，属于（　　）。
   - A. 嗜睡　　　　　　　　　　B. 意识模糊　　　　　C. 昏睡
   - D. 昏迷　　　　　　　　　　E. 谵妄

4. 昏睡与昏迷的主要鉴别点（　　）。
   - A. 是否可被唤醒　　　　　　B. 对外界的反应性是否存在　　　C. 反射是否存在
   - D. 醒后回答问题是否正确　　E. 意识是否模糊

5. 患者意识模糊伴知觉障碍，精神运动性兴奋，定向力消失，意识障碍属（　　）。
   - A. 谵妄状态　　　　　　　　B. 昏睡状态　　　　　C. 意识模糊
   - D. 嗜睡状态　　　　　　　　E. 浅昏迷状态

6. 嗜睡与昏睡的主要鉴别点（　　）。
   - A. 是否可被唤醒　　　　　　B. 对外界的反应性是否存在　　　C. 反射是否存在
   - D. 醒后回答问题是否正确　　E. 意识是否模糊

7. 意识障碍由轻到重依次是（　　）。
   - A. 嗜睡，意识模糊，昏迷，昏睡　　　　B. 嗜睡，意识模糊，昏睡，昏迷
   - C. 嗜睡，昏睡，意识模糊，昏迷　　　　D. 嗜睡，昏睡，昏迷，意识模糊
   - E. 昏睡，嗜睡，意识模糊，昏迷

8. 根据Glasgow昏迷评分量表总分低于多少时为浅昏迷（　　）。
   - A. 10分　　　　B. 9分　　　　C. 8分　　　　D. 11分　　　　E. 12分

二、名词解释

1. 意识障碍
2. 谵妄

三、简答题

1. 意识障碍的不同程度是如何划分的？
2. 简述昏迷三个不同程度的区别？
3. 意识障碍的评估要点是什么？

第五章 身体评估

学习目标：

- 掌握身体评估的方法。
- 熟悉身体评估的内容及临床意义。
- 了解身体评估的原理。

第一节 身体评估的基本方法

一、身体评估的目的与内容

身体评估（physical examination）是评估者运用自己的感官（如眼、耳、鼻、手）或借助简单的辅助工具（如体温表、血压计、听诊器、叩诊锤等），以了解评估对象机体健康状况的一组最基本的评估方法。

身体评估一般于采集完护理病史后开始。评估的目的是：①收集患者有关健康的正确资料，为进一步支持和验证问诊中所获得的有临床意义的症状；②发现患者存在的阳性体征（signs）；③评估患者对治疗和护理的反应，为确认护理诊断寻找客观的依据。评估的内容主要包括：一般状态、皮肤黏膜、浅表淋巴结、头部、颈部、胸部、腹部、肛门直肠、生殖器、脊柱与四肢、神经系统。

二、评估前准备

护士在进行身体评估前需做好以下常规准备工作。

（1）环境准备　环境应安静、舒适，具有私密性，最好以自然光线作为照明，以免因人工光线而影响皮肤、黏膜和巩膜颜色的观察。检查床应置于适当的位置，以便检查者可进入患者的两侧，理想的安排是置于检查室的中央。

（2）个人准备　①仪表端庄、举止大方、态度和蔼；②自我介绍，向患者解释说明检查的目的与要求，取得患者同意，特别是在涉及患者隐私部位暴露时；③检查前先按规范洗手，以避免医源性交叉感染，同时注意剪短指甲，使指甲前端平滑，避免触诊或叩诊时损伤患者或自己；④对某些急慢性传染病患者进行体格检查时，要穿隔离衣，戴口罩和手套，并做好隔离与消毒工作。

（3）患者准备　患者同意接受检查时，根据检查需要采取合适的体位，并充分暴露检查部位。

（4）用物准备　常用的体检用物有体温计、听诊器、血压计、压舌板、手电筒、音叉、卷尺、棉签、大头针、叩诊锤、硬尺、手表、记录笔与记录板等（图 5-1-1）。

三、身体评估的注意事项

（1）如患者为卧位，护士应立于患者右侧，

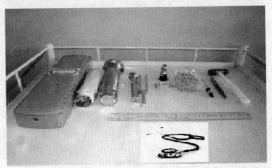

图 5-1-1　体检常用工具

一般以右手进行检查。

（2）检查应按一定的顺序进行。通常先观察一般状况，然后依次检查头、颈、胸、腹、脊柱、四肢、肛门、生殖器及神经系统，以免不必要的重复或遗漏。

（3）体格检查过程中要做到动作轻柔、准确、规范，内容完整而有重点，态度和蔼，并体现对患者的关爱。

（4）做到手脑并用，边检查边思考其病理生理意义，结束后可针对检查结果向患者做必要的解释与说明，必要时与患者的主治医生进行沟通和讨论。

（5）根据病情变化，随时复查患者，以及时发现新的体征，不断补充和修正检查结果，调整和完善护理诊断和护理措施。

四、身体评估的基本方法

包括视诊、触诊、叩诊、听诊和嗅诊。

（一）视诊

视诊（inspection）是指评估者运用视觉观察被评估者全身或局部表现的评估方法，包括直接视诊与间接视诊。直接视诊是通过评估者的眼睛直接观察；间接视诊是指针对某些部位，需借助耳镜、喉镜、眼底镜、内镜等仪器间接观察。

视诊可分为全身视诊和局部视诊。全身视诊能观察到患者全身一般状态，如性别、年龄、发育、营养、意识状态、面容、表情、体位、步态、姿势等。局部视诊则是对患者身体的某一局部进行细致和深入的观察，如皮肤、黏膜、头颈、胸廓、腹形、四肢、肌肉、骨骼关节外形等。

视诊最好在自然光线、适当的室温下进行，并注意保护被评估者的隐私。

视诊方法虽然简单，但临床价值很高，适用范围很广。有经验的评估者通过交谈和视诊就能对某些健康问题做出初步诊断。

（二）触诊

触诊（palpation）是指评估者通过手接触检查部位时的感觉进行判断的一种方法。触诊可以进一步检查视诊发现的异常征象，如心尖搏动位置、范围等，也可明确视诊不能明确的体征，如体温、震颤、压痛、摩擦感及包块的位置、大小、质地等。触诊的应用范围很广，遍及身体各部，尤以腹部更为重要。由于手指指腹对触觉较为敏感，关节部掌面皮肤对震动较为敏感，手背皮肤对温度较为敏感，因此触诊时多用这些部位。

1. 触诊方法

由于评估的目的不同而需施加的压力亦不同，故触诊分为浅部触诊法和深部触诊法。

（1）浅部触诊法（light palpation） 评估者将手轻轻放于被检查的部位，运用掌指关节和腕关节的协同以旋转或滑动方式轻压触摸。浅部触诊法适用于体表浅在病变（关节、软组织、浅部动脉、静脉、神经、阴囊、精索等）的检查和评估。腹部浅部触诊可触及的深度为1～2cm。

（2）深部触诊法（deep palpation） 评估者可用单手或两手重叠由浅入深，达到深部触诊的目的。腹部深部触诊法触及的深度常常在2cm以上逐渐加压，有时可达4～5cm，主要用于检查和评估腹腔病变和脏器情况。根据检查目的不同有下列几种方法。

① 深部滑行触诊法（deep slipping palpation） 检查时嘱患者张口平静呼吸，或与患者谈话以转移其注意力，尽量使腹肌松弛。检查者用右手并拢的二、三、四指平放在腹壁上，以手指末端逐渐触向腹腔的脏器或包块，在被触及的包块上作上下左右滑动触摸（图5-1-2），如为肠管或索条状包块，应向与包块长轴相垂直的方向进行滑动触诊。这种触诊方法常用于腹腔深部包块和胃肠病变的检查。

② 双手触诊法（bimanual palpation）　检查者左手置于被检脏器或包块的背部，右手中间三指并拢平置于腹壁被检查部位，左手掌向右手方向托起，使被检查的脏器或包块位于双手之间，并更接近体表，有利于右手触诊检查（图 5-1-3）。常用于肝、脾、肾和腹腔肿物的检查。

③ 深压触诊法（deep press palpation）　用一个或两个并拢的手指逐渐深压腹壁被检查部位（图 5-1-4），用于探测腹腔深在病变的部位或确定腹腔压痛点，如阑尾压痛点、胆囊压痛点、输尿管压痛点等。检查反跳痛时，在手指深压的基础上迅速将手抬起，并询问患者是否感觉疼痛加重或察看患者面部是否出现痛苦表情。

④ 冲击触诊法（ballottement）　以三或四个手指指端与腹壁被检处成 70°～90° 角，进行数次快而有力的冲击（图 5-1-5）。在冲击腹壁时指端会有腹腔脏器或包块浮沉的感觉。这种方法一般只用于大量腹水时脾及腹腔包块难以触及者。操作时应避免用力过猛而导致患者不适。

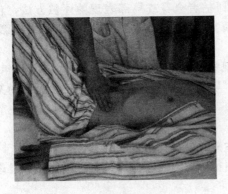

图 5-1-2　深部滑行触诊法

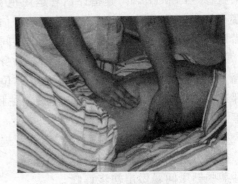

图 5-1-3　双手触诊法

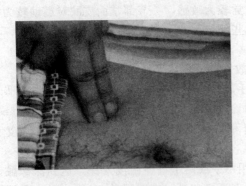

图 5-1-4　深压触诊法

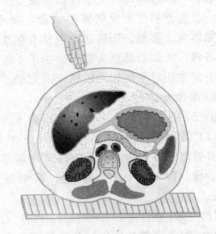

图 5-1-5　冲击触诊法

2. 触诊注意事项

除了前面提到的身体评估注意事项之外，触诊时检查者应特别注意以下几点。①检查前及过程中向被评估者说明检查目的和配合要求。②手应温暖和干燥，以免引起肌肉紧张，影响检查效果。③手法应由轻到重，由“健康”部位过渡到“病变”部位，尽可能减轻被评估者的紧张和痛苦。在检查过程中，应随时观察患者的表情。④患者应采取适当体位，才能获得满意的检查效果。通常取仰卧位，双手置于躯干两侧，双腿稍屈，腹肌尽可能放松。检查肝、脾、肾时也可嘱患者取侧卧位。⑤触诊下腹部时，应嘱患者排尿，以免将充盈的膀胱误认为腹腔包块，有时也须排便后检查。

（三）叩诊

1. 叩诊的机制

叩诊（percussion）是用手指、手掌、空拳或叩诊锤按一定的方法叩击身体某一部位，使之震动而产生音响，根据震动和音响的特点来判断被检部位状态有无异常的方法。其基本机制是：叩诊时被叩击部位产生的反响称为叩诊音（percussion sound）。叩诊音的不同取决于被叩击部位组织或器官的致密度、弹性、含气量及与体表的间距。因此，评估者可借此判断被查部位有无异常。

2. 叩诊的内容

叩诊多用于确定肺尖宽度、肺下缘位置、胸膜病变、胸膜腔中液体多少或气体有无、肺部病变大小与性质、纵隔宽度、心界大小与形状、肝脾的边界、腹水有无与多少，以及子宫、卵巢、膀胱有无胀大等情况。另外，用手或叩诊锤直接叩击被检查部位可用于评估反射情况和有无疼痛反应。

3. 叩诊方法

由于叩诊的手法及目的不同，通常将叩诊法分为直接叩诊法与间接叩诊法两种，后者应用较多。

（1）直接叩诊法 检查者用中间三指的掌面拍击被检查部位，通过产生的反响和指下的震动感来判断病变的情况（图5-1-6）。此法适用于胸部和腹部范围较广泛的病变，如胸膜粘连或增厚、大量胸水或腹水及气胸等。另外，手握拳或用叩诊锤直接叩击被检查部位以观察有无疼痛反应或神经反射状况亦属于直接叩诊。

（2）间接叩诊法 检查者将左手中指第二节紧贴于被检部位，勿加重压，其他手指稍微抬起，勿与体表接触，右手中指自然弯曲，以右手中指指端垂直叩击左手中指第二指节远端，因为该处易与被检查部位接触紧密，且对于被检查部位的震动较敏感。叩击方向应与叩诊部位的体表垂直，用腕关节与掌指关节作弹跳式叩击，肘、肩关节均不参与运动，叩击动作应灵活、短促、富有弹性，一个部位一般只需连续叩击2～3次，若未获明确印象可再叩击2～3次（图5-1-7、图5-1-8）。叩击的力量要均匀适中，使产生的声音基本一致，才能判断叩击音的变化。叩击后右手中指立即抬起，以免影响效果。

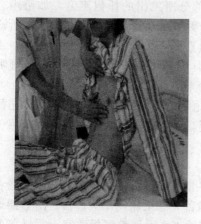

图 5-1-6 直接叩诊法

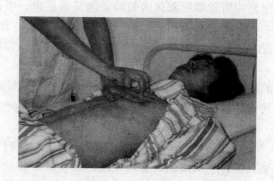

图 5-1-7 间接叩诊法

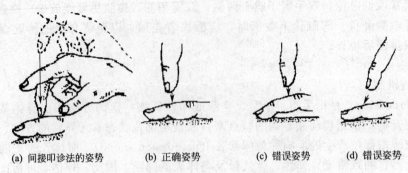

(a) 间接叩诊法的姿势　　(b) 正确姿势　　(c) 错误姿势　　(d) 错误姿势

图 5-1-8　间接叩诊法的正确与错误姿势

4. 叩诊注意事项

除了前面提到的身体评估注意事项之外，叩诊时检查者应特别注意以下几点。①保持环境安静和适宜的温度，以免噪声和肌肉收缩干扰检查。②体位适宜，如检查胸部宜取坐位或仰卧位；检查腹部宜取仰卧位。③充分暴露被检部位，注意对称部位的比较与鉴别。④叩诊时不仅要注意叩诊音响的变化，还要注意不同病灶的震动感差异，两者应相互配合。

5. 叩诊音

叩诊音根据音响的频率（高音者调高，低音者调低）、振幅（大者音响强，小者音响弱）和是否为乐音（音律和谐）的不同，在临床上分为清音、浊音、鼓音、实音、过清音五种。其中正常人仅存在前四种叩诊音。五种叩诊音特点及其分布情况见表 5-1-1。

表 5-1-1　五种叩诊音的特点及其分布情况

叩诊音类型	音响强度	音调	持续时间	正常分布区	病 理 情 况
清音	强	低	长	正常肺	—
浊音	较强	较高	较短	肝及心脏被肺缘覆盖的部分	肺有浸润、炎症、肺不张、胸膜一般增厚时
鼓音	强	高	较长	胃泡区和腹部	气胸、气腹、肺空洞
实音	弱	高	短	实质脏器部分	肺实变，胸腔大量积液，实质性肿块
过清音	更强	更低	更长	生理情况不出现	肺气肿

（四）听诊

1. 听诊方法

听诊（auscultation）是评估者根据被检者身体各组织脏器活动时发出的声音，判断功能正常与否的一种诊断方法。广义的听诊包括听身体各部分所发出的任何声音，如语声、呼吸声、嗳气、呻吟、啼哭、呼叫发出的声音以及肠鸣音、关节活动音及骨擦音；狭义的听诊仅仅指使用听诊器听取体内脏器活动是否正常。听诊可分为直接听诊与间接听诊法两种。

（1）直接听诊法（direct auscultation）　评估者用耳郭直接贴于被检者的体壁，倾听内部发出的音响。该法听到的体内的声音很弱，临床上很少采用。

（2）间接听诊法（indirect auscultation）　评估者用听诊器在被检者体表某部位进行听诊的检查方法。此法对听诊音有放大作用，适用范围广泛，除心、肺、腹部以外，还适用于身体其他部位的血管音、皮下捻发音、骨折面摩擦音等。

2. 听诊注意事项

①听诊检查时，环境应安静、温暖，被检者肌肉尽量放松。②根据病情需要，嘱患者采取适当体位，对衰弱的患者，应尽可能减少体位改变的痛苦。③正确使用听诊器：听诊器通常由耳件、体件、软管三部分组成（图 5-1-9），其长度应与检查者手臂长度相适宜。听诊前要注意耳件方向是否正确，硬管和软管的管腔是否通畅。体件有钟形和膜形两种。钟形体件适合听取

低调声音，如胎心音、二尖瓣狭窄的舒张期隆隆样杂音等，使用时应轻触被检者体表部位；膜形体件适合听取高调声音，如主动脉瓣关闭不全的舒张期叹气样杂音、肠鸣音等，使用时应紧触被检者体表部位。④听诊时注意力要集中，听肺部时要摒除心音的干扰，反之亦然。

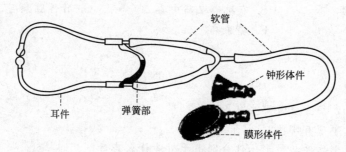

图 5-1-9 听诊器模式图

（五）嗅诊

嗅诊（olfactory examination）是以嗅觉判断发自患者的异常气味与疾病之间关系的一种诊断方法。嗅诊时评估者应轻轻将气味扇向自己的鼻部，仔细辨别气味的特点和性质。异常气味的来源主要是皮肤、黏膜、呼吸道、胃肠道、分泌物、渗出物、呕吐物、排泄物、脓液与血液等。

（1）呼气味　烂苹果味见于糖尿病酮症酸中毒；大蒜味可见于有机磷农药中毒；肝臭味见于肝性脑病；氨味见于尿毒症。

（2）汗液味　酸性汗味见于风湿热或长期服用水杨酸类药物者；特殊的狐臭味见于腋臭。

（3）痰液味　恶臭味提示厌氧菌感染，见于支气管扩张或肺脓肿。

（4）脓液味　恶臭的脓液可见于气性坏疽。

（5）呕吐物味　呕吐物有粪臭味，可见于肠梗阻或胃结肠瘘者；单纯性胃内容物略带酸味，如酸味过浓，提示食物在胃内滞留时间过长、发酵，如幽门梗阻。

（6）粪便味　粪便具有腐败性臭味，见于消化不良或胰腺功能不良者；腥臭味粪便见于细菌性痢疾；肝腥味粪便见于阿米巴痢疾。

（7）尿液味　尿呈浓烈氨味见于膀胱炎，是由于尿液在膀胱内被细菌发酵所致。

（谢伦芳）

目 标 测 试

一、选择题

1. 浅部触诊法适合用于下列哪项检查（　　）。

　　A. 皮肤温度、湿度　　B. 阑尾压痛点　　C. 胆囊压痛点　　D. 肾脏　　E. 脾脏

2. 用于腹腔积液时的肝脏触诊的方法是（　　）。

　　A. 双手触诊法　　　　B. 冲击触诊法　　C. 深压触诊法

　　D. 浅部触诊法　　　　E. 深部滑行触诊法

3. 正常肺野叩诊音为（　　）。

　　A. 鼓音　　　　　　　B. 过清音　　　　C. 浊音　　　　　D. 清音　　　E. 实音

4. 下列哪种病变不会出现浊音（　　）。

　　A. 肺气肿　　　　　　B. 肺炎　　　　　C. 肺脓肿　　　　D. 肺结核　　E. 肺实变

5. 叩诊实质性脏器心脏或肝脏所产生的叩诊音是（　　）。

　　A. 鼓音　　　　　　　B. 过清音　　　　C. 浊音　　　　　D. 清音　　　E. 实音

6. 有机磷中毒患者的呼吸道常可嗅及下列哪种异常气味?（　　）。
   A. 刺激性蒜味　　　　B. 尿臭味　　　　C. 烂苹果味　　　D. 酸败味　　E. 酒味
7. 呼吸有氨味见于（　　）。
   A. 乙醇中毒　　　　　B. 有机磷农药中毒　　　　C. 肝性脑病
   D. 尿毒症　　　　　　E. 糖尿病

二、名词解释
身体评估

三、简答题
1. 身体评估时，护士应做哪些准备工作?
2. 触诊的注意事项有哪些?
3. 听诊器的膜形体件与钟形体件分别用于听诊什么声音?

第二节　一般状态评估

一般状态评估是整个身体评估过程中的第一步，是对患者全身状态的概括性观察。评估方法以视诊为主，必要时辅以触诊。一般状态检查的内容包括全身状态评估、皮肤和淋巴结的评估。

一、全身状态评估
评估内容包括：性别、年龄、生命体征、发育与体型、营养状态、意识状态、面容与表情、体位、步态。

（一）性别（sex）

正常成人性征明显，通常以第一性征和第二性征评估性别。评估性别的意义：①性别与某些疾病的发生率有关，如甲状腺疾病和系统性红斑狼疮以女性多见，而甲型血友病仅见于男性；②某些疾病对性征有影响：如肾上腺皮质肿瘤，可使女性患者男性化（图5-2-1），亦可使男性患者女性化，甲状腺功能亢进和肝功能损害的男性患者可出现女性的第二特征（图5-2-2）；③性染色体异常对性别和性征有影响：如由性染色体异常所致的两性畸形。

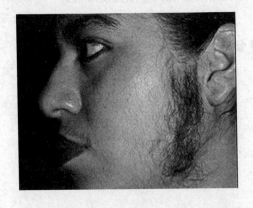

图 5-2-1　肾上腺皮质肿瘤导致的女性男性化

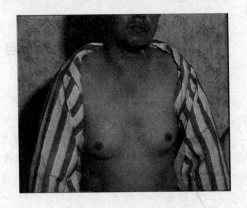

图 5-2-2　甲状腺功能亢进导致的男性女性化

（二）年龄（age）

年龄一般通过问诊即可得知，但在某些情况下，如昏迷、死亡或隐瞒年龄时则需通过观察进行判断。观察通常以皮肤的光泽与弹性、肌肉的丰满度与张力、毛发的颜色与分布、面部有无皱纹及其深浅、颈部皮肤有无松弛下垂和牙齿的顽固性等为依据。但人的外观受多种因素的影响，因此，通过观察外观也只能粗略地判断一个人的年龄。

年龄与疾病的发生及预后有一定关系，如佝偻病、白喉、麻疹多见于儿童，结核病、风湿热多发生于青年，高血压病、冠心病、恶性肿瘤多见于中老年人。

（三）生命体征（vital sign）

生命体征是评价生命活动是否存在及其质量的重要指标。其内容包括体温、呼吸、脉搏和血压。测量之后应及时和准确地记录于体温记录单和护理病历上。测量方法、正常值范围及异常表现见《护理学基础》等相关教材。

（四）发育与体型

1. 发育（development）

发育应通过患者年龄、智力和体格成长状态（包括身高、体重及第二性征）之间的关系进行综合评价。发育正常者，其年龄、智力与体格的成长状态处于均衡一致。成人发育正常的指标包括：①头部的长度为身高的 1/8～1/7；②胸围是身高的 1/2；③两上肢展开后，左右手指间的距离约等于身高；④坐高等于下肢的长度。机体的发育受种族遗传、内分泌、营养代谢、生活条件及体育锻炼等多种因素的影响。临床上病态发育状态与内分泌关系密切。发育成熟前，如出现垂体前叶功能亢进，可致巨人症（gigantism）；如出现垂体前叶功能减退，可致垂体性侏儒症（pituitary dwarfism）。发育成熟前，如发生甲状腺功能减退，可导致呆小病（cretinism）。此外，性激素决定第二性征的发育，当性激素分泌受损，可导致第二性征的改变，如男性出现"阉人"征（eunuochism），女性出现男性化。

2. 体型

体型是身体发育的形体表现，包括骨骼、肌肉、脂肪的生长与分布状态等。临床上将成年人的体型分为三种（图 5-2-3）。

（1）无力型（瘦长型），表现为体高肌瘦、颈细长、肩窄下垂、胸廓扁平、腹上角小于 90°。

（2）正力型（匀称型），表现为身体各个部分结构匀称适中，腹上角 90° 左右，见于多数正常成人。

（3）超力型（矮胖型），表现为体格粗壮、颈粗短、面红、肩宽平、胸围大、腹上角大于 90°。

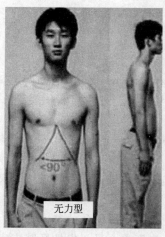
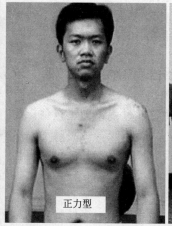
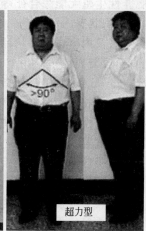

图 5-2-3　成年人的三种体型

（五）营养状态

营养状态（state of nutrition）与食物的摄入、消化、吸收及代谢等因素密切相关，是评估个体健康和疾病程度的指标之一。判断营养状态最简便而迅速的方法是察看皮下脂肪充实的程度，最方便和最适宜的部位是前臂屈侧或上臂背侧下 1/3 处（图 5-2-4）。评估时以拇指和食指捏起皮脂，两指间的距离为 3cm，用皮脂卡尺测量，重复 2 次取平均值。标准厚度男性为 12.5mm，女性为 16.5mm。

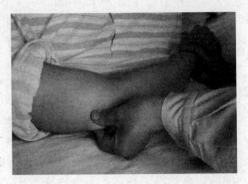

此外，在一定时间内监测体重的变化亦可反映机体的营养状态。标准体重（kg）＝身高（cm）－105，女性按上式所得再减 2～3kg。体重在标准体重±10％范围内为正常。

1. 营养状态分级

临床上习惯用良好、中等、不良三个等级评价被检者的营养状况。

图 5-2-4　上臂背侧皮脂厚度的测量

（1）良好　皮肤红润、弹性良好，皮下脂肪丰满，指甲、毛发润泽，肌肉结实。

（2）不良　皮肤萎黄、干燥、弹性减低，皮下脂肪菲薄，指甲粗糙无光泽，毛发稀疏易脱落，肌肉松弛无力。

（3）中等　介于上述两者之间。

2. 异常营养状态

（1）营养不良　多由于摄食不足、消化障碍和（或）消耗增多所致。如食管、胃肠道疾病引起恶心、呕吐致摄食不足；胃、肠、胰腺、肝脏及胆道疾病，消化液或酶合成、分泌减少致消化障碍；长期活动性肺结核、恶性肿瘤导致消耗增多。当体重低于标准体重的 10％时称为消瘦，极度消瘦称为恶病质。

（2）肥胖　肥胖主要是由于体内脂肪积聚过多所致。当体重超过标准体的 20％以上者称为肥胖。常见类型有外源性和内源性两种。①外源性肥胖：为摄食过多和（或）运动过少所致。全身脂肪分布均匀，身体各部位无异常表现，常有一定的遗传倾向。②内源性肥胖：多为内分泌疾病所致，如肾上腺皮质功能亢进（Cushing 综合征），所致向心性肥胖，下丘脑病变所致的肥胖性生殖无能综合征等。

（六）意识状态

评估方法及内容详见症状评估中的意识障碍。

（七）面容与表情

面容（facial features）是指面部呈现的状态。表情（expression）是在面部或姿态上思想感情的表现。人在患病时常出现痛苦、忧虑或疲惫的面容与表情。某些疾病发展到一定程度时，可出现特征性的面容与表情，通过视诊即可评估。

（1）急性病容　面色潮红，兴奋不安，鼻翼翕动，口唇疱疹，表情痛苦。多见于急性感染性疾病，如肺炎球菌肺炎、疟疾、流行性脑脊髓膜炎等。

（2）慢性病容　面容憔悴，面色晦暗或苍白无华，目光暗淡。见于慢性消耗性疾病，如恶性肿瘤、肝硬化、严重结核病等。

（3）贫血面容　面色苍白，唇舌色淡，表情疲惫。见于各种原因所致的贫血。

（4）肝病面容　面色晦暗，额部、鼻背、双颊有褐色色素沉着。见于慢性肝脏疾病。

（5）肾病面容　面色苍白，眼睑、颜面水肿，舌色淡、舌缘有齿痕。见于慢性肾脏疾病。

（6）甲状腺功能亢进面容　面容惊愕，眼裂增宽，眼球凸出，目光炯炯，兴奋不安，烦躁易怒。见于甲状腺功能亢进症（图5-2-5，彩图见插页）。

（7）黏液性水肿面容　面色苍黄，颜面水肿，睑厚面宽，目光呆滞，反应迟钝，眉毛、头发稀疏，舌色淡、肥大。见于甲状腺功能减退症（图5-2-6，彩图见插页）。

（8）二尖瓣面容　面色晦暗，双颊紫红，口唇轻度发绀。见于风湿性心瓣膜病二尖瓣狭窄（图5-2-7，彩图见插页）。

（9）肢端肥大症面容　头颅增大，面部变长，下颌增大、向前突出，眉弓及两颧隆起，唇舌肥厚，耳鼻增大。见于肢端肥大症（图5-2-8，彩图见插页）。

（10）伤寒面容　表情淡漠，反应迟钝，呈无欲状态。见于肠伤寒、脑脊髓膜炎、脑炎等高热衰竭患者。

（11）苦笑面容　牙关紧闭，面肌痉挛，呈苦笑状。见于破伤风（图5-2-9，彩图见插页）。

（12）满月面容　面圆如满月，皮肤发红，常伴痤疮和胡须生长。见于Cushing综合征及长期应用糖皮质激素者（图5-2-10，彩图见插页）。

（13）面具面容　面部呆板、无表情，似面具样。见于震颤麻痹、脑炎等（图5-2-11，彩图见插页）。

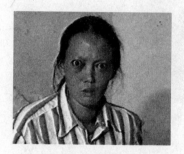
图5-2-5　甲亢面容

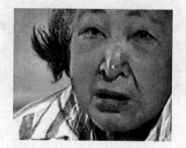
图5-2-6　黏液性水肿面容

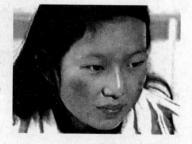
图5-2-7　二尖瓣面容

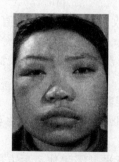
图5-2-8　肢端肥大症面容

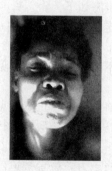
图5-2-9　苦笑面容

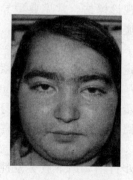
图5-2-10　满月面容

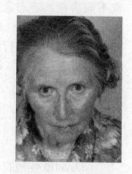
图5-2-11　面具面容

（八）体位

体位（position）是指个体身体所处的状态，通过视诊评估。常见体位如下。

1. 自动体位（active position）

身体活动自如，不受限制。见于正常人及轻症患者。

2. 被动体位（passive position）

不能随意调整或变换身体的位置。见于瘫痪、极度衰弱或意识丧失者。

3. 强迫体位（compulsive position）

为减轻疾病所带来的痛苦而被迫采取的某种特殊的体位。常见的有以下几种。

（1）强迫坐位　即端坐呼吸，患者坐于床沿上，双手置于膝盖或扶持床沿。该体位有助于辅助呼吸肌参与呼吸运动，增加肺通气量，并减少回心血量，减轻心脏负担。见于心、肺功能不全者。

（2）强迫侧卧位　胸膜疾病的患者多采取患侧卧位，可限制患者胸廓活动而减轻疼痛，同时减轻对健侧肺的压迫，有利于健侧代偿呼吸。见于一侧胸膜炎或大量胸腔积液的患者。

（3）强迫俯卧位　患者俯卧以减轻脊背肌肉的紧张。常见于脊柱疾病。

（4）强迫蹲位　活动中因感呼吸困难和心悸而停止活动并取蹲位或膝胸位以缓解症状。见于先天性发绀型心脏病。

（5）角弓反张位　患者颈及脊背肌肉强直，出现头向后仰，胸腹前凸，背过伸，躯干呈弓形。见于破伤风及小儿脑膜炎（图5-2-12）。

（6）辗转体位　患者辗转反侧，坐卧不安。见于胆石症、胆道蛔虫症、肾绞痛等。

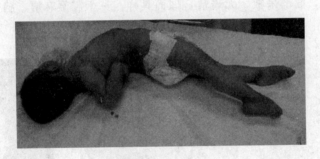

图 5-2-12　角弓反张位

（九）步态

步态（gait）指走动时所表现的姿态。健康人步态因年龄、机体状态和所受训练的影响而有不同表现。步态通过视诊评估。常见典型异常步态如下。

（1）偏瘫步态　瘫痪侧肢体肌张力增高，行走时患侧上肢屈曲、内收、前旋，下肢伸直、外旋，足跖屈，步行时下肢向下向内划弧圈。见于偏瘫患者（图5-2-13）。

（2）醉酒步态　行走时重心不稳，步态紊乱不准确如醉酒状。见于小脑疾病、巴比妥及酒精中毒患者。

（3）慌张步态　起步后小步急速前行，身体前倾，难以止步。见于震颤麻痹者。

（4）蹒跚步态　走路时身体左右摇摆似鸭行。见于佝偻病、进行性肌营养不良或先天性双侧髋关节脱位等。

（5）间歇性跛行　步行中，因下肢突发性酸痛乏力，患者被迫停止行进，需稍休息后方能继续行进。见于高血压病、动脉硬化患者。

（6）共济失调步态　起步时一脚高抬，骤然落地，两脚间距很宽，双目向下注视，以防身体倾斜，闭目时不能保持平衡。见于脊髓疾病。

（7）跨阈步态　由于踝部肌腱、肌肉弛缓，患足下垂，行走时必须抬高下肢才能起步。见于腓总神经麻痹（图5-2-14）。

（8）剪刀步态　由于双下肢肌张力增高，尤以伸肌和内收肌张力增高明显，移步时下肢内收过度，两腿交叉呈剪刀状。见于脑性瘫痪与截瘫患者（图5-2-15）。

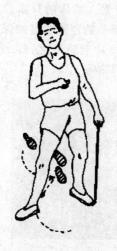

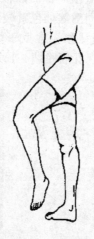

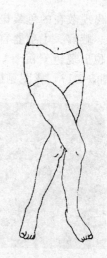

图 5-2-13　偏瘫步态　　　　　　图 5-2-14　跨阈步态　　　　　　图 5-2-15　剪刀步态

二、皮肤的评估

皮肤的评估包括对皮肤及其附属物（汗腺、毛发）以及可见黏膜的评估，主要通过视诊进行，有时配合触诊评估，应在良好自然光线下进行。皮肤评估的内容包括：皮肤颜色、湿度、弹性、水肿、皮肤损害、皮下结节。

1. 皮肤颜色（skin color）

皮肤颜色与毛细血管的分布、色素量的多少、血液的充盈度、皮下脂肪的厚薄有关，同时还与种族有关。中国人正常皮肤颜色是微黄透红。异常皮肤颜色包括以下几种。

（1）苍白　皮肤黏膜苍白可由贫血、末梢毛细血管痉挛或充盈不足所引起，如寒冷、惊恐、休克等。仅见四肢末端苍白，可能是局部动脉痉挛或阻塞，如雷诺病、血栓闭塞性脉管炎等。

（2）发红　皮肤发红是由于毛细血管扩张充血、血流加速、血量增多以及红细胞增多所致。生理情况下见于运动、饮酒、日晒或情绪激动等。病理情况下见于发热性疾病（如肺炎球菌性肺炎、猩红热等）以及某些中毒（如阿托品、一氧化碳等）。皮肤持久性发红可见于Cushing 综合征及真性红细胞增多症。

（3）发绀　详见症状评估中的发绀。

（4）黄染　皮肤黏膜发黄称黄染，可由黄疸、食物或药物引起。三种原因引起黄染的鉴别要点见表 5-2-1。

表 5-2-1　不同原因引起皮肤黄染的鉴别表

鉴别要点	黄疸	食物	药物
原因	有引起黄疸的原发病	食用过多胡萝卜、南瓜、橘子等	服用含有黄色素的药物,如阿的平、呋喃类等药物
发生机制	血清胆红素增高	血清胡萝卜素增高	黄色素增加
首发部位	巩膜、软腭黏膜	手掌、足底、前额及鼻部皮肤	皮肤,重者巩膜黄染
黄染特点	近角巩膜缘轻,远角巩膜缘重	无巩膜、口腔黏膜黄染	巩膜黄染以近角膜周缘最明显,离角巩膜缘越远,黄染越轻
消退情况	黄疸随病情发生改变	停止食用富含胡萝卜素的蔬菜和水果,皮肤黄染逐渐消退	停药后皮肤黄染逐渐消退

（5）色素沉着　由于表皮基底层的黑色素增多，以致部分或全身皮肤色泽加深，称为色素沉着。妇女妊娠期间，面部、额部可出现棕褐色对称性色素斑，称为妊娠斑。老年人全身或面

部也可出现散在的色素斑，称为老年斑（图 5-2-16，彩图见插页）。正常人身体的外露部分以及乳头、腋窝、生殖器官、关节、肛门周围等处色素较深，如果这些部位的色素明显加深，或其他部位出现色素沉着，则提示为病理征象。常见于慢性肾上腺皮质功能减退症（Addison病）（图 5-2-17，彩图见插页）、肝硬化、肝癌晚期、长期使用抗肿瘤药物等。

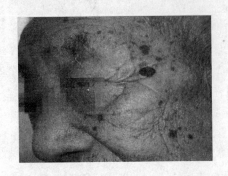

图 5-2-16　老年斑

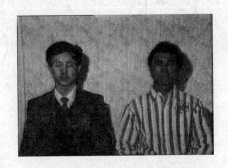

图 5-2-17　Addison 病色素沉着
（左为正常人，右为患者）

（6）色素脱失　正常皮肤均含有一定量的色素，当缺乏酪氨酸酶时体内的酪氨酸不能转化为多巴而形成黑色素，即可发生色素脱失。常见的有白癜风、白斑和白化症。

2. 湿度

皮肤的湿度（moisture）与汗腺分泌功能有关，出汗多者皮肤比较湿润，出汗少者皮肤比较干燥，通过视诊和触诊即可评估。正常人在气温高、湿度大的环境里出汗增多是生理调节反应。在病理情况下，出汗可增多、减少或无汗。如风湿病、结核病、甲状腺功能亢进症和布氏杆菌病时患者出汗增多；夜间睡中出汗称为盗汗，多见于结核病；手脚皮肤发凉而大汗淋漓，称为冷汗，见于休克和虚脱患者；皮肤干燥无汗见于维生素缺乏症、甲状腺功能减退症、尿毒症、脱水、硬皮病等。

3. 弹性

皮肤弹性（elasticity）即皮肤紧张度，与年龄、营养状态、皮下脂肪及组织间隙所含液量有关。检查者评估皮肤弹性时，以拇指和示指将被检查者手背或上臂内侧部位皮肤提起，松手后观察皮肤皱褶平复快慢（图 5-2-18）。正常儿童及青年皮肤皱褶迅速平复，皮肤紧张富有弹性；中年以后皮肤逐渐松弛，弹性减弱；老年皮肤组织萎缩，皮下脂肪减少，弹性差。皮肤弹性减弱时，皮肤皱褶平复缓慢，病理状态下多见于长期消耗性疾病、严重脱水等。

4. 水肿

详见症状评估中的水肿。

5. 皮肤损害

皮肤损害包括原发性皮肤损害、继发性皮肤损害和血管性皮肤损害。原发性皮肤损害主要是指皮疹；继发性皮肤损害包括压疮与瘢痕；血管性皮肤损害则包括皮下出血、蜘蛛痣与肝掌。

（1）皮疹　多为全身性疾病的表现之一，是临床上诊断某些疾病的重要依据，常见于传染病、皮肤病，以及药物或其他物质过敏等。

皮疹出现的规律与形态有一定的特异性，发现皮疹时应仔细观察和记录其出现和消失的时间、发展顺序、分布位置、颜色、形

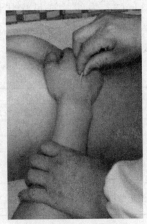

图 5-2-18　皮肤弹性
检查方法（手背）

态、大小，压之是否褪色，平坦或隆起，有无瘙痒、脱屑等。常见的皮疹有斑疹、玫瑰疹、丘疹、斑丘疹和荨麻疹等。其中，斑疹特点是局部皮肤发红，不隆起皮肤表面，见于斑疹伤寒、风湿性多形性红斑。丘疹则是除局部皮肤颜色改变外，凸出于皮肤表面，见于麻疹、药物疹与湿疹等。

（2）压疮与瘢痕　压疮详见《护理学基础》相关章节。

瘢痕是皮肤创面愈合中由新生结缔组织增生而形成的斑块。外伤、感染及手术等均可在皮肤上遗留瘢痕，为曾患某些疾病的证据。

（3）皮下出血　皮下出血常见于造血系统疾病、重症感染、某些血管损害性疾病以及毒物或药物中毒等。评估方法主要是视诊，根据皮下出血直径大小及伴随情况分为：①瘀点（小于2mm）；②紫癜（3～5mm）；③瘀斑（大于5mm）；④血肿（片状出血并伴有皮肤显著隆起）。

检查时，较大面积的皮下出血易于诊断，对于较小的瘀点应注意与红色的皮疹或小红痣进行鉴别。皮疹受压时，一般可褪色或消失，瘀点和小红痣受压后不褪色，但小红痣于触诊时可感到稍高于皮肤表面，且表面光亮。

（4）蜘蛛痣与肝掌　蜘蛛痣是皮肤小动脉末端分支扩张所形成的血管痣，形似蜘蛛，故称为蜘蛛痣（图5-2-19，彩图见插页）。出现的部位多在上腔静脉分布的区域内，如面、颈、手背、上臂、前臂、前胸和肩部等处。检查者评估时用铅笔或以火柴棒压迫蜘蛛痣的中心（即中央小动脉干部），其辐射状小血管网即褪色，去除压力后又复出现（图5-2-20，彩图见插页）。

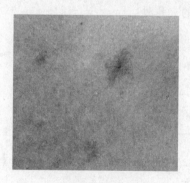

图 5-2-19　蜘蛛痣

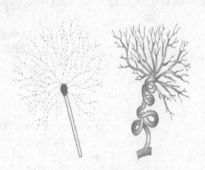

图 5-2-20　蜘蛛痣加压后褪色

一般认为蜘蛛痣的出现与肝脏对雌激素的灭活作用减弱有关，常见于慢性肝炎或肝硬化。某些人身上出现一两个或几个蜘蛛痣不一定具有临床意义。

肝掌是指慢性肝病患者手掌的大、小鱼际处常发红，加压后褪色（图5-2-21，彩图见插页），其临床意义与蜘蛛痣相同。

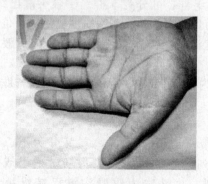

图 5-2-21　肝掌

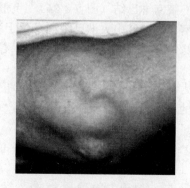

图 5-2-22　皮下结节

6. 皮下结节

皮下结节较大的通过视诊即可发现，对较小的结节则必须通过触诊才能评估到。评估时应注意大小、硬度、部位、活动度、有无压痛等。例如，风湿小结多位于关节附近，长骨骺段，圆形硬质，无压痛（图 5-2-22，彩图见插页）。

三、浅表淋巴结的评估

淋巴结分布于全身，一般体格检查仅能检查身体各部表浅的淋巴结。正常情况下淋巴结较小，直径多在 0.2～0.5cm，质地柔软，表面光滑，与毗邻组织无粘连，不易触及，亦无压痛。

（一）浅表淋巴结的分布

1. 头颈部（图 5-2-23）

（1）耳前淋巴结　　耳屏前方。

（2）耳后淋巴结　　位于耳后乳突表面、胸锁乳突肌止点处，亦称为乳突淋巴结。

（3）枕后淋巴结　　位于枕部皮下，斜方肌起点与胸锁乳突肌止点之间。

（4）颌下淋巴结　　位于颌下腺附近，在下颌角与颏部之中间部位。

（5）颏下淋巴结　　位于颏下三角内，下颌舌骨肌表面，两侧下颌骨前端中点后方。

（6）颈前淋巴结　　位于胸锁乳突肌表面及下颌角处。

（7）颈后淋巴结　　位于斜方肌前缘，胸锁乳突肌后缘。

（8）锁骨上淋巴结　　位于锁骨与胸锁乳突肌所形成的夹角处。

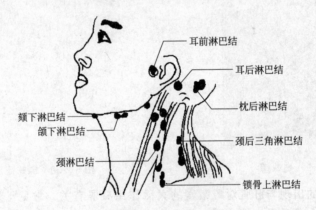

图 5-2-23　头颈部淋巴结

2. 上肢

（1）腋窝淋巴结（图 5-2-24）　　上肢最大的淋巴结组群，可分为 5 群。①腋尖淋巴结群：位于腋窝顶部。②中央淋巴结群：位于腋窝内侧壁近肋骨前胸肌处。③胸肌淋巴结群：位于胸大肌下缘深部。④肩胛下淋巴结群：位于腋窝后皱襞深部。⑤外侧淋巴结群：位于腋窝外侧壁。

（2）滑车上淋巴结（图 5-2-25）　　位于上臂内侧，内上髁上方 3～4cm，肱二头肌与肱三头肌之间的间沟内。

3. 下肢

（1）腹股沟淋巴结（图 5-2-26）　　位于腹股沟韧带下方股三角内，它又分为上、下两群。①上群：位于腹股沟韧带下方，与韧带平行排列，故又称为腹股沟韧带横组或水平组。②下群：位于大隐静脉上端，沿静脉走向排列，故又称为腹股沟淋巴结纵组或垂直组。

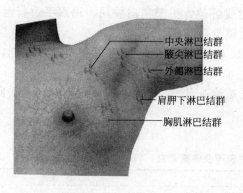

图 5-2-24　腋窝淋巴结

中央淋巴结群
腋尖淋巴结群
外侧淋巴结群
肩胛下淋巴结群
胸肌淋巴结群

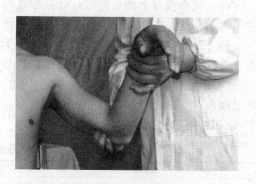

图 5-2-25　滑车上淋巴结

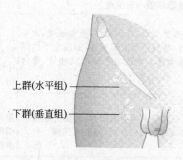

上群(水平组)
下群(垂直组)

图 5-2-26　腹股沟淋巴结

（2）腘窝淋巴结　位于小隐静脉和腘静脉的汇合处。

（二）淋巴结收集淋巴液范围

在触诊各部位淋巴结前，明确淋巴结收集淋巴液的范围（表 5-2-2），以便在触及肿大的淋巴结时思考其病理意义。

表 5-2-2　淋巴结收集淋巴液的范围

淋巴结	收集范围	淋巴结	收集范围	淋巴结	收集范围
耳后、乳突区淋巴结	头皮	颈深淋巴结上群	鼻咽部	锁骨上淋巴结群右侧	气管、胸膜、肺等
颌下淋巴结	口底、颊黏膜、齿龈等	颈深淋巴结下群	咽喉、气管、甲状腺等处	腋窝淋巴结群	躯干上部、乳腺、胸壁等
颏下淋巴结	颏下三角区内组织、唇和舌部	锁骨上淋巴结群左侧	食管、胃等器官	腹股沟淋巴结群	下肢及会阴部等

（三）评估方法与顺序

检查淋巴结的方法是视诊和触诊。视诊时不仅要注意局部征象（包括皮肤是否隆起，颜色有无变化，有无皮疹、瘢痕、瘘管等），也要注意全身状态。

触诊是检查淋巴结的主要方法。检查者将示、中、环三指并拢，其指腹平放于被检查部位的皮肤上进行滑动触诊。这里所说的滑动是指腹按压的皮肤与皮下组织之间的滑动。滑动的方式应取相互垂直的多个方向或转动式滑动，这有助于淋巴结与肌肉和血管结节的区别。

检查时被评估者可取坐位，也可取仰卧位，受检部位应充分放松。检查顺序如下：耳前、耳后、枕部、颌下、颏下、颈前、颈后、锁骨上、腋窝、滑车上、腹股沟、腘窝。评估过程中应具体做到以下几点。

（1）检查颈部淋巴结时可站在被检查者前面或背后，手指紧贴检查部位，由浅及深进行滑动触诊，嘱患者头稍低，或偏向检查侧，以使皮肤或肌肉松弛，有利于触诊。

（2）检查锁骨上淋巴结时，让被检查者取坐位或卧位，头部稍向前屈，用双手进行触诊，左手触诊右侧，右手触诊左侧，由浅部逐渐触摸至锁骨后深部。

（3）检查腋窝淋巴结时，被检查者前臂稍外展（30°～45°），检查者以右手检查左侧，以左手检查右侧，触诊时由浅及深至腋窝各部。

（4）检查滑车上淋巴结时，以左（右）手扶托被检查者左（右）前臂，以右（左）手向滑车上由浅及深进行触摸。

（四）淋巴结肿大的临床意义

表 5-2-3　淋巴结肿大的表现及临床意义

病　因	表　现	临床意义
局限性淋巴结肿大 ①非特异性淋巴结炎	急性炎症初期，肿大的淋巴结柔软、压痛、无粘连、表面光滑，肿大至一定程度即停止。慢性炎症时，淋巴结较硬，最终淋巴结缩小或消退	由引流区域的急、慢性炎症引起
②淋巴结结核	常发生于颈部血管周围，呈多发性，质地较硬，大小不等，可互相粘连，或与周围组织粘连，如发生干酪样坏死，则可触及波动感。晚期破溃后形成瘘管，愈合可形成瘢痕	发病原因有两种：一种是结核杆菌通过上呼吸道或随食物在口腔及鼻咽部引起的原发灶上感染；另一种是原发结核感染后，血中结核杆菌随血行进入内侧颈淋巴结，引起颈淋巴结核
③恶性肿瘤淋巴结转移	转移的淋巴结质地坚硬或有橡皮感，表面光滑或有突起，与周围组织粘连，不易推动，一般无压痛	胸部肿瘤，如肺癌可向右侧锁骨上淋巴结群转移；胃癌、食管癌多向左侧锁骨上淋巴结群转移，这种肿大的淋巴结称为 Virchow 淋巴结。常为胃癌、食管癌转移的标志
全身性淋巴结肿大	淋巴结肿大遍及全身，大小不等，无粘连	急性和慢性淋巴结炎、淋巴瘤、白血病、传染性单核细胞增多症等

淋巴结肿大分为局限性淋巴结肿大和全身性淋巴结肿大，其具体肿大的原因及表现见表5-2-3。

（谢伦芳）

目 标 测 试

一、选择题

1. 体重低于正常的多少称消瘦（　　　）。

　　A. 5%　　　　B. 10%　　　　C. 20%　　　　D. 30%　　　　E. 40%

2. 判断营养状态最简便而迅速的方法是观察（　　　）。

　　A. 皮肤弹性　　　　　　B. 指甲有无光泽　　　　　　C. 皮下脂肪充实程度

　　D. 肌肉的发育　　　　　E. 体重指数

3. 女，35岁，咯血4天入院，面色晦暗，双颊暗红，口唇发绀，其病因首先考虑（　　　）。

　　A. 白血病　　B. 肺结核　　C. 风湿性二尖瓣狭窄　　D. 支气管扩张

　　E. 再生障碍性贫血

4. 心肺功能不全的患者常采取（　　　）。

　　A. 强迫仰卧位　　　　　B. 强迫侧卧位　　　　　C. 强迫坐位

　　D. 辗转体位　　　　　　E. 角弓反张

5. 黄疸时首先发黄的部位是（　　　）。

　　A. 面部皮肤　　B. 甲床　　C. 黏膜　　D. 巩膜　　E. 耳郭

6. 哪种疾病所致水肿先出现于颜面（　　　）。

　　A. 右心衰　　B. 肾炎　　C. 肝硬化　　D. 丝虫病　　E. 营养不良

7. 皮下出血面积的直径多大称为瘀斑（   ）。

    A. <2mm   B. 2～3mm   C. 3～5mm   D. >5mm   E. 以上均可

8. 瘀点与充血性皮疹最重要的区别点是（   ）。

    A. 是否高于皮面   B. 分布的部位   C. 直径大小

    D. 压之是否褪色   E. 血小板计数是否正常

9. 胃癌、食管癌患者多向何处淋巴结转移（   ）。

    A. 右锁骨上   B. 左锁骨上   C. 右腋窝

    D. 左腋窝   E. 右胸骨旁

二、名词解释

1. 慢性病容

2. 被动体位

三、简答题

1. 蜘蛛痣和肝掌见于哪些疾病？其发生机制是什么？

2. 浅表淋巴结肿大的临床意义有哪些？

第三节　头部评估

头部及其各器官是人体最重要的外形特征之一，是评估者最先和最容易看见的部分，仔细检查往往能获取许多有价值的资料，因此应进行全面的视诊和触诊。

头部评估的主要内容包括头颅和颜面部器官的评估。

一、头颅外形

头颅外形的评估主要通过视诊和触诊完成。

头颅的大小和外形异常是一些疾病的典型体征，临床上常见的如下。

（1）小颅（microcephalia）　为囟门过早闭合（小儿囟门多在12～18个月闭合）引起的小头畸形，常同时伴有智力障碍。

（2）尖颅（oxycephaly）　也称塔颅。头顶部向上尖突、高起，突眼，中面部严重发育不良。其原因是矢状缝和冠状缝过早闭合。见于尖头并指（趾）畸形，即 Apert 综合征（图 5-3-1）。

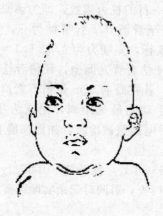

图 5-3-1　尖颅

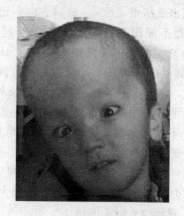

图 5-3-2　脑积水落日眼

（3）方颅（squared skull）　前额左右突出，头顶平坦呈方形，见于小儿佝偻病或先天性梅毒。

（4）巨颅（large skull）　头颅的顶、额、颞、枕部膨大呈圆形，颜面很小，头、颈部静脉充盈。由于颅内压增高，压迫眼球，形成双目下视、巩膜外露的特殊表情，称为落日现象（setting sun phenomenon），见于脑积水（图 5-3-2）。

二、眼

眼（图 5-3-3）部评估主要包括视功能评估、外眼评估、眼前节评估、眼底评估和眼压评估。

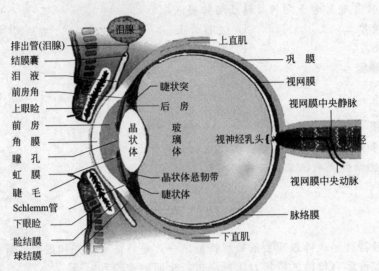

图 5-3-3　眼的结构示意图

（一）视功能评估

视功能包括视力、视野、色觉等。

1. 视力（visual acuity）

视力分为远视力和近视力，是眼分辨二维物体的形状和位置的能力，中心视力则反映视网膜黄斑中心凹处的视觉敏感度，正常视力一般在 1.0 或以上。其检测用国际标准视力表进行。

（1）远视力评估法　用远距离视力表。被评估者距视力表 5m，先右眼后左眼，戴镜者先测裸眼视力，再测戴镜视力并记录矫正镜片的度数。检测时由上向下逐行指示视标，让其在 5s 内说出或指出"E"字缺口方向，记录所能看清的最小一行的视力读数，即为该眼视力。如在 5m 处不能辨认 0.1 行视标，嘱其慢慢走近视力表直至看清 0.1 行视标为止，实际距离（d）/5×0.1 的数值为其视力，如在 4m 处能看清 0.1 行视标，则视力为 4/5×0.1＝0.08。若在 1m 处不能辨认 0.1 行视标者，改测"数手指"，让被评估者背光而坐，评估者任意伸出几个手指，让其说出手指的数目，记录为数指/距离（cm）。若在眼前 5cm 处仍不能辨清手指数目者，评估者用手在其眼前缓慢左右摆动，记录辨知手动的最远距离，记录为手动/距离（cm）。不能看到眼前手动者，则在暗室内检查光感，用手电筒照被检眼，如能准确看到光亮，记录为光感，不能者记录为无光感。有光感者还需检测光定位。

（2）近视力评估法　用近距离视力表。在距视力表 33cm 处，能看清"1.0"行视标者为正常视力。若在 33cm 处不能看清最大字符，可移近距离检查，需同时记录实际距离。

2. 视野（visual fields）

是指当眼向前方注视时所见的空间范围，其反映黄斑中心凹以外的视网膜功能，即周边视力。

视野检查法有手试对比法、平面视野计法、弧形视野计法、Goldmann 视野计法、自动视野计法等。

3. 色觉（color sensation）

色觉检查应在明亮的自然光线下进行，让被评估者在距色盲表50cm处读出其上的数字或图像，先用示教图，教其正确方法，再检查并做出诊断。如在5～10s内不能读出表上的彩色数字或图像，可按色盲表的说明判断为某种色盲或色弱。色盲是对某种颜色的识别能力丧失；色弱是对某种颜色的识别能力减低。

（二）外眼评估

外眼评估包括眼睑、泪器、结膜、眼球位置和运动的评估。

1. 眼睑（eyelids）

观察有无红肿、水肿、瘀血、瘢痕；有无内翻或外翻；上睑提起或睑裂闭合是否正常；有无倒睫等。

（1）睑内翻（entropion） 是由于瘢痕形成使睑缘向内翻转，常见于沙眼。

（2）上睑下垂（ptosis） 双侧上睑下垂见于重症肌无力；单侧上睑下垂见于蛛网膜下腔出血、脑炎、脑脓肿、外伤等所致的动眼神经麻痹。

（3）眼睑闭合障碍 双侧闭合障碍可见于甲状腺功能亢进症；单侧闭合障碍见于面神经麻痹。

（4）眼睑水肿 眼睑皮下组织疏松，轻度或初发水肿常在眼睑表现出来。常见原因有肾炎、营养不良、贫血等。

2. 泪器（lacrimal apparatus）

观察泪腺区是否有红肿压痛；泪小点有无外翻或闭塞；泪囊区有无红肿、压痛或瘘管，挤压泪囊有无分泌物从上、下泪点溢出。

3. 结膜（conjunctiva）

结膜分睑结膜、穹窿部结膜和球结膜三部分。检查上睑结膜时需翻转眼睑，评估者用右手检查被评估者左眼，左手检查其右眼。翻转方法为：用示指和拇指捏住上睑中部的边缘，嘱患者双目下视，然后轻轻向前下方牵拉，同时以示指向下压迫睑板上缘，与拇指配合将睑缘向上捻转即可将眼睑翻开（图5-3-4）。观察有无充血、水肿、瘢痕、异物、新生物、滤泡增生等。

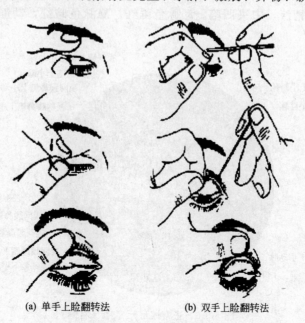

(a) 单手上睑翻转法   (b) 双手上睑翻转法

图 5-3-4 上睑翻转法

4. 眼球 (eyeball)

检查眼球的位置与运动。观察两眼位置是否相同,有无斜视和眼球震颤;眼球大小有无异常、有无内陷或突出。检查眼球运动时,嘱被检者向左、右、上、下及右上、右下、左上、左下八个方向注视,了解眼球各方向转动有无障碍。

(三) 眼前节评估

眼前节包括巩膜、角膜、虹膜、瞳孔和晶状体。

(1) 巩膜 (sclera)　正常巩膜呈透明瓷白色。观察有无黄染、结节等。

(2) 角膜 (cornea)　评估时注意观察角膜的直径大小、透明度及表面是否光滑,有无异物、溃疡、新生血管及混浊(云翳、斑翳、白斑)等,角膜知觉如何,有无角膜后沉着物。

角膜知觉检查:自消毒棉签拉出一条纤维,用其末端从被评估者眼的侧面轻轻触及角膜,观察瞬目反射情况,以判断角膜知觉正常与否。角膜知觉减退常见于病毒性角膜炎或三叉神经麻痹者。

(3) 虹膜 (iris)　正常虹膜纹理近瞳孔部分呈放射状排列,周边呈环形排列。观察颜色、纹理,有无萎缩、新生血管,有无根部断裂或缺损,有无震颤,有无与角膜或晶状体粘连。

(4) 瞳孔 (pupil)　注意观察瞳孔的形状、大小,双侧是否等大、等圆,位置是否居中,对光反射是否正常等。正常瞳孔呈圆形,直径 3~4mm,双侧等大、等圆,受到光线照射后双侧瞳孔迅速缩小,移开光源后瞳孔迅速复原。

直接对光反射:在暗室内用手电筒光照射被检眼,其瞳孔迅速缩小的反应。

间接对光反射:在暗室内用手电筒光照射一眼,另一眼瞳孔迅速缩小的反应。

近反射:当眼注视近物时,双眼会聚、瞳孔缩小和晶状体调节。

(5) 晶状体 (lens)　观察透明度和位置,有无混浊或脱位。

(四) 眼底评估

需借助检眼镜,在暗室内进行。

眼底评估主要观察玻璃体、视网膜和视乳头,观察玻璃体有无出血、混浊,视网膜有无出血、脱离、水肿等,视乳头有无水肿、萎缩等。正常视神经乳头为卵圆形或圆形,边缘清楚,色淡红,颞侧较鼻侧稍淡,中央凹陷。动脉色鲜红,静脉色暗红,动静脉管径的正常比例为 2∶3 (图 5-3-5)。

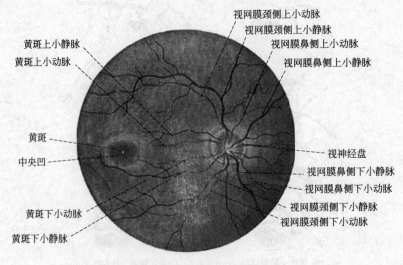

图 5-3-5　正常眼底示意图 (右侧)

（五）眼压评估

眼压正常值为 1.3～2.8kPa（10～21mmHg）。

眼压测定法有指测法（图 5-3-6）和眼压计测定法。

指测法：嘱被评估者向下注视，评估者以双手的中指和无名指固定于被评估者前额，两手示指指尖放在上睑皮肤上，两指交替按压眼球，根据手指感到的眼球波动力的大小来判断眼压的高低。正常值记录为 Tn，轻度增高、中度增高、极度增高分别记录为 T_{+1}、T_{+2} 和 T_{+3}，轻度降低、中度降低、极度降低分别记录为 T_{-1}、T_{-2} 和 T_{-3}。指测法仅仅依靠评估者的手指感觉，主观而不精确。

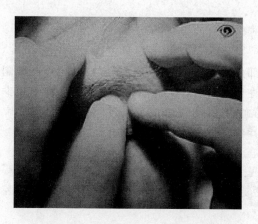

图 5-3-6　眼压测定法（指测法）

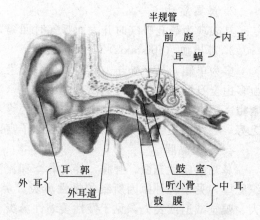

图 5-3-7　耳的结构示意图

三、耳

耳是听觉和平衡器官，分为外耳、中耳和内耳三部分（图 5-3-7）。

1. 外耳

（1）耳郭（auricle）　注意观察耳郭的外形、大小、位置和对称性，是否有发育畸形、外伤瘢痕、红肿、瘘口、赘生物等。

（2）外耳道（external auditory canal）　注意皮肤是否正常，有无溢液。外耳道内局部红肿疼痛，伴有耳郭牵拉痛者为疖肿；如有黄色液体流出伴有痒感者为外耳道炎；有脓液流出并伴有全身症状者应考虑化脓性中耳炎；外伤后有血液或脑脊液流出应考虑为颅底骨折。

2. 中耳

观察鼓膜是否有穿孔。如鼓膜穿孔伴有恶臭脓液溢出，可能为胆脂瘤。

3. 乳突（mastoid）

乳突内腔与中耳相连，化脓性中耳炎引流不畅可蔓延致乳突炎。应注意观察有无乳突部皮肤红肿、压痛，有无瘘管。

4. 听力（audition）

听力检查分为主观测听法和客观测听法。主观测听法有语音检查法、表试验、音叉试验等，客观测听法有声导抗测试、电反应测听及耳声发射测试等。体格检查时可先用粗略的方法了解被评估者的听力，方法为：在安静环境中嘱被评估者闭目静坐，用手指堵塞一侧耳道，评估者持手表或以拇指与示指互相摩擦，自 1m 以外逐渐移近其耳部，直到被评估者听到声音为止，测量距离。正常人一般约在 1m 处即可听到机械表声或捻指声。粗测发现有听力减退，则应进行精确的听力测试和其他专科检查。

四、鼻

评估内容包括鼻部皮肤颜色和鼻外形有无改变，有无鼻翼翕动，鼻道是否通畅、有无出血或异常分泌物，有无鼻中隔偏曲以及鼻窦区有无压痛。

1. 鼻的外形

应注意观察鼻部皮肤颜色和鼻外形改变。

鼻梁皮肤出现黑褐色斑点或斑片为日晒后或其他疾病所致的色素沉着，如鼻梁部皮肤出现红色斑块，病损处高于皮面并向面颊部扩展，见于系统性红斑狼疮。鼻尖和鼻翼部皮肤发红，伴有毛细血管扩张和组织肥厚，见于酒渣鼻（rosacea）。鼻腔完全堵塞，外部变形，鼻梁宽平如蛙状，称为蛙状鼻（frog shaped nose），见于鼻息肉。鼻骨破坏、鼻梁塌陷，谓之鞍鼻（saddle nose），见于鼻骨折、先天性梅毒和麻风病。

2. 鼻翼翕动

其表现为鼻孔吸气时开大而呼气时回缩，是呼吸困难的表现。

3. 鼻出血（epistaxis）

多为单侧，见于外伤、鼻腔或鼻窦感染、局部血管损伤、鼻腔及周围器官肿瘤等。双侧出血多由全身性疾病引起，如发热性传染病（流行性出血热）等，血液系统疾病（血小板减少性紫癜、再生障碍性贫血、白血病、血友病等），高血压病、肝脏疾患、维生素 C 或维生素 K 缺乏等。妇女如发生周期性鼻出血应考虑子宫内膜异位症的可能。

4. 鼻腔黏膜

鼻黏膜急性充血、肿胀，伴有鼻塞和流涕，见于急性鼻炎。慢性鼻黏膜肿胀多为鼻黏膜组织肥厚，见于各种原因所致的慢性鼻炎。鼻黏膜萎缩、鼻腔分泌物减少、鼻甲缩小、鼻腔宽大、嗅觉减退或丧失，见于慢性萎缩性鼻炎。

5. 鼻腔分泌物

鼻腔黏膜受到刺激时便可产生过多分泌物。清稀无色的分泌物为卡他性炎症；黏稠发黄或发绿的分泌物为鼻或鼻窦的化脓性炎症所致。

6. 鼻窦（nasal sanus）

鼻窦为鼻腔周围含气的骨质空腔，共 4 对，均与鼻腔相通，其中蝶窦因解剖位置较深，不能在体表进行检查（图 5-3-8）。

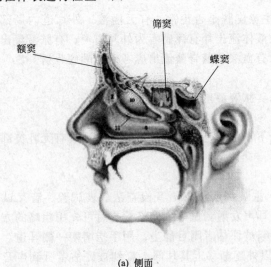

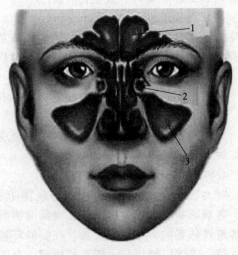

(a) 侧面　　　　　　　　　　(b) 正面

1—额窦；2—筛窦；3—上颌窦

图 5-3-8　鼻窦位置示意图

（1）上颌窦　评估者双手固定于被评估者耳后，将拇指分别置于左右颧部向后按压。也可用右手中指指腹叩击颧部，询问有无疼痛并比较两侧有无区别。

（2）额窦 评估者一手扶持被评估者枕部，另一手拇指或示指置于眼眶上缘内侧用力向后、向上按压，或以双手固定头部，双手拇指置于眼眶上缘内侧向后、向上按压，询问有无压痛及两侧有无差异。也可用中指叩击该区，询问有无叩击痛。

（3）筛窦 双手固定被评估者两侧耳后，双手拇指分别置于鼻根部与眼内眦之间向后按压，询问有无压痛。

当鼻窦引流不畅时易发生炎症，出现鼻塞、流涕、头痛和鼻窦区压痛。

五、口

口（mouth）的评估包括口唇、口腔内的器官和组织以及口腔气味等。

1. 口唇

注意观察口唇颜色，有无疱疹、口角糜烂或口角㖞斜。正常人口唇红润光泽。口唇苍白是由于血红蛋白降低或毛细血管充盈不足，见于虚脱、贫血等；口唇颜色深红由血液循环加快、毛细血管过度充盈引起，见于急性发热性疾病；口唇呈樱桃红色见于一氧化碳中毒；口唇发绀是由于血液中还原血红蛋白过多所致，见于心肺功能不全。口唇干燥并有皲裂见于严重脱水患者。口唇疱疹为单纯性疱疹病毒感染所致。口角糜烂见于核黄素缺乏。口角㖞斜见于面神经瘫痪或脑血管意外。

2. 口腔黏膜

口腔黏膜的检查应在充足的自然光线下进行，也可用手电筒照明。检查口底黏膜和舌底部时，让被检查者舌头上翘触及硬腭。正常口腔黏膜光洁呈粉红色。若口腔黏膜出现斑片状蓝黑色色素沉着为肾上腺皮质功能减退。若口腔黏膜出现大小不等的黏膜下出血点或瘀斑，可能是各种出血性疾病或维生素C缺乏所致。如在相当于第二磨牙的颊黏膜处出现针头大小的白色斑点，周围伴红晕，称为麻疹黏膜斑（Koplik斑），为麻疹的早期体征。黏膜肿胀、充血并伴有小出血点，称为黏膜疹，多呈对称性，见于猩红热、风疹和某些药物中毒等。黏膜上有白色或灰白色凝乳块状物为白色念珠菌感染所致。口腔黏膜溃疡多见于口腔炎症。

3. 牙（teeth）

注意观察有无龋齿、残根、缺牙和义齿等。发现牙齿疾患时应按下列格式标明患牙所在部位（图5-3-9）。

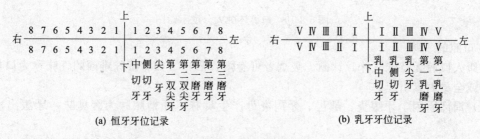

（a）恒牙牙位记录　　　　　　　　（b）乳牙牙位记录

图 5-3-9　牙位记录法

4. 牙龈（gums）

检查时注意牙龈的颜色，有无肿胀、溢脓及出血。正常牙龈呈粉红色，质地坚韧且与牙颈部紧密贴合，检查时经压迫无出血及溢脓。牙龈水肿常见于慢性牙周炎；牙龈出血可由局部因素如牙石引起，也可由全身因素如维生素C缺乏、血液系统疾病等引起；牙龈的游离缘出现蓝灰色点线称为铅线，是铅中毒的特征。

5. 舌 (tongue)

检查时嘱被检者伸出舌，舌尖翘起，左右侧移，以便仔细观察舌质、舌苔及舌的运动状态。正常人舌质淡红，表面湿润，覆有薄白苔，伸出时舌尖居中，活动自如无颤动。

(1) 舌质与舌苔改变　贫血或营养不良时可出现舌头萎缩，舌面光滑呈粉红色或红色；心肺功能不全时可出现舌发紫；舌乳头肿胀、发红似草莓称草莓舌 (strawberry tongue)，见于猩红热和长期发热患者；舌面干燥，舌体缩小并有纵沟，称为干燥舌 (dry tongue)，见于严重脱水。

(2) 舌运动异常　舌伸出时有细微震颤见于甲状腺功能亢进症；伸舌时偏向一侧是舌下神经麻痹所致。

6. 咽及扁桃体

评估时被评估者取坐位，头稍后仰，张口并发"啊"音，评估者用压舌板在舌的前2/3与后1/3交界处迅速下压，此时软腭上抬，在照明的配合下便可见软腭、腭垂、咽腭弓、舌腭弓、扁桃体和咽后壁等。应注意观察咽部的颜色、对称性，有无充血、肿胀、分泌物及扁桃体情况。

若咽部黏膜充血、红肿，分泌物增多，多见于急性咽炎。如咽部黏膜充血、表面粗糙，并见淋巴滤泡呈簇状增殖，见于慢性咽炎。扁桃体发炎时，腺体红肿、增大，隐窝内有黄白色分泌物或有苔状假膜，假膜易剥离，借此可与咽白喉鉴别。

扁桃体肿大一般分为 3 度 (图 5-3-10)：不超过咽腭弓者为Ⅰ度；超过咽腭弓者为Ⅱ度；达到或超过咽后壁中线者为Ⅲ度。

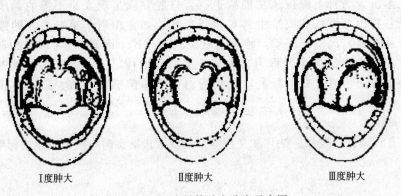

Ⅰ度肿大　　　　　　Ⅱ度肿大　　　　　　Ⅲ度肿大

图 5-3-10　扁桃体肿大分度示意图

7. 口腔的气味

健康人口腔无特殊气味。饮酒、吸烟者可有烟、酒味，如有特殊难闻的气味称为口臭，可由局部或全身因素引起。

(1) 局部原因　牙龈炎、龋齿、牙周炎可产生臭味；牙槽脓肿为腥臭味，牙龈出血为血腥味。

(2) 全身性原因　糖尿病酮症酸中毒患者出现烂苹果味；尿毒症患者可发出尿味；肝坏死患者可发出肝臭味；肺脓肿患者呼吸时可有组织坏死的臭味；有机磷中毒患者口腔中能闻到大蒜味。

六、腮腺

腮腺 (parotid) 位于耳屏、下颌角、颧弓所构成的三角区内，正常腮腺薄而软，触诊时不能触及其轮廓。腮腺导管开口于上颌第二磨牙相对应的颊黏膜上 (图 5-3-11)。检查时注意导管口有无分泌物。

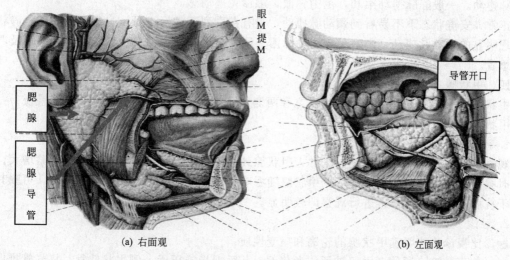

(a) 右面观　　　　　　　　　　(b) 左面观

图 5-3-11　腮腺位置及其导管示意图

急性腮腺炎时腺体肿大，视诊可见到以耳垂为中心的隆起，有压痛，腮腺导管口红肿、有分泌物。腮腺混合瘤者腺体质韧呈结节状，边界清楚，可移动。恶性肿瘤质硬，固定并与周围组织粘连，可伴有面瘫。

第四节　颈部评估

颈部的评估应在平静、自然的状态下进行，被评估者取舒适体位，解开内衣，充分暴露颈部和肩部。操作时手法轻柔，如果怀疑被评估者有颈椎疾患时更应注意。

一、颈部的分区

为标记颈部病变的部位，根据解剖结构，每侧颈部又可分为两个大三角区，即颈前三角和颈后三角。

（1）颈前三角　为胸锁乳突肌内侧缘、下颌骨下缘与前正中线之间的区域。

（2）颈后三角　为胸锁乳突肌后缘、锁骨上缘与斜方肌之间的区域。

二、颈部外形与运动

正常人坐位时颈部直立，两侧对称，矮胖者较粗短，瘦长者较细长，成年男性甲状软骨较女性突出，转头时可见胸锁乳突肌突起。正常人在静坐时颈部血管不显露。

正常人颈部伸屈、转动自如。

评估时应注意颈部静态与动态时的改变。如头不能抬起，见于严重消耗性疾病的晚期、重症肌无力和进行性肌萎缩等。头部向一侧偏斜称为斜颈，见于颈肌外伤、瘢痕收缩、先天性颈肌挛缩或斜颈。颈部运动受限伴有疼痛，可见于软组织炎症、颈肌扭伤、肥大性脊椎炎、颈椎结核或肿瘤等。颈部强直为脑膜激惹的表现，见于各种脑膜炎、蛛网膜下腔出血等。

三、颈部血管

正常人立位或坐位时颈外静脉常不显露，去枕平卧时可稍见充盈，充盈的水平仅限于锁骨上缘至下颌角距离的下 2/3 以内。如在坐位或半坐位（身体呈 45°）时，颈静脉明显充盈或怒张，提示静脉压增高，见于右心衰竭、缩窄性心包炎、心包积液或上腔静脉阻塞综合征。平卧时若看不到颈静脉充盈，提示低血容量状态。

正常情况下不会出现颈静脉搏动，颈静脉搏动见于三尖瓣关闭不全。应注意鉴别动脉搏动与静脉搏动。一般静脉搏动柔和，范围弥散，触诊无搏动感。

正常人安静状态下不易看到颈动脉搏动，只有在剧烈活动后可见，且很微弱。如在静状态下出现明显的颈动脉搏动，则多见于主动脉瓣关闭不全、高血压病、甲状腺功能亢进症及严重贫血患者。

四、甲状腺

甲状腺（thyroid）位于甲状软骨下方和两侧（图5-4-1），表面光滑、柔软不易触及。

甲状腺评估方法如下。

1. 视诊

观察甲状腺的大小和对称性。正常人甲状腺外观不突出。女性在青春发育期可略增大。被评估时嘱被评估者做吞咽动作，可见甲状腺随吞咽动作而上下移动。如不易辨认时，可嘱其双手放于枕后，头向后仰，再进行观察即较明显。

2. 触诊

触诊比视诊更能明确甲状腺的轮廓和病变性质。

（1）前面触诊　评估者立于被评估者前面，一手拇指施压于一侧甲状软骨，将气管推向对侧，另一手示、中指在对侧胸锁乳突肌后缘向前推挤甲状腺侧叶，拇指在胸锁乳突肌前缘触诊，配合吞咽动作，重复检查，可触及被推挤的甲状腺（图5-4-2）。用同样方法检查另一侧甲状腺。

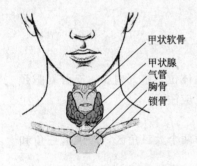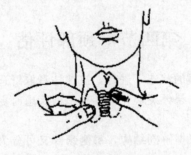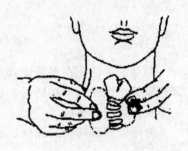

甲状软骨
甲状腺
气管
胸骨
锁骨

图5-4-1　甲状腺位置图　　　图5-4-2　前面触诊甲状腺示意图　　　图5-4-3　后面触诊甲状腺示意图

（2）后面触诊　类似前面触诊。评估者立于被评估者后面，一手示、中指施压于一侧甲状软骨，将气管推向对侧，另一手拇指在对侧胸锁乳突肌后缘向前推挤甲状腺，示、中指在其前缘触诊甲状腺，配合吞咽动作，重复检查（图5-4-3）。用同样方法检查另一侧甲状腺。

3. 听诊

当触及甲状腺肿大时，将钟形听诊器直接置于肿大的甲状腺上，甲状腺功能亢进症者可闻及低调的连续性静脉"嗡鸣"音，弥漫性甲状腺肿伴功能亢进者还可闻及收缩期动脉杂音。

甲状腺肿大可分为三度：不能看出肿大但能触及者为Ⅰ度；既能看出肿大又能触及，但在胸锁乳突肌以内者为Ⅱ度；超过胸锁乳突肌外缘者为Ⅲ度。甲状腺肿大可见于甲状腺功能亢进症、单纯性甲状腺肿、甲状腺癌、慢性淋巴性甲状腺炎和甲状旁腺腺瘤。

五、气管

正常人气管位于颈前正中部。评估时让被评估者取舒适坐位或仰卧位，使颈部处于自然直立状态。评估者将右手示指与环指分别置于被评估者两侧胸锁关节上，然后将中指置于气管之上，观察中指是否在示指与环指中间。正常人两侧距离相等。若两侧距离不等，提示气管移位（tracheal displacement）。根据气管偏移的方向可以判断病变的性质。大量胸腔积液、积气、纵隔肿瘤及单侧甲状腺肿大时，气管将被推向健侧；而肺不张、肺纤维化、胸膜增厚粘连时，气管向患侧移位。

（龙　轩）

目标测试

一、单项选择题

1. 正常瞳孔直径为（　　）。
   A. 2～5mm　　　　　B. 3～5mm　　　　　C. 3～4mm　　　　　D. 2～4mm
2. 在牙位记录中└Ⅲ代表患者的（　　）。
   A. 右上乳尖牙　　　B. 左上乳尖牙　　　C. 左上尖牙　　　　D. 右上尖牙
3. 腮腺导管开口于（　　）。
   A. 正对下颌第二磨牙的颊黏膜　　　　　B. 正对上颌第二磨牙的颊黏膜
   C. 舌系带两侧的舌下肉阜　　　　　　　D. 正对上颌第一磨牙的颊黏膜
4. 某女，16岁，1个月前发现颈前部有1个圆形肿物，近日肿物部位红肿疼痛，6天前破溃，流出黄色黏液样液体，伤口无愈合迹象。最可能的疾病是（　　）。
   A. 颈部淋巴结结核　B. 甲状舌管囊肿　　C. 囊状淋巴管瘤　　D. 甲状腺腺瘤
5. 某男，46岁，连续2天使用"乐果"喷洒棉田杀虫。中午突感不适，出现恶心、呕吐、多汗、流涎、腹痛腹泻等，紧急送医。检查时将发现（　　）。
   A. 瞳孔缩小　　　　B. D形瞳孔　　　　C. 瞳孔扩大　　　　D. 巩膜黄染
6. 正常人气管位于颈前正中部。患下列哪种疾病时气管将被推向健侧（　　）。
   A. 大量胸腔积液　　B. 一侧肺不张　　　C. 一侧肺纤维化　　D. 单侧胸膜增厚粘连
7. 草莓舌常见于以下哪种疾病的患者？（　　）。
   A. 慢性心功能不全　B. 猩红热　　　　　C. 急性发热　　　　D. 严重脱水
8. 不能在体表进行评估的鼻窦是（　　）。
   A. 上颌窦　　　　　B. 额窦　　　　　　C. 筛窦　　　　　　D. 蝶窦
9. 眼压的正常值为（　　）。
   A. 10～18mmHg　　B. 11～20mmHg　　C. 10～21mmHg　　D. 12～22mmHg

二、名词解释

1. 落日现象
2. 直接对光反射

三、简答题

1. 扁桃体肿大分为几度？怎么区分？
2. 甲状腺肿大分为几度及如何区分？

第五节　胸部评估

胸部是指颈部以下和腹部以上的区域。胸廓由12个胸椎、12对肋骨、锁骨及胸骨组成，其正面及背面骨骼结构见图5-5-1。

一、胸部的体表标志

胸廓内含有心、肺等重要脏器，胸部检查的目的是判断这些脏器的生理与病理状态。胸廓内各脏器的位置可通过体表检查予以确定。为标记正常胸廓内部脏器的轮廓和位置，以及异常体征的部位和范围，熟识胸廓上的自然标志和人为划线具有十分重要的意义（图5-5-2）。

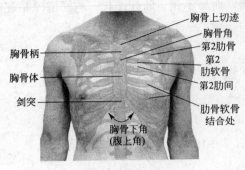

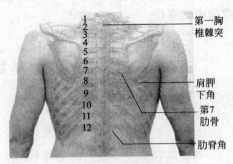

(a) 胸廓骨骼结构正面观　　　　　　　　(b) 胸廓骨骼结构背面观

图 5-5-1　胸廓骨骼结构

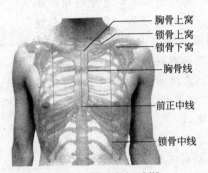

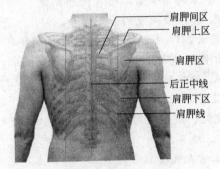

(a) 前胸壁的自然陷窝和人工划线　　　　(b) 后胸壁的分区和人工划线

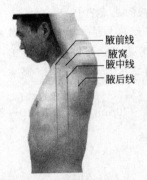

(c) 侧胸壁的自然陷窝和人工划线

图 5-5-2　胸廓上的自然标志和人为划线

1. 骨骼标志

（1）**胸骨角**　又称 Louis 角，由胸骨柄与胸骨体的连接处向前突起而成，与第 2 肋软骨相连，为前胸壁计数肋骨和肋间隙的重要标志。胸骨角还标志气管分叉、心房上缘、上下纵隔交界及相当于第 5 胸椎水平。

（2）**腹上角**　胸骨下端会合处所形成的夹角，亦称胸骨下角，正常 70°～110°。

（3）**肩胛骨**　肩胛骨最下端称肩胛下角。被检者直立位两上肢自然下垂时，肩胛下角可作为第 7 或第 8 肋骨水平的标志，或相当于第 8 胸椎水平，是后胸部计数肋骨的标志。

（4）**脊柱棘突**　为后正中线的标志。以第 7 颈椎棘突最为突出，其下部是胸椎的起点，可以此为计数胸椎的标志。

（5）**肋脊角**　第 12 肋骨与脊柱构成的夹角，其前方为肾脏和输尿管上端所在的区域。

2. 自然陷窝

（1）胸骨上窝　指胸骨柄上方的凹陷，正常气管位于其后。

（2）锁骨上窝（左、右）　指锁骨上方的凹陷，相当于两肺尖上部。

（3）锁骨下窝（左、右）　指分别位于锁骨下方的凹陷，相当于两肺尖下部。

（4）腋窝（左、右）　指上肢内侧与胸壁相连的凹陷部。

（5）肩胛区（左、右）　指肩胛冈以下的肩胛区域。

（6）肩胛间区　指两肩胛骨内缘之间的区域，后正中线将其分为左右两部分。

（7）肩胛下区（左、右）　指两肩胛下角的连线与第 12 胸椎水平线之间的区域。

3. 垂直线标态

（1）前正中线　又称胸骨中线，指通过胸骨正中的垂直线。

（2）锁骨中线（左、右）　指通过左右锁骨的肩峰端与胸骨端两者中点的垂直线。

（3）胸骨线（左、右）　沿胸骨边缘与前正中线平行的垂直线。

（4）胸骨旁线（左、右）　通过胸骨线和锁骨中线中点的垂直线。

（5）腋前线（左、右）　指通过腋窝前皱襞沿前胸壁向下的垂直线。

（6）腋后线（左、右）　指通过腋窝后皱襞沿后胸壁向下的垂直线。

（7）腋中线（左、右）　指自腋窝顶端于腋前线和腋后线之间中点向下的垂直线。

（8）肩胛下角线（左、右）　指两上臂自然下垂时通过肩胛下角所作的垂直线，又称肩胛线。

（9）后正中线　又称脊柱中线，指通过椎骨棘突或沿脊柱正中下行的垂直线。

二、胸部检查概述

胸部检查可分为两个部分，第一部分是胸壁、胸廓、乳房与肺部检查，第二部分是心脏检查。每部分检查均按视诊、触诊、叩诊和听诊顺序进行。检查时应特别注意以下几点。

① 检查应在合适的温度和光线充足的环境中进行。

② 被检查者尽可能暴露全部胸廓，保护被检者隐私。

③ 被检者视病情或检查需要采取坐位或卧位。

④ 一般先检查前胸部及两侧胸部，然后再检查背部，左右对比。

三、胸壁、胸廓、乳房与肺部检查

（一）视诊

1. 胸廓形状

（1）观察内容　胸廓对称性、前后径与左右径的比例、脊柱。

（2）正常表现　正常人胸廓两侧对称，成人胸廓前后径较左右径稍短，二者之比约为 1∶1.5，幼儿和老年人胸廓前后径略小于横径或几乎相等，呈圆柱形。

（3）常见胸廓外形改变及临床意义　①扁平胸：胸廓扁平，前后径短于左右径的一半。见于慢性消耗性疾病，如肺结核、恶性肿瘤晚期等，也可见于瘦长体型者。②桶状胸：胸廓呈圆桶状，前后径增大，与左右横径几乎相等，同时两侧肋骨的斜度变小，肋间隙增宽，腹上角增大。见于严重肺气肿患者，亦可见于老年人或矮胖体型者。③佝偻病胸：佝偻病所致胸廓改变，多见于儿童。其主要特点见表 5-5-1。④胸廓局部隆起：多见于心脏明显扩大、大量心包积液、胸内或胸壁肿瘤等。⑤胸廓一侧变形：一侧胸廓隆起多见于一侧胸腔积液、气胸、严重代偿性肺气肿；一侧胸廓平坦或凹陷多见于一侧肺不张、肺纤维化、广泛性胸膜增厚和粘连等。⑥脊柱畸形引起的胸廓改变：因脊柱前凸、侧凸、后凸等畸形而致胸廓前后、左右不对称，肋间隙变窄或增宽。常见于脊柱发育不良、结核、肿瘤、外伤等。常见胸廓外形改变见图 5-5-3。

表 5-5-1　佝偻病胸廓特点

佝偻病胸	特　　点
佝偻病串珠	沿胸骨两侧各肋软骨与肋骨交界处常隆起,形成串珠状
肋膈沟	下胸部前面的肋骨外翻,胸壁沿膈附着的部位向内凹陷形成沟状带
鸡胸	胸廓前后径略长于左右径,上下径较短,胸骨下端前突,胸廓前侧壁肋骨凹陷
漏斗胸	胸骨剑突处明显凹陷,形似漏斗状

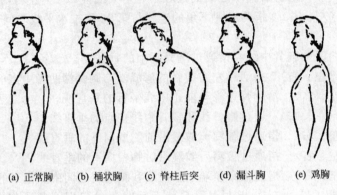

(a) 正常胸　　(b) 桶状胸　　(c) 脊柱后突　　(d) 漏斗胸　　(e) 鸡胸

图 5-5-3　常见胸廓外形改变

2. 呼吸运动

(1) 呼吸运动类型

① 正常表现　呼吸运动分胸式呼吸和腹式呼吸。正常成年男性和儿童以腹式呼吸为主,成年女性以胸式呼吸为主。

② 异常表现及临床意义

a. 胸式呼吸减弱,腹式呼吸增强:肺或胸膜疾病,如肺炎、重症肺结核和胸膜炎、肺水肿或肋骨骨折等。

b. 腹式呼吸减弱,胸式呼吸增强:腹腔病变,如腹膜炎症、大量腹水、腹腔巨大肿瘤和妊娠晚期等。

c. 呼吸困难:呼吸困难类型及表现详见见症状评估中的呼吸困难。

(2) 呼吸频率、节律与深度　呼吸频率、节律与深度的正常表现、异常表现及临床意义详见《护理学基础》相关章节。

3. 乳房

(1) 对称性

① 正常表现　正常女性坐位时两侧乳房基本对称。

② 异常表现及临床意义　如一侧乳房明显增大,可见于先天畸形、囊肿形成、炎症或肿瘤;一侧乳房明显缩小,则多因发育不全。

(2) 乳房皮肤

① 正常表现　颜色同身体其他部位正常皮肤颜色,且表面光滑,无溃疡和瘢痕;孕妇及哺乳期妇女乳房明显增大,向前突出或下垂,乳晕扩大,色素加深,腋下丰满,乳房皮肤可见浅表静脉扩张。

② 异常表现及临床意义

a. 皮肤发红:提示局部炎症或癌性淋巴管炎。

b. 水肿及橘皮样变:肿瘤浸润导致癌细胞机械性填塞皮肤淋巴管引起淋巴水肿时,因毛囊明显下陷，局部皮肤外观呈橘皮样。

（3）乳头

① 正常表现　正常乳房的乳头两侧对称，其方向指向前方、略外下。

② 异常表现及临床意义　乳头位置与大小不对称，出现倒置或内翻，有溢液等。

a. 乳头回缩，如系自幼发生，为发育异常；如为近期发生则可能为乳癌。

b. 乳头溢液多为病理性，如血性见于肿瘤；黄色、黄绿色、浆液性无色溢液见于慢性囊性乳腺炎等。

（4）腋窝和锁骨上窝　完整的乳房视诊还应包括乳房淋巴引流最重要的区域。必须详细观察腋窝和锁骨上窝有无红肿、包块、溃疡、瘘管和瘢痕等。

（二）触诊

1. 胸壁压痛

（1）检查方法　用双手全手掌轻压胸壁，左右对称；再用大拇指从上到下按压胸骨（始于胸骨柄，终于剑突）（图 5-5-4），询问被检者有无疼痛感受。

（2）正常表现　正常情况下胸壁及胸骨无压痛。

（3）异常表现及临床意义　当肋间神经炎、肋软骨炎、胸壁软组织炎及肋骨骨折时，病变部位有压痛；骨髓异常增生者常有胸骨压痛及叩击痛，见于白血病。

2. 皮下气肿

胸部皮下组织有气体积存时即为皮下气肿。

（1）检查方法　方法同胸壁压痛，用手掌感知。

（2）正常表现　触诊正常人胸壁皮肤，手掌无异常感知。

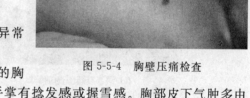

图 5-5-4　胸壁压痛检查

（3）异常表现及临床意义　触诊皮下气肿患者的胸壁皮肤时，可引起气体在皮下组织内移动，检查者手掌有捻发感或握雪感。胸部皮下气肿多由于肺、气管或胸膜受损后，气体自病变部位逸出积存于皮下所致。

3. 胸廓扩张度

即呼吸时的胸廓动度，一般于胸廓前下部呼吸运动最大的部位进行评估。

（1）检查方法　评估者两手掌平放于前胸下部和背部两侧对称部位。①触诊前胸时：左右拇指分别沿两侧肋缘指向剑突，拇指尖在前正中线两侧对称部位，双拇指间留一块松弛的皮皱，手掌和伸展的手指置于前侧胸壁［图 5-5-5（a）］。②触诊背部时：双拇指在第 10 肋骨水平，对称地放置于后正中线两侧数厘米处，双拇指间留一块松弛的皮皱，其余手指对称地放置于胸廓两侧［图 5-5-5 （b）］。嘱被评估者做深呼吸运动，观察两拇指是否随胸廓扩张对称性分离，两侧胸廓是否对称性向外移动。

（2）正常表现　两拇指随胸廓扩张对称性分离，两侧胸廓对称性向外移。

（3）异常表现及临床意义　①单侧扩张度降低：见于一侧肺实变、肺不张、胸膜增厚、大量胸水、气胸等。②双侧胸廓扩张度降低：见于双侧肺气肿、双侧胸膜炎或胸膜增厚等。

4. 语音震颤

语音震颤为被评估者发声时，产生于喉部的声波振动沿气管、支气管及肺泡传到胸壁所引起共鸣的振动，用手掌可触及，故又称触觉语颤。

（1）检查方法　评估者将双手手掌尺侧缘或掌面轻放于两侧胸壁对称部位，嘱被评估者用同等强度重复发长音 "yi"，手掌能感知振动。自上而下，从内到外，交叉比较两侧相应部位语音震颤的异同，注意其强弱变化（图 5-5-6）。

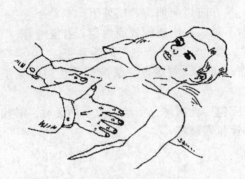
(a) 胸廓扩张度检查(前胸)

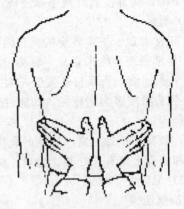
(b) 胸廓扩张度检查 (背部)

图 5-5-5　胸廓扩张度检查

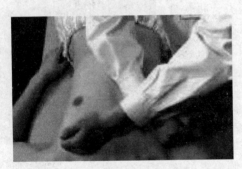
(a) 语音震颤检查(前胸)

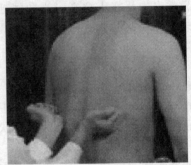
(b) 语音震颤检查(背部)

图 5-5-6　语音震颤检查

（2）正常表现　正常人语音震颤的强度受发音的强弱、音调的高低、胸壁的厚薄以及支气管至胸壁距离的差异等因素的影响。一般来说，发音强、音调低、胸壁薄及支气管至胸壁的距离近者语音震颤强，反之则弱。此外，语音震颤在两侧前后的上胸部和沿着气管和支气管前后走向的区域，即肩胛间区及左右胸骨旁第 1、2 肋间隙部位最强，于肺底最弱。因此，正常成人，男性和消瘦者较儿童、女性和肥胖者为强；前胸上部较前胸下部为强，因前胸上部距支气管近，右胸上部较左胸上部为强，因右侧支气管粗、短之故。

（3）异常表现及临床意义　①语音震颤增强：见于肺实变，如大叶性肺炎实变期、肺梗死等；肺空洞，如肺结核和肺脓肿空洞。②语音震颤减弱或消失：见于肺内含气量过多，如肺气肿；支气管阻塞，如阻塞性肺不张；大量胸腔积液、积气；胸膜高度增厚粘连；胸壁皮下气肿等。

5. 胸膜摩擦感

（1）检查方法　评估者将双手手掌尺侧缘或掌面轻放于胸廓的下前侧部，用手接触的部位感知（图 5-5-7）。

（2）正常表现　正常人胸腔内有少量液体而保持润滑，无摩擦感。

（3）异常表现及临床意义　触诊时有皮革相互摩擦的

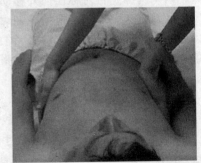
图 5-5-7　胸膜摩擦感检查

感觉。见于胸膜炎，因纤维蛋白沉积于胸膜，使胸膜表面变得粗糙，呼吸时胸膜脏、壁层互相摩擦而产生摩擦感。通常于呼、吸两相均可触及，但有时只在吸气末触到，屏住呼吸时则消失。触及胸膜摩擦感时，听诊也可听到胸膜摩擦音。

6. 乳房

（1）检查方法　触诊乳房时，被检查者采取坐位，先两臂下垂，然后双臂高举超过头部或双手叉腰再行检查。当仰卧位检查时，可垫以小枕头抬高肩部使乳房能较对称地位于胸壁上，以便进行详细的检查。以乳头为中心做一垂直线和水平线，可将乳房分为 4 个象限，便于记录病变部位（图 5-5-8）。

触诊先由健侧乳房开始，后检查患侧。检查者的手指和手掌应平置在乳房上，应用指腹轻施压力，以旋转或来回滑动进行触诊。检查左侧乳房时由外上象限开始，然后顺时针方向进行由浅入深触诊直至 4 个象限检查完毕为止，最后触诊乳头。以同样方式检查右侧乳房，但沿逆时钟方向进行，触诊乳房时应着重注意有无红肿、热痛和包块。乳头有无硬结、弹性消失和分泌物。

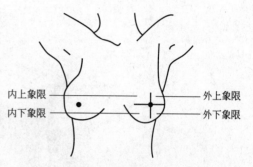

图 5-5-8　乳房的 4 个象限

（2）正常表现　正常乳房呈模糊的颗粒感和柔韧感，皮下脂肪组织的多寡可影响乳房触诊的感觉，青年人乳房柔软，质地均匀一致，而老年人则多呈纤维和结节感。乳房是由腺体组织的小叶所组成，当触及小叶时，切勿误认为肿块。月经期乳房小叶充血，乳房有紧张感，月经后充血迅即消退。妊娠期乳房增大并有柔韧感，而哺乳期则呈结节感。

（3）异常表现及临床意义　①乳房硬度增加，弹性减退：提示局部、皮下组织浸润，见于炎症或肿瘤。②乳头失去弹性：见于乳晕下有癌肿。③压痛：见于炎症、乳腺囊性增生。④包块：应注意部位、大小、外形、硬度、有无压痛、活动度等，同时触诊腋窝、锁骨上窝、颈部淋巴结有无肿大。恶性包块外形不规则，质硬，表面凹凸不平，活动度差，无压痛。

（三）叩诊

1. 胸廓与肺

（1）检查方法　直接叩诊与间接叩诊（图 5-5-9）。

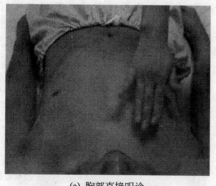

(a) 胸部直接叩诊

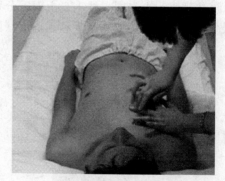

(b) 胸部间接叩诊

图 5-5-9　胸部叩诊

胸部叩诊时，被检查者取坐位或仰卧位，放松肌肉，两臂垂放，呼吸均匀。首先检查前胸，胸部稍向前挺，叩诊由锁骨上窝开始，然后沿锁骨中线、腋前线自第 1 肋间隙从上至下逐一肋间隙进行叩诊。其次检查侧胸壁，嘱被检查者举起上臂置于头部，自腋窝开始沿腋中线、腋后线叩诊，向下检查至肋缘。最后检查背部，被检查者向前稍低头，双手交叉抱肘，尽可能使肩胛骨移向外侧方，上半身略向前倾，叩诊自肺尖开始，叩得肺尖峡部宽度后，沿肩胛线逐一肋间隙向下检查，直至肺底膈活动范围被确定为止。并作左右、上下、内外对比，并注意叩诊音的变化。

（2）正常表现　正常肺部叩诊音为清音，但因各个部位含气量不同，胸壁的厚薄及邻近器官的影响，叩诊音的音响也不完全相同：前胸上部较下部稍浊；右上肺较左上肺稍浊；左侧前胸部第3、4肋间靠近心脏，叩诊音较右侧相应部位稍浊；右侧肺肝交界与重叠区，因受肝脏影响，叩诊音稍浊；左侧下肺靠近胃泡，叩诊呈鼓音（图5-5-10）。

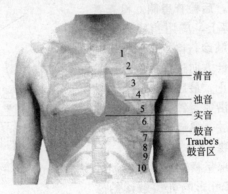

图 5-5-10　正常胸部叩诊音

（3）异常表现及临床意义　当肺或胸膜发生病变时，正常肺部清音区出现过清音、浊音、实音及鼓音，称为异常胸部叩诊音。①浊音与实音：肺组织含气量减少或有实变时，如肺炎、肺结核、肺水肿、肺不张、肺梗死、未液化的肺脓肿；肺内不含气的病变，如肺肿瘤、胸腔积液、胸膜增厚等。②过清音：多见于肺泡内含气量增多、肺组织弹性降低时，如肺气肿。③鼓音：见于气胸或肺内空腔性病变，且空腔靠近胸壁，直径大于3～4cm时，如空洞型肺结核、肺脓肿等。

2. 肺下界移动范围

肺下界移动范围相当于呼吸时膈肌的移动范围。

（1）检查方法　评估时，首先于平静呼吸时在被评估者左右肩胛下角线上（约第10肋间隙处）叩出肺下界，由上而下叩诊音从清音变浊音时，划一标记；其次在被评估者深吸气与深呼气后，屏住呼吸，再在同一线上自上而下分别叩出肺下界的最高点和最低点并做好标记。最高点与最低点之间的距离即肺下界移动范围（图5-5-11）。

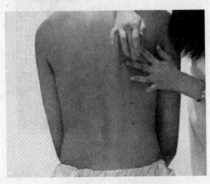

(a) 肺下界移动范围叩诊方法

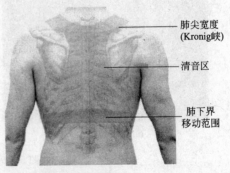

(b) 肺下界移动范围图示

图 5-5-11　肺下界移动范围叩诊方法及图示

（2）正常表现　正常人肺下界的移动范围为6～8cm。

（3）异常表现及临床意义　①肺下界移动范围变小：见于肺组织弹性消失，如肺气肿；肺组织萎缩，如肺不张、肺纤维化；肺组织炎症或水肿，局部胸膜粘连等。②肺下界及其移动范围不能叩出：大量胸腔积液、气胸、广泛胸膜增厚粘连或膈神经麻痹时。

（四）听诊

呼吸音的听诊方法如下。

（1）听诊方法　肺部听诊时，被检查者取坐位或卧位。听诊的顺序一般由肺尖开始，自上而下分别检查前胸部、侧胸部和背部，与叩诊相同，听诊前胸部应沿锁骨中线和腋前线；听诊侧胸部应沿腋中线和腋后线；听诊背部应沿肩胛线，自上至下逐一肋间进行，而且要在上下、左右对称的部位进行对比。被检查者微张口作均匀的呼吸，必要时可作较深的呼吸或咳嗽数声后立即听诊，这样更有利于察觉呼吸音及附加音的改变。

（2）正常呼吸音　正常呼吸音可听到三种，即支气管呼吸音、肺泡呼吸音及支气管肺泡呼吸音（表5-5-2，图5-5-12）。

表 5-5-2　三种正常呼吸音的特点及分布

项目	支气管呼吸音（B）	肺泡呼吸音（V）	支气管肺泡呼吸音（BV）
机制	呼吸时气流经声门、气管、主支气管形成湍流所产生的声音	呼吸时气流进出肺泡引起的肺泡弹性变化和气流震动所产生的声音为肺泡呼吸音	—
正常听诊部位	正常人在喉部、胸骨上窝、背部第6、7颈椎及第1、2胸椎	大部分肺野、乳房下部、肩胛下部	在胸骨两侧第1、2肋间隙，背部第3、4胸椎旁肩胛间区
声音特点	颇似抬舌后经口腔呼气发出的"哈"音，特点为吸气时相短，呼气时相长而强，音调较高	似上齿咬下唇吸气时发出的"夫"音，特点为吸气时相较呼气时相长强	吸气音的性质与肺泡呼吸音相似，但音调较高，音响较强；呼气音的性质与支气管呼吸音相似，但音调较低、音响较弱、时间较短。吸气时相与呼气时相大致相等

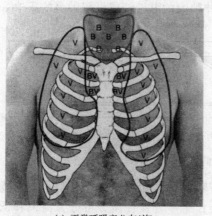
(a) 正常呼吸音分布(前)

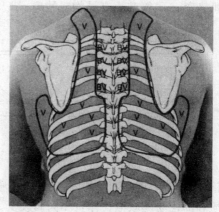
(b) 正常呼吸音分布(背)

图 5-5-12　正常呼吸音分布

（3）异常呼吸音及临床意义

① 异常肺泡呼吸音

a. 肺泡呼吸音减弱或消失：由于肺泡内空气流量减少或进入肺内的空气流速减慢及呼吸音传导障碍所致。见于胸廓活动受限，如胸痛、肋软骨骨化、肋骨切除等；呼吸肌疾病，如重症肌无力、膈肌瘫痪、膈肌痉挛等；支气管狭窄或阻塞，如慢性支气管炎、支气管哮喘等；肺疾病，如肺气肿、肺炎等；胸膜疾病，如胸腔积液、气胸等；腹部疾病，如大量腹水、腹腔巨大肿瘤等。

b. 肺泡呼吸音增强：双侧肺泡呼吸音增强，是由于呼吸运动和通气功能增强，使进入肺泡的空气量增加或进入肺泡流速加快所致。见于发热、运动或代谢亢进、贫血、代谢性酸中毒等；一侧肺泡呼吸音增强，见于一侧肺病变引起肺泡呼吸音减弱，健侧肺代偿性肺泡呼吸音增强。

c. 呼气音延长：因下呼吸道部分阻塞，使呼气阻力增强，或肺组织弹性减退，使呼气的驱动力下降所致。见于慢性阻塞性肺气肿等。

d. 粗糙性呼吸音：为支气管黏膜轻度水肿或炎症浸润造成不光滑或狭窄，使气流进出不畅，产生湍流振动所致。见于支气管炎、支气管肺炎等。

② 异常支气管呼吸音：在正常肺泡呼吸音的听诊部位听到支气管呼吸音，即为异常支气管呼吸音，或称管样呼吸音，见于肺组织病变，如大叶性肺炎实变期；肺内大空洞，如空洞型肺结核；压迫性肺不张，如胸腔积液压迫肺组织，在积液上方可听到较弱的支气管呼吸音。

③ 异常支气管肺泡呼吸音：在正常肺泡呼吸音的听诊部位听到支气管肺泡呼吸音，即为异常支气管肺泡呼吸音。见于肺部实变部位较小且与正常含气肺组织混合存在，或肺实变部位较深并被正常肺组织所覆盖，如支气管肺炎、大叶性肺炎早期。

（五）啰音 （crackles）

啰音是呼吸音以外的附加音。

（1）听诊方法　与呼吸音听诊同步进行。

（2）正常表现　正常情况下不存在。

（3）异常表现及临床意义　按性质不同，啰音可分为干啰音和湿啰音。

① 干啰音

形成机制：由于气管、支气管或细支气管狭窄或部分阻塞，空气吸入或呼出时空气湍流发出的声音。其病理基础为（图 5-5-13）：a. 气管、支气管黏膜充血水肿和分泌物增加；b. 支气管平滑肌痉挛；c. 管腔内有异物或肿瘤；d. 管壁外肿大的淋巴结或纵隔肿瘤的压迫。

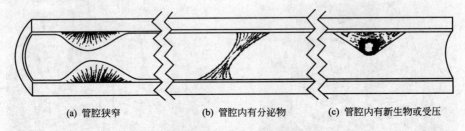

(a) 管腔狭窄　　　　(b) 管腔内有分泌物　　　　(c) 管腔内有新生物或受压

图 5-5-13　干啰音的病理基础

听诊特点：a. 带有乐性的附加音；b. 吸气与呼气时均可听到，但以呼气时明显；c. 强度、性质和部位易随咳嗽、体位不同而改变。分类：干啰音按性质分可分为高调和低调两种，其特点见表 5-5-3。

表 5-5-3　干啰音分类及其特点与易发生部位

分类	特点	易发生部位
低调干啰音 （又称鼾音）	音调低，音响较强，呈呻吟声或鼾音	气管、主支气管
高调干啰音 （又称哨笛音、哮鸣音）	音调高，用力呼气时音质呈上升性	较小支气管或细支气管

临床意义：a. 分布双侧肺部的干啰音，常见于喘息型支气管炎、支气管哮喘、阻塞性肺气肿及心源性哮喘；b. 单侧局限性干啰音，常见于肿瘤、支气管内膜结核等。

② 湿啰音

形成机制：气道内有稀薄分泌物（如渗出液、痰液、脓液、血液），气流通过时，液体形成水泡后，立即破裂所产生的声音，又称水泡音。

听诊特点：a. 断续而短促的声音，以吸气末更为明显；b. 部位较恒定；c. 性质不易变；d. 咳嗽后可减轻或消失。分类：湿啰音按呼吸道腔径大小和腔内渗出物多少可分为粗、中、细湿啰音。特点见表 5-5-4。

表 5-5-4　湿啰音分类及其特点与易发生部位

分类	特点	易发生部位
粗湿啰音 （又称大水泡音）	多出现在吸气早期	气管、主支气管或空洞部位
中湿啰音 （又称中水泡音）	多出现在吸气中期	中等大小的支气管
细湿啰音 （又称小水泡音）	多在吸气后出现	小支气管
捻发音	极细而均匀一致的声音，多在吸气末闻及，似在耳边用手指捻搓一束头发时所发出的声音；深呼吸数次或咳嗽后可消失	肺底部

临床意义：a. 局限性湿啰音，提示该部位有局限性病变，如肺炎、支气管扩张或肺结核；b. 发生于两侧肺底的湿啰音，多见于肺瘀血、支气管肺炎等；c. 两肺满布湿啰音，多为急性肺水肿。

（六）语音共振

语音共振的形成机制、评估方法及临床意义同触觉语颤，所不同的是用听诊器听诊。在病理状态下，语音共振的性质发生变化，根据听诊音的差异可分为支气管语音、胸语音、羊鸣音和耳语音。

（七）胸膜摩擦音

胸膜摩擦音的形成机制、评估方法及临床意义同胸膜摩擦感，所不同的是用听诊器听诊。胸膜摩擦音的听诊特点：①吸气和呼气均可听到，以吸气末、呼气初最明显；②深吸气或在听诊器体件上加压时更明显；③屏气时消失；④似两手背或两张皮革互相摩擦的声音，持续时间可长可短。

干湿啰音与胸膜摩擦音易发部位，如图 5-5-14 所示。

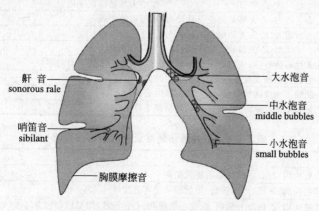

图 5-5-14　干湿啰音与胸膜摩擦音易发部位

四、心脏检查

（一）视诊

1. 心前区外形

（1）检查方法　被检者仰卧时，检查者半蹲，视线与心前区呈切线方向（图 5-5-15）。

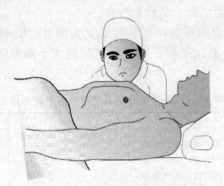

图 5-5-15　心前区外形视诊方法

（2）正常表现　正常人心前区平坦，双侧胸廓对称，无异常隆起及凹陷。

（3）异常表现及临床意义　①心前区隆起：心脏增大，见于先天性心脏病及儿童期已患风湿性心瓣膜病；鸡胸，见于佝偻病所致的胸骨前凸。②心前区饱满：见于大量心包积液。

2. 心尖搏动

（1）检查方法　同上，视线与心尖搏动点位置呈切线方向。主要观察心尖搏动的位置、搏动范围与强度。

（2）正常表现　正常心尖搏动位于左侧第五肋间隙、锁骨中线内 $0.5\sim1.0$ cm 的地方，搏动范围直径为 $2.0\sim2.5$ cm。一般明显可见，但亦可因胸壁肥厚、女性乳房遮盖等因素影响而不易见到。正常人心尖搏动位置可随体位和体型而改变。矮胖体型心尖搏动向外上方移位可达第 4 肋间；瘦长体型心尖搏动向下移位可达第 6 肋间；仰卧位时心尖搏动稍上移；左侧卧位时心尖搏动可左移 $2.0\sim3.0$ cm；右侧卧位时心尖搏动可右移 $1.0\sim2.5$ cm。正常人心尖搏动的强度在胸壁肥厚、乳房悬垂或肋间隙狭窄时较弱，搏动范围也缩小；在胸壁薄或肋间隙增宽时增强，范围也较大；剧烈运动与情绪激动时，心尖搏动也随之增强。

（3）异常表现及临床意义　心尖搏动位置与强度变化的病理性因素，见表 5-5-5 与表 5-5-6。

表 5-5-5　心尖搏动位置变化的病理性因素

因素	心尖搏动位置变化
心脏疾病	左心室增大：心尖搏动向左下移位，甚至超过腋中线
	右心室增大：心尖搏动向左移位
	全心室增大：心尖搏动向左下移位，心界向两侧扩大
	先天性右位心：心尖搏动点在胸骨右侧（与正常心尖搏动点对称）
胸部疾病	一侧胸腔积液或气胸：心尖搏动移向健侧
	一侧肺不张或胸膜粘连：心尖搏动移向患侧
腹部疾病	大量腹水或腹腔巨大肿瘤：心尖搏动向上移位

表 5-5-6　心尖搏动强度变化的病理性因素

强度变化	因素
增强	心脏疾病：左心室肥厚心功能代偿期
	其他疾病：高热、严重贫血、甲状腺功能亢进症
减弱	心脏疾病：扩张型心肌病、急性心肌梗死、心包积液、缩窄性心包炎等
	其他疾病：左侧胸腔大量积液或积气等

3. 心前区异常搏动

（1）检查方法 同心前区外形。

（2）正常表现 正常人心前区无异常搏动。

（3）异常表现及临床意义 ①胸骨左缘第 3、4 肋间搏动：见于右心室肥大。②剑突下搏动：见于腹主动脉搏动、腹主动脉瘤。③胸骨右缘第 2 肋间或胸骨上窝搏动：见于升主动脉瘤、主动脉弓瘤、主动脉瓣关闭不全、贫血、甲状腺功能亢进症等。

（二）触诊

心脏触诊除可进一步确定视诊检查发现的心尖搏动位置和心前区异常搏动的结果外，还可发现心脏病特有的震颤及心包摩擦感。与视诊同时进行，能起互补效果。

1. 心尖搏动与心前区搏动

（1）检查方法 检查者先用右手全手掌开始检查，置于心前区，然后逐渐缩小到用手掌尺侧（小鱼际）或示指和中指指腹并拢触诊（图 5-5-16），触诊心尖搏动时，可用单一示指指腹作最后确认。

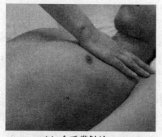 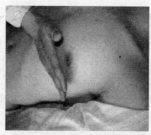 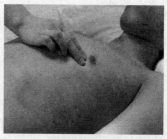

(a) 全手掌触诊　　　　(b) 手掌尺侧触诊　　　　(c) 两指法触诊

图 5-5-16　心尖搏动与心前区搏动触诊法

（2）正常表现 同视诊。但对于确定心尖搏动的位置、范围、强弱而言，触诊较视诊更准确。

（3）异常表现及临床意义 同视诊。此外，还可评估被检者有无抬举性心尖搏动，即心尖区徐缓、有力、较局限的搏动，可使触诊的手指抬起且持续至第二心音开始，且心尖搏动范围增大，是左心室肥厚的可靠体征。

2. 震颤

震颤（thrill）的产生机制与心脏杂音相同，是血液流经心脏和大血管器质性病变部位时产生湍流（漩涡），使瓣膜、心壁、血管壁产生振动并传至胸壁所致。

（1）检查方法 确定震颤的具体部位和时相时，多用手掌尺侧触诊心脏的 5 个瓣膜听诊区（图 5-5-17）。它们分别如下。①二尖瓣区：位于心尖部，即心尖搏动最强点。②肺动脉瓣区：位于胸骨左缘第 2 肋间。③主动脉瓣区：有两个听诊区，第一听诊区位于胸骨右缘第 2 肋间；第二听诊区位于胸骨左缘第 3、4 肋间。④三尖瓣区：位于胸骨下端左缘，即胸骨左缘第 4、5 肋间。触诊顺序按逆时钟方向：从二尖瓣听诊区开始至肺动脉瓣区，再依次为主动脉瓣第一听诊区、主动脉瓣第二听诊区、三尖瓣区。触诊时应注意手掌按压胸壁力量要适度。

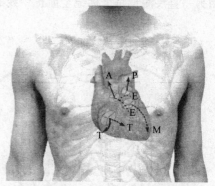

图 5-5-17　心脏听诊 5 个瓣膜
听诊区（震颤触诊位置）
M—二尖瓣区；T—三尖瓣区；
E—主动脉瓣第二听诊区；
A—主动脉瓣第一听诊区；
P—肺动脉瓣区

(2) 正常表现　正常人心前区触及不到震颤。

(3) 异常表现及临床意义　触诊时手掌可感到一种细小震动感，与在猫喉部摸到的呼吸震颤类似，故震颤又称猫喘，是器质性心血管病的特征性体征之一。多见于心脏瓣膜狭窄、先天性心血管病。触诊有震颤者，多数也可所到响亮的杂音。

3. 心包摩擦感

(1) 检查方法　用全手掌或手掌尺侧触诊心前区或胸骨左缘第3、4肋间。

(2) 正常表现　正常人无心包摩擦感。

(3) 异常表现及临床意义　手掌可触及与胸膜摩擦感相似的心前区摩擦振动感。特点是：①胸骨左缘第4肋间最易触及；②心脏收缩期更明显；③坐位前倾或呼气末更易触及；④与呼吸无关（屏气时仍存在）。

心包摩擦感见于心包炎。由于心胞膜发生炎症时，纤维蛋白渗出使心包膜表面粗糙，心脏搏动时，脏层、壁层心包互相摩擦产生震动，经胸壁传导至体表而被触及。但随着渗液的增多，使心包脏层与壁层分离，摩擦感可消失。

（三）叩诊

叩诊用于确定心界大小及其形状，是心脏检查中的难点之一。

心浊音界包括相对浊音界及绝对浊音界两部分，心脏左右缘被肺遮盖的部分，叩诊呈相对浊音，而不被肺遮盖的部分则叩诊呈绝对浊音（实音）（图5-5-18）。叩诊出的心界是心脏相对浊音界，通常反映心脏的实际大小。

(1) 叩诊方法与步骤　采用间接叩诊法，力度要均匀，轻叩。被评估者取卧位时，叩诊板指与心缘垂直（图5-5-19）；被评估者取坐位时，叩诊板指与心缘平行。叩诊的顺序是先叩左界，后叩右界，由下而上，由外而内。具体步骤如下：叩诊心脏左界时，自心尖搏动外2～3cm处开始，由外向内叩，听到叩诊音由清音变浊音时，需进一步往返叩诊几次，明确时用记号笔做一标记。之后逐个肋间向上，采用相同方法分别在第4、3、2肋间做出标记。由此，4个标记的连线形成了心脏左界。叩诊右界时，先叩出肝上界。肝上界的叩诊：沿右锁骨中线第5肋间，由上而下叩诊，当由清音转为浊音时，称为肝相对浊音界之上界。肝上界叩出后，在其上一肋间（一般为第4肋间）由外向内叩出浊音界，做一标记。之后逐渐向上，依次在第3、2肋间隙叩诊并做标记。由此，3个标记的连线形成了心脏右界。将一直尺放于前正中线，用另一直尺测量每个标记至前正中线的距离。

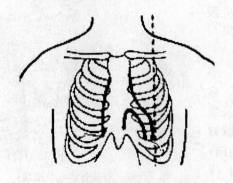

图 5-5-18　心脏绝对浊音界和相对浊音界

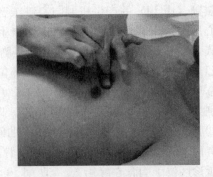

图 5-5-19　心脏浊音界的叩诊方法（仰卧位）

(2) 正常心脏相对浊音界及各部分的组成　心脏的相对浊音界以叩诊每一肋间出现的位置与前正中线之间的距离表示。正常心脏的相对浊音界见表5-5-7。

表 5-5-7　正常心脏相对浊音界

右/cm	肋间	左/cm	右/cm	肋间	左/cm
2～3	Ⅱ	2～3	3～4	Ⅳ	5～6
2～3	Ⅲ	3.5～4.5	—	Ⅴ	7～9

注：左锁骨中线距前正中线的距离为8～10cm。

心脏左界第2肋间处相当于肺动脉段，第3肋间为左心耳，第4、5肋间为左心室，其中血管与心脏左心交接处向内凹陷，称心腰。右界第2肋间相当于升主动脉和上腔静脉，第3肋间以下为右心房（图5-5-20）。

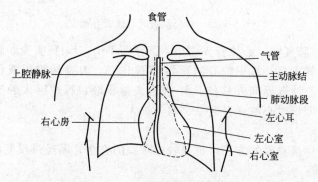

图 5-5-20　心浊音界各部的组成示意图

（3）心浊音界改变及其临床意义　心脏浊音界的大小、形态、位置可因心脏本身因素或心外因素而发生改变。

① 心脏本身因素　a. 左心室增大：心浊音界向左下扩大，心腰部加深由钝角变为近似直角，使心浊音界外形呈靴形（又称主动脉型心）。可见于主动脉瓣关闭不全，也可见于高血压性心脏病（图5-5-21）。b. 右心室增大：右心室轻度增大时，心脏绝对浊音界增大；显著增大时，心脏相对浊音界向左右扩大，以向左扩大明显，多见于肺心病。c. 左右双心室增大：心浊音界向两侧扩大，且左界向下扩大，呈普大型心。多见于扩张型心肌病、重症心肌炎和全心功能不全等。d. 左心房增大：显著增大时，胸骨左缘第3肋间心浊音界扩大，心腰部消失或膨出；伴有肺动脉高压时，心腰部饱满或膨出，心浊音界呈梨形（又称二尖瓣型心）。多见于二尖瓣狭窄（图5-5-22）。e. 心包积液：心界向两侧扩大，且心界外形随体位改变而发生改变。

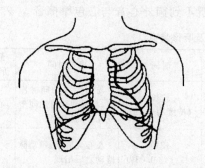

图 5-5-21　主动脉瓣关闭不全——靴形心

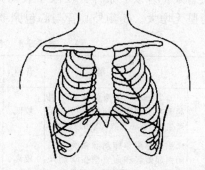

图 5-5-22　二尖瓣狭窄——梨形心（二尖瓣型心）

坐位时心浊音界呈三角烧瓶形 [图5-5-23(a)]；仰卧位时心底部浊音界明显增宽 [图5-5-23(b)]。此为心包积液的特征。

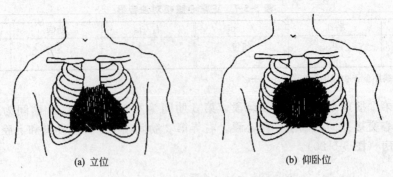

(a) 立位　　　　　　　　　　　　　　　(b) 仰卧位

图 5-5-23　心包积液时心浊音界改变

② 心外因素　a. 肺气肿：心浊音界缩小，甚至叩不出。b. 肺实变、肺部肿瘤或纵隔淋巴结肿大：如与心浊音界重叠，真正的心浊音界叩不出。c. 大量胸腔积液和胸腔积气时：心界在患侧叩不出，健侧心浊音界向外移位。d. 腹腔大量积液、腹腔巨大肿瘤、妊娠末期：膈肌上升，心脏呈横位，叩诊时心浊音界向左、向上扩大。

（四）听诊

听诊是心脏评估中最重要的方法，也是较难掌握的方法，需经过反复的临床实践才可较好地掌握。

（1）听诊内容　心率、心律、心音、心脏杂音、额外心音和心包摩擦音。

（2）听诊方法　用听诊器在心脏的 5 个瓣膜听诊区（图 5-5-17）按逆时针方向逐一听诊（触诊部分已介绍），每个听诊区至少停留 1min，遇到异常声音可延长听诊时间，仔细辨别。其中，心包摩擦音主要听诊位置在胸骨左缘第 3、4 肋间隙。

（3）正常表现　①心率：见护理学基础相关章节。②心律：为心脏跳动的节律。正常人心律基本规则。临床上儿童和部分青年的心律吸气时可增快，呼气时可减慢，这种随呼吸而出现的心律不齐称为窦性心律不齐，一般无临床意义。③心音：心音有 4 个，按出现的先后顺序命名为第一心音（S_1）、第二心音（S_2）、第三心音（S_3）和第四心音（S_4）。通常听到的是 S_1 和 S_2，部分健康儿童和青少年可听到 S_3。S_4 一般听不到，如能听到多为病理性。心音产生的机制及听诊特点见表 5-5-8。④心脏杂音：是指除心音和额外心音之外出现的具有不同频率、不同强度、持续时间较长的异常声音，它可与心音分开或相连续，甚至完全掩盖心音。其形成的机制已在震颤中描述（图 5-5-24）。根据杂音的临床意义可分为生理性杂音与病理性杂音。生理性杂音须符合以下条件：仅限于收缩期；属于短而弱、柔和、吹风样的声音；触及不到震颤；心脏无增大。⑤额外心音与心包摩擦音：正常人听不到额外心音与心包摩擦音。

表 5-5-8　心音产生的机制及听诊特点

心音	机　制	音调	音响	性质	时间	出现时间	最清楚听诊位置
第一心音（S_1）	二尖瓣和三尖瓣快速关闭引起瓣叶及其附属结构的振动而产生，标志心室收缩期的开始	较低	较强	较钝	较长（持续约 0.1s）	与心尖搏动同时出现，与颈动脉搏动同步或几乎同步出现	心尖部
第二心音（S_2）	主动脉瓣和肺动脉瓣突然关闭引起瓣膜和血管壁振动而产生，标志心室舒张期的开始	较高	较弱	较清脆	较短（持续约 0.08s）	在心尖搏动、颈动脉搏动之后出现	心底部
第三心音（S_3）	由于心室快速充盈的血流自心房冲击室壁，使心室壁、健索和乳头肌突然紧张、振动所致	更低	更弱	更低钝	更短（持续约 0.04s）	左侧卧位、呼气末、运动后、抬高上肢时易听到	心尖部及其内上方

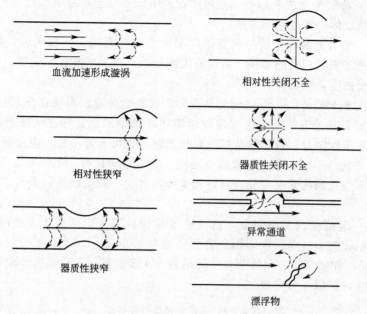

血流加速形成漩涡　　　　　　相对性关闭不全

相对性狭窄　　　　　　　　　器质性关闭不全

器质性狭窄　　　　　　　　　异常通道

漂浮物

图 5-5-24　心脏杂音形成的机制示意图

（4）异常表现及临床意义

① 心率：见护理学基础相关章节。

② 心律：听诊所能发现的心律失常最常见的是期前收缩（又称早搏）和心房颤动。a. 期前收缩的听诊特点：在规则心跳的基础上突然提前出现一次心跳，其后有一段较长间歇；提前出现的心跳的第一心音增强，第二心音减弱或难以听到；早搏可以联律形式出现，如每次正常心脏搏动之后出现一次早搏，称二联律，每两次正常心脏搏动之后出现一次早搏，称为三联律。b. 心房颤动的听诊特点：心律绝对不规则；第一心音强弱不等；脉搏短绌。

③ 心音：心音变化包括心音强度与性质的变化，以及心音分裂。本节仅简述前两种变化。a. 心音强度改变：除肺含气量多少、胸壁或胸腔病变等心外因素和是否心包积液外，影响心音强度的主要因素是心肌收缩力与心室充盈程度（影响心室内压增加的速率），瓣膜位置的高低，瓣膜的结构、活动性等。心音改变包括 S_1 改变、S_2 改变和 S_1、S_2 同时改变。如 S_1 增强可见于二尖瓣狭窄、发热、运动等；S_1 减弱见于二尖瓣关闭不全、心力衰竭、心肌梗死、心肌病等。b. 心音性质改变：主要有钟摆律，当心肌严重受损，S_1 失去原有的特征而与 S_2 相似且都减弱，若同时伴有心率增快，舒张期与收缩期的时间几乎相等时，听到的心音极似钟摆声，称钟摆律。见于大面积急性心肌梗死和重症心肌炎等。

④ 额外心音：指在正常心音之外听到的附加心音。多数为病理性，大部分出现在 S_2 之后，即舒张期，也可出现在收缩期。常见的舒张期额外心音是舒张早期奔马律，属病理性三音律，常在心尖部和胸骨左缘 3、4 肋间听诊最明显。其产生机制是由于心室收缩力减弱，舒张期负荷过重，心肌张力减低，心室壁顺应性减退，以致心室舒张时，血液过度充盈引起心室壁振动而形成的附加音。其听诊特点为音调低、强度弱、在 S_2 之后，与 S_1 和 S_2 间距相仿，同时心率较快（＞100 次/min），听诊时类似马奔跑的蹄声，又发生于舒张早期，故称舒张早期奔马律。其出现提示严重心功能不全，如心力衰竭、急性心肌梗死、重症心肌炎、心肌病等。

⑤ 心脏杂音：心脏杂音的听诊有一定难度，其听诊要点包括最响部位、出现时期、性质、强度，以及与呼吸、体位和运动的关系。

a. 最响部位：杂音的最响部位与病变部位和血流方向有关。一般来说，杂音在某瓣膜听诊区最响，病变就在该区相应的瓣膜。如在心尖部最响，提示病变在二尖瓣；杂音在主动脉瓣区最响，提示病变在主动脉瓣。

b. 出现时期：出现在 S_1 和 S_2 之间的杂音称为收缩期杂音；出现在 S_2 与下一心动周期的 S_1 之间的杂音称舒张期杂音；连续出现在收缩期和舒张期的杂音称连续性杂音。一般舒张期和连续性杂音为器质性杂音，收缩期杂音可为功能性，也可为器质性，应注意区分。

c. 性质：由于病变不同，杂音的性质也不同，通常以隆隆样、吹风样、叹气样、机器样、乐音样等来形容。按音调高低又可分为粗糙和柔和两种。一般功能性杂音较柔和，器质性杂音多较粗糙。

d. 强度：在一定范围内狭窄越重，血流速度越快；狭窄口两侧压力差越大，杂音越强；心力衰竭时，心肌收缩力减弱。收缩期杂音强度通常采用 Levine 6 级法分级，杂音的级别为分子，6 级为分母。如强度为 3 级的杂音可记录为 3/6 级杂音。杂音强度分级见表 5-5-9。舒张期杂音均为病理性，所以不宜分级。

表 5-5-9　杂音各强度听诊特点

级别	听诊特点	震颤
1	最轻微的杂音,占时短,需在安静环境下仔细听才能听出	无
2	弱,但较易听到	无
3	中度,容易听到	无
4	中度,容易听到	有
5	响亮,向四周甚至背部传导,但听诊器离开胸壁则听不到	明显
6	响亮,听诊器的体件稍离开胸壁也能听到	明显

e. 杂音与呼吸、体位和运动的关系：改变体位可使某些杂音的强度发生变化，如运动时心率加快，心排血量增加，可使器质性杂音增强。此外，呼吸可使心脏的位置及左、右心室的排血量发生变化，从而影响杂音的强度。如深吸气时右心发生的杂音增强，深呼气时左心发生的杂音增强。

⑥ 心包摩擦音：产生机制和临床意义同心包摩擦感。听诊特点为性质粗糙，呈搔抓样，比较表浅，类似纸张摩擦的声音。通常在胸骨左缘第 3、4 肋间最响，在心脏收缩期和舒张期均可听到，坐位前倾、屏气时更明显。

心脏杂音的临床意义：杂音的听诊对心血管疾病的诊断与鉴别有重要价值，但有杂音不一定有心脏病，有心脏病也不一定有杂音。如杂音发生部位有器质性病变则称为器质性杂音。常见器质性心脏疾病的杂音特点见表 5-5-10。

表 5-5-10　常见器质性心脏疾病的杂音特点

病变	最响部位	时期	性质	强度	与呼吸、体位的关系
二尖瓣关闭不全	心尖部	收缩期	吹风样	响亮	呼气时加强、吸气时减弱
主动脉瓣狭窄	主动脉瓣听诊区	收缩期	喷射性	中度	—
二尖瓣狭窄	心尖部	舒张期	隆隆样	弱	左侧卧位更清楚
主动脉瓣关闭不全	主动脉瓣第二听诊区	舒张期	叹气样	响亮	前倾坐位、呼气末屏气更明显
动脉导管未闭	胸骨左缘第 2 肋间	连续性	机器样	响亮	—

（谢伦芳）

目标测试

一、选择题

1. 肺气肿患者的胸廓前后径与左右径的比例约为（ ）。

    A. 1：2   B. 1：1   C. 1：2.5   D. 1：1.5   E. 2：1

2. 下列除哪项外均有胸壁压痛（ ）。

    A. 肋间神经炎   B. 肋软骨炎   C. 肋骨骨折

    D. 支气管炎   E. 胸壁软组织炎

3. 胸膜摩擦音在下列何部位听最清楚？（ ）。

    A. 双肺尖   B. 双腋侧上部   C. 前下侧胸壁

    D. 双下背部   E. 双上前胸

4. 肺部叩诊时，应首先叩诊下列哪一部位？（ ）。

    A. 双侧肺野   B. 肺尖   C. 肺前界   D. 肺下界   E. 肺移动度

5. 正常人腋窝下侧的呼吸音为（ ）。

    A. 肺泡呼吸音   B. 支气管呼吸音   C. 支气管肺泡呼吸音

    D. 支气管语音   E. 干啰音

6. 大水泡音主要发生在下列哪一部位？（ ）

    A. 细支气管   B. 主支气管   C. 小支气管   D. 肺泡   E. 终末支气管

7. 心包摩擦音的特点错误的是（ ）。

    A. 胸骨左缘第 3、4 肋间最响，坐位前倾时更明显

    B. 听诊器胸件向胸壁加压时，摩擦音可加强

    C. 性质粗糙，呈搔抓样

    D. 屏住呼吸时摩擦音消失

    E. 大量心包积液发生时可消失

8. 心浊音界呈三角形提示（ ）。

    A. 心包积液   B. 左、右心室增大   C. 左、右心房增大

    D. 大量腹腔积液   E. 双侧肺气肿

9. 患者，女，36 岁。主诉心悸 1 个月余，既往无类似病史。查体：脉率 98 次/min，给此患者心脏听诊时，发现其心律绝对不等，心音强弱不等，考虑为（ ）。

    A. 过早搏动   B. 心房颤动   C. Ⅲ度房室传导阻滞

    D. 缓脉   E. 休克

10. 患者，女，31 岁，心慌、气短 3 年，加重 1 周，查体：P 85 次/min，心界向两侧扩大，心率 126 次/min，心律绝对不齐，心音强弱不等，心尖部可闻及响亮的舒张期隆隆样杂音和 5/6 级收缩期吹风样杂音，并向左腋下传导。首先考虑最可能为（ ）。

    A. 二尖瓣狭窄   B. 二尖瓣关闭不全   C. 二尖瓣狭窄合并关闭不全

    D. 主动脉瓣狭窄   E. 室间隔缺损

二、名词解释

1. 管样呼吸音

2. 抬举样心尖搏动

三、简答题

1. 简述肺下界移动范围减小的原因。

2. 简述心脏杂音的听诊要点。

3. 简述胸膜摩擦音与心包摩擦音鉴别要点。

第六节　腹部评估

腹部主要由腹壁、腹腔和腹腔内脏器组成。其范围上起横膈，下至骨盆，前面及侧面为腹壁，后面为脊柱及腰肌，其内为腹膜腔、腹腔脏器。

一、腹部的体表标志及分区

为了准确描写脏器病变和体征的部位和范围，常借助于腹部天然的体表标志，可人为地将腹部划分为几个区，以便熟悉脏器的位置和其在体表的投影。

（一）体表标志

常用的体表标志有：胸骨剑突、肋弓下缘、耻骨联合、髂前上棘、脐、腹中线、腹直肌外缘、肋脊角、腹股沟韧带等（图 5-6-1）。其中腹直肌外缘用于胆囊点的定位；髂前上棘用于阑尾点的定位；肋脊角是指两侧背部第 12 肋与脊柱的夹角，为评估肾区叩击痛的部位。记录体征时，应详细描述该体征部位及其与体表标志间的距离。

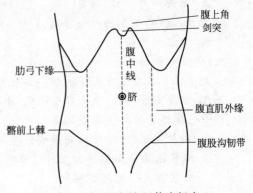

图 5-6-1　腹部常用体表标志

（二）腹部分区

目前常用的有四区法和九区法。

1. 四区法（图 5-6-2）

通过脐划一水平线和一垂直线，将腹部划分为左上腹、右上腹、左下腹、右下腹。

（1）左上腹　肝左叶、脾、胃、小肠、胰体、胰尾、左肾、左肾上腺、部分横结肠、结肠脾曲、主动脉腹部（腹主动脉）。

（2）右上腹　肝、胆囊、幽门、十二指肠、小肠、胰头、右肾、右肾上腺、结肠肝曲、部分横结肠、主动脉腹部。

（3）左下腹　小肠、部分降结肠、乙状结肠、充盈的膀胱、增大的子宫、男性的左侧精索和左输尿管、女性的左侧卵巢和左输卵管。

（4）右下腹　小肠、盲肠、阑尾、部分升结肠、充盈的膀胱、增大的子宫、男性的右侧精索和右输尿管、女性的右侧卵巢和右输卵管。

2. 九区法（图 5-6-3）

用两条水平线和两条垂直线将腹部划分为九个区。两条水平线：①连接两侧肋弓下缘的肋弓线；②连接两侧髂前上棘的髂棘线。左、右两条垂直线是在髂前上棘至腹正中线的水平线的中点所作的垂直线，各区的脏器主要分布如下。

（1）左上腹部（左季肋部）　脾、胃、结肠脾区、胰尾、左肾、左肾上腺。

（2）左侧腹部（左腰部）　部分空肠和回肠、降结肠、左肾下部。

（3）左下腹部（左髂部）　乙状结肠、淋巴结、左输卵管、男性的左侧精索、女性的左侧卵巢。

（4）上腹部　胃幽、肝左叶、十二指肠、胰头与胰体、横结肠、腹主动脉、大网膜。

（5）中腹部（脐部）　十二指肠下部、空肠、回肠、横结肠、肠系膜及其淋巴结、腹主动脉、输尿管、大网膜。

（6）下腹部（耻骨上部）　回肠、乙状结肠、输尿管、充盈的膀胱、增大的子宫。

（7）右上腹部（右季肋部）　肝右叶、胆囊、结肠肝曲、右肾、右肾上腺。

（8）右侧腹部（右腰部）　空肠、升结肠、右肾。

（9）右下腹部（右髂部）　盲肠、阑尾、回肠下端、淋巴结、右输卵管、男性的右侧精索、女性的右侧卵巢。

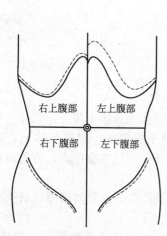

图 5-6-2　腹部分区——四区法

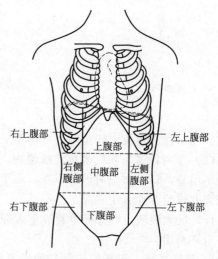

图 5-6-3　腹部分区——九区法

二、腹部检查概述

评估腹部仍沿用视、触、叩、听的评估方法，尤以触诊最重要，且以脏器触诊较难掌握，需在实践中反复练习，不断提高触诊水平。腹部检查过程中需特别注意检查顺序为视诊、听诊、叩诊和触诊。顺序调整的目的是为了避免触诊引起胃肠蠕动增加，使肠鸣音发生变化。

三、腹部检查方法与内容

（一）视诊

1. 腹部外形

（1）检查方法　检查者身体半蹲，视线自腹部侧面呈切线方向观察。应注意腹部外形是否对称，有无全腹或局部的膨隆或凹陷。

全腹膨隆时还应测量腹围的大小。方法是让患者排尿后平卧，用软尺经脐绕腹一周，测得的周长即为腹围（脐周腹围），通常以厘米为单位，还可以测其腹部最大周长（最大腹围），同时记录。定期测量比较可观察腹腔内容物的变化。

局部膨隆时，应注意膨隆的部位、是否随呼吸而移位或随外形、体位而改变，有无搏动等。

（2）正常表现　正常人腹部外形两侧对称，可有 3 种表现（图 5-6-4）。①腹部平坦：前腹壁与肋缘至耻骨大致位于同一水平面或略微低凹。②腹部饱满：前腹壁高于肋缘与耻骨联合的平面，呈饱满状，多见于肥胖者或小儿。③腹部凹陷：前腹壁稍低于肋缘与耻骨联合的平面，多见于消瘦者及老年人。

（3）异常表现及临床意义

① 腹部膨隆　包括全腹膨隆与局部膨隆。

a. 全腹膨隆　弥漫性膨隆之腹部呈球形或椭圆形，除因肥胖、腹壁皮下脂肪明显增多、脐凹陷外，因腹腔内容物增多所致者腹壁无增厚，腹压影响使脐突出。常见于下列情况。

（a）腹腔积液　患者腹腔内有大量腹水，仰卧位时腹壁松弛，液体下沉于腹腔两侧，致侧腹部明显膨出扁而宽，称为蛙腹。立位时则下腹隆起，可伴有脐凸。临床上常见于肝硬化失代

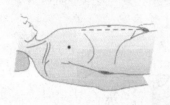
(a)腹部平坦

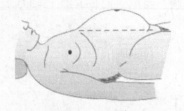
(b)腹部饱满

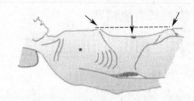
(c)腹部凹陷

图 5-6-4　正常人三种腹部外形

偿期、缩窄性心包炎、严重右心功能不全、肾病综合征及结核性腹膜炎等。

　　(b)腹内积气　积气多在胃肠道内。大量积气可引起全腹膨隆，腹部呈球形，两侧腰部膨出不明显，转动体位时形状不变。见于肠梗阻、肠麻痹等。积气在腹腔内，称为气腹，见于胃肠穿孔或治疗性人工气腹。

　　(c)巨大腹块　巨大卵巢囊肿患者仰卧位可见腹部中央膨隆，立位时膨隆以脐为中心，但脐本身不凸出。

　　b.局部膨隆　腹部的局限性膨隆常因为脏器肿大，腹内肿瘤或炎性肿块、胃或肠胀气，以及腹壁上的肿物和疝等。右上腹部膨隆，见于肝肿瘤、肝肿大、胆囊积液等；左上腹部膨隆，见于脾肿大等；上腹部膨隆见于幽门梗阻、胃癌、肝癌、胰腺囊肿等；右下腹部膨隆见于回盲部结核或肿瘤、阑尾周围脓肿等；左下腹部膨隆见于降结肠和乙状结肠癌等；下腹部膨隆见于子宫肌瘤、尿潴留等。

　　② 腹部凹陷　包括全腹凹陷与局部凹陷。

　　a.全腹凹陷　见于极度消瘦或严重脱水者，严重时前腹壁凹陷几乎贴近脊柱，肋弓、髂嵴和耻骨联合显露，腹外形如舟状，称舟状腹（图5-6-5）。见于恶病质，如慢性消耗性疾病晚期、恶性肿瘤、败血症等。

　　b.局部凹陷　较少见，多由于手术后腹壁瘢痕收缩所致。

　　2.呼吸运动

　　(1) 检查方法　同腹部外形。

　　(2) 正常表现　正常人可以见到呼吸时腹壁

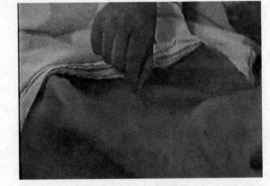
图 5-6-5　舟状腹

上下起伏，吸气时上抬，呼气时下陷，即为腹式呼吸运动，男性及小儿以腹式呼吸为主。

　　(3) 异常表现　腹式呼吸减弱，常因腹膜炎症、腹水、急性腹痛、腹腔内巨大肿物或妊娠等；腹式呼吸消失常见于胃肠穿孔所致急性腹膜炎或膈肌麻痹等；腹式呼吸增强少见，常为癔症或胸腔疾病所致。

　　3.腹壁静脉

　　(1) 检查方法　患者仰卧，检查者自上而下观察其腹部。

　　(2) 正常表现　正常人腹壁皮下静脉一般不显露，较瘦或皮肤白皙的人才隐约可见，皮肤较薄而松弛的老年人可见静脉显露于皮肤，但常为较直条纹，并不迂曲，仍属正常。

　　正常时脐水平线以上的腹壁静脉血流自下向上经胸壁静脉和腋静脉而进入上腔静脉，脐水平以下的腹壁静脉自上向下经大隐静脉而流入下腔静脉。

　　(3) 异常表现及临床意义　门脉高压或上腔静脉、下腔静脉回流受阻而有侧支循环形成时，腹壁静脉可显而易见或迂曲变粗，称为腹壁静脉曲张。具体有以下几种表现。①门静脉高压：腹壁静脉曲张的静脉以脐为中心向四周放射（图 5-6-6），如水母头，血流经脐静脉而流入腹壁浅静脉流向方向。②上腔静脉阻塞：脐水平以上的曲张静脉的血流方向由上而下。③下腔静脉阻塞：曲张的静脉大多分布在腹壁两侧，脐水平以下腹部浅静脉血流方向由下而上（图 5-6-7）。

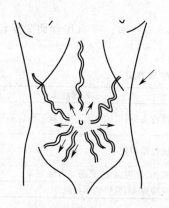
图 5-6-6　门静脉阻塞时静脉血流分布与方向

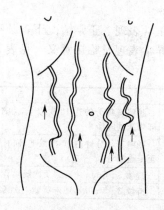
图 5-6-7　下腔静脉阻塞时静脉血流分布与方向

　　为了评估静脉阻塞的部位，需判断曲张静脉内血流方向，其评估方法为：选择一段没有分支的腹壁静脉，评估者将示指和中指并拢压在静脉上，然后一手指紧压静脉向外滑动，挤出该段静脉内血液，至一定距离放松该手指，另一手指紧压不动，观察静脉是否重新充盈，即可判断出血流方向（图 5-6-8）。例如，被检者腹壁曲张静脉分布于脐两侧，采用上述方法评估血流方向，出现如图 5-6-8(b) 所示结果，则该患者应为下腔静脉阻塞。

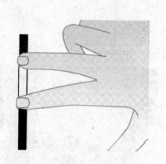
(a) 两指按压静脉,挤出血液

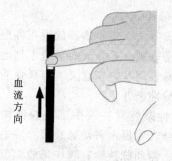
血流方向

(b) 松开下方手指后,血管充盈,提示血流方向自下而上

图 5-6-8　判断曲张静脉内血流方向的方法

　　4. 胃肠型和蠕动波

　　（1）**检查方法**　同腹部外形。

　　（2）**正常表现**　正常人腹部一般看不到胃和肠的轮廓及蠕动波形，而腹壁菲薄或松弛的老年人、经产妇或极度消瘦者可能见到。

　　（3）**异常表现及临床意义**　胃肠道发生梗阻时，梗阻近端的胃或肠段饱满而隆起，可显出各自的轮廓，称为胃型或肠型，同时伴有该部位的蠕动加强，可出现蠕动波。如幽门梗阻时，上腹部可见胃形和胃蠕动波；机械性肠梗阻时，在腹壁上可看到肠形和肠蠕动波。但当发生肠麻痹时，肠蠕动波消失。

（二）听诊

1. 肠鸣音

肠蠕动时，肠管内气体和液体随之流动，产生一种断断续续的咕噜声或气过水声，称为肠鸣音。

（1）听诊方法　通常将听诊器膜形体件置于脐右下方的腹壁上进行听诊，同时用手表记数。

（2）正常表现　正常情况下，肠鸣音每分钟4～5次，其频率、声响和音调变异较大。

（3）异常表现及临床意义　见表5-6-1。

表 5-6-1　肠鸣音异常的特点及临床意义

异常肠鸣音	特点	临床意义
肠鸣音活跃	肠鸣音每分钟达10次以上，为音调不十分高亢的一阵快速的隆隆声	急性胃肠炎、胃肠道大出血、服泻药后等
肠鸣音亢进	肠鸣音每分钟达10次以上，同时伴有响亮的高亢，甚至呈金属音	机械性肠梗阻
肠鸣音减弱	持续3～5min才听到1次肠鸣音	腹膜炎、低钾血症、胃肠动力低下等
肠鸣音消失	持续3～5min后还未听到1次肠鸣音	急性腹膜炎、麻痹性肠梗阻

2. 振水音

当胃内有大量液体和气体时可出现振水音。

（1）听诊方法　被评估者取仰卧位，评估者将听诊器体件置于左上腹部，同时以冲击触诊法振动胃部，如听到胃内气体和液体相撞击所发出的声音，即为振水音。

（2）正常表现　正常人在餐后或饮入大量液体后，可出现振水音。

（3）异常表现及临床意义　如在清晨空腹或饭后6～8h以上仍有振水音，则提示幽门梗阻、胃扩张等。

3. 血管杂音

（1）听诊方法　将听诊器放置在各血管听诊区进行听诊（图5-6-9）。

（2）正常表现　正常人腹部听不到血管杂音。

（3）异常表现及临床意义　腹部血管杂音分动脉性杂音和静脉性杂音。

① 动脉性杂音常在腹中部或腹部两侧。左右上腹部收缩期杂音常提示肾动脉狭窄；左右下腹部收缩期杂音常提示髂动脉狭窄；腹中部收缩期喷射性杂音常提示腹主动脉瘤或狭窄。

② 静脉性杂音为连续性潺潺声，无收缩期与舒张期性质。常出现于脐周或上腹部，尤其是腹壁静脉曲张严重时。此音提示门静脉高压（常为肝硬化引起）时的侧支循环形成。

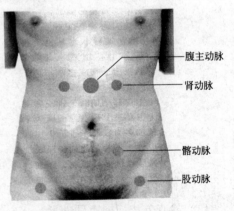

图 5-6-9　血管杂音听诊区

（三）叩诊

腹部叩诊的主要作用在于判断某些脏器的大小和叩击痛，胃肠道充气情况，腹腔内有无积气、积液和肿块等。多采用间接叩诊法。

1. 腹部叩诊音

（1）叩诊方法　采用间接叩诊法，以脐左下部为起点，以脐为中心逆时针方向至右下腹，再至脐部，辨别所听到的叩诊音。

（2）正常表现　正常人腹部叩诊大部分区域均为鼓音，只有肝、脾所在部位，增大的膀胱和子宫占据的部位，以及两侧腹部近腰肌处叩诊为浊音。

（3）异常表现及临床意义　当肝、脾或其他脏器极度肿大，腹腔内肿瘤或大量腹水时，鼓音范围缩小，病变部位可出现浊音或实音。当胃肠高度胀气和胃肠穿孔致气腹时，则鼓音范围明显增大或出现于不应有鼓音的部位（如肝浊音界内）。

2. 肝脏浊音界

肝脏本身不含气，不被肺所遮盖的部分，叩诊呈实音，为肝绝对浊音。肝脏上界一部分被肺所遮盖，叩诊呈浊音，称为肝相对浊音，是肝脏真正的上界。

（1）叩诊方法　采用间接叩诊法，自肺区开始沿右锁骨中线向下叩至肝区，依次可叩得三个音响，即清音—浊音—实音，清音转为浊音处即为肝上界。确定肝下界时，可由腹部鼓音区沿锁骨中线向上叩，鼓音转为浊音处即为肝下界。

（2）正常表现　在确定肝上、下界时要注意被评估者的体型。匀称体型者的正常肝脏在右锁骨中线上，其上界在第 5 肋骨间，下界相当于右肋弓下缘，上下界的距离为 9～11cm。矮胖体型者肝上、下界均可高一肋间；瘦长体型者则低一肋间。

（3）异常表现及临床意义　肝浊音界下移见于肺气肿、右侧张力性气胸等；肝浊音界上移见于右肺纤维化等；肝浊音界扩大见于肝炎、肝癌、肝瘀血和肝脓肿等；肝浊音界缩小见于急性重症肝炎、胃肠胀气时；肝浊音区消失代之以鼓音，是消化性溃疡穿孔等的征象。

3. 叩击痛

叩击痛主要包括肝区叩击痛与肾区叩击痛。

（1）叩诊方法　评估者左手掌分别平放于被评估者肝区（包括胆囊）和肾区（肋脊角与肋腰点，其中肋腰点是第 12 肋与腰肌外缘的夹角）（图 5-6-10），右手握拳，用轻至中度的力量叩击左手背，询问被评估者感受。

（2）正常表现　正常人无叩击痛。

（3）异常表现及临床意义　肝脓肿、急性肝炎、胆囊炎时可出现肝区叩击痛；肾炎、肾结石、肾盂肾炎及肾周围炎时可有不同程度的肾区叩击痛。

4. 移动性浊音

（1）评估方法　腹腔内有较多的液体存留时，因重力作用，液体多储积于腹腔的低处，故在此处叩诊呈浊音。检查时先让患者仰卧，腹中部由于含气的肠管在液面浮起，叩诊呈鼓音，两侧腹部因腹水积聚叩诊呈浊音。

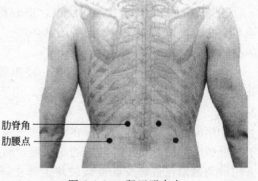

图 5-6-10　肾区叩击点

检查者自腹中部脐水平面开始向患者左侧叩诊，发现浊音时，嘱患者右侧卧，再度叩诊，如呈鼓音，表明浊音移动；同样方法向右侧叩诊，叩得浊音后嘱患者左侧卧，以核实浊音是否移动。这种因体位改变而出现浊音变化的现象，称移动性浊音（图 5-6-11）。这是发现有无腹腔积液的重要检查方法。

（2）正常表现　正常人无移动性浊音。

（3）异常表现及临床意义　当腹腔内游离腹水在 1000ml 以上时，即可查出移动性浊音。

5. 膀胱叩诊

（1）叩诊方法　采用间接叩诊法，在耻骨联合上方进行叩诊。

（2）正常表现　当膀胱充盈时，在耻骨联合上方可叩得圆形浊音区。尿液排出后，叩诊为鼓音，这是小肠遮盖膀胱所致。此外，妊娠子宫在该区叩诊呈浊音。

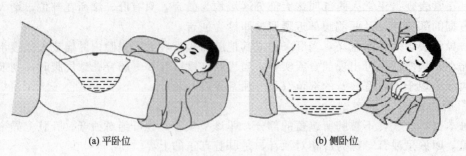

(a) 平卧位　　　　　　　　　　　　　　　　(b) 侧卧位

图 5-6-11　移动性浊音示意图

（3）异常表现　子宫肌瘤或卵巢囊肿时，在耻骨联合上方可叩及浊音。与正常膀胱充盈的鉴别方法是排尿后复查，如为尿潴留所致膀胱充盈，则浊音变为鼓音。

（四）触诊

为使腹部触诊达到满意的效果，被检查者应排尿后取低枕仰卧位，两腿屈起并稍分开，以使腹肌尽量松弛，作张口缓慢腹式呼吸，两手自然置于身体两侧，吸气时腹部隆起，呼气时腹部自然下陷，可使膈下脏器随呼吸上下移动。腹部触诊的内容较多，本节重点介绍全腹触诊、肝脏触诊、胆囊触诊与脾脏触诊。

1. 全腹触诊

（1）触诊方法　检查者应面对被检查者，前臂应与腹部表面在同一水平，先以全手掌放于腹壁上部，使患者适应片刻。之后依次进行浅部触诊与深部触诊，检查目的各有不同。原则是先触诊健康部位，逐渐移向病变区域，以免造成患者感受的错觉。边触诊边观察被检查者的反应与表情，对精神紧张或有痛苦者给以安慰和解释。亦可边触诊边与患者交谈，转移其注意力而减少腹肌紧张，以保证顺利完成检查。

① 浅部触诊　全手掌贴于腹壁，以轻柔动作按顺序触诊，一般自左下腹开始逆时针方向至右下腹，再至脐部，依次检查腹部各区。用于评估腹壁紧张度、抵抗感、浅表压痛和腹壁上的肿物等。

② 深部触诊　全手掌贴于腹壁，使腹壁压陷至少 2cm 以上，有时可达 4～5cm，自左下腹开始逆时针方向至右下腹，再至脐部。用于评估深部压痛、反跳痛、腹内肿物和深部脏器情况等。

采用深部触诊评估腹腔深在病变的压痛和反跳痛。当评估者触诊腹部出现压痛后，手指可于原处稍停片刻，使压痛感觉趋于稳定，然后迅速将手抬起，此时评估被检者的感受与表情。采用滑动触诊在被触及脏器或肿块上作上下、左右的滑动触摸，以探知脏器或肿块的形态和大小。

（2）正常表现　正常人腹壁有一定张力，但触之柔软，较易压陷，腹壁与脏器无压痛、反跳痛与肿块。

（3）异常表现及临床意义

① 腹壁紧张度

a. 腹壁紧张度增加　当腹腔内有炎症刺激腹膜导致腹肌反射性痉挛及腹腔容量增大（如大量腹水、肠胀气、气腹）时，可使腹壁紧张度增加。腹壁紧张可为局限性或弥漫性。局限性腹壁紧张见于腹部某一脏器炎症波及局部腹膜时，如急性阑尾炎出现右下腹紧张，急性胆囊炎可发生右上腹紧张。弥漫性腹壁紧张常见于胃肠道穿孔所引起的急性弥漫性腹膜炎，此时，腹壁强直，可硬如木板，称板状腹。若全腹紧张度增加，触之犹如揉面团，称为揉面感或柔韧感，见于结核性腹膜炎，亦可见于癌性腹膜炎。年老体弱、腹肌发育不良或过度肥胖者，腹膜虽有炎症，但腹壁紧张可不明显。

b. 腹壁紧张度减弱 按压时腹壁松弛无力，失去弹性，全腹紧张度减低。多因腹肌张力降低或消失所致。见于慢性消耗性疾病、大量放腹水后、严重脱水患者等。

② 压痛 由浅而深触压腹部时出现疼痛，则为压痛。出现压痛的部位提示相关脏器的病变（图 5-6-12）。如右侧腹直肌外缘与肋骨交界处为胆囊点，胆囊病变时此点常有压痛；右髂前上棘至脐部连线的外与内交界处称为阑尾点，阑尾炎时常有压痛。腹壁病变比较表浅，可借抓捏腹壁或仰卧位做屈颈抬肩动作使腹壁肌肉紧张时触痛更明显，而有别于腹腔内病变引起者。腹腔内的病变，多见于脏器的炎症、瘀血、肿瘤、破裂、扭转以及腹膜的刺激等。

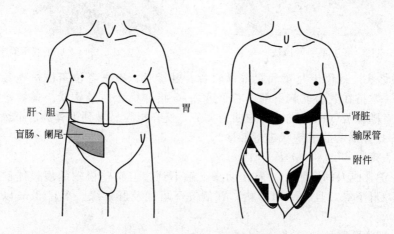

图 5-6-12 腹部压痛点示意图

③ 反跳痛 当评估者迅速将手抬起时被评估者感觉腹痛骤然加重，并可伴有痛苦表情或呻吟，该体征称为反跳痛。反跳痛的出现标志着腹膜壁层已有炎症波及。常见于腹内脏器病变累及邻近腹膜。疼痛也可发生在远离受试的部位，提示局部或弥漫性腹膜炎。腹膜炎患者常有腹肌紧张，压痛与反跳痛，称腹膜刺激征，亦称腹膜炎三联征。当腹内脏器炎症尚未累及壁层腹膜时，可仅有压痛而无反跳痛。

2. 肝脏触诊

（1）检查方法

① 单手触诊法 较为常用。检查者将右手四指并拢，掌指关节伸直，与肋缘大致平行地放在右上腹部（或脐右侧）估计肝下缘的下方，随患者呼气时，手指压向腹壁深部，吸气时，手指缓慢抬起朝肋缘向上迎触下移的肝缘，如此反复进行，手指逐渐向肋缘移动，直到触到肝缘或肋缘为止（图 5-6-13）。需在右锁骨中线及前正中线上，分别触诊肝缘并测量其与肋缘或剑突根部的距离，以厘米表示。触及肝脏时，应详细描述其大小、边缘及表面状态、质地、有无压痛等。

② 双手触诊法 检查者右手位置同单手法，而用左手托住被检查者右腰部，拇指张开置于肋部，触诊时左手向上推，使肝下缘紧贴前腹壁下移，并限制右下胸扩张，以增加膈下移的幅度，这样吸气时下移的肝脏就更易碰到右手指，可提高触诊的效果（图 5-6-14）。

触诊肝脏时需注意以下几点。a. 最敏感的触诊部位是示指前端的桡侧，并非指尖端，故应以示指前外侧指腹接触肝脏。b. 触诊肝脏需密切配合呼吸动作，于吸气时手指上抬速度一定要落后于腹壁的抬起，而呼气时手指应在腹壁下陷前提前下压，这样就可能有两次机会触到肝缘。c. 如遇腹水患者，深触诊法不能触及肝脏时，可应用浮沉触诊法，此法在脾脏和腹部肿块触诊时亦可应用。

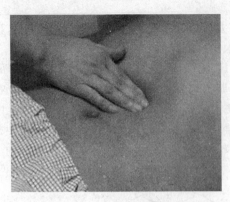

图 5-6-13　肝脏单手触诊法

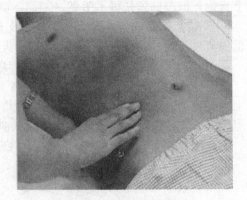

图 5-6-14　肝脏双手触诊法

③ 钩指触诊法　适用于儿童和腹壁薄软者。触诊时，检查者位于被检查者右肩旁，面向其足部，将右手掌搭在其右前胸下部，右手第 2～5 指并拢弯曲成钩状。嘱被检查者做腹式呼吸动作，检查者随深吸气而更进一步屈曲指关节，这样指腹易触到下移的肝下缘。此手法亦可用双手第 2～5 指并拢弯曲成钩状进行触诊。

（2）正常表现

① 大小　正常成人的肝脏，一般在肋缘下触不到。但腹壁松软的瘦长体型，于深吸气时可于肋弓下触及肝下缘，且在 1cm 以内；在剑突下可触及肝下缘，多在 3cm 以内（腹上角较锐者小于 5cm）。

② 质地　正常肝脏质地柔软，触之如口唇。

③ 边缘及表面状态　正常肝脏边缘整齐、且厚薄一致、表面光滑。

④ 压痛　正常肝脏无压痛。

（3）异常表现及临床意义

① 大小　病理性肝肿大常见于肝炎、肝瘀血、血吸虫病、肝硬化早期、白血病等引起的弥漫性肝肿大，亦可见于肝肿瘤、肝囊肿、肝脓肿等所致的局限性肝肿大；肝脏缩小见于急性和亚急性肝坏死，门脉性肝硬化晚期，病情极为严重。

② 质地　异常质地包括质韧和质硬两种。质韧，如触鼻尖，见于急性肝炎、脂肪肝、慢性肝炎及肝瘀血；质硬，如触前额，见于肝硬化、肝癌，其中肝癌质地最坚硬。

③ 边缘及表面状态　肝边缘圆钝常见于脂肪肝或肝瘀血；肝边缘锐利，表面触及细小结节，多见于肝硬化；肝边缘不规则，表面不光滑，呈不均匀的结节状，见于肝癌、多囊肝和肝包虫病；肝表面呈大块状隆起者，见于巨块型肝癌或肝脓肿。

④ 压痛　如果肝包膜有炎性反应或因肝大受到牵拉，则有压痛。轻度弥漫性压痛见于肝炎、肝瘀血等，局限性剧烈压痛见于较表浅的肝脓肿（常在右侧肋间隙处）。

3. 胆囊触诊

（1）检查方法　可用单手滑行触诊法或钩指触诊法进行，触诊要领与肝脏触诊相同。胆囊疾患时，有时胆囊有炎症，但未肿大到肋缘以下，触诊胆囊未及时可探测胆囊触痛。检查者以左手掌平放于患者右胸下部，以拇指指腹勾压于右肋下胆囊点处（图 5-6-15），然后嘱患者缓慢深吸气，在吸气过程中发炎的胆囊下移时碰到用力按压的拇指，即可引起疼痛，此为胆囊触痛，如因剧烈疼痛而致吸气中止，则称 Murphy 征阳性。

（2）正常表现　正常时胆囊隐存于肝之后，不能触及，无触痛。

（3）异常表现及临床意义　胆囊肿大时超过肝缘及肋缘，此时可在胆囊点触到。肿大的胆囊一般呈梨形或卵圆形，有时较长呈布袋形，表面光滑，张力较高，常有触痛，随呼吸上下移动。如肿大胆囊呈囊性感，并有明显压痛，常见于急性胆囊炎；胆囊肿大呈囊性感，无压痛者，见于壶腹周围癌。此外，Murphy 征阳性多见于急性胆囊炎早期。

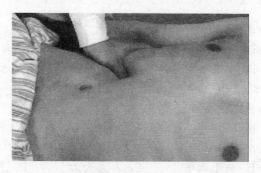

图 5-6-15　胆囊触痛/Murphy 征检查方法

4. 脾脏触诊

（1）检查方法　患者仰卧，两腿稍屈曲，检查者左手绕过患者腹前方，手掌置于其左胸下部第 9～11 肋处，试将其脾脏从后向前托起，并限制胸廓运动，右手掌平放于脐部，与左肋弓大致平行，但触诊时移动的方向与左肋弓垂直（图 5-6-16）。触诊时自脐平面开始配合呼吸，如同触诊肝脏一样，用示指前端的桡侧迎触脾尖，直至触到脾缘或左肋缘为止。仰卧位触不到时，嘱被检者右侧卧位，右下肢伸直，左下肢屈曲，用同样的方法再触一次。触诊时应注意脾脏的大小、质地、表面情况、有无压痛等。

脾脏明显肿大而位置又较表浅时，用右手单手稍用力触诊即可查到；如果肿大的脾脏位置较深，应用双手触诊法进行检查。

（2）正常表现　正常情况下脾脏不能触及。

（3）异常表现及临床意义　内脏下垂或左侧胸腔积液、积气时膈下降，可使脾脏向下移位。除此以外，能触到脾脏则提示脾脏肿大至正常 2 倍以上。

临床上常将肿大的脾脏分为三度。①轻度：深吸气时，脾缘不超过肋下 2cm。②中度：深吸气时，脾缘超过肋下 2cm，但不超过脐水平线。③高度：深吸气时，脾缘超过脐水平线或前正中线，也可称为巨脾。

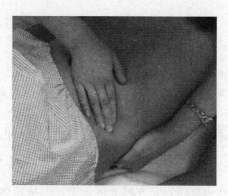

图 5-6-16　脾脏双手触诊法（仰卧位）

轻度脾肿大常见于急性肝炎、伤寒等，质地柔软；中度脾肿大常见于肝硬化、慢性淋巴细胞性白血病、系统性红斑狼疮等，质地一般较硬；重度脾肿大，表面光滑见于慢性粒细胞性白血病、血吸虫病等；表面有结节者见于淋巴肉瘤等。

（谢伦芳）

目标测试

一、选择题

1. 关于全腹凹陷的叙述，下列哪项是错误的（　　　）。
   A. 仰卧时前腹壁明显低于肋缘至耻骨的水平面　　　B. 见于极度消瘦者
   C. 见于消耗性疾病晚期患者　　　　　　　　　　　D. 多见于腹部手术后瘢痕收缩者
   E. 多见于严重脱水者

2. 下列何种情况下会出现腹式呼吸增强（　　　）。
   A. 胸腔积液　　　B. 膈麻痹　　　C. 足月妊娠　　　D. 急性腹痛　　　E. 腹水

3. 下腔静脉阻塞时，腹壁静脉曲张，血流方向是（　　　）。
   A. 自下向上　　　B. 自上向下　　　C. 自左向右　　　D. 自右向左
   E. 以脐为中心向四周放射

4. 患者，女，32岁。昨日后半夜至今晨上腹部饱胀不适、疼痛伴恶心。查体：上腹部见胃型和蠕动波。最可能的病情是（　　　）。
   A. 幽门梗阻　　　B. 麻痹性肠梗阻　　　C. 急性腹膜炎　　　D. 大量腹腔积液　　　E. 气腹

5. 肠鸣音亢进，响亮而高亢，带有金属音响见于（　　　）。
   A. 机械性肠梗阻　　　B. 急性肠炎　　　C. 胃肠道大出血　　　D. 细菌性痢疾　　　E. 胃溃疡

6. 下列哪种情况出现肝浊音界消失（　　　）。
   A. 气胸　　　B. 急性肝坏死　　　C. 急性胃肠穿孔　　　D. 肝癌　　　E. 肝脓肿

7. 最能提示腹壁壁层腹膜有炎症的体征（　　　）。
   A. 腹部压痛　　　B. 肠鸣音亢进　　　C. 腹部反跳痛　　　D. 移动性浊音　　　E. 腹肌紧张

8. 临床上将肿大的脾分为轻、中、高三度。轻度肿大者为（　　　）。
   A. 深吸气时，脾在肋弓下不超过2cm者　　　B. 自2cm至脐水平线者
   C. 超过脐水平者　　　　　　　　　　　　　D. 深吸气时，脾在肋弓下不超过4cm者
   E. 向右超过前正中线者

二、名词解释

1. 板状腹
2. 腹膜刺激征
3. 移动性浊音

三、简答题

1. 肠鸣音异常有哪几种表现，其临床意义分别是什么？
2. 肝脏上下界正常范围是多少？肝脏浊音界扩大与缩小分别见于哪些疾病？

第七节　脊柱与四肢评估

一、脊柱

脊柱是躯体完成各项活动的枢纽，是支撑人体体重、维持躯体各种姿势的重要支柱。由7个颈椎、12个胸椎、5个腰椎、5个骶椎、4个尾椎组成。脊柱评估应注意其弯曲度、有无畸形、活动是否受限、有无压痛及叩击痛等。

（一）脊柱弯曲度

1. 生理性弯曲

正常人直立时，脊柱从背面观无侧弯。脊柱从侧面观察有四个生理性弯曲，颈段稍向前

凸、胸段稍向后凸、腰椎明显向前凸、骶椎明显向后凸，呈"S"形，无前后突出畸形。

2. 评估方法

被评估者取立位或坐位，双臂自然下垂。评估者视诊脊柱的弯曲度，首先应从后面观察脊柱有无侧弯。轻度侧弯时需借助触诊确定，触诊的方法是用示指、中指或拇指沿脊柱棘突以适当的压力从上向下划压，划压后皮肤出现一条红色的充血痕，以此痕为标准，观察脊柱有无侧弯。其次还应从侧面观察脊柱各部形态，了解脊柱有无前后突出畸形。

3. 病理性变形

（1）颈椎变形 评估者观察患者自然姿势有无异常，如患者立位有无侧偏、前屈、过度后伸或僵硬感。颈椎侧偏见于先天性斜颈，患者头向一侧倾斜，患侧胸锁乳突肌隆起。

（2）脊柱后凸 脊柱过度向后弯曲称脊柱后凸（Kyphosis），也称驼背。脊柱胸段后凸时，前胸凹陷，头颈部前倾。其原因很多，表现亦不尽相同，常见原因如下。

① 佝偻病 多在儿童期发病，坐位时胸段呈明显均匀性向后弯曲，仰卧位时弯曲可消失。

② 结核病（图5-7-1） 多在青少年期发病，病变常在胸椎下段及腰段，由于椎体的破坏、压缩，棘突明显向后凸出，形成特征性的成角畸形，常伴全身其他脏器的结核病如肺结核等。

③ 强直性脊柱炎 多见于成年人，脊柱胸段成弧形或弓形向后凸，常伴脊柱强直性固定，仰卧位时亦不能伸直。

④ 脊椎退行性变（图5-7-2） 多见于老年人，椎间盘退行性萎缩，骨质退行性变，胸腰椎后凸曲线增大，造成胸椎明显后突，形成驼背。

⑤ 其他 外伤所致脊椎压缩性骨折，造成脊柱后突，形成驼背，可发生在任何年龄段；脊椎骨软骨炎（Scheuerman病）、发育期姿势不良等，多见于青少年。

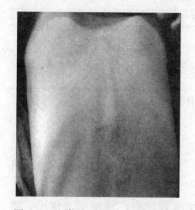
图5-7-1 脊柱后凸——脊柱结核

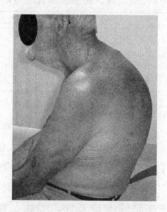
图5-7-2 脊柱退行性变

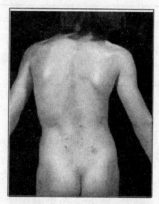
图5-7-3 脊柱侧凸青少年

（3）脊柱前凸 脊柱过度向前凸出性弯曲称为脊柱前凸（iordosis）。病变多发生在腰椎部位，患者腹部明显向前突出，臀部明显向后突出。多见于晚期妊娠、大量腹水、腹腔巨大肿瘤、第5腰椎向前滑脱、水平骶椎（腰椎角大于34°）、髋关节结核及先天性髋关节后脱位等所致。

（4）脊柱侧凸（scoliosis，图5-7-3） 脊柱离开后正中线向左或右偏曲称脊柱侧凸。侧凸严重时可出现肩部及骨盆畸形。根据侧凸发生的部位不同分为胸段侧凸、腰段侧凸及胸腰段联合侧凸；根据侧凸的性状不同分为姿势性侧凸和器质性侧凸。

① 姿势性侧凸（posture scoliosis） 脊柱无结构异常。姿势性侧凸的早期，脊柱的弯曲度多不固定，改变体位可使侧凸消失，如平卧或向前弯腰时脊柱可恢复常态，主要见于儿童发育期坐、立姿势不良。一侧下肢明显短于另一侧而引起代偿性侧凸；椎间盘突出等所致坐骨神经

痛引起的侧凸，脊髓灰质炎后遗症等。

②器质性侧凸（organic scoliosis）　脊柱器质性病变导致的侧凸。侧凸的特点是改变体位不能使侧凸得到纠正。主要见于慢性胸膜肥厚或胸膜粘连、肩部或胸廓畸形、先天性脊柱发育不全、营养不良、肌肉麻痹。

（二）脊柱活动度

1. 正常活动度

正常脊柱有一定活动度，但各部位的活动范围明显不同。颈椎和腰椎的活动范围最大，胸椎的活动范围很小，骶椎和尾椎融合成骨块状，几乎不活动。

颈椎前屈时，颏部可触及胸骨柄。颈椎后仰时，两眼可直视上空，鼻尖与额部在同一水平，颈椎部皮肤皱褶可与枕外粗隆接近。颈椎左右侧屈，可使耳郭接近肩部。两肩不动时，颈椎旋转可使下颌碰肩，且可看到侧方。

胸腰段前屈与后伸，伸膝位前屈时，手指尖可达足或地面。屈膝位后伸时，指尖可达腘窝上部。脊柱左右侧弯可使脊柱成一均匀弯弧，指尖可达膝部。评估者用两手固定被评估者骨盆，被评估者两手抱住枕骨，躯干做左右旋转运动，旋转不受限。

2. 评估方法

被评估者取直立位，评估脊柱颈段活动度时，固定其肩部。评估腰椎段活动度时，固定其骨盆，嘱其做前屈、后伸、侧弯、旋转等动作，以观察脊柱的情况及有无变形，已有脊柱外伤可疑骨折或关节脱位的患者，应避免脊柱活动，以防止损伤脊髓。

正常人在直立、骨盆固定的条件下，颈椎、胸椎、腰椎的活动范围参考值见表5-7-1。

表 5-7-1　颈、胸、腰椎及全脊椎活动范围

脊椎	前屈	后伸	左右侧弯	旋转度（一侧）
颈椎	35°~45°	35°~45°	45°	60°~80°
胸椎	30°	20°	20°	35°
腰椎	75°~90°	30°	20°~35°	30°
全脊柱	128°	125°	73.5°	115°

注：由于年龄、运动训练以及脊柱结构差异等因素，脊柱运动范围存在较大个体差异。

3. 活动受限

（1）颈椎活动受限　颈椎及软组织有病变时，活动常不能达到以上范围，否则有疼痛感，严重时出现僵直。常见于颈项肌纤维织炎及韧带受损、颈椎病、颈椎结核或肿瘤浸润、颈椎外伤、颈椎骨折或关节脱位。

（2）腰椎活动受限　常见于腰部肌纤维炎及韧带受损、腰椎椎管狭窄、腰椎间盘突出、腰椎结核、肿瘤、腰椎骨折或脱位。

（三）脊柱压痛与叩击痛

1. 压痛

（1）评估方法　被评估者取端坐位，身体稍向前倾。评估者以右手拇指从枕骨粗隆开始自上而下逐个按压脊椎棘突及棘旁肌肉。

（2）临床意义　正常均无压痛。出现压痛，提示该部位的脊椎或肌肉出现病变。以第7颈椎棘突为标志计数病变的位置。除颈椎外，颈旁组织的压痛也提示相应病变，如落枕时斜方肌中点处有压痛；颈肋综合征及前斜角肌综合征时，锁骨上窝和颈外侧三角区内有压痛点；颈项肌纤维织炎时，压痛点在肩背部，范围比较广泛。胸腰椎病变如结核、椎间盘脱出及外伤或骨折压痛点均在脊髓棘突处，腰背肌纤维炎或劳损压痛点在椎旁棘突处。

2. 叩击痛

（1）评估方法　脊柱叩击痛的评估方法包括直接叩击法和间接叩击法。

① 直接叩击法　被评估者取端坐位，评估者用叩诊锤或中指直接垂直叩击各椎体的棘突。此法多用于查胸椎与腰椎。颈椎疾病，特别是颈椎骨关节损伤时，因颈椎位置深，一般慎用或不用此法。

② 间接叩诊法　被评估者取坐位，评估者将左手掌面置于其头顶，右手半握拳以小鱼际部位叩击左手背，观察被评估者脊柱各部位有无疼痛。

（2）临床意义　正常人脊柱各部位均无叩击痛。出现叩击痛的部位即为病变处。叩击痛阳性见于脊柱结核、脊椎骨折及椎间盘突出等。如有颈椎病变或颈椎间盘脱出，间接叩诊时可出现上肢的放射性疼痛。

（四）脊柱评估的几种特殊试验

1. 颈椎特殊试验

（1）Jackson压头试验　被评估者取端坐位，评估者双手重叠放于其头顶部，向下加压，如被评估者出现颈痛或上肢放射性痛即为阳性，多见于颈椎病及颈椎间盘脱出症。

（2）前屈旋颈试验（Fenz征）　嘱被评估者头颈部前屈，并左右旋转，如果颈椎处感觉疼痛即为阳性，提示颈椎小关节的退行性改变。

（3）颈静脉加压试验（压颈试验，Naffziger综合征）　此试验可判断是否是根性疼痛。被评估者取仰卧位，评估者以双手指按压被评估者两侧颈静脉，如其颈部及上肢疼痛加重，为根性颈椎病，原因是脑脊液回流不畅致蛛网膜下腔压力增高所致。此试验也可用于下肢坐骨神经痛者，颈部加压时若下肢疼痛加重，提示其坐骨神经疼痛源于腰椎管内病变，为根性疼痛。

（4）旋颈试验　被评估者取坐位，头略向后仰，并自动向左、右作旋转动作。如出现头晕、头痛、视物模糊症状，提示颈动脉型颈椎病。因转动头部时椎动脉受到扭曲，加重了椎-基底动脉供血不足，头部停止转动，症状随即消失。

2. 腰骶椎的特殊试验

（1）直腿抬高试验（Lasegue征）　被评估者仰卧，双下肢伸直，评估者一手置于被评估者膝关节上，另一手将其下肢抬起。正常人伸直的下肢可抬高70°以上，抬高小于30°以下并出现其下肢自上而下的放射性疼痛为阳性（图5-7-4）。常见于坐骨神经炎、腰椎间盘突出症等造成的坐骨神经痛。

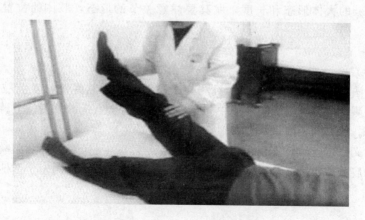

图 5-7-4　Lasegue 征评估示意图

（2）拾物试验　将一物品放在地上，嘱被评估者拾起（图5-7-5）。腰部正常者可两膝伸直，腰部自然弯曲，俯身将物品拾起。如被评估者先以一手扶膝蹲下，腰部挺直地用手接近物品，即为拾物试验阳性。多见于腰椎病变如腰椎间盘脱出、腰肌劳损及炎症。

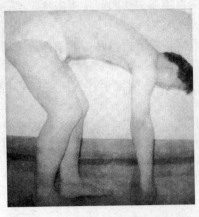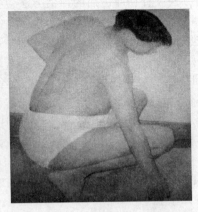

(a) 正常　　　　　　　　　　　　　　　　(b) 异常

图 5-7-5　拾物试验

（3）摇摆试验　被评估者平卧，屈膝、髋，双手抱于膝前，评估者手扶其双膝，左右摇摆，若腰部疼痛为阳性，见于腰骶部病变。

（4）屈颈试验（Linder）　被评估者仰卧，也可取端坐位或直立位，评估者一手置于其胸部，另一手置于枕后，缓慢、用力地上抬其头部，使颈前屈，若出现下肢放射性疼痛，则为阳性。见于椎间盘突出症的"根间型"。其机制是屈颈时，硬脊膜上移，脊神经根被动牵扯，加重了突出的椎间盘对神经根的压迫，因而出现了下肢的放射性痛。

（5）股神经牵拉试验　被评估者俯卧，髋、膝关节完全伸直。评估者将一侧下肢抬起，使髋关节过伸，如大腿前方出现放射痛为阳性。见于高位椎间盘突出症（腰$_{2\sim3}$或腰$_{3\sim4}$）患者。其机制是上述动作加剧了股神经本身及组成股神经的腰$_{2\sim4}$神经根的紧张度，加重了对受累神经根的压迫，因而出现了上述症状。

二、四肢与关节

四肢（four limbs）及其关节（arthrosis）的病变主要表现为疼痛、畸形、活动障碍或异常。四肢与关节的评估通常运用视诊和触诊，两者互相配合，特殊情况下采用叩诊和听诊。评估中注意观察四肢的大体形态和长度，尤其要注意关节的形态，肢体的位置、活动度或运动情况。

（一）上肢

1. 长度

（1）评估方法　双上肢的长度可用目测，嘱被评估者手掌并拢，双上肢向前，比较其长短。也可用带尺测量肩峰至桡骨茎突或中指指尖的距离为全上指的长度。上臂长度则从肩峰至尺骨鹰嘴的距离。前臂的长度是从鹰嘴突至尺骨茎突的距离。

（2）临床意义　双上肢长度正常情况下等长，长度不一见于先天性短肢畸形、骨折重叠和关节脱位等，如肩关节脱位时，患侧上臂长于健侧，肱骨颈骨折患侧短于健侧。

2. 肩关节

（1）外形

① 评估方法　嘱被评估者脱去上衣，取坐位，在良好的照明情况下，观察双肩姿势有无倾斜。

② 临床意义　正常双肩对称，双肩呈弧形，如肩关节弧形轮廓消失肩峰突出，呈"方肩"（图 5-7-6），见于肩关节脱位或三角肌萎缩；两侧肩关节一高一低，颈短，耸肩（图 5-7-7），

见于先天性肩胛高耸症及脊柱侧弯；锁骨骨折，远端下垂，使该侧肩下垂，肩部突出畸形如戴肩章状（图5-7-8），见于外伤性肩锁关节脱位，锁骨外端过度上翘所致。

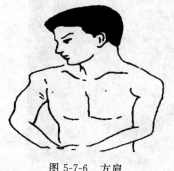

图 5-7-6 方肩

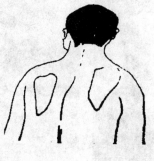

图 5-7-7 耸肩

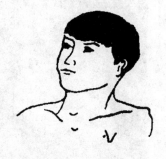

图 5-7-8 戴肩章状肩

（2）运动

① 评估方法 嘱被评估者做自主运动，观察有无活动受限，或评估者固定其肩胛骨，另一手持前臂进行多个方向的活动。正常肩关节外展可达90°，内收45°，前屈90°，后伸35°，旋转45°。

② 临床意义 肩关节周围炎时，关节各方向的活动均受限，称为冰结肩。冈上肌腱炎时肩关节大于60°范围时感疼痛，超过120°时疼痛消失。肩关节外展开始即痛，但仍可外展，见于肩关节炎；轻微外展即感疼痛见于肱骨或锁骨骨折；嘱被评估者用患侧手掌平放于对侧肩关节前方，如不能搭上而前臂不能自然贴紧胸壁，说明肩肱关节或肩锁关节脱位。搭肩阳性，提示肩关节脱位。

（3）压痛点 肩关节周围不同部位的压痛点对疾病的评估很有帮助，肱骨结节间的压痛见于肱二头肌长头腱鞘炎；肱骨大结节压痛可见于冈上肌腱损伤；肩峰下内方有触痛，可见于肩峰下滑膜炎。

3. 肘关节

（1）形态

① 评估方法 正常肘关节双侧对称，伸直时轻度外翻，称为携物角，5°～15°，评估此角时嘱被评估者伸直两上肢，手掌向前，左右对比。评估时应注意双侧及肘窝部是否饱满、肿胀。

② 临床意义 携物角＞15°为肘外翻，＜15°为肘内翻。肘部骨折、脱位可引起肘关节外形改变，如髁上骨折时，可见肘窝上方突出，为肱骨下端向前移位所致；桡骨头脱位时，肘窝外下方向桡侧突出；肘关节后脱位时，鹰嘴向肘后方突出，Huter线（肘关节伸时肱骨内、外上髁及尺骨鹰嘴形成的连线）及Huter三角（屈肘时肱骨内、外上髁及尺骨鹰嘴形成的三角）解剖关系改变（图5-7-9）。肘关节积液和滑膜增生常出现肿胀。

（2）运动 肘关节活动正常时屈135°～150°，伸10°，旋前（手背向上转动）80°～90°，旋后（手背向下转动）80°～90°。

（3）触诊 注意肘关节周围皮肤温度，有无肿块，肱动脉搏动，桡骨小头是否压痛，滑车淋巴结是否肿大。

4. 腕关节及手

（1）外形 手的功能位置为腕背伸30°并稍偏尺侧，拇指于外展时掌屈曲位，其余各指屈曲，呈握茶杯姿势（图5-7-10）。手的自然休息姿势呈半握拳状，腕关节稍背伸20°，向尺侧倾斜约10°，拇指尖靠达示指关节的桡侧，其余四指呈半屈曲状，屈曲程度由示指向小指逐渐增大，且各指尖均指向舟骨结节处（图 5-7-11）。

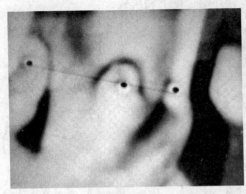

(a) Huter线

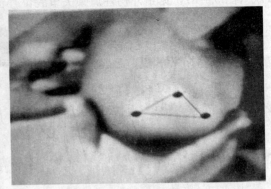

(b) Huter三角

图 5-7-9　肘关节关系示意图

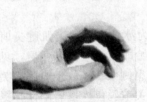

图 5-7-10　手的功能位

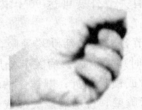

图 5-7-11　手的自然休息姿势

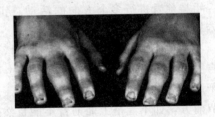

图 5-7-12　梭形关节图

（2）运动　腕关节及指关节运动范围见表 5-7-2。

表 5-7-2　腕关节及指关节运动范围

关节	背伸	掌屈	内收（桡侧）	外展（尺侧）
腕关节	30°～60°	50°～60°	25°～30°	30°～40°
掌指关节	伸 0	屈 60°～90°	—	—
近端指间关节	0	90°	—	—
远端指间关节	0	60°～90°	—	—
拇指掌拇关节	20°～50°	可并拢桡侧示指	40°	—
指间关节	90°	可跨越手掌	—	—

　　（3）局部肿胀与隆起　腕关节肿胀可因外伤、关节炎、关节结核而肿胀，腕关节背侧或旁侧局部隆起见于腱鞘囊肿，腕背侧肿胀见于手腕腱鞘炎或软组织损伤。下尺桡关节半脱位可使尺骨小头向腕背侧隆起。近端指关节对称性增生、肿胀，呈梭形畸形，早期局部有红肿及疼痛，晚期明显强直、活动受限，重者手指及手腕尺侧偏斜，多见于类风湿关节炎（图 5-7-12）。如单个指关节出现梭形肿胀，可能为指骨结核或内生软骨瘤，手指侧副韧带损伤可使指间关节侧方肿胀。骨性关节炎也可出现指关节梭形肿胀，但有特征性的 Heberden's 结节。

　　（4）畸形　腕部、手掌的神经、血管、肌腱及骨骼的损伤或先天性因素及外伤等均可引起畸形，常见情况如下。

　　① 爪形手　手指关节呈鸡爪样变形。常见于进行性肌萎缩、脊髓空洞症及麻风等。第 4、5 指爪形手则见于尺神经损伤（图 5-7-13）。

　　② 腕垂手　腕关节不能背伸，手指不能伸直，拇指不能外展，外观手腕呈下垂状。见于桡神经损伤（图 5-7-14）。

③ 猿掌 拇指、示指、中指不能伸展，拇指不能对掌，大鱼际肌萎缩，外观呈"猿形手"。见于正中神经损伤（图 5-7-15）。

④ 餐叉形畸形 见于 colles 骨折。

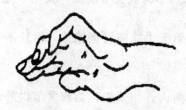 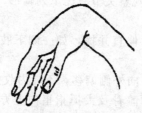 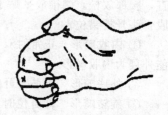

图 5-7-13 爪形手　　　　　图 5-7-14 腕垂手　　　　　图 5-7-15 猿掌

⑤ 杵状指（趾）（acropachy） 手指或足趾末端增生、肥厚、增宽、增厚，指甲从根部到末端拱形隆起呈杵状膨大，称杵状指（趾）（图 5-7-16）。发生机制与肢体末端慢性缺氧、代谢障碍及中毒性损害有关。缺氧时末端肢体毛细血管增生扩张，因血流丰富软组织增生，末端膨大。常见于呼吸系统疾病，如支气管肺癌、支气管扩张、慢性肺脓肿等；心血管疾病，如发绀型先天性心脏病、亚急性细菌性心内膜炎；营养障碍性疾病，如肝硬化。

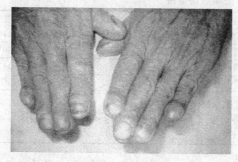 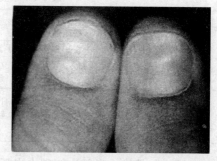

图 5-7-16 杵状指　　　　　　　　　　图 5-7-17 匙状甲

⑥ 匙状甲（koilonychia） 又称反甲，特点为指甲中央凹陷，边缘翘起，指甲变薄，表面粗糙有条纹（图 5-7-17）。与缺铁或某些氨基酸代谢紊乱有关，常见于缺铁性贫血，偶见于风湿热及甲癣。

（二）下肢

下肢包括臀、大腿、膝、小腿、踝和足。评估下肢时应充分暴露以上部位，双侧对比，先评估长度是否一致，一侧肢体缩短见于先天性短肢畸形、骨折或关节脱位；观察外形是否对称，有无静脉曲张和肿胀，一侧肢体肿胀见于深层静脉血栓形成；肿胀并有皮肤灼热、发红，见于蜂窝织炎或血管炎。并观察双下肢皮肤有无出血点、皮肤溃疡及色素沉着，下肢慢性溃疡时常有色素沉着。然后再作下肢各关节的评估。

1. 髋关节

（1）步态 由髋关节疾患引起的异常步态如下。

① 跛行 疼痛性跛行：因髋关节疼痛不敢负重行走，患肢膝部微屈，轻轻落下足尖着地，然后迅速改换健肢负重，步态短促不稳，见于髋关节结核、暂时性滑膜炎、股骨头无菌性坏死等。短肢跛行：以足尖着地或健肢屈膝跳跃式行走，一侧下肢缩短 3cm 以上可出现跛行，见于小儿麻痹症所致的后遗症。

② 鸭步 走路时两腿分开的距离宽，左右摇摆，如鸭子行走，见于先天性双侧髋关节脱位、髋内翻和小儿麻痹症所致的双侧臀中肌麻痹、臀小肌麻痹。

③呆步　步行时下肢向前甩出，并转动躯干，步态呆板，见于髋关节强直、化脓性髋关节炎。

（2）畸形　被评估者取仰卧位，双下肢伸直，使病侧髂前上棘连线与躯干正中线保持垂直，腰部放松，腰椎放平贴于床面观察关节有无下列畸形，如果有多为髋关节脱位，股骨干及股骨头骨折错位。

①内收畸形　正常时双下肢可伸直并拢，如一侧下肢超越躯干中线向对侧偏移，而且不能外展为内收畸形。

②外展畸形　下肢离开中线，向外侧偏移，不能内收。

③旋转畸形　仰卧位时，正常髌骨及大拇指指向上方，若向内外侧偏斜，为髋关节内外旋畸形。

（3）肿胀及皮肤皱褶　腹股沟异常饱满，示髋关节肿胀；臀肌是否饱满，如髋关节病变时臀肌萎缩；臀部皱褶不对称，示一侧髋关节脱位。

（4）肿块、窦道和瘢痕　注意髋关节周围皮肤有无肿块、窦道及瘢痕，髋关节结核时常有以上改变。

（5）活动度　髋关节评估方法和活动范围见表 5-7-3。

表 5-7-3　髋关节评估方法和活动范围

内容	评　估　方　法	活动度
屈曲	被评估者仰卧，评估者一手按压髂嵴，另一手将屈曲膝关节推向前胸	130°～140°
后伸	被评估者仰卧，评估者一手按压臀部，另一手握小腿下端，屈膝90°后上提	15°～30°
内收	仰卧，双下肢伸直，固定骨盆，一侧下肢自中立位向对侧下肢前面交叉内收	20°～30°
外展	被评估者仰卧，双下肢伸直，固定骨盆，使一侧下肢自中立位外展	30°～45°
旋转	被评估者仰卧，下肢伸直，髌骨及足尖向上，评估者双手放于其大腿下部和膝部 旋转大腿，也可让评估者屈髋屈膝90°，评估者一手扶其臀部，另一手握踝部，向相反方向运动，小腿做外展、内收动作时，髋关节则为外旋、内旋	45°

（6）压痛与其他　腹股沟韧带中点后下 1cm，再向外 1cm，触及此处有无压痛及波动感，髋关节有积液时有波动感；如此处硬韧饱满时，为髋关节前脱位；如该处空虚，为后脱位。被评估者下肢伸直，评估者以拳叩击足跟，若髋部疼痛，提示髋关节炎或骨折。嘱被评估者做屈髋和伸髋动作，可闻及大粗隆上方有明显的"咯噔"声，是紧张肥厚的阔筋膜张肌与股骨大粗隆的摩擦音。

2. 膝关节

（1）膝内、外翻畸形　正常双脚并拢直立时，两膝与两内踝都可同时靠拢。如双内踝靠拢时，两侧膝关节分离，呈"O"形弯曲，为膝内翻，又称"O"形腿（图 5-7-18）。如两侧膝关节靠拢时，两内踝分离，呈"X"形弯曲，为膝外翻，又称"X"形腿（图 5-7-19）。多见于佝偻病。

（2）膝反张（图 5-7-20）　膝关节过度后伸形成向前的反屈状，见于小儿麻痹后遗症、膝关节结核。

（3）膝关节肿胀

①膝关节积液　膝关节均匀性肿胀，双侧膝眼消失并突出。

②膝关节结核　膝关节呈梭形膨大。

③髌上囊内积液　髌骨上方明显隆起。

④髌前滑膜炎　髌骨前面明显隆起。

⑤半月板囊肿　关节间隙附近有突出物。

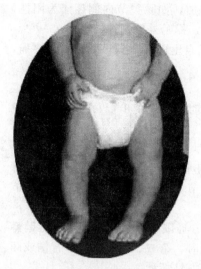

图 5-7-18　膝内翻

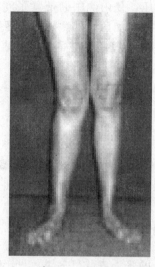

图 5-7-19　膝外翻

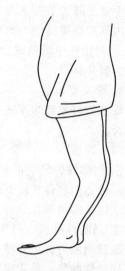

图 5-7-20　膝反张

（4）肌肉萎缩（muscle atrophy）　肢体的部分或全部肌肉体积缩小，松弛无力。一侧肌肉萎缩常见于脊髓灰质炎后遗症、偏瘫、周围神经损伤；双侧肌肉萎缩常见于多发性神经炎、横贯性脊髓炎、外伤性截瘫。膝关节病变时，因疼痛影响步行，常导致相关肌肉的废用性萎缩，常见于股四头肌及内侧肌萎缩。

（5）活动度　膝关节屈曲可达 120°～150°，伸 5°～10°，内旋 10°，外旋 20°。

（6）压痛　膝关节发炎时，双膝眼处压痛；髌骨软骨炎时，髌骨两侧有压痛；半月板损伤时，膝关节间隙压痛；侧副韧带损伤，在韧带上下两端的附着处压痛；胫骨结节骨骺炎时，髌韧带在胫骨的止点处压痛。

（7）摩擦音　评估者一手置于患膝前方，另一手握着患者小腿做膝关节的伸屈动作，如膝部有摩擦感，提示膝关节面不光滑，见于炎症后遗症及创伤性关节炎。推动髌骨做上下左右活动，如有摩擦感，提示髌骨表面不光滑，见于炎症及创伤性后遗留的病变。

（8）肿块　对膝关节周围的肿块，要注意大小、硬度、活动度、有无压痛和波动感。髌骨滑囊炎时，髌骨前方有肿块，并可触及囊性感；半月板囊肿时，膝关节间隙处可触及肿块，且伸膝明显，屈膝消失；骨软骨瘤时，胫骨上端或股骨下端有局限性隆起，无压痛；腘窝囊肿时，在腘窝处出现囊肿的肿块，如伴有与动脉同步的搏动，见于动脉瘤。

（9）膝关节的几种特殊试验

① 浮髌试验　被评估者取平卧位，下肢伸直放松，评估者左手虎口卡在患膝髌骨上极，并加压压迫髌上囊，另一手右手拇指与其余四指分开固定在髌骨下极，使关节液集中于髌骨底面，然

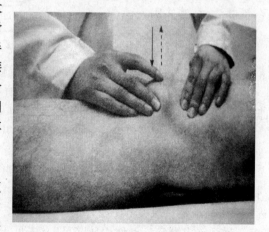

图 5-7-21　浮髌试验

后用右手示指垂直按压髌骨并迅速抬起，按压时髌骨与关节面有碰触感，松手时髌骨浮起，即为浮髌试验阳性，提示有中等量以上的关节积液（图 5-7-21）。

② 侧方加压试验　被评估者取仰卧位，膝关节伸直，评估者一手握着踝关节向外侧推抬，

另一手置于膝关节外上方向内侧推压，使内侧副韧带紧张度增加，如膝关节内侧疼痛为阳性，提示内侧副韧带损伤，如果向相反方向加压，外侧膝关节疼痛，提示外侧副韧带损伤。

③ 拇指指甲滑动试验　评估者以拇指指甲背面沿髌骨表面自上而下滑到，如有明显疼痛，可能为髌骨骨折。

3. 踝关节与足

踝关节与足部的评估一般让患者取站立或坐位时进行，有时需要患者步行，从步态观察正常与否。

（1）肿胀

① 匀称性肿胀　正常踝关节两侧可见内、外踝轮廓，跟腱两侧各有一凹陷区，踝关节背伸时，可见伸肌腱在皮下走行。踝关节扭伤、结核、化脓性关节炎和类风湿关节炎时，踝关节肿胀上述结构消失。

② 局限性肿胀　腱鞘炎或腱鞘囊肿时，足背或内外踝下方局限肿胀见于腱鞘炎或腱鞘囊肿；跟腱周围炎时跟骨结节处肿胀；跖骨头无菌性坏死或骨折时，第二、三跖趾关节背侧或跖骨干局限性肿胀；足背皮肤变冷、肿胀，皮肤呈乌黑色见于缺血性坏死。

（2）局限性隆起　足背骨性隆起可见于外伤、骨质增生或先天性异常；内外踝明显突出，见于胫腓关节分离、内外踝骨折；踝关节前方隆起，见于距骨头骨质增生。

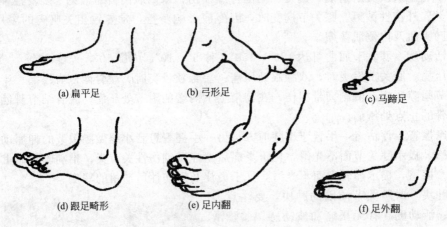

图 5-7-22　足部常见畸形

（3）畸形　足部常见畸形有以下几种（图 5-7-22）。

① 扁平足（flatfoot）　足纵弓塌陷，前半足外展，足跟外翻，形成足旋前畸形。横弓塌陷，前足增宽，足底前部形成胼胝。

② 足内翻　跟骨内旋，前足内收，足纵弓高度增加，站立时足不能踏平，外侧着地，多见于先天性畸形或小儿麻痹后遗症。

③ 足外翻　跟骨外旋，前足外展，足纵弓塌陷，舟骨突出，扁平状，跟腱延长线落在跟骨内侧，多见于胫前、胫后肌麻痹。

④ 马蹄足　踝关节跖屈，前半足着地，足不能背屈，多取旋后及内收位，多与内翻足并存，称马蹄内翻足，也称"马蹄足"。多见于跟腱挛缩或腓总神经麻痹。

⑤ 弓形足（clawfoot）　足纵弓高起，横弓下陷，足背隆起，足趾分开。

⑥ 跟足畸形　足不能跖屈，伸肌牵拉使踝关节背伸，形成跟足畸形，行走和站立时足跟着地。见于小腿三头肌麻痹。

（4）活动度　正常踝关节与足的活动范围如下。

踝关节背伸 20°～30°，跖屈 40°～50°。跟距关节：内、外翻各 30°。

跗骨间关节：内收 25°，外展 25°。跖趾关节：跖屈 30°～40°，背伸 45°。

（5）压痛　内、外踝骨折，跟骨骨折，韧带损伤局部均可出现压痛；第二、三跖骨头处压痛，见于跖骨头无菌性坏死；第二、三跖骨干压痛，见于疲劳骨折；跟腱压痛，见于跟腱腱鞘炎；足跟内侧压痛，见于跟骨骨折或跖筋膜炎。

（6）其他　踝足部触诊应注意跟腱张力，足底内侧跖筋膜有无挛缩，足背动脉搏动有无减弱。评估方法是评估者将示、中和无名指末节指腹并拢，放置于足背 1～2 趾长伸肌腱间触及有无搏动感。

（褚青康）

目 标 测 试

一、选择题

1. 匙状甲多见于（　　　）。
    A. 风湿热　　　　　　　　B. 营养不良性大细胞贫血　　　C. 缺铁性贫血
    D. 溶血性贫血　　　　　　E. B 族维生素缺乏症

2. 梭形关节的特点是（　　　）。
    A. 近端指关节增生、肿胀　　B. 为双侧对称性病变
    C. 早期局部有红肿及疼痛　　D. 晚期明显强直，活动受限
    E. 晚期手腕及手指向尺侧偏斜

3. 肘关节后脱位的特征性表现是（　　　）。
    A. 活动障碍　　　　　　　B. 疼痛　　　　　　　　　　C. 肘后三点关系失常
    D. 肿胀及瘀血　　　　　　E. 尺神经麻痹

4. 以下能确诊为关节脱位的是（　　　）。
    A. 关节疼痛　　　　　　　B. 骨擦音或骨擦感　　　　　C. 反常活动
    D. "方肩"畸形　　　　　　E. 关节功能丧失

5. 患者左肘关节明显肿胀、压痛，尺骨鹰嘴向后突出，肘关节半屈位，肘后三角关系破坏，该患者最有可能的诊断是（　　　）。
    A. 左肘关节前脱位　　　　B. 左肘关节后脱位　　　　　C. 左肱骨髁上骨折
    D. 左尺骨鹰嘴骨折　　　　E. 左桡骨小头脱位

6. 脊髓出现下列哪项改变会造成不可逆性瘫痪（　　　）。
    A. 脊髓休克　　　　　　　B. 脊髓震荡　　　　　　　　C. 脊髓断裂
    D. 脊髓骨折　　　　　　　E. 脊髓脱位

7. colles 骨折导致的典型畸形是（　　　）。
    A. 餐叉形畸形　　　　　　B. 枪刺刀样畸形　　　　　　C. 垂腕样畸形
    D. 缩短畸形　　　　　　　E. 鹰爪样畸形

8. 下列功能位正确的是（　　　）。
    A. 腕背伸 30°　　　　　　B. 肘屈曲 15°　　　　　　　C. 手指伸直位
    D. 膝伸直位　　　　　　　E. 髋屈曲 30°

9. 石膏固定肘关节于（　　　）。
    A. 屈曲 30°位　　　　　　B. 屈曲 60°位　　　　　　　C. 屈曲 90°位
    D. 伸直位　　　　　　　　E. 屈曲 120°位

10. 检查脊柱的正确体位是（　　　）。

　　A. 仰卧位　　　　　　　　　B. 右侧卧位　　　　　　　　C. 左侧卧位

　　D. 膝胸卧位　　　　　　　　E. 站立位或坐位

11. 下列何种疾病最易导致脊柱病理性变形（　　　）。

　　A. 脊柱结核　　　　　　　　B. 急性脊髓炎　　　　　　　C. 吉兰-巴雷综合征

　　D. 脊髓灰质炎　　　　　　　E. 马尾肿瘤

12. 正常人直立，骨盆固定条件下，颈椎前屈活动度是（　　　）。

　　A. 55°　　　　　B. 40°　　　　　C. 45°　　　　　D. 60°　　　　　E. 65°

二、名词解释

1. 杵状指（趾）

2. 匙状甲

3. 膝外翻

4. 足外翻

5. 马蹄足

6. 腕垂手

三、简答题

1. 简述杵状指（趾）、匙状甲、膝内翻的发生机制与临床意义？

2. 正常脊柱的形态与活动度如何？

3. 如何评估脊柱有无叩击痛？

4. 脊柱四肢检查与胸、腹部检查有何异同？

5. 杵状指（趾）除了看指（趾）端形状外，判定杵状指的确切指征是什么？

6. 简述引起脊柱病理性变形的常见病因。

7. 引起腕关节形态异常的有哪些疾病？

第八节　生殖器、肛门与直肠评估

　　生殖器、肛门与直肠的评估是全身体格评估中的一部分。对有指征的患者应对其说明评估的目的、方法和重要性，主动配合评估，评估时要有专用的评估室。

一、生殖器

（一）男性生殖器

　　男性生殖器包括阴茎、阴囊、前列腺和精囊等。睾丸、附睾及精索位于阴囊内。评估时应让患者充分暴露下身，双下肢取外展位，先评估外生殖器（阴茎及阴囊），后评估内生殖器（前列腺及精囊）。

1. 阴茎

　　阴茎（penis）为前端膨大的圆柱体，分头、体、根三部分。正常成年人阴茎长 7～10cm，由 3 个海绵体（两个阴茎海绵体，一个尿道海绵体）构成。阴茎皮肤薄而软，并有显著的伸缩性。阴茎海绵体充血后阴茎变粗、变硬，称为勃起。

　　（1）包皮　阴茎的皮肤在阴茎颈的冠状沟前向内翻转覆盖于阴茎表面称为包皮（prepuce）。成年人包皮不应掩盖尿道口，翻起后应露出阴茎头。若翻起后仍不能露出尿道口或阴茎头称为包茎（phimosis），多为先天性包皮口狭窄或炎症、外伤后粘连所致。包皮超过阴茎头，但翻起后能露出阴茎头和尿道口，称为包皮过长（prepuce redundant）。包茎或包皮过长易引起尿道外口或阴茎头感染、嵌顿；污垢在阴茎颈部易于残留，是诱发阴茎癌的致病因素，提倡早期手术治疗。

（2）阴茎头与阴茎颈　阴茎前端膨大的部分称为阴茎头（glans penis），俗称龟头。在阴茎头、颈交界部位有一环形浅沟，称为阴茎颈（neck of penis）或阴茎头冠（corona of glans penis）。评估时将包皮上翻暴露出全部阴茎头及阴茎颈，观察其表面的色泽、有无充血、水肿、分泌物及结节（图 5-8-1，彩图见插页）。正常阴茎头红润、光滑，质地柔软。出现硬结并伴有暗红色溃疡、易出血或融合为菜花状，应考虑阴茎癌。阴茎颈处出现单个椭圆形硬质溃疡称为下疳（chancre），愈后留有瘢痕，提示梅毒。阴茎部如出现淡红色小丘疹融合成蕈样，呈乳突状突起，提示尖锐湿疣。

（3）尿道口　评估时将示指置于龟头上，拇指置于龟头下，轻轻挤压将尿道口张开，细观察有无红肿、分泌物及溃疡（图 5-8-2，彩图见插页）。正常尿道口黏膜红润、清洁、无分泌物。尿道口红肿，附着分泌物或有溃疡，且有触痛，多见于尿道炎。尿道口狭窄见于先天性畸形或炎症粘连。尿道口位于阴茎腹面称为尿道下裂。

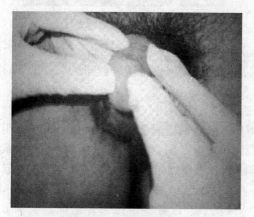

图 5-8-1　阴茎头颈部评估示意图

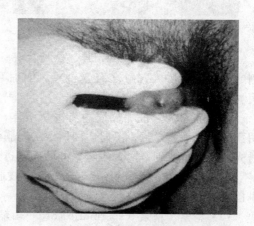

图 5-8-2　尿道口评估示意图

（4）阴茎大小与形态　正常成年人阴茎长 7～10cm。成人阴茎过小呈婴儿型见于垂体功能或性腺功能不全。儿童阴茎过大呈成人型，见于性早熟，如促性腺激素过早分泌，假性性早熟见于睾丸间质细胞瘤。

2. 阴囊

阴囊（scrotum）为腹壁的延续部分，囊壁由多层组织构成。阴囊内有一隔将其分为左右两个囊腔，各含精索、睾丸和附睾。

（1）评估方法　采用视诊与触诊方法。被评估者取立位或仰卧位，两腿分开。先观察阴囊皮肤及外形，后进行阴囊触诊。触诊时，评估者将双手拇指置于阴囊前面，其余四指放在阴囊后面，双手同时触诊（图 5-8-3，彩图见插页）。触睾丸时，应注意其大小、形状、硬度、有无触痛及缺如，并注意两侧的对比。阴囊肿大时，应做透光试验（图 5-8-4，彩图见插页），方法是：用不透明的纸片卷成圆筒（直径约 5cm），一端置于肿大的阴囊表面，手电筒在对侧照射，从纸筒的另一端观察阴囊透光情况。如阴囊呈半透明橙红色，为透光试验阳性。不透光则为透光试验阴性。也可把房间关暗，用电筒照射阴囊后观察。

（2）阴囊外观　正常阴囊皮色深暗多皱褶，外有少量阴毛，富有汗腺及皮脂腺。视诊时注意观察皮肤有无皮疹、脱屑等损害，观察阴囊外形有无肿胀。常见异常改变及其临床意义。

① 阴囊湿疹（scroti eczema）　阴囊皮肤增厚呈苔藓样，有小片鳞屑；或皮肤呈暗红色、糜烂，大量浆液渗出，有时形成软痂，伴有顽固性奇痒。

② 阴囊水肿　阴囊皮肤因水肿而紧绷，可为全身性水肿的一部分，如肾病综合征等。也可为局部因素所致，如局部炎症或变态反应（过敏反应）、静脉血或淋巴液回流不畅等。

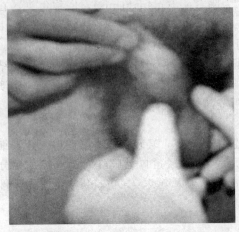

图 5-8-3　阴囊评估示意图

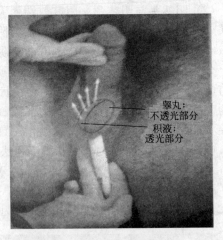

睾丸：
不透光部分
积液：
透光部分

图 5-8-4　鞘膜积液透光试验

③ 阴囊疝（scrotalhernia）　是肠管或肠系膜经腹股沟管下降至阴囊内所形成，表现为一侧或双侧阴囊肿大，触之有囊性感，有时可推回腹腔，但用力使腹腔内压增高时可再降入阴囊。

④ 鞘膜积液　正常鞘膜内有少量液体，当鞘膜或邻近组织出现病变时，形成积液，触之阴囊肿大有水囊样感。不同病因所致的鞘膜积液不易鉴别，如阴囊疝与睾丸肿瘤，可通过阴囊透光试验进行鉴别，阴囊疝与睾丸肿瘤不透光。鞘膜积液时，阴囊呈橙红色均质的半透明状。

⑤ 阴囊象皮肿（chyloderma）　阴囊皮肤水肿粗糙、增厚如象皮样，多为血丝虫病引起的淋巴管炎或淋巴管阻塞所致。

（3）精索　精索（spermatic cord）由输精管、提睾肌、血管及淋巴管等组成，位于附睾上方，呈柔软的索条状，无压痛。常见异常改变及其临床意义如下。①精索呈串珠样肿胀，见于输精管结核。②精索触及蚯蚓团样感，为精索静脉曲张。③靠近附睾的精索有结节，常由血丝虫病引起。④精索有挤压痛且局部皮肤红肿，多见于精索的急性炎症。

（4）睾丸　睾丸（testis）左、右各一个，呈椭圆形，表面光滑柔韧，两侧大小基本一致。常见异常改变及其临床意义如下。①睾丸急性肿痛且压痛明显，见于外伤、流行性腮腺炎、淋病等所致的急性睾丸炎。②睾丸慢性肿痛多由结核引起。③单侧睾丸肿大、质硬并有结节，应考虑睾丸肿瘤或白血病细胞浸润。④睾丸过小常为先天性或内分泌疾病引起，如肥胖性生殖无能症等；睾丸萎缩见于流行性腮腺炎或外伤后遗症及精索静脉曲张。⑤睾丸未降入阴囊内而在腹股沟管内或阴茎根部、会阴部等处，称为隐睾症（cryptorchism），一侧多见。⑥未触及睾丸，应考虑先天性无睾症。后两者影响生殖器官和第二性征的发育。

（5）附睾　附睾（epididymis）是贮存精子和促进精子成熟的器官，位于睾丸后外侧，上端膨大为附睾头，下端细小如囊锥状为附睾尾，正常无结节，无压痛。常见异常改变及其临床意义如下。① 若附睾触及呈结节状硬块，并伴有输精管增粗且呈串珠状，多为附睾结核。结核灶可与阴囊皮肤粘连，破溃后形成瘘管不易愈合。②急性炎症时肿痛明显，常伴有睾丸肿大，附睾与睾丸分界不清。③慢性附睾炎时，附睾肿大且有轻压痛。

3. 前列腺

（1）正常状态　前列腺位于膀胱下方，耻骨联合后约 2cm 处，其上端宽大，下端窄小，形状如稍扁的栗子，质韧而有弹性，左、右两叶之间可触及中间沟，每叶前列腺约拇指指腹大小是包绕尿道根部的实质性附属性腺，尿道从前列腺中纵行穿过，排泄管开口于尿道前列腺部。

（2）评估方法　被评估者取肘膝位、右侧卧位或站立弯腰位。评估者示指戴指套，涂以润滑剂，徐徐插入肛门，向腹侧触诊。触诊时，注意前列腺大小、质地、表面情况、压痛、中间沟是否消失等。需留取前列腺液送检时，应同时做前列腺按摩。方法是：示指由外向内、向下徐徐按摩数次后，再沿中间沟向尿道口方向滑行挤压，即可见前列腺液从尿道口流出（图5-8-5，彩图见插页）。

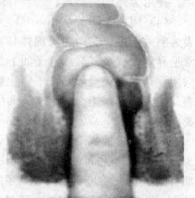

图5-8-5　前列腺评估

（3）常见异常改变及其临床意义　①前列腺肿大且有明显压痛，见于急性前列腺炎。②前列腺肿大，中间沟消失，表面光滑有韧感，无压痛及粘连，见于良性前列腺肥大症。③前列腺肿大、质硬，并可触及结节，应考虑前列腺癌。

4. 精囊

精囊（seminal vesicle）位于前列腺外上方，为菱锥形囊状非成对的附属性腺，其排泄管与输精管末端汇合成射精管。正常时，肛诊一般不易触及精囊，如可触及则为病理状态。精囊呈条索状肿胀并有触压痛多为炎症所致；精囊表面呈结节状多因结核引起；精囊质硬肿大应考虑癌变。精囊病变常继发于前列腺疾病。

（二）女性生殖器

女性生殖器包括内外两部分，一般情况下女性患者的生殖器不作常规评估，全身性疾病疑有局部表现时或怀疑生殖系统疾病时要对女性生殖器进行评估。评估时患者应排空膀胱，暴露下身，仰卧于评估台上，两腿外展、屈膝，评估者戴无菌手套进行。评估采用视诊与触诊。触诊包括双合诊、三合诊、肛腹诊。注意未婚女性一般行肛腹诊，因病情需要行阴道诊时必须经患者或监护人同意后再进行。特别提示的是男性医护人员评估女性患者时，须有女医务人员或家属在场，以防患者紧张或误解。

1. 外生殖器

外生殖器评估主要观察外阴发育，阴毛多少和分布情况，有无畸形、水肿、炎症、溃疡、赘生物或肿块，注意皮肤色泽、有无萎缩、增厚或变薄等。有时让评估者用力屏气，观察有无阴道前壁或后壁膨出、子宫脱垂及尿失禁等。

（1）阴阜　阴阜（mons puhis）位于耻骨联合前面，此处因皮下脂肪丰富而柔软丰满。性成熟后皮肤有阴毛，呈倒三角形分布，为女性第二性征。常见异常改变及其临床意义如下。①若阴毛先浓密后脱落而明显稀少或缺如，见于性功能减退症或席汉综合征（Sheehan's syndrome）（是指产后大出血、出血性休克引起垂体缺血性坏死，促性腺激素分泌减少导致阴毛脱落、性欲减退、闭经及产后无乳的一组表现）。②阴毛明显增多，呈男性分布，多见于肾上腺皮质功能亢进症。

（2）大阴唇　大阴唇（labium majus pudendi）为一对纵行长圆形隆起的皮肤皱襞，皮下组织松软，富含脂肪及弹力纤维，性成熟后表面有阴毛。未生育妇女两侧大阴唇自然合拢遮盖外阴；经产妇两侧大阴唇常分开；老年妇女或绝经后妇女常大阴唇萎缩。

（3）小阴唇　小阴唇（labium minus pudendi）位于大阴唇内侧，为一对较薄的皮肤皱襞，两侧小阴唇常合拢遮盖阴道外口。小阴唇表面光滑，呈浅红色或褐色，前端融合后包绕阴蒂，后端彼此会合形成阴唇系带。常见异常改变及其临床意义如下。①阴唇皮肤增厚似皮革，色素增加，并有群集成片的小多角性扁平丘疹，伴外阴瘙痒，提示为外阴慢性单纯性苔藓。②阴唇皮肤变薄，干燥，皲裂，菲薄甚至似卷烟纸样，提示为外阴硬化性苔藓。③阴唇出现对称性、多发性米粒至高粱粒大小成簇疱疹，提示为生殖器疱疹。④阴唇及其周围多发性乳头状或蕈状突起，可融合成鸡冠状或菜花样，提示为尖锐湿疣。⑤局部色素脱失，出现边界清楚的白色斑片，提示为外阴白癜风。⑥若有结节、溃烂应考虑癌变的可能。

（4）阴蒂　阴蒂（clitoris）为两端小阴唇前端会合处与大阴唇前连合之间的隆起部分，外表为阴蒂包皮，其内为海绵体样组织，露出的阴蒂头直径为 0.6～0.8cm，性兴奋时可勃起。常见异常改变及其临床意义如下。①阴蒂过小见于性功能发育不全。②阴蒂肥大主要见于女性假两性畸形，该畸形是由于肾上腺皮质增生、肿瘤或使用了大量的雄激素造成女性的男性外表。表现为阴蒂肥大似阴茎、喉结突出、发音低粗、乳房不发育等。③阴蒂红肿主要见于外阴炎症。

（5）阴道前庭　阴道前庭（vestibulum vaginae）为两侧小阴唇之间的菱形裂隙，前部有尿道口，后部有阴道口。前庭大腺分居于阴道口两侧，如黄豆粒大，开口于小阴唇与处女膜的沟内（图 5-8-6，彩图见插页）。常见异常改变及其临床意义如下。①尿道口两侧红肿、疼痛并有脓液流出，见于前庭大腺脓肿。②尿道口两侧肿大明显而压痛轻，可见于前庭大腺囊肿。

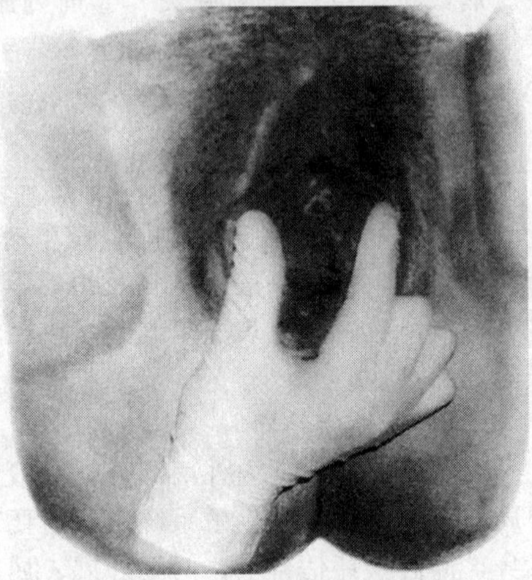

图 5-8-6　阴道前庭评估

2. 内生殖器

内生殖器评估方法主要采用以下方法。

① 阴道窥器评估　评估宫颈、阴道前、后和侧壁的颜色，有无出血、糜烂、炎症、损伤、息肉、赘生物、畸形，并注意阴道分泌物的量和性状。

② 双合诊及三合诊　评估者右手示指和中指涂擦润滑油后伸入阴道内，左手放在腹部配合，此为双合诊评估（图 5-8-7）。逐步评估阴道、宫颈、子宫、输卵管、卵巢及宫旁结缔组织和韧带，以及盆腔情况。将双合诊时的中指退出，进入直肠，即右手示指在阴道内，中指在直肠内，左手在腹部，此为三合诊，评估内容除与双合诊相同处外，还可扪清后倾或后屈子宫的大小，了解盆腔后壁的情况。

③ 直肠腹部诊　右手示指伸入直肠，左手在腹部配合评估，一般适用于未婚、阴道闭锁或经期不宜做阴道评估者。

（1）阴道　阴道（vagina）为生殖通道，平常前后壁相互贴近，内腔狭窄，但富于收缩和伸展性。受性刺激时阴道前 1/3 产生收缩，分娩时可高度伸展。用拇、示指分开两侧小阴唇，在前庭后部可见阴道外口，其周围有处女膜（hymen）。未开始性生活者处女膜完整，已婚者有处女膜裂痕，经产妇仅余残痕。正常阴道黏膜呈浅红色，柔软、光滑。观察时应注意其紧张度，有无肿块、瘢痕、分泌物、出血等。

（2）子宫　子宫（uterus）为中空的肌性器官，位于骨盆腔中央，呈倒梨形。触诊子宫时常使用双合诊法。正常宫颈表面光滑，妊娠时质软呈紫色，观察时应注意宫颈有无充血、糜烂、肥大及息肉。环绕宫颈周围的阴道分前、后、左、右穹窿，后穹窿最深，为盆腔疾病诊断性穿刺的部分。正常成年未孕子宫长约 7.5cm，宽约 4cm，厚约 2.5cm。产后妇女子宫增大，触之较韧，光滑无压痛。子宫体积匀称性增大见于妊娠；非匀称性增大见于各种肿瘤。

（3）卵巢　卵巢（ovary）为一对扁椭圆形性腺，具有生产卵子、分泌性激素的功能。成年女子的卵巢约 4cm×3cm×1cm 大小，表面光滑、质软。绝经后萎缩变小、变硬。卵巢触诊多用双合诊（图 5-8-8）。常见异常改变及其临床意义：①增大伴压痛常见于卵巢炎症；②卵巢不同程度肿大常提示卵巢囊肿。

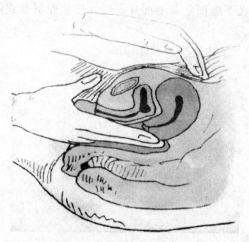
图 5-8-7　子宫双合诊评估示意图

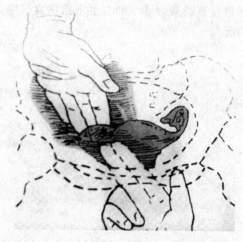
图 5-8-8　卵巢双合诊评估示意图

（4）输卵管　正常输卵管（oviduct）长 8～14cm，表面光滑，质韧无压痛，不易触及。常见异常改变及其临床意义：①输卵管肿胀、增粗或有结节，弯曲或僵直，且常与周围组织粘连、固定，明显触压痛者，多见于急、慢性炎症或结核；②明显肿大可为输卵管积脓或积水；③双侧输卵管病变，管腔变窄或梗阻，则难以受孕。

二、肛门与直肠

直肠（rectum）全长 12～15cm，上接乙状结肠，下连肛管（anal canal），肛管下端在体表的开口为肛门（anus）。肛门与直肠的评估方法以视诊、触诊为主，辅以内镜完成。可根据评估目的不同，让患者采取不同的体位。

（一）常用体位

1. 肘膝位

被评估者两肘关节屈曲，置于评估台上，胸部尽量靠近评估台，两膝关节屈曲成直角跪于评估台上，臀部抬高。此体位最常用于评估肛门、直肠、前列腺、精囊和进行乙状结肠镜检查（图 5-8-9）。

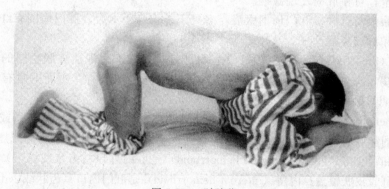
图 5-8-9　肘膝位

2. 左侧卧位

被评估者取左侧卧位，右腿向腹部屈曲，左腿伸直，臀部靠近评估台右边，评估者位于患者背后检查（图 5-8-10）。该体位适用于病重、年老体弱或女性患者。

3. 仰卧位或截石位

被评估者仰卧，臀部垫高，两腿屈曲、抬高并外展。适用于病重体弱者、膀胱直肠窝的评估和进行直肠双合诊（即右手示指在直肠内，左手在下腹部，双手配合，以评估盆腔脏器或病变情况）。

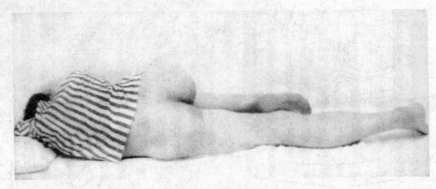

图 5-8-10　左侧卧位

4. 蹲位

被评估者蹲成排大便时的姿势，屏气向下用力。适用于评估直肠脱出、内痔及直肠息肉等。

肛门与直肠评估结果及其病变部位应按时钟方向进行记录，并注明评估时的体位。肘膝位时肛门后正中点为 12 点钟位，前正中点为 6 点钟位，截石位时则与此相反。

（二）视诊

1. 视诊方法

评估者用手分开被评估者臀部，仔细观察肛门及周围皮肤颜色及皱褶。正常颜色较深，皱褶自肛门向外周呈放射状，让被评估者收缩肛门括约肌时皱褶更明显，做排便动作时皱褶变浅。另外，还应注意观察肛门周围有无脓血、黏液、肛裂、瘢痕、外痔、瘘管口、溃疡及脓肿等。

2. 常见异常改变及其临床意义

（1）肛门闭锁（proctatresia）与狭窄　多见于新生儿先天性畸形。因感染、外伤、手术引起的肛门狭窄，可在肛周发现瘢痕。

（2）肛门瘢痕与红肿　肛门周围瘢痕，多见于外伤与手术后；肛门周围有红肿及压痛，常见于肛门周围脓肿或炎症。

（3）肛裂（anal fissure）　肛裂为肛管下段（齿状线以下）深达皮肤全层的纵行及梭行裂口或感染性溃疡，患者排便前和排便后有两次疼痛高峰，排出的粪便周围附有多少不等的鲜血，触诊时有明显触痛。

（4）痔（hemorrhoid）　痔是直肠下端黏膜下或肛管边缘皮下的内痔静脉丛或外痔静脉丛扩大和曲张所致的静脉团，多见于成年人，常表现为大便带血、痔块脱出、疼痛或瘙痒感。痔可分为外痔、内痔和混合痔。外痔（external hemorrhoid）是肛门外口（齿状线以下）的紫红色柔软包块，表面为肛管皮肤覆盖；内痔（internal hemorrhoid）是肛门内口（齿状线以上）的柔软紫红色包块，表面被直肠下端黏膜覆盖，排便时可突出肛门外；混合痔（mixed hemorrhoid）是齿状线上、下均可发现的紫红色包块，下部被肛管皮肤所覆盖，兼有内、外痔的特点。

（5）肛门直肠瘘　简称肛瘘（archosyrinx），有内口和外口，内口在直肠或肛管内口，瘘管经过肛门软组织开口于肛门周围皮肤（外口），多为肛管或直肠周围脓肿与结核所致，不易愈合。肛瘘可在肛门周围皮肤处发现瘘管开口，有时可见脓性分泌物流出，在直肠或肛管内可见内口或伴有硬结。

（6）直肠脱垂（proctoptosis）　又称脱肛（archocele），是指肛管、直肠或乙状结肠下端的肠壁，部分或全层向外翻出而脱出于肛门外。评估时患者取蹲位，观察肛门外有无突出物。如无或突出不明显，让患者屏气做排便动作，在肛门外可见到柔软紫红色包块，且随排便力气加大而突出更明显。此即为直肠部分脱垂（黏膜脱垂），停止排便时突出物常可回复至肛门内；若突出物呈椭圆形块状物，表面有环形皱褶，即为直肠完全脱垂（直肠壁全层脱垂），停止排便不易回复。

（三）触诊

1. 触诊方法

肛门和直肠的触诊称为肛门指诊或直肠指诊。被评估者可采取肘膝位、左侧卧位或仰卧位，评估者右手示指戴指套或手套，涂适量润滑剂（如液体石蜡），将示指置于肛门外口轻轻按摩，待患者肛门括约肌放松后，再徐徐插入肛门、直肠内（图 5-8-11）。先观察肛门及括约肌的紧张度，再检查肛管及直肠的内壁，注意有无触痛、波动感和包块，并注意观察黏膜是否光滑。男性患者可触诊前列腺与精囊，女性患者可检查子宫、输卵管等，必要时配合双合诊。对阑尾炎和髂窝脓肿的诊断也有意义。

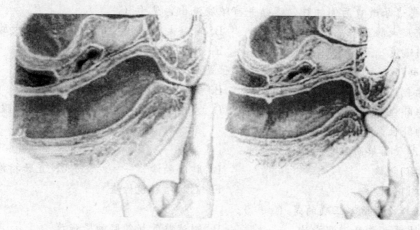

图 5-8-11　直肠指诊

2. 常见异常改变及其临床意义

（1）直肠剧烈触痛，见于肛裂或感染。

（2）触痛伴有波动感，见于肛门、直肠周围脓肿。

（3）直肠内触及柔软、光滑而有弹性的包块，多为直肠息肉。

（4）触及坚硬凹凸不平的包块，应考虑直肠癌。

（5）指套上有异常物质，如黏液、脓液、血液等，应取其涂片镜检或做细菌学检查。如直肠病变病因不明，必要时做直肠镜和乙状结肠镜，以助确诊。

（褚青康）

目 标 测 试

一、选择题

1. 精索呈串珠状改变常见于（　　）。

　　A. 精索急性炎症　　　　　　B. 血丝虫病　　　　　　C. 输精管结核

　　D. 梅毒　　　　　　　　　　E. 精索静脉曲张

2. 精索有蚯蚓状团状样感觉见于（　　）。

A. 附睾结核   B. 淋病   C. 精索急性炎症

D. 精索静脉曲张   E. 流行性腮腺炎

3. 一侧睾丸肿大，质硬并有结节，最可能为（   ）。

     A. 淋病   B. 睾丸肿瘤   C. 附睾结核

     D. 睾丸鞘膜积液   E. 睾丸炎

4. 直肠指诊触及质硬凹凸不平的包块，应考虑（   ）。

     A. 肛裂并感染   B. 直肠周围脓肿   C. 直肠癌

     D. 直肠脱垂   E. 内痔

5. 直肠触诊有触痛并伴有波动感常见于（   ）。

     A. 直肠息肉   B. 直肠癌   C. 内痔

     D. 肛门、直肠周围脓肿   E. 肛裂

6. 盆腔疾病诊断性穿刺的部分是（   ）。

     A. 阴道前穹窿   B. 阴道后穹窿   C. 阴道左穹窿

     D. 阴道右穹窿   E. 处女膜的沟内

7. 女性患者尿道口两侧红肿、疼痛并有脓液流出，见于（   ）。

     A. 前庭大腺炎   B. 前庭大腺脓肿   C. 前庭大腺囊肿

     D. 阴道炎   E. 外阴炎

8. 检查肛门与直肠时，患者最合适的体位是（   ）。

     A. 右侧卧位适用于重病或老年人   B. 肘膝位最常用并用于检查精囊

     C. 俯卧位适用于膀胱直肠窝的检查   D. 左侧卧位最常用并用于检查前列腺

     E. 仰卧位最常用并可进行内镜检查

9. 直肠肛管简单而重要的评估方法（   ）。

     A. 肛门视诊   B. 肛门触诊   C. 直肠指诊

     D. 肛门镜检查   E. 乙状结肠镜检查

10. 直肠指诊步骤不正确的是（   ）。

     A. 左手戴手套涂润滑油   B. 测试肛管括约肌的紧张度

     C. 试干造口周围皮肤   D. 检查肛管直肠壁有无肿块、触痛

     E. 抽出手套观察有无血迹

11. 女性外阴局部受伤易形成血肿的部位是（   ）。

     A. 阴蒂   B. 小阴唇   C. 大阴唇   D. 阴阜   E. 阴道前庭

12. 下列属于女性内生殖器的是（   ）。

     A. 输卵管   B. 尿道   C. 大阴唇   D. 处女膜   E. 小阴唇

二、名词解释

1. 包皮过长

2. 痔

3. 直肠指诊

4. 双合诊

5. 直肠脱垂

6. 肛裂

7. 肛门直肠瘘

三、简答题

1. 简述如何评估患者是否患有鞘膜积液？

2. 如何区别内、外痔？

3. 如何评估患者是否患前列腺增生？

4. 如何评估未婚女患者或月经期患者是否患卵巢囊肿？

5. 评估肛门与直肠时常采用哪些体位？

第九节 神经系统评估

神经系统评估包括脑神经功能、运动功能、感觉功能、神经反射及自主神经功能等方面的评估。

一、脑神经功能评估

脑神经（cranial nerves）共 12 对，评估时按先后顺序进行，以免重复或遗漏。

（一）嗅神经

1. 评估方法

评估嗅神经（olfactory nerve）前首先观察被评估者鼻孔是否通畅，有无鼻黏膜病变。然后嘱其闭目，先按压住一侧鼻孔，用其熟悉的能散发气味的物品（如香皂、杏仁、香烟、咖啡、巧克力、大蒜等）靠近另一侧鼻孔，嘱其深吸气，让其说出所闻到的气味；用同样方法评估另一侧鼻孔。评估时应注意：①确定两侧的嗅觉是否一致；②为保证结果的准确性，可取2～3 种不同测试物分别检测；③测试物的气味应无刺激性，刺激性大的物品如甲醛、氨水等不宜采用。

2. 临床意义

具有气味的微粒（嗅素）随气流进入鼻腔，接触嗅黏膜，溶入嗅腺的分泌物中，刺激嗅细胞发出神经冲动，经嗅神经、嗅球、嗅束，传至大脑海马旁回中的嗅觉中枢，产生嗅觉。从嗅黏膜到嗅觉中枢通路中的任何一个部位损害均可出现嗅觉障碍。常见的嗅觉障碍如下。①嗅素不能到达嗅区黏膜所致的嗅觉减退或失嗅，见于各种原因引起的鼻腔阻塞，如鼻甲肥大、鼻息肉、鼻中隔偏曲等。②嗅黏膜、嗅神经、嗅球、嗅束损害所致的嗅觉减退或失嗅，见于鼻炎、嗅神经炎、颅前窝骨折累及筛孔等。③嗅觉中枢病变所致的嗅觉异常，可表现为嗅觉过敏（嗅敏度增强）、错嗅（香被辨为臭）、幻嗅（无嗅素而有味）等，见于癔症、神经症、精神分裂症等。

（二）视神经

视神经（optic nerve）评估包括视力、视野和眼底的评估，详见本章第三节头部评估。

（三）动眼、滑车、展神经

动眼神经（oculomotor nerve）、滑车神经（trochlear nerve）、展神经（abducens nerve）共同支配眼球运动，合称眼球运动神经，可同时评估，评估时注意眼裂外观、眼球运动、瞳孔及对光反射、调节反射等。

1. 评估方法

①外观：主要观察眼裂有无增大或缩小，眼球有无突出或内陷，眼球有无偏斜，眼睑有无下垂，瞳孔状况。②眼球运动：嘱其向上、向下、向内、向外转动，观察有无眼球运动障碍，眼球有无偏斜。③对光反射（直接与间接）与调节反射。

2. 临床意义

①出现眼球运动向内、向上、向下运动障碍，上睑下垂，瞳孔散大，出现复视，调节反射消失，均提示动眼神经麻痹。②单纯出现眼球向下及向外运动障碍（减弱），提示滑车神经麻痹。③出现眼球向外运动障碍及伴有麻痹性内斜视，提示展神经麻痹。

（四）三叉神经

三叉神经（trigeminal nerve）是混合神经，感觉神经纤维分布于面部皮肤及眼、鼻口腔黏膜；运动纤维支配咀嚼肌、颞肌和翼状内、外肌的运动。

1. 评估方法

① 面部感觉功能　嘱被评估者闭眼，依次进行触觉、痛觉、温觉等的评估，评估时，应注意仔细观察被评估者的反应，两侧对比，如有异常，注意区分周围性与核性感觉障碍，前者为患侧患支（眼支分布于眼裂以上的皮肤，上颌支分布于眼裂与口裂之间，下颌支分布于口裂与下颌底之间）分布区各种感觉缺失，后者呈葱皮样感觉障碍。评估触觉用棉絮或软毛刷触面部皮肤，评估痛觉用针尖轻刺面部皮肤，评估温觉用装热水（40～50℃）或冷水（5～10℃）的试管接触面部皮肤。

② 角膜反射（corneal reflex）　详见本节神经反射评估。

③ 运动功能　评估者用双手分别按压被评估者两侧的颞肌、咀嚼肌并嘱其做咀嚼动作，比较两侧肌力，嘱其做张口运动或露齿，以上、下门齿中缝为标准，观察下颌有无偏斜。

2. 临床意义

① 感觉功能障碍　某支分布区域或一侧面部触觉、痛觉、温觉减退或消失，提示该支或同侧三叉神经损害，常见于三叉神经痛、脑桥小脑脚肿瘤、延髓空洞症。

② 运动功能障碍　一侧咀嚼肌肌力减弱、下颌偏向病侧，提示该侧三叉神经运动纤维受损，常见于牙根脓肿、龋齿、颅脑损伤或肿瘤等。

（五）面神经

面神经（facial nerve）主要支配面部表情和具有舌前 2/3 味觉功能。

1. 评估方法

① 运动功能　首先观察被评估者额纹、鼻唇沟、眼裂和口角是否对称，然后嘱其做皱额、闭眼、露齿、微笑、鼓腮、吹口哨等动作，并做两侧对比。

② 味觉功能　让被评估者伸舌，评估者依次取少量酸（柠檬）、甜（糖）、苦（黄连素）、咸（盐）的测试物品溶于水后，用棉棒蘸取涂在被评估者一侧舌前部，嘱不能讲话、缩舌和吞咽，让其用手指出事先写在纸上的酸、甜、苦、咸四个字之一。先试可疑侧，再试另侧，每种味觉测试完后，用清水漱口，再测试另一味觉，以免发生干扰。

2. 临床意义

①一侧额纹变浅或消失、眼裂增大、鼻唇沟变浅，不能皱额、闭眼、鼓腮或吹口哨漏气，露齿或微笑时口角歪向健侧，提示该侧面神经周围性瘫痪，常见于面神经炎等。②双侧额纹正常，眼裂正常，能皱额，能闭眼，但一侧鼓腮或吹口哨漏气，露齿或微笑口角歪向患侧，提示该侧中枢性瘫痪，常见于脑血栓形成、脑出血、脑肿瘤、脑炎等。③舌前 2/3 味觉消失，提示面神经在面神经管内损伤，常见于面神经炎。中枢性面瘫与周围性面瘫的鉴别见表 5-9-1。

表 5-9-1　中枢性面瘫与周围性面瘫的鉴别

项目	中枢性面瘫	周围性面瘫
受损部位	核上组织受损（皮质、皮质脑干纤维、内囊、脑桥等）	面神经核或面神经受损
病因	脑血管疾病、脑肿瘤、脑炎等	受寒、耳部或脑膜感染、神经纤维瘤等
面肌	病灶对侧颜面下部肌肉麻痹，不能露齿、鼓腮、吹口哨	病灶同侧面肌麻痹，不能露齿、鼓腮、吹口哨
角膜反射	存在	消失
鼻唇沟	变浅	变浅
口角	示齿时口角偏向患侧	示齿时口角偏向病灶对侧
味觉功能	无障碍	舌前 2/3 味觉障碍

（六）位听神经

位听神经（vestibulocochlear nerve），包括耳蜗和前庭两种神经。

1. 评估方法

(1) 听力

① 听力粗测 在安静环境下，被评估者用棉花阻塞另一侧外耳道，评估者持机械手表自 1m 以外逐渐移近该侧耳，直至听清表声为止，记录手表与该耳的距离，同样方法测另一耳。正常人一般在距离 1m 处可闻及机械表音。

② 听力精确测试 最常用、最基本的是音叉试验。

a. 林纳试验（Rinne test） 又称气骨导比较试验。评估者手持音叉柄，向另一手掌的鱼际肌或肘关节处轻击音叉臂，评估气导听力时，立即将振动的叉臂末端置于距被评估者外耳道 1cm 处，且与外耳道口位于同一水平面；评估骨导听力时，立即将振动的叉柄末端的底部紧贴在鼓窦区或其上方的颅外面。通过比较同侧气传导和骨传导的时间判断耳聋的性质。气导声响强于骨导声响，为正常人或感音性耳聋；骨导声响较气导强，为传导性耳聋；两者传导时间相等为混合性耳聋或中度传导性耳聋。

b. 韦伯试验（Weber test） 又称骨导偏向试验。评估者将音叉击响后，立即将振动的叉柄末端的底部紧贴在颅中线的前额部或下颌部，比较被评估者两侧耳骨导听力的强弱。两侧听力相等，为正常人或两耳听力同等程度下降；病侧骨传导较强，骨导偏向耳聋侧，为传导性耳聋；病侧骨导听力减弱，骨导偏向健侧，为正常或感音性耳聋。

c. 施瓦巴赫试验（Schwabch test） 又称骨导对比试验，是患者和正常人骨导听力进行比较。将击响的音叉按林纳试验法交替测患者和正常人的骨导听力，先放于正常人（一般为本人）身上，声音消失后，迅速放于被评估者的身上。然后再给被评估者做骨导试验，声音消失后，迅速放于评估者的相应部位。两者骨导时间相似为正常；被评估者骨导时间大于评估者（正常人），为传导性耳聋；被评估者骨导时间小于评估者（正常人），为感音性耳聋。

(2) 前庭神经 询问被评估者有无眩晕、夜里行走困难，观察有无眼球震颤、平衡障碍。如有以上表现提示耳蜗及前庭神经病变。

2. 临床意义

(1) 耳聋 传导性耳聋常见于耵聍栓塞、外耳道异物、中耳炎、鼓膜穿孔或破裂等。感音性耳聋常见于药物损害（链霉素、庆大霉素、卡那霉素等）、噪声损害、听神经炎、脑干血管病、多发性硬化等。

(2) 平衡障碍 平衡障碍表现为眩晕，伴恶心、呕吐及眼球震颤，常见于梅尼埃（Meniere）病、迷路炎、椎-基底动脉供血不足、前庭神经元炎、听神经瘤等。

（七）舌咽神经与迷走神经

舌咽神经（glossopharyngeal nerve）和迷走神经（vagus nerve），两者在解剖与功能上关系密切，常同时受损。

1. 评估方法

(1) 运动功能 嘱被评估者做张口动作，首先观察两侧软腭高度是否一致、悬雍垂是否居中。然后，嘱其发"啊"音，注意观察软腭上提及悬雍垂偏移情况。

(2) 味觉功能 同面神经的味觉功能评估，注意将测试物涂于舌后 1/3 处。

(3) 咽反射 嘱被评估者做张口动作，用压舌板轻触咽后壁，正常出现咽部肌肉收缩并诱发恶心反射。再让其饮水，观察有无呛咳或水从鼻孔流出现象（如被评估者平时已有饮食呛咳，不应再做饮水观察）。

2. 临床意义

一侧舌咽神经与迷走神经核及核以下损害时，出现声音嘶哑及带鼻音，吞咽困难及呛咳，患侧软腭不能上抬，咽反射消失，悬雍垂偏向对侧；双侧舌咽神经与迷走神经核及核以下损害时（周围性延髓麻痹），出现声音嘶哑及带鼻音，吞咽困难及呛咳，两软腭不能上抬，咽反射消失，常伴舌肌萎缩，又称真性球麻痹；双侧舌咽神经与迷走神经核上损害时（中枢性延髓麻痹），出现声音嘶哑及带鼻音，吞咽困难及呛咳，但咽反射亢进，无舌肌萎缩，又称假性球麻痹。真性球麻痹与假性球麻痹的区别见表 5-9-2。

表 5-9-2　真性球麻痹与假性球麻痹的区别

项　目	真性球麻痹	假性球麻痹
受损部位	延髓的舌咽、迷走神经或其核下损害	双侧上运动神经元病损（主要是运动皮质及其发出的皮质脑干束）
病因	脑炎、脊髓灰质炎、多发性神经炎等	脑血管病及脑炎等
表现	双侧受损时表现为声音嘶哑、吞咽困难、咽部感觉丧失、咽反射消失，常伴舌肌萎缩；一侧受损时表现为病侧软腭不能上举、悬雍垂偏向健侧、病侧咽反射消失	声音嘶哑、吞咽困难、咽部感觉存在、咽反射亢进、无舌肌萎缩，伴有下颌反射亢进
锥体束征	阴性	阳性

（八）副神经与舌下神经

1. 副神经（spinal accessory nerve）

支配胸锁乳突肌与斜方肌。评估方法：首先观察有无肌肉萎缩，然后让被评估者做旋颈与耸肩动作，并给予一定的阻力，比较两侧肌力。临床意义：一侧胸锁乳突肌瘫痪，头不能向同侧倾斜，面不能转向对侧，可伴肌肉萎缩；一侧斜方肌瘫痪，同侧肩下垂，耸肩力量减弱，可伴肌肉萎缩。提示同侧副神经损伤。

2. 舌下神经（hypoglossal nerve）

支配舌肌。评估方法：让被评估者伸舌，观察有无伸舌偏斜、舌肌萎缩及肌束颤动。临床意义：伸舌时，舌尖偏向病侧，伴舌肌萎缩，提示同侧舌下神经损伤；舌不能伸出，提示双侧舌下神经损伤。

二、运动功能评估

运动是指骨骼肌的活动，可分为随意运动、不随意运动和共济运动。随意运动受大脑皮质运动区支配，主要由锥体束完成；不随意运动由锥体外系和小脑支配。

（一）肌力评估

1. 评估方法

肌力（muscle strength）是肌肉运动时最大的收缩力。一般以关节为中心评估肢体肌群的伸、屈、外展、内收、旋前和旋后功能，适用于上神经元病变及周围神经损害引起的瘫痪。但对单神经损害（如尺神经、正中神经、桡神经、腓总神经）和局限性脊髓前角病变（如脊髓前角灰质炎），需要对相应的单块肌肉分别进行评估。评估时让患者依次做有关肌肉收缩运动，评估者从相反方向给予阻力，测试其克服阻力的能力，或嘱被评估者用力维持某一姿势时，评估者用力改变其姿势，以判断其肌力。注意两侧比较。

2. 肌力分级

肌力采用六级分类法（表 5-9-3）。

表 5-9-3　肌力的六级分类法

0级	完全瘫痪，肌肉无收缩	3级	肢体能抗地心引力抬离床面，但不能克服阻力
1级	肌肉可收缩，但不能产生动作	4级	肢体能对抗阻力，但力量较弱
2级	肢体可在床面上水平移动，但不能抬起	5级	正常肌力

3. 临床意义

不同程度的肌力减退分别称为完全性瘫痪和不完全性瘫痪（轻瘫）。

（1）不同部位或不同组合的瘫痪

① 单瘫 为上运动神经元性瘫痪（中枢性瘫痪），多为皮质型，因皮质运动区呈一条长带，故局限性病变时可出现一个上肢、下肢或面部的中枢性瘫痪，称单瘫。可见于脊髓灰质炎、脑肿瘤压迫、脑动脉皮质支梗死等。

② 偏瘫 为上运动神经元性瘫痪（中枢性瘫痪），多为内囊型，内囊是感觉、运动等传导束的集中地，因此损伤时出现"三偏"综合征，即偏瘫、偏身感觉障碍和偏盲，一侧肢体（上、下肢）的瘫痪，可伴有同侧颅神经损害，是最常见的一种瘫痪，多见于颅内病变或脑卒中。

③ 截瘫 多为脊髓型，脊髓横贯性损伤时，因双侧肢体椎体束受损而出现双侧肢体的瘫痪。多见于脊髓外伤、脊髓炎、脊柱结核或肿瘤产生的压迫症等。

④ 交叉瘫 为脑干型，病变侧脑神经麻痹和对侧肢体中枢性瘫痪，多见于脑干肿瘤和（或）脑干血管闭塞等。

（2）根据病变部位不同，瘫痪分为上运动神经元性瘫痪（中枢性瘫痪）和下运动神经元性瘫痪（周围性瘫痪），二者鉴别见表 5-9-4。

表 5-9-4 上、下运动神经元性瘫痪鉴别

项 目	上运动神经元性瘫痪	下运动神经元性瘫痪	项 目	上运动神经元性瘫痪	下运动神经元性瘫痪
瘫痪分布	整个肢体为主	肌群为主	病理反射	阳性	阴性
肌张力	增强，呈痉挛性瘫痪	减弱或消失	肌萎缩	无或有轻度废用性萎缩	明显
腱反射	增强或亢进	减弱或消失			

（二）肌张力

肌张力（muscular tension）是指静息状态下的肌肉紧张度和被动运动时遇到的阻力，其实质上是一种牵张反射，也就是骨骼肌受到外力牵拉时所产生的收缩反应。这种收缩是通过反射中枢控制的。

1. 评估方法

评估时嘱被评估者肌肉放松，评估者用手挤捏其肌肉以感知其硬度及弹性；用一手扶住关节，另一手握住肢体远端做被动伸、屈动作以感知其阻力。

2. 临床意义

（1）肌张力增高 触摸肌肉有坚硬感，被动伸、屈肢体时阻力增加，关节活动范围缩小。可表现为以下两种情况。

① 痉挛性 在被动伸、屈其肢体时，起始阻力大，终末突然阻力减弱，也称折刀现象，提示锥体系损害，常见于脑血管病如脑血栓形成、脑出血等。

② 强直性 肢体被动伸、屈运动时，各个方向的阻力均匀一致增大，也称为铅管样（不伴震颤）或齿轮样（伴震颤）肌张力增高，提示锥体外系损害，常见于帕金森病等。

（2）肌张力降低 肌肉松软无力，肢体被动伸、屈时阻力减退，关节活动范围增大，提示下神经元病变（脊髓前角灰质炎、周围神经炎等）、小脑病变和肌源性病变、脑及脊髓急性病变的休克期等。

（三）不自主运动

不自主运动（involuntary movements）是指被评估者意识清醒的情况下，出现的不受主观意识支配、无目的的异常动作。多为锥体外系损害的表现。

1. 舞蹈样运动（choreic movement）

为面部肌肉及肢体的快速、不规则、无目的、不对称的不自主运动，表现为做鬼脸、转颈、耸肩、手指间断性伸屈、摆手和伸臂等舞蹈样动作，上肢比下肢重，远端比近端重，随意运动或情绪激动时加重，安静时减轻，入睡后消失。头面部可出现挤眉弄眼、撅嘴伸舌等动作。病情严重时肢体可有粗大的频繁动作。见于小脑舞蹈病或亨廷顿病等，也可继发其他疾病，如脑炎、脑内占位性病变、脑血管病、肝豆状核变性等。

2. 震颤（tremor）

震颤是主动肌和拮抗肌交替收缩所产生的人体某一部位有节律的不自主运动（不随意动作）。震颤可分为生理性、病理性，本节主要叙述病理性震颤。病理性震颤可分为以下两种情况。

（1）动作性震颤（action tremor）　分为意向性震颤和姿势性震颤。

① 意向性震颤（intentional tremor）　又称运动性震颤，是指肢体有目的的接近某个目标时，在运动过程中出现的震颤。特点是震颤在静止、休息时消失，运动时发生，愈接近目标时愈明显。当到达目标并保持姿势时，震颤有时仍能存在。见于小脑病变，丘脑及红核病变时也可出现此种震颤。

② 姿势性震颤（postural tremor）　在随意运动时不出现震颤，当运动完成，肢体和躯干主动保持在某种姿势时才出现，如当患者上肢伸直，手指分开，保持这种姿势时可见到手臂的震颤。肢体放松时震颤消失，当肌肉紧张时又变得明显。多以上肢为主，头部和下肢也可见到。常见于特发性震颤、慢性乙醇中毒、肝性脑病（扑翼样震颤）及肝豆状核变性等。

（2）静止性震颤（static tremor）　是指安静和肌肉松弛的情况下出现的震颤。表现为静止时震颤明显，运动时减轻，睡眠时消失，手指有节律的抖动，每秒 4~6 次，呈"搓药丸样"，幅度较小，严重时可发生于头、下颌、唇舌、前臂、下肢及足等部位，常见于帕金森病。

3. 手足徐动（athetosis）

又称为指划动作或易变性痉挛。由于上肢远端的游走性肌张力增高或降低，而产生手腕及手指做缓慢交替性的伸屈动作。如腕过屈时，手指常过伸，前臂旋前，缓慢过渡为手指屈曲，拇指常屈至其他手指之下，而后其他手指相继屈曲。有时出现发音不清和做鬼脸，亦可出现足部不自主动作。见于脑炎、脑性瘫痪、核黄疸、肝豆状核变性和基底节变性。

4. 扭动痉挛（torsion spasm）

又称变形性肌张力障碍，特征性表现是躯干及脊旁肌受累引起的围绕躯干或肢体长轴的缓慢旋转性不自主运动。颈肌受累时出现的痉挛性斜颈是一种特殊性局限性类型。病变在基底节，可为原发性遗传疾病，也可见于肝豆状核变性以及某些药物反应等。

5. 偏身投掷（hemiballismus）

为一侧肢体猛烈的投掷样的不自主运动，运动幅度大，力度强，以肢体近端为重。为对侧丘脑底核损害所致，也可见于纹状体至丘脑底核传导通路的病变。

6. 抽动症（tics）

为单个或多个肌肉的快速收缩动作，固定一处或呈游走性，表现为挤眉弄眼、面肌抽动、鼻翼翕动、撅嘴等。如果累及呼吸肌及发音肌肉，抽动时会伴有不自主的发音，或伴有秽语，称为"抽动秽语综合征"。常见于儿童，病因及发病机制尚不清楚，部分病例由基底节病变引起，有些是与精神因素有关。

7. 手足搐搦

手搐搦表现为腕部屈曲，手指伸展，指掌关节屈曲，拇指内收靠近掌心并与小指相对，形成"助产士手"；足搐搦则表现为踝关节与跖趾关节屈曲，足趾伸直。在发作间隙可作激发试验诱发：在被评估者前臂缠血压计袖带，然后充气使水银柱达舒张压以上，持续 4min 出现搐搦为阳性。手足搐搦见于低钙血症和碱中毒。

（四）共济运动

机体完成某一动作时，某一组肌群协调一致的运动称为共济运动（coordination）。这种运动主要由小脑功能以协调肌肉活动、维持平衡和帮助控制姿势；也需要运动系统的正常肌力，前庭神经系统的平衡功能，眼睛、头、身体动作的协调，以及感觉系统对位置的感觉共同参与作用。这些部位的任何损伤都可造成共济失调（ataxia），导致运动笨拙和不协调，累及躯干、四肢和咽喉肌时可引起身体平衡、姿势、步态及言语障碍。常采取以下方法评估。

1. 指鼻试验（finger-to-nose test）

（1）评估方法　被评估者手臂外展伸直，然后让其用示指触自己的鼻尖，先慢后快，先睁眼做，再闭眼做，重复进行，先做一侧，再做另一侧。

（2）临床意义　正常人指鼻准确。一侧指鼻不准确，动作缓慢或出现震颤，提示同侧小脑半球病变。睁眼时指鼻准确，闭眼时不准确，提示感觉性共济失调。

2. 跟-膝-胫试验（heel-knee-shin test）

（1）评估方法　被评估者取仰卧位，将一侧足跟部放在另一肢体膝关节下端，嘱其足跟沿胫骨前缘滑下，先睁眼做，再闭眼做，重复进行，先做一侧，再做另一侧，观察整个动作过程。

（2）临床意义　正常人整个动作过程流畅、准确。一侧动作不准确或出现震颤，提示同侧小脑半球病变；睁眼时动作准确，闭眼时足跟难以寻找到膝盖，提示感觉性共济失调。

3. 快速轮替动作（rapid alternating movements）

（1）评估方法　让被评估者伸直手掌，并以前臂做快速的旋前旋后动作，先做一侧，再先做另一侧，观察其整个动作过程。

（2）临床意义　整个动作过程流畅、准确。一侧动作笨拙，缓慢而不均匀，提示同侧小脑半球病变。

4. 闭目难立征（Romberg's test）

（1）评估方法　被评估者双足跟并拢直立，向前平伸双手，先睁眼做，再闭眼做，观察其站立情况。

（2）临床意义　正常人睁、闭眼站立均平稳。睁、闭眼均站立不平稳，提示小脑半球（蚓部）病变。睁眼时站立平稳，闭眼时出现身体晃动或倾斜，提示感觉性共济失调。

5. 误指试验

（1）评估方法　嘱被评估者伸直示指，屈肘，然后伸直前臂以示指触碰对面评估者的示指，先睁眼后闭眼做。

（2）临床意义　正常人可准确完成。总是偏向一侧者示该侧小脑病变。

三、感觉功能评估

感觉是作用于各个感受器的各种形式刺激在人脑中的直接反映。解剖学将感觉分为内脏感觉、特殊感觉（视觉、听觉、味觉、嗅觉）和一般感觉（浅感觉、深感觉和复合感觉）。感觉功能评估必须在被评估者意识清醒及精神状态正常时进行。评估前让其了解评估的目的与方法。评估时应嘱被评估者闭目，充分暴露被测部位，将刺激物由感觉障碍区移向正常区，或由正常区移向感觉过敏区，注意左右、上下及远近端的差异。对意识不清的被评估者或小儿，可根据面部表情、肢体回缩动作及哭叫等反应，粗略评估感觉功能有无障碍。评估时注意避免暗示性提问，必要时重复进行。

（一）浅感觉

1. 评估方法

评估触觉（touch sensation）用棉花捻触皮肤；评估痛觉（pain sensation）用别针的针尖

和针帽交替轻刺皮肤进行比较；评估温度觉用装热水（40～50℃）或冷水（5～10℃）的试管接触皮肤。嘱被评估者闭眼，依次进行触觉、痛觉、温度觉的评估，评估时，应注意仔细观察被评估者的反应，注意两侧对比，如有异常（感觉过敏、减退或消失），确定其区域。

2. 临床意义

痛觉、温度觉异常，提示脊髓丘脑侧束损害。触觉异常，提示脊髓丘脑前束和后索损害。

（二）深感觉

1. 评估方法

被评估者闭眼，依次评估运动觉、位置觉、震动觉，并做两侧对比。评估运动觉时，评估者用手轻捏被评估者的手指或足趾上下移动，让其说出移动的方向；评估位置觉时，评估者将被评估者的肢体摆成一定姿势或放置在一定位置，让其说出其所摆姿势或所处的位置；评估震动觉时，评估者将敲击后震动的音叉（128Hz）柄放在被评估者肢体突起的骨骼处如内踝、外踝、桡骨茎突、尺骨鹰嘴、髌骨等，让其说出有无震动及震动持续的时间。

2. 临床意义

正常人能正确说出评估时的运动觉、位置觉、震动觉。一侧深感觉障碍或消失，提示同侧脊髓后索损害。

（三）复合感觉

1. 评估方法

评估时注意个体差异，必须两侧对照，被评估者闭眼，依次评估。

① 皮肤定位觉　用手指或棉签轻触被评估者皮肤，让其说出所触部位。

② 两点辨别觉　用分开的钝双脚规轻刺被评估者皮肤上的两点，注意不要造成疼痛，检测其辨别两点的能力，然后逐渐缩小距离，直至感觉为一点时为止，测其实际间距，两侧比较，正常情况下，手指的辨别间距是 2mm，舌是 1mm，脚趾是 2～8mm，手掌是 8～12mm，后背是 40～60mm。

③ 实体辨别觉　将硬币、钢笔、火柴盒、钥匙等日常熟悉的物品让被评估者用手抚摸，然后说出物品的名称及形状，先检测功能差的一个手，再检测另一手。

④ 体表图形觉　评估者在被评估者皮肤上画简单图形（如三角形、圆形、方形等）或写简单的字（如一、二、十等），然后让其说出是何图形或何字。

2. 临床意义

皮肤定位觉、实体辨别觉障碍，提示大脑皮质损害。两点辨别觉障碍，提示额叶病变。体表图形觉障碍，提示丘脑水平以上病变。

（四）感觉障碍

根据病变的性质，感觉障碍可分为抑制性症状和刺激性症状。

1. 抑制性症状

抑制性症状指感觉路径破坏出现感觉减退或缺失。

（1）感觉缺失　是指被评估者在意识清醒的情况下，对刺激无任何感知。若同一部位各种感觉均缺失，称为完全性感觉缺失；在同一部位一种或数种感觉缺失而其他感觉存在，称为分离性感觉障碍。

（2）感觉减退　是指被评估者在意识清醒的情况下，感觉敏感度下降，对强的刺激产生弱的感觉。

2. 刺激性症状

刺激性症状是指由于感觉路径受到刺激或兴奋性增高而出现的异常感觉。

（1）感觉过度　对刺激的阈值增高且反应时间延长。表现为对轻微刺激的辨别力减弱，当受到强烈刺激后，经过一段时间潜伏期达到阈值后，才出现一种定位不明确的强烈不适感或疼痛。

（2）感觉过敏　指给予轻微刺激引起强烈不适感或疼痛的感觉。

（3）感觉异常　指无外界刺激而出现的异常自发性感觉，如麻木感、痒感、针刺感、蚁走感、束带感、肿胀感等。

（4）感觉倒错　指对刺激的错误感觉，如非疼痛刺激产生疼痛的感觉，冷的刺激产生热的感觉。

（5）疼痛　依病变部位及疼痛特点分为以下几种。

① 局部疼痛　指病变部位的局限性疼痛，如神经炎的局部疼痛。

② 放射性疼痛　指疼痛由局部扩展到受累的感觉神经支配区，如坐骨神经痛。

③ 扩散性疼痛　疼痛由一个神经分支扩散到另一分支分布区，如手指远端挫伤疼痛扩散到整个上肢。

④ 牵涉痛　内脏病变出现的相应体表区疼痛，如心绞痛引起左肩及左上肢痛。

四、神经反射评估

神经反射是通过反射弧（感受器、传入神经元、中枢、传出神经元和效应器）完成的。反射弧中任何一个环节发生病变，都能影响反射活动，表现为反射减弱或消失。同时，反射又受高级神经中枢控制，锥体束以上发生病变时，则可使反射活动失去抑制，而出现反射亢进。评估时应使患者肌肉放松，肢体置于合适位置并注意两侧对比。

（一）生理反射

根据刺激的部位，可将生理反射分为浅反射（superficial reflexes）和深反射。

1. 浅反射

浅反射指刺激皮肤、黏膜或角膜引起的肌肉急收缩反应。

（1）角膜反射（corneal reflex）　评估者以一小棉签毛轻触及角膜外缘，正常时可见双眼敏捷闭合，刺激时同侧闭眼称为直接角膜反射，刺激时对侧闭眼，称为间接角膜反射（图 5-9-1）。一侧直接与间接角膜反射皆消失，见于患侧三叉神经

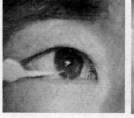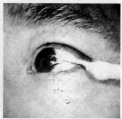

图 5-9-1　角膜反射评估

病变（传入障碍）；直接反射消失，间接反射存在，见于患侧面神经麻痹（传出障碍）；双侧角膜反射消失见于深昏迷。

（2）腹壁反射（abdominal reflex）　被评估者仰卧，双下肢稍屈曲，使腹壁松弛，评估者用钝头竹签分别沿肋弓下缘、平脐水平及腹股沟上缘平行方向，迅速由外向内轻划两侧腹壁皮肤。正常反应：受刺激部位腹肌收缩，即腹壁反射存在（图 5-9-2）。腹壁反射的传入、传出神经均为肋间神经。反射中枢：上腹壁为胸髓 7～8 节段；中腹壁为胸髓 9～10 节段；下腹壁为胸髓 11～12 节段。上、中或下部反射消失分别见于上述不同平面的胸髓病损。一侧腹壁反射减弱或消失见于同侧锥体束病损。双侧腹壁反射完全消失见于深昏迷、急性腹膜炎、肥胖者、老年人及经产妇等。

（3）提睾反射（cremasteric reflex）　用钝头竹签由下而上轻划男性被评估者股内侧上方皮肤，观察睾丸上提情况。正常反应为同侧提睾肌收缩，睾丸上提（图 5-9-2）。其传入和传出神经皆为生殖股神经，中枢为腰髓 1～2 节段。双侧反射消失见于腰髓 1～2 节段损害；一侧反射消失见于同侧锥体束损害。此外，腹股沟疝、阴囊水肿、睾丸炎等局部病变亦可使该反射减弱或消失。

（4）跖反射（plantar refiex） 被评估者仰卧，下肢伸直，评估者左手持其踝部，右手用钝头竹签沿足底外侧，由足跟向前划至小趾跖关节处，再转向拇指掌关节（图 5-9-3）。正常表现为趾、跖向跖面屈曲（即 Babinski 征阴性）。反射消失为骶髓 1～2 节病损。

（5）肛门反射（anal reflex） 用大头针轻划被评估者肛门周围皮肤，可引起肛门外括约肌收缩，反射障碍为骶髓 4～5 节病损。

2. 深反射

刺激骨膜、肌腱通过深部感受器完成的反应称深反射，又称腱反射。评估时被评估者要配合，肢体肌肉应放松。评估者叩击力度要均等，两侧对照。

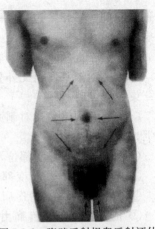

图 5-9-2 腹壁反射提睾反射评估

反射强度分为以下 5 级。

0：反射消失。

1＋：肌肉收缩存在，无相关关节活动，为反射减弱。

2＋：肌肉收缩并导致关节活动，为正常反射。

3＋：反射增强，可为正常或病理状况。

4＋：反射亢进并伴有阵挛，为病理状况。

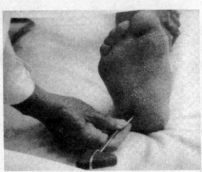 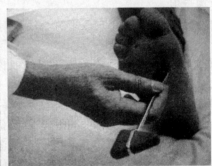

图 5-9-3 跖反射评估示意图

（1）肱二头肌反射（biceps tendon reflex） 评估者左手托住被评估者屈曲的肘部，拇指置于肱二头肌肌腱上，右手以叩诊锤叩击被评估者的左拇指，观察前臂运动情况。正常反应为肱二头肌收缩，前臂快速屈曲。肱二头肌反射传入、传出神经为肌皮神经，反射中枢在颈髓 5～6 节段（图 5-9-4）。

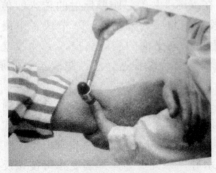 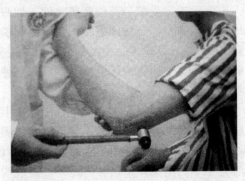

图 5-9-4 肱二头肌反射评估示意图　　　　　图 5-9-5 肱三头肌反射评估示意图

（2）肱三头肌反射（triceps tendon reflex）　被评估者上臂外展，肘部半屈，评估者左手托住被评估者肘部，右手用叩诊锤直接叩击鹰嘴上方 1.5～2cm 处的肱三头肌肌腱，观察前臂运动情况。正常肱三头肌收缩，前臂稍伸展。肱三头肌反射的传入、传出神经为桡神经，反射中枢在颈髓 7～8 节段（图 5-9-5）。

（3）桡骨膜反射（brachioradialis tendon reflex）　被评估者前臂置于半屈半旋前位，评估者用左手托住其前臂，使腕关节自然下垂，以叩击锤叩桡骨茎突，可引起肱桡肌收缩，发生屈肘和前臂旋前动作（图 5-9-6），反射中枢在颈髓 5～6 节。

（4）跟腱反射（achilles tendon reflex）　又称踝反射（ankle reflex）。被评估者仰卧，髋及膝关节稍屈曲，下肢取外展外旋位，评估者左手将其足部背屈成直角，右手持叩诊锤叩击跟腱，观察足运动情况。正常反应为腓肠肌收缩，足向跖面屈曲（图 5-9-7）。跟腱反射的传入、传出神经为胫神经，反射中枢在骶髓 1～2 节段。

（5）膝腱反射（patellar tendon reflex）　被评估者取坐位时，小腿完全放松下垂，取仰卧位时，评估者左手托起膝关节，使髋、膝关节稍屈曲，右手用叩诊锤叩击髌骨下方股四头肌肌腱，观察小腿运动情况。正常反应为股四头肌收缩，小腿伸展。膝反射的传入、传出神经为股神经，反射中枢在腰髓 2～4 节段（图 5-9-8）。

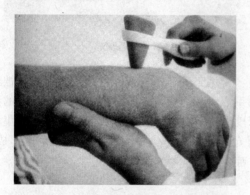

图 5-9-6　桡骨膜反射评估示意图

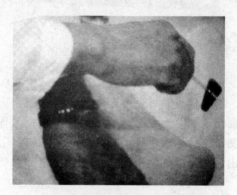

图 5-9-7　跟腱反射评估示意图

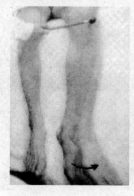

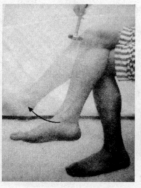

(a) 坐位　　　　　　　　　　　　　　　　(b) 卧位

图 5-9-8　膝腱反射评估示意图

（6）阵挛（clonus）　是锥体束以上病变，深反射亢进时，相关肌肉处于持续性紧张状态，该组肌肉发生节律性收缩，称为阵挛。常见以下两种情况。

① 踝阵挛（ankle clonus）　被评估者仰卧，髋与膝关节稍屈，评估者左手持其小腿或膝

下，右手持其足掌前端，突然用力使踝关节背屈并维持。腓肠肌与比目鱼肌连续性节律性收缩为阳性，而致足部呈现交替性屈伸动作（图 5-9-9），系腱反射极度亢进。

② 髌阵挛（patellar clonus）　被评估者仰卧，下肢伸直，评估者用左手拇指与示指固定其髌骨上缘，右手固定小腿，左手用力向远端快速连续推动数次后维持。股四头肌发生节律性收缩使髌骨上下移动为阳性（图 5-9-10）。

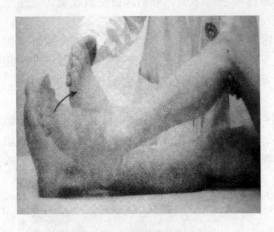 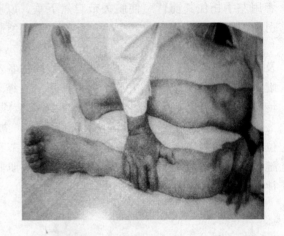

图 5-9-9　踝阵挛评估示意图　　　　　　　　图 5-9-10　髌阵挛评估示意图

深反射改变的临床意义　①深反射减弱和消失：常见于下运动神经元性瘫痪，如周围神经炎、神经根炎、脊髓前角灰质炎等；肌肉疾患，如重症肌无力、周期性瘫痪等；脑或脊髓的急性损伤，如急性脊髓炎、脑出血早期；深昏迷、深度麻醉等。被评估者精神紧张或注意力集中于测试部位，可出现可疑性减弱或消失。②深反射亢进：常见于锥体束损害，如脑血栓形成、脑出血等。此外，也见于神经症、甲状腺功能亢进症等。

（二）病理反射

病理反射是指锥体束损害时，大脑失去了对脑干和脊髓的抑制功能而出现的异常反射，又称锥体束征。锥体束征阳性常见于脑血栓形成、脑出血、脑炎等。1.5 岁以内的婴幼儿由于锥体束尚未发育完善，也可出现这种反射，不属于病理性。临床常用的病理反射如下。

1. 巴宾斯基（Babinski）征

被评估者仰卧，髋及膝关节伸直，评估者用钝头竹签沿其足底外侧缘，由后向前划至小趾根部再转向拇指侧。足趾均不动或向跖面屈曲为正常反应。拇指背伸，其余四趾呈扇形散开为阳性反应（图 5-9-11）。

2. 奥本海姆（Oppenheim）征

评估者用拇指及示指沿被评估者胫骨前缘

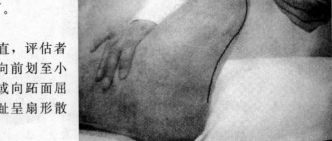

图 5-9-11　Babinski 征阳性示意图

自上而下用力滑擦，阳性反应同 Babinski 征（图 5-9-12）。

3. 戈登（Gordon）征

评估者将拇指和其余四指分置于被评估者腓肠肌处，以适度力量挤捏，阳性反应同 Babinski 征（图 5-9-13）。

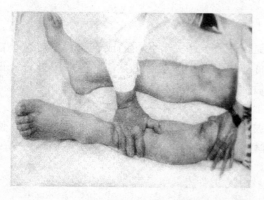
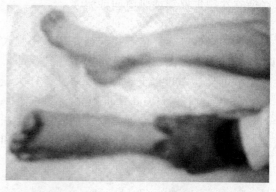

图 5-9-12 Oppenheim 征阳性示意图

4. 查多克（Chaddock）征

评估者用钝头竹签沿被评估者足背外侧从外踝下方由后向前划至趾跖关节处，阳性反应同 Babinski 征（图 5-9-14）。

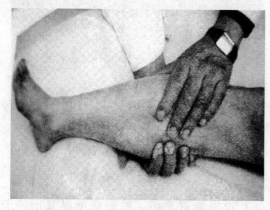

图 5-9-13 Gordon 征评估示意图

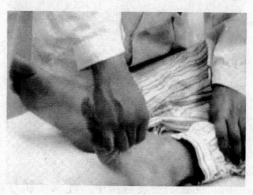

图 5-9-14 Chaddock 征评估示意图

5. 霍夫曼（Hoffmann）征

通常认为是病理反射，但也有人认为是深反射亢进的表现。反射中枢为颈髓 7 节～胸髓 1 节。评估者左手持评估者腕部，右手中指与示指夹住其中指并稍向上提，使腕部处于轻度过伸位，以拇指迅速弹刮被评估者的中指指甲，引起其余四指掌屈反应为阳性（图 5-9-15）。

（三）脑膜刺激征

脑膜刺激征是脑膜受到激惹而产生的体征。颅内压增高，激惹脑膜，刺激脊神经根，导致其支配的肌肉发生反射性痉挛，牵拉这些肌肉时，患者出现防御反应，从而产生一系列阳性体征，称为脑膜刺激征。见于各种颅内压增高的疾病如脑膜炎、脑炎、蛛网膜下腔出血、脑瘤、脑外伤等。

1. 颈强直

被评估者去枕仰卧，双下肢伸直，评估者右手置于被评估者胸前，左手托其枕部并使其做被动屈颈动

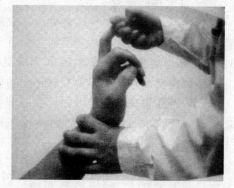

图 5-9-15 Hoffmann 征评估示意图

作。正常颈部柔软易屈，若颈有抵抗或下颏不能前屈并有痛苦表情，提示为颈强直。注意排除

被评估者外颈椎或颈部肌肉局部病变。

2. 凯尔尼格（Kernig）征

被评估者仰卧，评估者托起被评估者一侧大腿，使髋、膝关节各屈曲成直角，然后左手置于其膝关节前上方固定膝关节，右手托其踝部，将被评估者小腿抬高尽量使其膝关节伸直。正常膝关节可伸达 135°以上。伸膝受限，并伴大腿后侧及腘窝部疼痛为阳性表现（图 5-9-16）。

3. 布鲁金斯基（Brudzinski）征

被评估者仰卧，下肢伸直，评估者用一手托被评估者枕部，另一手置于被评估者胸前，使头前屈。正常表现为双下肢不动。双侧膝关节和髋关节同时屈曲为阳性表现（图 5-9-17）。

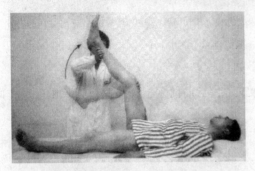 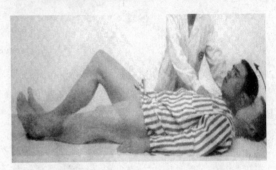

图 5-9-16　Kernig 征评估示意图　　　　　图 5-9-17　Brudzinski 征评估示意图

五、自主神经功能评估

自主神经可分为交感（迷走）神经与副交感神经两个系统，自主功能是调节内脏、血管与腺体的活动。大部分内脏接受交感神经和副交感神经纤维的双重支配，在大脑皮质的调节下，协调整个机体的内、外环境的平衡。

1. 一般观察

（1）皮肤、毛发与指甲　注意皮肤与黏膜的颜色，手指有无苍白或发绀、有无水肿、有无溃疡；毛发有无过度增生或脱失、分布情况，指甲是否变脆、粗糙或增厚变形、失去光泽等。

（2）排汗与腺体分泌　观察全身排汗情况，有无局限性多汗、少汗、无汗现象，排汗与周围条件是否相符。腺体分泌包括唾液与泪腺的分泌情况。

（3）括约肌障碍　有无排便困难，大小便潴留或失禁。

2. 自主神经反射

（1）眼心反射　被评估者仰卧，双眼自然闭合，计数脉率。评估者将左手中指、示指分别置于眼球两侧，以被评估者不痛为限逐渐加压，加压 20～30s 后计数脉率，正常可减少 10～12 次/min，减少超过 12 次/min 为副交感神经功能增强，迷走神经麻痹则无反应。如加压后脉率不减慢反而加快，提示交感神经功能亢进。

（2）卧立位试验　平卧位计数脉率，然后起立站直，再计数脉率。如由卧位到立位脉率增加超过 10～12 次/min，为交感神经兴奋性增强。由立位到卧位，脉率减少 10～12 次/min，为迷走神经兴奋性增强。

（3）皮肤划痕试验　用钝头竹签在皮肤上适度加压划一条线，数秒钟后，皮肤先出现白色划痕（血管收缩），高出皮肤表面，以后变红，属正常反应。如白色划痕持续较久，超过 5min，提示交感神经兴奋性增高。如红色划痕迅速出现，持续时间较长，明显增宽甚至隆起，提示副交感神经兴奋性增高或交感神经麻痹。

（4）竖毛反射　竖毛肌由交感神经支配，将冰块置于被评估者颈后或腋窝，数秒后可见竖毛肌收缩，毛囊处隆起如鸡皮。根据竖毛反射障碍的部位来判断交感神经功能障碍的范围。

（5）发汗试验　用碘1.5g，蓖麻油10.0ml，与95％酒精100ml，混合成淡碘酊涂布于皮肤，干后再敷以淀粉。皮下注射毛果芸香碱10mg，作用于交感神经节后纤维而引起出汗，出汗后淀粉变蓝色，无汗处皮肤无变化，可协助判断交感神经功能障碍的范围。

（6）瓦氏（Valsalva）动作　被评估者深吸气后，在屏气状态下用力做呼气动作10~15s。计算此期间最长心搏间期与最短心搏间期的比值。正常人大于或等于1.4，如小于1.4则提示压力感受器功能不灵敏或其反射弧的传入纤维或传出纤维损害。

（褚青康）

目 标 测 试

一、选择题

1. 关于病理反射的叙述，下列哪项是正确的（　　）。

　　A. 是指锥体束病损时，大脑失去对脑干和脊髓的抑制作用而出现的异常反射

　　B. 1岁半以内的婴幼儿由于神经系统发育未完善，不能出现病理反射现象

　　C. 成人在正常时亦可出现病理反射

　　D. 跟腱反射和膝反射属于病理反射

　　E. 肱二头肌反射是病理反射之一

2. 浅反射不包括（　　）。

　　A. 角膜反射　　B. 腹壁反射　　　C. 提睾反射　　　　D. 跟腱反射　　　E. 跖反射

3. 深反射不包括（　　）。

　　A. 肱二头肌反射　　　　　　　B. 肱三头肌反射　　C. 膝反射

　　D. 跖反射　　　　　　　　　　E. 跟腱反射

4. 一侧肢体随意运动丧失，伴同侧中枢性面瘫及舌瘫，称为（　　）。

　　A. 偏瘫　　　　　B. 单瘫　　　　C. 截瘫　　　　　D. 交叉瘫　　　　E. 四肢瘫

5. 单侧上睑下垂见于（　　）。

　　A. 动眼神经麻痹　　　　　　　B. 先天性上睑下垂　　C. 重症肌无力

　　D. 面神经麻痹　　　　　　　　E. 低钾血症

6. 患者锥体外系损害时，肌张力改变为（　　）。

　　A. 折刀现象　　　　　　　　　B. 痉挛性增高　　　　C. 齿轮样强直

　　D. 铅管样强直　　　　　　　　E. 扑翼样震颤

7. 下列哪项属病理反射（　　）。

　　A. Romberg征　　B. Lasegue征　　C. Gordon征　　　D. Kernig征　　　E. Valsalva动作

8. 关于肌张力的描述，下列哪项是正确的（　　）。

　　A. 是指肢体作某种主动运动时肌肉最大的收缩力

　　B. 除肌肉的收缩力外，还可以动作的幅度与速度来衡量

　　C. 是指静息状态下的肌肉紧张度

　　D. 肌张力增加时可表现为关节过伸

　　E. 肌张力减弱时可表现为四肢肌肉紧张度高

9. 胸髓11~12节损害，下列哪项反射消失（　　）。

　　A. 上腹壁反射　　B. 中腹壁反射　　C. 下腹壁反射　　　D. 提睾反射　　　E. 跟腱反射

10. 锥体束损害最早出现的重要表现是（　　）。

　　A. 巴宾斯基征　　　　　　B. 查多克征　　　　C. 奥本海姆征
　　D. 戈登征　　　　　　　　E. 霍夫曼征

11. 低钙血症时可出现（　　　）。
　　A. 震颤　　　B. 舞蹈样动作　　C. 手足搐搦　　　D. 手足徐动　　E. 扑翼样震颤

12. 肢体能抬离床面，但不能对抗阻力，其肌力是（　　　）。
　　A. 2 级　　　B. 3 级　　　C. 4 级　　　　　D. 5 级　　　E. 1 级

13. 患者浅感觉障碍，可能出现异常的是（　　　）。
　　A. 关节觉　　B. 痛温觉　　C. 震动觉　　　　D. 位置觉　　　E. 运动觉

14. 上肢锥体束征指的是（　　　）。
　　A. Babinski 征　　　　　　B. Murphy 征　　　C. Hoffmann 征
　　D. Conda 征　　　　　　　E. Kernig 征

15. 单瘫多见于（　　　）。
　　A. 脊髓灰质炎　　B. 脑出血　　C. 蛛网膜下腔出血　D. 急性脊髓炎　E. 脑炎

16. 病理反射的出现是由于（　　　）。
　　A. 脑干网状结构受损　　　　B. 基底核受损　　　C. 锥体束受损
　　D. 神经系统兴奋性增高　　　E. 脊髓反射弧受损

17. 静止性震颤常见于下列哪种疾病（　　　）。
　　A. 小舞蹈病　　　　　　　　B. 震颤麻痹　　　　C. 小脑疾病
　　D. 肝豆状核变性　　　　　　E. 迟发性运动障碍

18. 复合感觉不包括（　　　）。
　　A. 皮肤定位觉　　　　　　　B. 两点辨别觉　　　C. 形体觉
　　D. 体表图形觉　　　　　　　E. 位置觉

二、名词解释

1. 生理反射
2. 病理反射
3. 浅反射
4. 深反射
5. 脑膜刺激征
6. 巴宾斯基（Babinski）征
7. 偏瘫
8. 共济失调
9. 霍纳综合征
10. 感觉倒错
11. 感觉异常

三、简答题

1. 动眼神经支配的眼肌有哪些？动眼神经麻痹的症状及体征是什么？
2. 何谓瞳孔对光反射？瞳孔对光反射的路径是什么？
3. 简述面神经麻痹的分类？简述周围性面瘫及中枢性面瘫的临床表现？
4. 何谓感觉过度？见于何处病变？
5. 简述丘脑病变的感觉障碍表现？
6. 简述内囊病损的临床表现？
7. 简述一侧脑干病变的瘫痪特点？

8. 举出两种最常见的脑膜刺激征的评估方法?

9. 简述椎体外系病变肌张力增高的特点?

10. 简述静止性震颤的特点?

11. 简述 Babinski 征的评估方法和临床意义?

12. 简述肌力的六级分类法。

13. 上运动神经元性瘫痪与下运动神经元性瘫痪如何区别?

14. 脊髓横贯性损害的感觉障碍表现如何?

15. 浅反射包括哪些内容? 简答腹壁反射的评估方法?

16. 病理反射包括哪些内容? 其临床意义是什么?

第六章　心理评估

学习目标：
- 掌握心理评估中自我概念、情绪和情感评估的意义与方法。
- 熟悉认知评估的意义与方法。
- 了解压力与压力应对评估的方法、意义。

第一节　概　　述

人是由生理、心理、社会组成的有机整体，具有生物与社会的双重属性，人的健康不仅受其机体生理结构与功能的影响，而且还与其心理状态和社会因素等密切相关，因此，一个健康的人不仅要有一个健康的躯体还要有一个健康的心理，所以，对健康的评估，不仅要对个体的身体状态进行评估，同时还要对其心理和社会文化等方面的状态进行评估，才能获得全面、系统、准确的健康资料，为被评估者提供生理、心理、社会等方面的整体护理。心理评估是综合应用医学和心理学的方法对个体心理特点和心理品质做出的评定。

一、心理与社会评估的内容

1. 一般社会内容

（1）被评估者　姓名、年龄、性别、出生地、职业、文化程度、婚姻状况、生活习惯。

（2）家庭　包括被评估者直系亲属的一般情况；遇有重大困难时，直系亲属中是否有人提供帮助；家庭遭遇危机时的解决方法等。

2. 心理评估的内容

人的心理现象表现形式多种多样。心理学把它们分为心理过程和个性心理两大部分。心理过程反映了人类心理活动的共性特点，可分为内在和外在的心理活动。内在的心理活动是人脑对客观现实的反映过程，包括认知、情感、意志等。认知是人们根据听觉、视觉等感知到的刺激与信息推测和判断客观事物的心理过程，是在过去的经验及对有关线索进行分析的基础上形成的对信息的理解、分类、归纳、演绎及计算。个性是描述心理过程在不同个体或群体中的具体表现，包括个性的心理倾向与个性的心理特征，如兴趣、爱好、性格、能力、理解力、观察力的部分、不同等，一方面调节着心理过程的进行，同时又赋予心理过程以个体特色。但这两种类别的心理并不能截然分开，有时是相互重叠的，比如在应对压力时，能力、性格、情绪等会通过个体的应对方式和应对效果体现出来。对内在心理活动的评估包括对个体的自我概念、认知、情绪、情感、个性的评估；对外在心理活动的评估则侧重于收集个体与他人之间相互作用方面的资料，包括压力与应对、个体人际关系处理等。

二、心理评估的目的

1. 了解个体的心理活动

了解个体的心理活动，特别是疾病发展过程中的心理活动，包括自我概念、认知、情绪情感等方面，为有针对性地开展心理护理、制订社会支持计划以及更好地满足个体心理与社会需求提供基础材料，以确定个体现在或潜在的心理健康问题。

2. 评估个体的个性心理特征

评估个体的个性心理特征，尤其是性格，使评估者对被评估者的心理特征形成印象，作为心理护理和选择护患沟通方式的依据。

3. 评估个体的压力源、压力反应及其应对方式

评估个体的压力源、压力反应及其应对方式，以制订有针对性的护理计划，帮助护理对象有效应对压力源，减轻压力反应。

4. 评估个体的家庭、社会功能

评估个体的家庭、社会功能，以便评估能否充分调动家庭及社会支持力量，促进康复。

5. 评估个体的环境

评估个体的环境，明确个体现存的环境危险因素，指导制订环境干预措施，创造一个安全、舒适的康复环境。

三、心理评估的方法

心理评估的方法很多，主要有交谈法、观察法和心理测量学方法等。

1. 会谈法

又称"交谈法"，是心理评估中最常用的一种基本方法。通过与护理对象进行有目的、面对面的交谈，可以获得个体对其心理状况和心理问题的自我描述，有助于护士了解其心理活动的特点并建立相互信任的护患关系。会谈的种类如下。

（1）正式会谈　又称"结构式会谈"。指事先通知对方，按照预定编制的问题表或提纲，有目的、有计划、有步骤地会谈。它的特点是重点突出、省时、可靠。

（2）非正式会谈　又称"自由式会谈"。指在日常生活或工作中两人间的自然会谈。它的特点是话题自由、方式灵活、情感较真实。

2. 观察法

观察法是通过对护理对象行为活动的观察而进行心理评估的一种方法。根据情景的不同分为以下几种。

（1）自然观察法　是指在自然情景中，对表现心理现象的外部活动进行观察。护士在日常护理工作过程中对个体行为与心理反应的观察就是一种自然观察。

（2）控制观察法　又称实验型观察法。是指在特殊的实验环境下观察个体对特定刺激的反应。

3. 心理测量学方法

是心理评估常用的标准化手段之一，包括心理测量法和评定量表法。采用这种评估方法得到的结果一般比较客观、科学。

（1）心理测量法　是在标准化的情形下，用统一的测量手段，如器材和条件测试个体对测量项目所作出的反应。

（2）评定量表法　指用一套预先已标准化的测试项目（量表）来测量某种心理品质。按测试项目的编排方式可将量表分为二择一量表、数字等级量表、描述评定量表、Likert 评定量表、检核表、语义量表和视觉类似物量表七种。

4. 生物医学检测法

包括体格检查和各类实验室检查，如测量血压、心率、血浆肾上腺皮质激素浓度等，其作用主要是为心理评估提供辅助的客观资料。

四、心理评估的注意事项

1. 重视心理评估在健康评估中的地位

在制订护理计划过程中，心理评估的资料是十分重要的。如评估个体的认知水平，有助于

选择合适的健康教育方式；评估个体的性格有助于确定合适的心理护理方法。

2. 与被评估者建立良好的人际关系

友好信任的关系是合作的前提，也是保证评估有效性的前提，否则就可能导致评估失败。

3. 注意主、客观资料的收集与比较

评估者应同时收集主、客观资料并进行比较，以推断被评估者的心理功能。如评估抑郁时，护士应结合观察到的行为、有无睡眠障碍、食欲减退、心悸、言语减少等进行判断。

4. 避免护理人员自身态度、观念或偏见等对评估结果的影响

较之身体评估，心理评估具有较强的主观性，评估者的态度、观念、个人偏见等均会直接影响到心理评估的结果。因此，评估时应特别注意所选评估手段的针对性和有效性，并充分考虑到被评估者的个体差异，尽量避免自身主观对结果的影响。

第二节　自我概念评估

人对所有属于自己的身心社会状况的认知就形成了自我概念，它是一个人对自己本身的意识。现实生活中，每个人都必须先知道他是谁，这是人作为一个整体存在和发展的基础。我是谁，我想做什么，我能做什么，我在他人眼里是怎样的一个人，这些心理活动在心理学中被称为自我概念。个体的自我概念是其心理健康的重要标志。自我概念影响人们所从事的一切事物，如选择食物、衣着、职业、朋友、信仰、生活方式等。自我概念紊乱可极大地影响个体维持健康的能力和患者康复的能力。因此，自我概念是心理评估最重要的内容之一。

一、自我概念的定义与分类

1. 自我概念的定义

自我概念是个体对自我存在的认知与评价。人们通过对自己的内、外在特征以及他人对其反应的感知和体验而形成了对自我的认识与评价，它是个体在与其心理社会环境相互作用的过程中形成的动态的、评价性的"自我肖像"。

2. 自我概念的分类

自我概念的分类方法较多，国内外较为认可的是 Rosenbrerg 分类法。具体分类如下。

(1) 真实自我　是自我概念的核心，是人们对其身体内、外在特征及社会状况的感知与评价，包括社会自我、精神自我等方面。

(2) 期望自我　又称理想自我，是人们对"我希望我成为一个什么样的人"的感知，既包括个体期望得到的外表和生理方面的特征，也包括个体希望具备的个性特征、心理素质以及人际交往与社会方面的属性，是人们获取成就、达到个人目标的内在动力。期望自我含有真实与不真实的成分。真实成分含量越高，与真实自我越接近，个体的自我概念越好，否则可产生自我概念紊乱和自尊低下。

(3) 表现自我　是自我概念最富于变化的部分，指个体对真实自我的展示与暴露。由于不同的人、不同的社会团体对他人自我形象的认可标准不一样，人们在不同场合，如初次见面和求职面试时，暴露自我的方式和程度也不一致。

自我概念是个体与他人相互作用的社会化产物。个体对自己的价值判断是通过与他人的条件、能力和成就相比较并通过感知他人对我们的反应和评价而形成的。通常在个体生活经历中，特别是早期生活经历中，得到的身心社会反馈是积极、令人愉快的，建立的自我概念则多半是良好的，反之，则是消极的。

二、自我概念的组成

自我概念是个体对所有属于自己身心状况的认识，具体地说，自我概念包括认识自己的生

理状况（如相貌、体形、身体感觉等）、心理特征（如自尊、自信、性格等）以及自己与他人的关系（如自己在人群中的位置、影响力等）。护理专业中自我概念包括人的身体自我（即体像）、社会自我、精神自我和自尊。

1. 体像

体像是个体对自己身体外形以及身体功能的认识与评价，如胖、瘦、丑、美等，它是一个人对自己的身体即生理表象所形成的情感、态度、主观看法等。体像又分两种，客观体像和主观体像；前者是人们直接从照片或镜子里所看到的自我形象，后者则指人们通过分析和判断别人对自己的反应而感知到的自我形象。体像是一个获得性概念，会因过去、现在的经历而变化，也会因别人的反应和反馈，特别是环境中有重要意义的人的反馈而变化。任何身体功能或形态的改变都会影响一个人对自己体像的感知，如截肢、头面部烧伤、瘫痪等都会使个体对自己的身体产生消极不满的感觉。

2. 社会自我

社会自我是个体对自己的社会人口特征，如年龄、性别、职业、政治学术团体会员资格以及社会名誉、地位的认识与估计。

3. 精神自我

精神自我指个体对自己智慧、能力、性格、道德水平、自身价值等的认识与判断，如我觉得我比别人能干，我很自卑，我感到我没有别人那么高尚，我这人挺固执等。

4. 自尊

自尊是个体对自己在社会群体中价值的主观判断和评价，是维护自我尊严的自我情感体验。即人们尊重自己、维护自己的尊严和人格，不容他人任意歧视、侮辱的一种心理意识和情感体验。自尊也是一个获得性概念，是个体在与周围形形色色人的接触过程中注意他们对自己的态度，想象他们对自己的评价，并以此为素材，把它作为一个客观标准而内化到自己心理结构中所形成的自我概念。自尊与期望自我是密切相关的，因为自尊是在个体将真实自我与期望自我做有意无意地比较中形成的，当二者一致时，自尊得以提高，反之，自尊就会下降。可以说自尊源于对自我准确的认识、对自我价值、能力和成就的恰当估计，任何对自我的负性认识和评价都会影响个体的自尊，使一个人对自己的评价降低，这样会导致个体在面对环境变化时，出现逃避、退缩等行为，而产生适应困难。

三、影响自我概念改变的因素

许多因素都可影响个体对自我的认知与评价，消极负性的自我概念是影响健康的重要心理因素，护士对某些处于特殊情境状态下的个体，需要对其自我概念作深入的评估，作为制订护理计划的依据。需要评估自我概念紊乱的高危人群有以下几种：①疾病或外伤丧失身体某一部分；②生理功能的丧失或障碍；③疾病或创伤所致外貌的变化；④精神因素或精神疾病；⑤神经肌肉功能障碍；⑥过度肥胖或消瘦；⑦成熟因素或偶发事件；⑧心理或社会性压力过大。

四、自我概念的评估

（一）观察

观察护理对象的一般外形、非语言行为和与他人互动的关系，可为护理人员提供重要的一手资料，以形成对其自我概念的印象。如外表是否整洁，穿着打扮是否得体，身体哪些部位有改变，是否与会谈者有目光交流，面部表情如何，是主动寻求与他人交往还是尽量回避交往；是否有不愿见人、想隐退、不愿照镜子、不愿与他人交往、不愿看身体形象有改变的部位、不愿与别人讨论伤残或不愿听到这方面的谈论、小儿是活泼的还是畏缩的等行为表现。

（二）会谈

会谈是评估自我观念的有效手段，可以通过提问以下问题进行进一步判断。

1. 体像方面

(1) 请描述你自己。你最喜欢自己什么？

(2) 对你来说，身体哪一部分最重要？为什么？

(3) 你最喜欢自己身体的哪些部位？最不喜欢哪些部位？

(4) 外表方面，你希望自己什么地方有所改变？他人又希望你什么地方有所改变？

(5) 你目前面临的身体外表方面的威胁有哪些？

(6) 对健康状况和生活方式已有改变的人：这些改变对你的影响有哪些？你认为这些改变是否影响了他人对你的看法？

2. 社会自我方面

(1) 请告诉我你的姓名、年龄、职业、职务、受教育水平、经济来源，好吗？

(2) 你是政治或学术团体的成员吗？担任什么职务？

(3) 请描述一下你在家庭和工作单位的情况。

(4) 你最自豪的个人成就有哪些？你对未来作何计划和打算？

3. 精神自我方面

(1) 总体来说，你对自己满意吗？

(2) 如何描述你的心理素质、性格特征和道德品质？

(3) 与周围的绝大多数人相比，你处理工作和日常生活问题的能力如何？

(4) 你对自己的个性特征、品德和社会能力满意吗？不满意的是哪些方面？

(5) 你的朋友、同事、领导如何评价你？

4. 自尊方面

(1) 你很在意别人对你的评价和看法吗？

(2) 面对他人的批评，你持什么样的态度？

(3) 你愿意尝试一项新事物吗？比如说改变一下工作。

(4) 你对自己有信心吗？

(5) 你是否常有"我不错"的感觉？

5. 评定量表法

评定量表法是评估个体自我概念的又一重要手段。目前有许多量表用于评估个体的自我观念、自尊、期望自我、体像等，但每种量表有其特定的适用范围。护理人员应准确掌握各种量表的使用范围，以获取有效的资料。常用的有 Rosenberg 自尊量表（表 6-2-1）、Sears 自我评估量表、Tennessee 自我概念量表、Coopersmith 自尊量表等。

表 6-2-1　Rosenberg 自尊量表

有关自尊的项目	非常同意	同意	不同意	很不同意
1. 总的来说，我对自己满意	SA	A	D*	SD*
2. 有时，我觉得自己一点都不好	SA*	A*	D	SD
3. 我觉得我有不少优点	SA	A	D*	SD*
4. 我和绝大多数人一样能干	SA	A	D*	SD*
5. 我觉得我没什么值得骄傲的	SA*	A*	D	SD
6. 有时，我真觉得自己没用	SA*	A*	D	SD
7. 我觉得我是个有价值的人	SA	A	D*	SD*
8. 我能多一点自尊就好了	SA*	A*	D	SD
9. 无论如何我都觉得自己是个失败者	SA*	A*	D	SD
10. 我总以积极的态度看待自己	SA	A	D*	SD*

注：该量表共含 10 个有关自尊的项目，回答方式为非常同意（SA）、同意（A）、不同意（D）、很不同意（SD）。凡选标有 * 号的答案表示自尊低下。

第三节　认知评估

一、认知的定义

认知是人们推测和判断客观事物的思维过程；是在过去的经验及对有关线索进行分析的基础上形成的对信息的理解、分类、归纳、演绎以及计算。

认知活动包括感觉、知觉、思维、记忆和注意等方面。感觉和知觉是人类认识过程的感性阶段，是人脑对当前事物的直接反映，而思维是人脑对客观现实间接的、概括的反映，这种反映是凭借语言、词汇完成的。感知和思维构成了认识过程的两个方面，前者为后者提供必要的信息，后者是前者的进一步发展。借助于感知、思维、记忆和注意这些心理活动，人类得以认识和把握客观事物。

二、认知的评估

认知评估的方法有观察、会谈和心理学测量法。对护理对象认知的评估可选择能综合反映个体认知能力的一些参数进行，常用的评估参数是思维能力、语言能力和定向力。

1. 思维能力的评估

思维是高级的认知过程，它的基本过程是分析和综合，而其基本的形式是概念、判断和推理。反映思维水平的指标主要有抽象思维能力、洞察力和判断力。

（1）抽象思维能力评估　包括记忆、概念、理解力、推理能力等方面。

① 记忆是个体所经历过的事物在人脑中的反映，是人脑积累经验的过程。根据记忆保持时间的长短将记忆分为短时记忆和长时记忆。评估短时记忆时，可让被评估者重复一句话或一组由 5～7 个数字组成的数字串。长时记忆的牢固与否主要取决于记忆信息的意义重大与否，或诱发出该记忆的线索是否奏效。长时记忆的评估可通过询问个体某些孩童时代的事件获得。

② 概念是人脑反映客观事物本质特性的思维形式。如数次健康教育后，请被评估者总结概括其所患疾病的特征、所需的自理知识等，从中判断被评估者对这些知识进行概念化的能力。

③ 评估理解力时，可请被评估者按指示做一些从简单到复杂的动作，观察被评估者能否理解和执行指令。

④ 推理是由已知判断推出新判断的思维过程，包括演绎、归纳两种形式。归纳推理是从特殊事例到一般原理的推理；演绎则恰恰相反。评估推理能力时，评估者必须根据被评估者年龄特征提出问题，如对 6～7 岁的儿童可问他："木头做的东西一般在水中都会浮起来，现在这个东西丢在水里浮不起来，这个东西是什么做的？"如果儿童能回答："不是木头做的"，表明他的演绎推理能力已初步具备；如果儿童回答："是铁或石头"，表明他的思维尚不具备演绎推理能力。

（2）洞察力评估　可让个体描述一件事情发生时的情形，再与实际情形作比较看有无差异。如让个体描述他对病房环境的观察，更深一层，还可让个体解释一个格言、谚语或比喻。

（3）判断力评估　判断是肯定或否定某事物具有某种属性的思维方式。对个体判断力的评估，护理人员可通过评价其对将来打算的现实性与可行性进行，也可以展示一实物让被评估者说出其属性。但个体的判断能力常受个体的情绪、智力、文化程度、社会文化背景等的影响，并随年龄而变化，评估时应充分考虑到并尽量排除这些因素的干扰。

2. 语言能力评估

语言表达的是思维的内容，因此语言能力是人们认知水平的重要标志，它有助于护士判断个体的认知水平，并可作为选择与患者沟通方式的依据。评估方法主要是通过提问，让护理对象陈述病史、重述、阅读、书写、命名等检测其语言表达及对文字符号的理解。

（1）提问　评估者提出一些由简单到复杂，由具体到抽象的问题，观察被评估者能否理解及回答是否正确。

（2）复述　评估者说一简单词句，让被评估者重复说出。

（3）自发性语言　让被评估者陈述病变，观察其陈述是否流利，用词是否恰当，或完全不能陈述。

（4）命名　评估者取出一些常用物品，要求被评估者说出名称。如不能，则让被评估者说出其用途。

（5）阅读　让被评估者诵读单个或数个词、短句或一段文字，默读一段短文或一个简单的故事，然后说出其大意。

（6）书写　可以让被评估者自由书写、默写或抄写。

3. 定向力评估

人对于时间、地点、人物和空间的认识和把握能力就是定向力。评估时，主要通过会谈进行，评估时可询问：你能告诉我现在的时间吗？今天是星期几？现在是上午还是下午？你现在在什么地方？你叫什么名字？你知道我是谁吗？

第四节　情绪和情感评估

一、情绪与情感的概念及分类

1. 情绪与情感的概念

情绪和情感是人对客观事物是否符合自己需要的态度体验，通过"体验"来反映客观事物与人需求之间的关系是情绪和情感的基本特征。通常需求获得满足就会产生积极的情绪和情感；反之则会产生消极的情绪和情感。

2. 情绪与情感的种类

（1）基本情绪　是最基本、最原始的情绪，包括快乐、愤怒、恐惧、悲哀，它们与人的基本需要相联系，常常带有高度的紧张性。

（2）与接近事物有关的情绪　包括惊奇、兴趣以及轻蔑、厌恶。

（3）与自我评价有关的情绪　如自信、自卑、内疚、害羞等，这些情绪具有较强的社会性。

（4）与他人有关的情感体验　与他人有关的情感分为肯定和否定两种，其中爱是肯定情感的极端，恨是否定情感的极端。

二、常见的不良情绪

1. 焦虑

焦虑是一种与不明的危险因素有关的忧虑、不安、畏怯和不祥的预感，它的起因是个体预感的、不明确的危险。它是人类最普遍的情绪体验，是个体遭受内、外因素威胁时而产生的情绪体验。

焦虑作为一种情绪体验不易直接观察到，但能观察到的是焦虑引起的生理、心理和行为的改变。如在中、重度的焦虑状态下，生理方面会有心率、血压、面色、神经精神异常等表现。

2. 抑郁

抑郁是在个体失去某种他重视或追求的东西时产生的情绪体验，包括一组消极低沉的情绪，如悲观、悲哀、失望、绝望和失助等。处于抑郁状态的个体可有情感、认知、意志、动机、生理等多方面的改变。

3. 恐惧

恐惧是个体由于某种明确的具有危险的刺激源所引起的消极情绪。恐惧和焦虑不同，它有非常明确的对象，即有现实存在的危险。

三、情绪和情感的评估

情绪和情感的评估可综合运用多种方法，包括会谈、观察、量表评定、生物医学检测等。

1. 会谈法

会谈法是评估情绪和情感最常用的方法，用于收集有关情绪和情感的主观资料。可通过以下问题进行，并应与被评估者有重要意义的人，如父母、配偶、同事、朋友等核实。如你现在的心情如何？这样的心情存在多久了？能告诉我哪些事情使你感到特别高兴吗？

2. 观察法

观察法主要是通过观察情绪和情感引起的生理、心理外在变化和相应的行为表现进行评估，如有无皮肤苍白、潮红、出汗、颤抖、哭泣、愁眉不展、坐卧不安等。

3. 量表评定法

量表评定法是评估情绪和情感较为客观的方法。常用的有 Avillo 情绪情感形容词量表（表 6-4-1）、汉密顿焦虑量表（HAMA）、焦虑自评量表（SAS，表 6-4-2）、焦虑状态/特性询问表（STAI）、汉密顿抑郁量表（HAMD）、抑郁自评量表（SDS，表 6-4-3）、医院焦虑/抑郁情绪测定表（HAD）、Achenbach 儿童行为量表等。

表 6-4-1　Avillo 情绪情感形容词量表

项目	1	2	3	4	5	6	7	项目
变化的	□	□	□	□	□	□	□	稳定的
举棋不定的	□	□	□	□	□	□	□	自信的
沮丧的	□	□	□	□	□	□	□	高兴的
孤立的	□	□	□	□	□	□	□	合群的
混乱的	□	□	□	□	□	□	□	有条理的
漠不关心的	□	□	□	□	□	□	□	关切的
冷淡的	□	□	□	□	□	□	□	热情的
被动的	□	□	□	□	□	□	□	主动的
无兴趣的	□	□	□	□	□	□	□	有兴趣的
孤僻的	□	□	□	□	□	□	□	友好的
不适的	□	□	□	□	□	□	□	舒适的
神经质的	□	□	□	□	□	□	□	冷静的

Avillo 情绪情感形容词量表共有 12 对意思相反的形容同，让被评估者从每一组形容词中选出符合其目前情绪与情感的词，并给予相应得分。总分在 84 分以上，提示情绪情感积极，否则，提示情绪情感消极。该表特别适合于不能用语言表达自己情绪情感或对自己的情绪情感定位不明者。

表 6-4-2　焦虑自评量表（SAS）

项目	偶尔	有时	经常	持续
1. 我觉得最近比平常容易紧张和着急	1	2	3	4
2. 我无缘无故地感到害怕	□	□	□	□
3. 我容易心里烦乱或觉得惊恐	□	□	□	□
4. 我觉得我可能将要发疯	□	□	□	□
5. 我觉得一切都好，也不会发生什么不幸	□	□	□	□
6. 我手脚发抖打战	□	□	□	□
7. 我因为头痛和背痛而苦恼	□	□	□	□
8. 我感觉容易衰弱和疲乏	□	□	□	□

项目	偶尔	有时	经常	持续
9. 我觉得心平气和,并且容易安静坐着	☐	☐	☐	☐
10. 我觉得心跳得很快	☐	☐	☐	☐
11. 我因为一阵阵头晕而苦恼	☐	☐	☐	☐
12. 我有过晕倒或觉得要晕倒似的感觉	☐	☐	☐	☐
13. 我吸气呼气都感到很容易	☐	☐	☐	☐
14. 我的手脚麻木或刺痛	☐	☐	☐	☐
15. 我因为胃痛和消化不良而苦恼	☐	☐	☐	☐
16. 我常常要小便	☐	☐	☐	☐
17. 我的手心常常是干燥温暖的	☐	☐	☐	☐
18. 我脸红发热	☐	☐	☐	☐
19. 我容易入睡并且一夜睡得很好	☐	☐	☐	☐
20. 我常做噩梦	☐	☐	☐	☐

总粗分☐☐　　标准总分☐☐

每条文字后有 4 个方格,表示:1 偶尔;2 有时;3 经常;4 持续。评定方法:自评结束后,将 20 个项目的得分相加,得总粗分,然后乘以 1.25,取其整数部分,即得到标准分。正常总分值为 50 分以下。50~59 分,轻度焦虑;60~69 分,中度焦虑;70~79 分,重度焦虑。必须指出,SAS 的 20 个项目中,第 5、9、13、17、19 条共 5 个项目是用正性词陈述的,计分必须反向计算 (4, 3, 2, 1)。

表 6-4-3　抑郁自评量表(SDS)

项目	偶尔	有时	经常	持续
1. 我觉得闷闷不乐,情绪低沉	1	2	3	4
2. 我觉得一天之中早晨最好	☐	☐	☐	☐
3. 我一阵阵地哭出来或觉得想哭	☐	☐	☐	☐
4. 我晚上睡眠不好	☐	☐	☐	☐
5. 我吃得和平常一样多	☐	☐	☐	☐
6. 我与异性密切接触和以往一样快乐	☐	☐	☐	☐
7. 我发觉我的体重在下降	☐	☐	☐	☐
8. 我有便秘的苦恼	☐	☐	☐	☐
9. 我心跳比平时快	☐	☐	☐	☐
10. 我无缘无故地感到疲乏	☐	☐	☐	☐
11. 我的头脑跟平常一样清楚	☐	☐	☐	☐
12. 我觉得我经常做的事情并没有困难	☐	☐	☐	☐
13. 我觉得不安而静不下来	☐	☐	☐	☐
14. 我对将来抱有希望	☐	☐	☐	☐
15. 我比平常容易生气激动	☐	☐	☐	☐
16. 我觉得做出决定是容易的	☐	☐	☐	☐
17. 我觉得自己是一个有用的人	☐	☐	☐	☐
18. 我的生活过得很有意思	☐	☐	☐	☐
19. 我认为如果我死了别人会生活得好些	☐	☐	☐	☐
20. 过去感兴趣的事我照样感兴趣	☐	☐	☐	☐

总粗分☐☐　　　　标准总分☐☐

评定方法　同焦虑自评量表。每条文字后有 4 个方格,表示:1 偶尔;2 有时;3 经常;4 持续。自评结束后,将 20 个项目的得分相加,得总粗分,然后乘以 1.25,取其整数部分,即得到标准分。正常总分值为 50 分以下。50~59 分,轻度抑郁;60~69 分,中度抑郁;70~79 分,重度抑郁。必须指出,SDS 的 20 个项目中,第 2、5、6、11、12、14、16、17、18 和 20 条共 10 个项目是用正性词陈述的,必须反向计分 (4, 3, 2, 1)。

第五节 压力与压力应对评估

一、压力与压力源

1. 压力的概念

压力（stress）又称应激或紧张，在心理行为学中，压力是指内外环境中的各种刺激作用于机体时所产生的非特异性反应。其含义是：首先压力是机体对刺激的反应状态，而不是刺激本身，其次尽管来自于内外环境中的各种刺激具有特异性，但作为刺激反应的压力却是非特异性的。

压力通常存在于所有个体身上，适量的压力是一切生命生存和发展所必需的，它有助于提高机体的适应能力。

2. 压力源

又称应激源，是指对个体的适应能力进行挑战，促使个体产生压力反应的所有因素。常见的压力源如下。

（1）躯体性压力源 指作用于人的躯体，直接产生刺激作用的各种内外环境的变化。包括各种的理化、生物、生理、病理因素。如寒冷、炎热、射线、噪声、空气污染、饥饿、疼痛、疲劳、失眠、疾病、手术、外伤、哺乳、衰老等。

（2）心理性压力源 包括人际关系的冲突、个体强烈的不切实际的需求、心理冲突、工作压力等。

（3）文化性压力源 指语言、风俗、习惯和生活方式和社会价值观等的变化。如移居国外、迁居他乡等。

（4）社会性压力源 指那些造成人们生活上的变化并要求对其适应的社会生活情境和事件。如社会动荡、灾荒、失业、就业、经济困难、结婚或离婚、退休、亲人丧失等。

二、压力反应

压力反应是压力源引起的机体的非特异性适应反应，包括生理、心理和行为等方面的反应。

1. 生理反应

如心跳加快、呼吸急促、血压增高、血糖升高、肌张力增加、免疫力降低等。

2. 心理反应

是表现在认知和情绪方面的改变。一般情况下，当人们面对轻、中度的压力时，对事物的敏感性增加，认知能力增强，思维能力、判断能力、洞察力均增强，因此解决问题的能力增强，但是面对中度以上的压力时，个体可出现注意力分散、感知混乱、思维迟钝、判断力、定向力失误、记忆力减退、自我概念偏差等，同时会伴有焦虑、恐惧、愤怒、悲伤、抑郁等不良情绪。

3. 行为反应

在压力下，个体的行为随着心理和生理活动的变化而出现相应的改变，常表现为：手脚重复某些无意义的小动作，如来回踱步、咬指甲、过量吸烟、酗酒或行为混乱、退化、无次序，或行为与时间、场合不相符等。

三、压力应对

1. 应对的概念

应对是指当个体的内部或外部需求难以满足或远远超过其所能承受的范围时，个体采用持续性的行为、思想和态度改变来处理这一特定情形的过程。

2. 应对资源

应对资源是人们在应对压力情形时可利用的资源，包括：

（1）生理资源　即身体的健康状况，健壮的体魄和旺盛的精力是应对压力最重要的资源。

（2）心理资源　包括个体的心理特质，如开朗的性格、稳定的情绪、坚强的意志、积极的信仰和个体解决社会问题的能力，如表达能力、人际沟通能力、控制局面的能力等。

（3）社会性资源　包括社会关系和社会支持，如来自于家庭、朋友、同事和社会等的帮助与支持。

（4）经济资源　如利用钱、物资、设备等增加应对能力，以减少对压力的恐惧和不确定感。

3. 压力的应对方式

人们常用的压力应对方式可归纳为情感式和问题式两类。其中，情感式应对方式常用于处理由压力所致的情感问题，问题式应对方式则多用于处理导致压力的情境本身，见表 6-5-1。

有效应对的标准是：①压力造成的身心反应维持在可控制的限度内；②希望和勇气被激发；③自我价值感得到维持；④与有重要意义的他人关系改善；⑤生理功能得以促进。

表 6-5-1　压力应对方式

情感式应对方式	问题式应对方式
希望事情会变好	试图控制局面
进食，吸烟，嚼口香糖	进一步分析研究所面临的问题
祈祷	寻求处理问题的其他办法
变得神经质	客观地看待问题
担心	尝试并寻找解决问题的最好方法
向朋友或家人寻求安慰或帮助	回想以往解决问题的办法
独处	试图从情境中发现新的意义
一笑了之	将问题化解
置之不理	设立解决问题的具体目标
幻想	接受现实
做最坏的打算	和相同处境的人商议解决问题的方法
疯狂，大喊大叫	主动寻求改变当前处境的方式
睡觉，认为明天事情就会变好	能做什么就做些什么
任何事到头来终会有好结果	让他人来处理这件事
回避	
干些体力活	
将注意力转移至他人或他处	
饮酒	
认为事情已经无望而听之任之	
认为自己命该如此而顺从	
埋怨他人	
沉思，做瑜伽	
用药	

4. 影响有效应对的因素

（1）压力源的性质　包括压力源的强度、数量、持续时间、是否可预见和可控。一个人同时面对多种压力源、压力源持续时间长、强度大、个体对压力源无法预见或控制均可影响有效应对。

（2）个体的自身特点　如身体素质、人格特征、文化程度、既往经历、对压力的感知程度等，一般来说身体健康、意志顽强、有成功应对经验的个体更容易应对来自方方面面的压力。

（3）家庭、社会、经济资源的支持程度　拥有良好的家庭、社会和丰富经济资源的人通常更能应对压力。

四、压力与压力应对的评估

1. 会谈法

通过以下问题与护理对象会谈收集资料。

① 目前，让你感到有压力或紧张的事情有哪些？

② 在过去的一年中，你是否曾受失落的打击？

③ 你最近的生活发生了哪些改变？这些改变对你和你的家庭意味着什么？

④ 何种情况令你感到不适和焦虑？

⑤ 住院带给你的压力有多大？

2. 评定量表法

常用的量表有住院患者压力量表（表6-5-2）、生活再适应评定量表等。前者专为住院患者设计，共收集50项住院患者压力因素，并用权重表明各因素影响力大小，既可评估压力源，又可明确压力源的性质和影响力；后者主要对生活中的重大应激性事件进行评估。

表 6-5-2　住院患者压力量表

编号	权重	事　件	编号	权重	事　件
1.	13.9	和陌生人同住一室	26.	24.5	担心给医护人员增添负担
2.	15.4	不得不改变饮食习惯	27.	25.9	想到住院后收入会减少
3.	15.9	不得不睡在陌生床上	28.	26.0	对药物不能耐受
4.	16.0	不得不穿患者服	29.	26.4	听不懂医护人员的话
5.	16.8	四周有陌生机器	30.	26.4	想到将长期用药
6.	16.9	夜里被护士叫醒	31.	26.5	家人没来探视
7.	17.0	生活不得不依赖别人帮助	32.	26.9	不得不手术
8.	17.7	不能在需要时读报、看电视、听收音机	33.	27.1	因住院不得不离开家
9.	18.1	同室病友探访者太多	34.	27.2	毫无预测而突然住院
10.	19.1	四周气味难闻	35.	27.3	按呼叫器无人应答
11.	19.4	不得不整天睡在床上	36.	27.4	不能支付医疗费用
12.	21.2	同室病友病情严重	37.	27.6	有问题得不到解答
13.	21.5	排便排尿需他人帮助	38.	28.4	思念家人
14.	21.6	同室病友不友好	39.	29.2	靠鼻饲进食
15.	21.7	没有亲友探视	40.	31.2	用止痛药无效
16.	21.7	病房色彩太鲜艳、太刺眼	41.	31.9	不清楚治疗目的和效果
17.	22.7	想到外貌会改变	42.	32.4	疼痛时未用止痛药
18.	22.3	节日或家庭纪念日住院	43.	34.0	对疾病缺乏认识
19.	22.4	想到手术或其他治疗可能带来的痛苦	44.	34.1	不清楚自己的诊断
20.	22.7	担心配偶疏远	45.	34.3	想到自己可能再也不能说话
21.	23.2	只能吃不对胃口的食物	46.	34.5	想到可能失去听力
22.	22.2	不能与家人、朋友联系	47.	34.6	想到自己患了严重疾病
23.	23.4	对医生护士不熟悉	48.	39.2	想到失去肾脏或其他器官
24.	23.6	因事故住院	49.	39.2	想到可能得了癌症
25.	24.2	不知接受治疗护理的时间	50.	40.6	想到自己可能失去视力

五、压力应对方式的评估

1. 会谈法

可通过下列问题收集资料：当遭受压力心情不好时，你会怎么办？过去碰到类似的情况时，你是如何应对的？有效吗？你希望如何改变自己的生活？你对未来做何计划和打算？当你遇到困难需要帮助时,你会找谁帮忙?在应对压力方面,你觉得你目前需要护士为你做些什么?

2. 评定量表

常用 Jaloviee 应对方式量表,见表 6-5-3。该表罗列了人们常用的 40 种压力应对方式。使用时,请被评估者仔细阅读,选择其使用各种压力应对方式的频率。

表 6-5-3　Jaloviee 应对方式量表

应 对 方 法	从不	偶尔	有时	经常	总是
1. 担心	☐	☐	☐	☐	☐
2. 哭泣	☐	☐	☐	☐	☐
3. 干体力活	☐	☐	☐	☐	☐
4. 相信事情会变好	☐	☐	☐	☐	☐
5. 一笑了之	☐	☐	☐	☐	☐
6. 寻求其他解决问题的办法	☐	☐	☐	☐	☐
7. 从事情中学会更多东西	☐	☐	☐	☐	☐
8. 祈祷	☐	☐	☐	☐	☐
9. 试图控制局面	☐	☐	☐	☐	☐
10. 紧张,有些神经质	☐	☐	☐	☐	☐
11. 客观、全面地看待问题	☐	☐	☐	☐	☐
12. 寻找解决问题的最佳办法	☐	☐	☐	☐	☐
13. 向家人、朋友寻求安慰或帮助	☐	☐	☐	☐	☐
14. 独处	☐	☐	☐	☐	☐
15. 回想以往解决问题的办法并分析是否仍有用	☐	☐	☐	☐	☐
16. 吃食物,吸烟,嚼口香糖	☐	☐	☐	☐	☐
17. 努力从事情中发现新的含义	☐	☐	☐	☐	☐
18. 将问题暂时放在一边	☐	☐	☐	☐	☐
19. 将问题化解	☐	☐	☐	☐	☐
20. 幻想	☐	☐	☐	☐	☐
21. 设立解决问题的具体目标	☐	☐	☐	☐	☐
22. 做最坏的打算	☐	☐	☐	☐	☐
23. 接受事实	☐	☐	☐	☐	☐
24. 疯狂、大喊大叫	☐	☐	☐	☐	☐
25. 与相同处境的人商讨解决问题的办法	☐	☐	☐	☐	☐
26. 睡一觉,相信明天事情就会变好	☐	☐	☐	☐	☐
27. 不担心,凡事终会有好结果	☐	☐	☐	☐	☐
28. 主动寻求改变处境的方式	☐	☐	☐	☐	☐
29. 回避	☐	☐	☐	☐	☐
30. 能做什么就做什么,即使并无效果	☐	☐	☐	☐	☐
31. 让其他人来处理这件事	☐	☐	☐	☐	☐
32. 将注意力转移至他人或他处	☐	☐	☐	☐	☐
33. 饮酒	☐	☐	☐	☐	☐
34. 认为事情已经无望而听之任之	☐	☐	☐	☐	☐
35. 认为自己命该如此而顺从	☐	☐	☐	☐	☐
36. 埋怨他人使你陷入此困境	☐	☐	☐	☐	☐
37. 静思,做瑜伽,生物反馈法	☐	☐	☐	☐	☐
38. 服用药物	☐	☐	☐	☐	☐
39. 绝望、放弃	☐	☐	☐	☐	☐
40. 将注意力放在下一件你真正想做的事情上	☐	☐	☐	☐	☐

目标测试

一、名词解释
1. 自我概念
2. 抑郁

二、简答题
1. 简述心理评估的目的。
2. 请描述几种常见情绪（焦虑、愤怒、抑郁）的评估方法。

第七章　社会评估

学习目标:
- 掌握社会评估中的家庭及环境评估方法及意义。
- 熟悉角色评估的方法及意义。
- 了解社会评估的定义及方法，在评估实践中重视社会评估的意义。

第一节　概　　述

人首先是社会的动物，任何人都是在一定的社会环境中生活和行动的，完全脱离社会的人是不存在的。反过来说，社会是人类存在和发展的必然条件。从构成上看，人类社会的基本要素有 3 个：环境、人口、文化。环境是人类赖以生存、发展的社会与物质条件的总和，分自然环境和社会环境。环境既是社会的要素之一，社会又是环境的一部分；文化，是社会的基础，是指由人的活动所创造的非自然状态的一切物质产品与精神产品，包括价值观、意义体系、信念和信仰、规范、习俗等；人口是社会的主体，没有人口，就没有社会的自然环境，就没有社会的物质文化和精神文化，离开了人口，社会也就无从谈起。但人类绝非孤立静止地存在于社会中的，而是多种社会关系的枢纽，通过承担多种社会角色，参与社会活动。社会关系小至个人扮演的种种社会角色、家庭关系，大至乡村、都市化问题、阶级关系、民族关系等。因此，对个体社会属性的评估应该包括其社会角色、文化、所属家庭以及所处的环境。评估方法多种多样，如交谈、观察、量表评定等。

社会评估的目的包含以下 4 个方面。

(1) 评估个体的角色功能，了解有无角色功能紊乱、角色适应不良，尤其是患者角色适应不良。

(2) 评估个体的文化背景，对被评估者的文化特征形成印象，以便提供符合被评估者文化需求的护理，避免在护理过程中发生文化强加。

(3) 评估个体的家庭，找出影响被评估者健康的家庭因素，制订有针对性的家庭护理计划。

(4) 评估个体的环境，明确现存的或潜在的环境危险因素，指导制订环境干预措施。

第二节　角色与角色适应评估

一、角色的定义

"角色"原是戏剧、电影中的名词，指剧中人物，后来被社会心理学家借用来表示与人们某种社会地位、身份相一致的一整套权利、义务的规范与行为模式。它是人们对具有特定身份的人的行为期望，它构成社会群体或组织的基础，同时，任何一种角色必有相应的权利义务，如医生既有救死扶伤、实行人道主义的义务，同时又有人身自由及维护人格、尊严的权利。因此，社会要求每一个人按自己的角色行事。现实生活中，人们承担的角色是不同的，如农民、工人、医生、父母、子女、领导、下属等。人的一生也常常需要先后或同时承担多种角色。角色可以是暂时的，也可以是长期的。

二、角色的分类

1. 第一角色

也称基本角色。它决定了个体的主体行为，是由每个人的年龄、性别所赋予的角色，如儿童、妇女、老人等。

2. 第二角色

又称一般角色。它是人们完成某个生长发育阶段特定任务所必须承担的由所处社会情形和职业所确定的角色，如母亲角色、护士角色。

3. 第三角色

也称独立角色。它是可自由选择的为完成某些暂时性发展任务而临时承担的角色，如护理学会会员；但有时是不能自由选择的，如患者角色。

上述 3 种角色的分类是相对的，可在不同情况下相互转化。如患者角色，因为疾病是暂时的，可视为第三角色，而当疾病转变成慢性病时，患者角色就变成个体的第二角色了。

三、角色的形成

角色的形成经历了角色认知和角色表现两个阶段。角色认知是个体认识自己和他人的身份、地位以及各种社会角色的区别与联系的过程。模仿是角色认知的基础，先对角色产生总体印象，然后深入角色的各个部分认识角色的权利和义务。角色表现则是个体为达到自己所认识的角色要求而采取行动的过程，也是角色的成熟过程。

四、角色适应不良

当个体的角色表现与角色期望不协调或无法达到角色期望的要求时，便可发生角色适应不良。它是由来自于社会系统的外在压力所导致的主观情绪反应。

1. 类型

（1）角色冲突　是由于角色期望与角色表现间差距太大，或突然离开所熟悉的角色来到一个要求不同的新环境，使个体难以适应而发生的心理冲突与行为矛盾。例如，一个健康人上班途中突然遇到交通事故而受伤住院，刹那间变成患者并要履行患者角色的义务，就会感到难以适应，产生角色冲突。

（2）角色模糊　是指个人对角色期望不明确，不知道承担这个角色应该如何行动而造成的不适应反应。导致角色模糊的原因包括角色期望太复杂、角色改变的速度太快、主角色与互补角色间沟通不良等。一位新患者入院后，如果护士未能及时与其进行有效沟通，使患者对住院期间自己的角色不明确，不知道医院作息时间以及自己应该如何配合治疗，就会因对患者角色不清而产生焦虑。

（3）角色匹配不当　是指个体的自我概念、自我价值观或自我能力与其角色期望不匹配。

（4）角色负荷过重和角色负荷不足　前者指对个体的角色期望过高，后者则为对个体的角色期望过低而使其能力不能完全发挥。角色负荷过重或不足是相对的，与个体的知识、技能、经历、观念以及动机是否与角色需求吻合有关。例如，让一个知识渊博、经验丰富、事业心强的人从事微不足道的工作就可能因角色负荷不足感到乏味、无聊。

（5）角色中断　是指个体在前后相继承担的两种角色之间发生了矛盾，出现了不衔接的现象。例如，一些工作多年的老同志，离退休后对闲暇生活很不适应，从而产生了老年人问题。

2. 表现

角色适应不良会给个体带来生理和心理两方面的不良反应。

（1）生理反应可有头痛、头晕、睡眠障碍、心律异常等。

（2）心理反应可产生紧张、伤感、焦虑、易激惹、自责、抑郁、甚至绝望等不良情绪。

五、患者角色

当个体患病时，不管是否得到医生证实，均无可选择地进入患者角色，原有的社会角色部分或全部被替代，以患者的行为要求来约束自己。

1. 患者角色特点

（1）脱离或部分脱离日常生活中的其他角色，免除平日所承担的社会责任与义务。脱离的程度取决于病情、患者的责任心及其支持系统所给予的帮助。

（2）患者对自己的病情没有直接责任，因此处于一种需要照顾的状态。

（3）患者有积极配合医疗护理、恢复自身健康的义务。这一义务在防止某些人为获得某种患病特权，如休假、生活受照顾而甘于患者角色，有积极意义。

（4）患者有享受治疗护理、知情同意、寻求健康保健信息、要求保密的权利。

2. 患者角色适应不良

患者角色的合理承担对恢复健康有积极意义。然而由于患者角色是不可选择的，所以当人们从其他角色过渡到患者角色时，常会发生角色适应不良。常见患者角色适应不良有如下几种。

（1）患者角色冲突　是指个体在适应患者角色过程中与其常态下的各种角色发生心理冲突和行为矛盾。如一位领导住院期间因担心工作不能完成而希望将工作带到病房进行，从而影响其休息、睡眠等患者角色的发挥就是一种角色冲突。

（2）患者角色缺失　即没有进入患者角色，不承认自己有病或对患者角色感到厌倦，也就是对患者角色的不接纳和否认。多见于初次生病、初次住院（尤其是初诊为癌症）的患者。

（3）患者角色消退　是指当患者情况改变，不再担任患者角色又重新回到他的社会角色时，在承担相应的义务与责任时使已具有的患者角色行为退化、甚至消失。例如，一位患病的女性，因母亲突然生病住院而将其"女儿"角色上升为第一位，承担起照料母亲的职责，此时她原有的患者角色消退。

（4）患者角色强化　是指患者对角色行为消退没有信心，感到惧怕不安，不愿改变角色，仍沉溺于患者角色，对自我能力怀疑、失望。多见于慢性疾病康复期，患者对"患者角色"习惯化，不愿参加力所能及的工作和社会活动。

3. 患者角色适应的影响因素

不同的人对患者角色的适应程度和适应反应不同。适应与否与下列因素有关。

（1）年龄　是影响角色适应的重要因素。年轻人对患者角色相对淡漠，而老年人由于体力衰退容易发生角色强化。

（2）性别　相对于男性患者，女性患者容易发生角色强化、角色消退、角色冲突等角色适应不良反应。

（3）家庭背景　家庭支持系统强的患者多能较快适应患者角色。

（4）经济状况　经济状况差的患者容易产生患者角色消退或缺失。

（5）文化程度　文化程度低的患者不认为人的生老病死是很自然的规律，过分强调自己命运不济，易产生患者角色消退或缺失。

（6）其他　患者角色适应还与环境、人际关系、病室气氛等有关。融洽的护患关系、优美的病室环境、愉悦的病室气氛是患者角色适应的有利因素。

六、角色功能的评估

角色功能的评估主要可通过交谈、观察两种方法收集资料。

1. 交谈

交谈通过询问以下问题进行资料收集。

"你从事什么职业及担任什么职务?"

"目前在家庭、单位或社会所承担的角色与任务有哪些?"

"你觉得这些角色是否现实、合理?"

"你是否感到角色任务过多、过重或不足? 你感到很忙或是休息、娱乐的时间不够?"

"你对自己的角色期望有哪些? 他人对你的角色期望又有哪些?"

"患病住院后,你认为你的角色发生了哪些改变? 对你有哪些影响? 是否感到期望的角色受挫?"

"作为患者,你是否安于养病,积极配合治疗、护理并努力使自己尽快康复?"

2. 观察

主要观察有无角色适应不良的身心行为反应,如疲乏、经常头痛、心悸、焦虑、抑郁、忽略自己和疾病、缺乏对治疗护理的依从性等。

通过以上评估,可明确被评估者对角色的感知、对承担的角色是否满意、有无角色适应不良、尤其患者角色适应不良。

第三节　文化评估

一、概述

文化是一个社会及其成员所特有的物质和精神财富的总和,即人类全部的生活方式,是一种文明所形成的生活与行为方式,它包括知识、艺术、价值观、信念与信仰、习俗、道德、法律与规范以及其他的能力和习惯。面对国内外不同文化背景的人,护士必须掌握影响患者的各种文化因素并全面、客观、准确地评估,这样,选择的护理措施、制订的护理治疗计划就更实际、更个体化。再者,还要熟悉文化的特性,以便进一步理解其含意。

① 民族性　文化有鲜明的民族性,一定的民族范围形成一种特定的文化形式,如中国的筷子、日本的和服、欧洲的刀叉。又如我国是多民族国家,不同民族也都有各自特有的文化风格,比如维吾尔族的小花帽、蒙古人的奶茶、傣族的泼水节等。

② 继承性和累积性　即文化是一种较永久的或稳定的生活方式,由简单到复杂逐渐丰富,世代相传。我国有几千年的文化历史,至今人们在生产、生活等方面仍沿袭着传统习俗。如端午节、一日三餐等。

③ 获得性　文化是人类独有的,人们通过学习而获得文化,人类每一个时代的发展都不是简单的历史重复,都是在学习前人文化的基础上开拓前进,如古代的四大发明到近代的工业发展,还有一些文化价值观如助人为乐、尊老爱幼、拾金不昧等也都是人们在后天获得的。

④ 差异性　每一人类群体都有一些特殊的意识、行为和物质产品。以此区别于别的群体,如西方女子最怕人说丑陋,东方女子最怕人说不贞节等。

⑤ 系统性　文化具有内在的系统性,如围绕宗教可以产生其建筑、音乐、仪式、教会等。

⑥ 双重性　文化既含有理想成分,又含有现实成分,如男女平等是许多国家的法律、法规,但男女不平等还时有发生。

二、文化要素及其评估

价值观、信念和信仰、习俗为文化的核心要素,并与健康密切相关。它们由抽象到具体,互相渗透,互相影响。对被评估者的文化评估应包括上述核心要素的评估。

(一)价值观

1. 定义

价值观是人们对现实社会生活中的各种事物和各类现象的价值进行认识、评价,决定取舍时所持的基本观点和态度。价值观是一个人思想意识的核心，对人的社会生活起着重要作用。价值观中最具代表性的是人生观、行为观、人际观、时间观、人对自然的控制观等。不同的人、不同的民族、不同的时期有不同的价值观。如西方人偏向利己主义、享乐主义等，这些恰恰是西方社会吸毒、离婚、自杀现象的根源所在；中国人偏向奉献、集体主义等，中国封建社会重农轻商，现代社会大力发展社会主义商品经济等。

2. 价值观与健康保健的关系

二者关系密切，表现在以下几个方面。

① 影响人们对健康问题的认识，如肥胖已被多数人群认为是一种疾病现象，而在南太平洋岛国汤加，人们则视肥胖为健康。

② 左右人们对解决健康问题缓急的决策，如面对疼痛，注重绅士风度的英国人会尽量忍耐，不轻易求医；而意大利人则认为疼痛影响他的安宁，即使疼痛不重也会立即求医。

③ 影响人们对治疗手段的选择，如风湿性心瓣膜病患者需要换瓣膜时，看重未来、注重生活质量的西方人会选择尽早换瓣膜，而在我国，人们比较重眼前，能拖则拖，不到万不得已不会接受换瓣膜。

④ 影响人们对医疗保密措施的选择，如是否将病情真相告诉癌症患者，不同的文化有不同的回答。在美国，几乎所有情况下都将癌症告诉患者本人，我国则比较强调对癌症患者的保密。因为前者认为告之真相可使患者充分利用所剩不多的人生时光，而后者则觉得患者会经不住打击，过早离去。

⑤ 影响人们对疾病与治疗的态度。意志顽强，坚持人可以改造、征服自然的人会正视疾病，积极配合医疗护理，和疾病作斗争，而不是采取妥协、回避的消极态度。正是由于价值观与健康保健的各个环节、健康问题的认识与判断、健康保健措施的选择等密切相关，因此，护理实践中不能忽视对患者价值观的评估。

3. 价值观的评估

价值观存在于潜意识中，不能直接观察，又很难言表，人们也很少意识到其行为受潜意识中价值观的直接引导，因此，价值观的评估比较困难，目前尚无现成评估工具。评估者可通过以下问题获取被评估者的价值观。

"通常情况下，什么对你最重要？"

"遇到困难时你是如何看待的？"

"一般从何处寻求力量和帮助？"

"你参加了什么组织吗？"

（二）信念与信仰

1. 定义

信念是自己认为可以确信的看法。信仰是人们对某种事物或思想、主义的极度尊崇与信服，并把它作为自己的精神寄托和行为准则。信仰的形成是一个长期的过程，是人们在接受外界信息的基础上沿着认知、情感、意志、信念和行为的轨道持续发展，最终融合而成。所以，信念是信仰形成过程的终结和最高阶段，是认识的成熟阶段或情感化了的认识。

2. 信念、信仰与健康

据上所述，信念涵盖了对世界万物的感知和见解，它通过认知过程作用于个体的意识倾向，进而影响需要、影响健康。如一个有着崇高理想和明确生活目标、朝气蓬勃、积极进取、敢于承担责任与义务、富于理性的人，必定选择促进健康的行为并身体力行，社会也如此。相反，一个自私自利、追求享乐、宣扬逃避责任和义务的人，必定选择一些不利于健康的行为，如吸毒、自杀等。再者，受传统观念和世俗文化的影响，不同的人对健康和疾病的理解和观点也大相径庭，如以往我们认为健康仅是躯体没有结构改变和功能异常，现在以为健康不但是躯体没有疾病，同时还具备心理健康和完整的社会适应能力；又如当今社会，一些低收入人群中有些人并不把腰酸背痛当做是疾病，他们认为这是随年龄增长而出现的自然现象等。人的信仰有多种，其中宗教信仰与健康尤其与精神健康关系密切。宗教也是一种社会行为规范，是以神的崇拜和神的旨意为核心的信仰与行为准则的总和。宗教在长期历史发展中，形成了系统的教规、教义和仪拜仪式，教人行善积德、济贫扶弱、诚实守信、节淫欲等，教徒之间紧密团结，互相帮助，形成强有力的社会支持系统。这些特点与社会道德相结合，在一定条件下，有助于人们采取健康行为。宗教给人以精神寄托，能比较从容地接受严重疾病的打击，有利于疾病的康复，但有时患者信神不信医生，不利于患者采取求医行为。宗教信仰对人们的生命价值观有强烈的影响，如基督教认为，人活着即需赎罪，只有死后才可能到天堂去见上帝，佛教也有类似追求来世的特点；而道教追求现世，企求长生不死、生病求符等，最终都有损于健康。宗教是保守的，它信奉超自然的力，妨碍信徒接受科学的健康信息。因此说，宗教对人类健康的影响至今仍存在，我们要继承发扬其有益于健康的一些方面，以取代其中不利于健康的成分。

综上所述，个体对健康和疾病所持的信念可直接影响其健康行为和就医行为，不同信仰又与人的精神健康关系密切，是护理评估中不可缺少的内容之一。

3. 健康信念与信仰的评估

很多方法可用来评估信念系统，Kleinman 等提出的评估模式应用最为广泛，包括以下 10个问题。

"对你来说，健康指的是什么？不健康又指的是什么？"

"通常你在什么情况下才认为自己有病并就医？"

"你认为导致你健康问题的原因是什么？"

"你怎样、何时发现你有该健康问题的？"

"该健康问题对你的身心造成了哪些影响？"

"病的严重程度如何？发作持续时间长还是短？"

"你认为你该接受何种治疗？"

"你希望通过治疗达到哪些效果？"

"你的病给你带来的主要问题有哪些？"

"对这种病你最害怕什么？"

通过以上问题的询问，能够引出患者对健康问题的认识，包括病因、表现、病理生理改变、病程、治疗以及预后。借此，护士可以了解到患者对自身健康状况的看法及患者所处文化背景对其健康信念的影响。

对宗教信仰的评估也可通过询问被评估者和其亲属下列问题进行。

"你有宗教信仰吗？属何种类型的宗教信仰？"

"平日你参加哪些宗教活动？"

"住院对你参与宗教活动有何影响？内心感受如何？有无恰当人选替你完成？需我们为你做些什么？"

"你的宗教信仰对你在住院、检查、治疗、饮食等方面有何特殊限制？"

（三）习俗

1. 定义

习俗或称风俗，它是历代相沿的规范文化，是一种无形的力量，约束着人们的行为，从而对健康发生着重要的影响。习俗与人的日常生活联系最密切，它涉及了人的衣、食、住、行、娱乐、体育、卫生等各个环节，不良的习俗有损健康。所以，移风易俗，提倡良好的风俗习惯，提高人群健康水平，是我们护理人员始终追求的目标。

2．与健康有关的习俗及其评估

习俗虽然很多，但与健康相关的习俗主要有衣食、沟通、医药、居住、婚姻与家庭等。习俗的评估应围绕这几方面进行，其中对居住、婚姻与家庭的评估见环境评估和家庭评估。

（1）衣食　其文化烙印最为明显，是诸多民族习俗中最难以改变的一种习俗。衣食习俗表现在以下几个方面。

① 衣着类　衣着除了御寒作用外，主要还起着人体美的装饰作用，由此造成的健康问题也出现了。如中国古代的"三寸金莲"，近代法国人的束腰风尚。

② 饮食戒规　每个文化群体都有其共同认可的食物，如我国回族人不吃猪肉，蒙古族人忌食海味，满族人禁食狗肉，维吾尔族人忌食猪、狗、驴肉等。

③ 主食差别　在我国，以游牧业为主的民族如蒙古族以牛羊肉和乳制品为主要食品。从事农业生产的民族如汉族则以粮食为主食，肉食、蔬菜为辅食，其中在主食的种类方面，北方以面食为主，南方则以大米为主。

④ 烹调方式与进食时间　不同民族、不同地区的人在食物的烹调方式、进食时间和进餐次数上也有不同，如我国西南部分山区，食品多以腌、熏方式制作，虽然味道鲜美，但亚硝酸盐含量高，食管癌发病率很高。在进食时间与进餐次数上，拉丁美洲人习惯在早餐与午餐之间加茶点，而美国人喜好在中餐与晚餐之间加茶点；中国北方农村农闲时一日仅用两餐，而地中海人晚餐可推迟至22点。

⑤ 对饮食与健康差异的认识　饮食与健康有着密切的关系，这已是人们的共识。但不同文化可有不同的见解，如香蕉，中国人认为可润肠、通便；美国人则认为有止泻作用。

⑥ 其他　经济、宗教、心理、社会以及个人习惯与爱好等对饮食也有影响。由于衣食是人最基本的生理需求，与健康密切相关，故对其评估至关重要。

评估者可通过交谈的方式，从衣着爱好、食物种类、食物烹调方式、进食与餐饮、对饮食与健康关系的认识等方面评估个体的衣食习俗。常用于评估的问题如下。

"你认为怎样打扮才是最美的？"

"你平常进食哪些食物？主食有哪些？喜欢的食物又有哪些？有何食物禁忌？"

"你常采用的食物烹调方式有哪些？常用的调味品是什么？"

"每日进几餐？都在何时？"

"你认为哪些食物对健康有益？哪些食物对健康有害？"

"哪些情况会增加你的食欲？"

"哪些情况会使你的食欲下降？"

此外，也可通过观察个体的衣食习俗进行评估。

（2）沟通　是人与人之间动态的、持续的相互作用过程。人们通过沟通相互了解，传达信息，交融情感，增长见识，寻求帮助。沟通包括语言和非语言沟通，两者都具有高度的文化含量。

① 语言沟通中的文化差异及评估　语言是人与人之间交流思想、表达感情、传递信息的工具。每个国家、每个民族、每个地区都有其特有的语种、方言、语言禁忌等。患病后的诉说和与人交流可因文化而异，不同阶层的成员语言也有所差别。

评估者可通过观察与交谈的方法了解个体的语言沟通文化，可询问以下问题。

"你讲何种语言？"

"你喜欢的称谓是什么？"

"语言禁忌有哪些？"

②　非语言沟通中的文化差异及评估　　语言虽然是人类表达思想意识最常用的方法，但不一定能完全表现出每个人的内心世界。社会学家发现人们常通过自己身体某个部位的运动或动作表达其思想感情，并作为对口头语言的补充，这就是我们常说的"身体语言"。身体语言包括声音、面部表情、身体姿态、手势行为、皮肤接触等。身体语言也存在文化差异。如招手，中国人召唤某人来时掌心朝下，手上下摇动；美国人招呼某人来时掌心朝上，示指伸出前后移动，而这在中国或许会被认为是不礼貌的手势。

评估者可通过观察被评估者与他人交流时的表情、眼神、手势、坐姿等，对其非语言沟通文化进行评估。

（3）传统医药　　与传统医药有关的习俗是所有习俗中与健康行为关系最为密切的习俗，包括家庭疗法、民间疗法等。这些土疗法为该民族人所信赖，既简便易行，又花费无几，几乎所有民族均有其独特的土法治疗，我国民间用硬币"刮痧"解风寒、橘皮化积食、冰糖梨祛痰、蜂蜜和番泻叶通便等都属此类。对这些习俗评估有助于护士在不违反医疗原则的条件下选择患者熟悉而又乐于接受的护理措施。

评估方法为：与患者和家属交谈，问其常采用的民间疗法有哪些以及效果如何。

三、患者文化休克的评估

1. 定义

文化休克是指人们生活在陌生文化环境中所产生的迷惑与失落的经历。其常发生于个体从熟悉的环境到新环境，由于沟通障碍、日常活动改变、孤单只影、风俗习惯以及态度、信仰的差异而产生生理、心理适应不良。对于住院患者，医院就是一个陌生的环境，与家人分离、缺乏沟通、日常活动改变、对疾病治疗的恐惧等可导致住院患者发生文化休克。

2. 分期与表现

（1）陌生期　　患者刚入院，对医生、护士、环境以及自己将要接受的检查、治疗都很陌生，还可能会一下接触许多新名词，如备皮、X射线胸部透视和磁共振成像检查等，患者感到迷茫。

（2）觉醒期　　患者开始意识到自己将住院一段时间，对疾病和治疗转为担忧，因思念家人而焦虑，因不得不改变自己的习惯而产生挫折感。此期住院患者文化休克表现最突出，可有失眠、食欲下降、焦虑、恐惧、沮丧、绝望等反应。

（3）适应期　　经过调整，患者开始从生理、心理、精神上适应医院环境。

3. 评估

与患者交谈，询问其住院感受，结合观察患者有无文化休克的表现，通常不难判断。

第四节　家庭评估

一、概述

家庭是社会的细胞，是社会最基本的单位。它是建立在婚姻、血缘或收养关系基础上密切合作、共同生活的小型群体。这个定义更强调家庭的结构，其实，随着社会的发展，家庭的形式、结构开始多样化，同性恋家庭、同居家庭、单亲家庭等逐渐增多，虽然它们在规模、结构、功能上有所不同，但家庭内涵中一些基本要素是相同的，可以说家庭是通过生物学关系、情感关系或法律关系连接在一起的一个群体。从健康和疾病的角度出发，家庭具有以下基本特征：①行为共同性，由于在遗传、情感和生活方面的联系，决定了各成员在健康行为等方面的共同性；②角色稳定性，个人在家庭中的地位和角色不能因整个家庭或某个成员的功能低下或改变而终止，如做丈夫的永远是丈夫，做妻子的永远是妻子；③关系情感性，各成员之间更重视关心、爱护、体贴、支持等感情关系，这对健康维护和疾病的治疗、康复大有益处。因此，了解个体的家庭有助于评估者更全面地衡量个体的健康状态，找出影响其健康的家庭因素，从而制订有针对性的家庭护理计划，这样才能真正做到个体的全面评估和整体护理。

二、家庭评估的内容与方法

家庭评估的目的是了解家庭的结构和功能，分析家庭与个人健康状况，掌握健康问题的真正来源，即包括家庭成员基本资料的收集，对家庭类型的评估，对家庭结构的评估，对家庭生活周期阶段的判断及对家庭压力的评估，对家庭功能的评估及对家庭资源的了解等。

1. 家庭基本资料

家庭基本资料包括家庭环境、家庭成员的基本情况（姓名、性别、年龄、职业、教育等）、家庭经济状况等。可通过与被评估者及其家属交谈以及阅读有关的健康记录来获取资料。

2. 家庭类型

关系健全的家庭主要有 3 种基本类型：核心家庭、主干家庭、联合家庭，后两者统称为扩展家庭。关系不健全的家庭有单身家庭、单亲家庭、未婚同居家庭、群居家庭及同性恋家庭等，这类家庭不具备传统的家庭结构，一定程度上可左右家庭功能的正常发挥，往往存在更多的问题，如单亲家庭自然就缺少夫妻间的情爱与呵护，无子女家庭生病时得不到子女的应有照顾等。每一类家庭都有相应的人口特征，通过询问获知。各种类型家庭的人口特征见表 7-4-1。

表 7-4-1　各种类型家庭的人口特征

类　　型	人　口　特　征
核心家庭	夫妻及其婚生或领养子女
主干家庭（扩展家庭）	核心家庭成员加上夫妻任何一方的直系亲属，如祖父母、外祖父母、叔、姑、姨、舅
联合家庭（大家庭）	父辈同几对子代甚至孙代配偶组成的多代、多偶家庭
单亲家庭	夫妻任何一方及其婚生或领养子女
重组家庭	再婚夫妻与前夫和(或)前妻的子女以及其婚生或领养子女
无子女家庭	仅夫妻俩无子女
同居家庭	无婚姻关系而长期居住在一起的夫妻及其婚生或领养子女
隔代家庭	祖父母与未成年孙子女

3. 家庭结构

家庭结构是指家庭内部的构成和运作机制。它反映了家庭成员之间的相互作用及相互关系，应逐一评估。

（1）家庭权力结构　指家庭中夫妻间、父母与子女之间在影响力、控制权和支配权方面的相互关系。通过与被评估者或其家庭成员交谈了解谁是家庭内主要决策者，以便协商，有效地提供建议，实施干预。

（2）家庭角色　指个人在家庭中的地位和在家庭关系中的位置，这种地位和位置决定了个人在家庭中的责任、权利和义务。评估时，应记录每个家庭成员的角色情况，注意有无角色冲突、角色负荷不足或过重、角色匹配不当、角色模糊等问题，具体评估方法参见本章第二节。

（3）沟通类型　家庭沟通是家庭成员间交换信息、沟通感情和行为调控的有效手段，也是维持家庭正常功能的重要途径。根据沟通的内容是否与感情有关，可分为情感性沟通与机械性沟通，如"我爱你"与"把盐递给我"；根据沟通时表达信息的清晰程度，分为清晰性沟通与模糊性沟通，如"你这样做肯定是不对的"与"喝茶比抽烟要好些（意思是我不喜欢你抽烟）"；根据沟通时信息是否直接指向具体的接受者，可分为直接沟通与间接沟通，如"你应该尊重我"与"男人都是大男子主义"等。家庭沟通有助于了解家庭功能，如家庭功能不良的早期容易发生情感性沟通受损，家庭功能严重障碍时机械性沟通也难以进行。评估方法为询问被评估者及其家人："作为一家人，大家有什么要求时，是如何提出的？"也可结合观察家庭成员间的语言与非语言沟通行为综合判断。

（4）家庭价值观　指家庭成员判断是非的标准以及对某件事情的价值所持的态度。价值观决定着每个家庭成员的行为方式和对外界干预的感受与反应。各成员可有自己的价值观，可以相互影响并形成家庭所共有的价值观。评估的重点为家庭成员在疾病观、健康观等方面的价值观。家庭价值观可通过询问以下问题进行评估。

"是否将家庭成员健康看做头等大事？"

"是否主张预防为主、有病及时就医？"

4. 家庭生活周期

如同个体的生长与发育，家庭也有其成长发展周期，且每个周期都有特定任务需家庭成员协同完成，以使家庭逐步完善成熟（表 7-4-2）。

表 7-4-2　Duvall 家庭生活周期及评估类

新婚	男女结合	沟通与彼此适应，性生活协调及计划生育	你与配偶关系如何？
有婴幼儿	最大孩子 0～30 个月	适应父母角色，应对经济及照顾初生孩子的压力	初为人父或人母，感觉如何？
有学龄前儿童	最大孩子 30 个月至 6 岁	孩子入托、上幼儿园、上小学等；培育孩子有效的社会化技能	孩子上幼儿园或小学了吗？你们如何教育的？
有学龄儿童	最大孩子 6～13 岁	儿童身心发展，孩子上学及教育问题	孩子在家里/学校表现如何？
有青少年	最大孩子 13～20 岁	与青少年沟通，青少年责任与义务、与异性交往等方面的教育	孩子处于青春期，作为父或母，你们常与孩子沟通吗？
有孩子离家创业	最大孩子离家至最小孩子离家	接纳和适应孩子离家，发展夫妻共同兴趣，继续给孩子提供支持	孩子长大了，离开家了，作为父亲或母亲，你们有哪些感受？
空巢期	父母独处至退休	适应仅夫妻俩的生活，巩固婚姻关系，保持与新家庭成员如孙辈的接触	适应吗？若感到不适应你们又采取了哪些措施进行调节？
老年期	退休至死亡	正确对待和适应退休、衰老、丧偶、孤独、生病、死亡等	能不能告诉我你退休了吗？退休几年了？习惯吗？平常都做些什么？老伴身体如何？

5. 家庭功能

家庭作为个体与社会的结合点，具有满足家庭成员和社会最基本需求的功能，即家庭满足感情需要的功能，能满足成员爱与被爱的需要；具有生殖和性需要的调节功能，生儿育女、延续种族是家庭所特有的功能；抚养和赡养的功能，通过供给家庭成员衣、食、住、行、安全保护及对病、老者的照顾等，以满足成员的基本需要；具有把其成员培养成合格的社会成员的社会化功能；经济功能，只有具备充分的经济资源，才能满足家庭成员各种需要；赋予成员地位的功能等。所以，家庭功能的健全与否与个体的身心健康密切相关，为家庭评估的重点，评估方法有观察、交谈、量表评定等。其中的量表评定常用 Smilkstein 的家庭功能量表（即简易的 APGAR 问卷，表 7-4-3）及 Procidano 和 Heller 的家庭支持量表（表 7-4-4）。前者含 5 个测试项目，选择"经常"为 2 分，"有时"为 1 分，"很少"为 0 分。后者包括 9 个测试项目，选择"是"为 1 分，"否"为 0 分。总分 7～10 分，表示家庭功能良好，4～6 分表示家庭功能中度障碍，0～3 分表示家庭功能严重障碍。另外，通过分析每个问题得分情况，可粗略了解家庭功能障碍的基本原因。

表 7-4-3　Smilkstein 的家庭功能量表

项　目	经常	有时	很少
1. 适应度（A） 当我遇到困难时,可从家人处得到满意帮助 补充说明:			
2. 合作度（P） 我很满意家人与我讨论与分担问题的方式 补充说明:			
3. 成熟度（G） 当我从事新的活动或希望发展时,家人能接受并给 我支持 补充说明:			
4. 情感度（A） 我很满意家人对我表达感情的方式以及对我情绪 （如愤怒、悲伤、爱）的反应 补充说明:			
5. 亲密度（R） 我很满意家人与我共度时光的方式 补充说明:			

表 7-4-4　Procidano 和 Heller 的家庭支持量表

项　目	是	否
1. 我的家人给予我所需的精神支持		
2. 遇到棘手的事时,我的家人帮我出主意		
3. 我的家人愿意倾听我的想法		
4. 我的家人给予我情感支持		
5. 我和我的家人能开诚布公地交谈		
6. 我的家人分享我的爱好与兴趣		
7. 我的家人能时时察觉到我的需求		
8. 我的家人善于帮助我解决问题		
9. 我和我的家人感情深厚		

6. 家庭资源

　　家庭为了维持其基本功能,应对压力事件和危机状态所需要的物质和精神上的支持称为家庭资源。家庭资源充足与否直接关系到家庭及其成员对家庭压力和危机的应付能力。家庭资源分为家庭内资源和家庭外资源。前者来自于家庭内部,后者来自于家庭外部提供给家庭成员的各种帮助。家庭资源的分类和定义见表 7-4-5。评估方法有观察、交谈、量表评定及 ECO-AMP 图（图 7-4-1）等。

表 7-4-5　家庭资源的分类和定义

经济支持	家庭提供物质生活条件、负担医疗保健和社会生活费用的能力	社会资源	来自于亲朋好友、同事、领导和社会团体的关怀、支持
维护支持	家庭对家庭成员的信心、尊严、名誉、地位、权利的保护能力	文化资源	来自于文化教育、文化传统和文化背景的支持
健康防护	家庭促进家庭成员健康的能力,做出防病治病决策的能力,照料患病成员的能力以及家庭成员自我保健能力	宗教资源	来自于宗教信仰、宗教文化、宗教团体的支持
情感支持	家庭给其成员提供满足感情需要、精神慰藉、相互关心的能力	经济资源	来自于家庭外的收入及赞助,如工作、社会赞助、保险等
信息与教育	家庭给家庭成员提供医疗信息及各种防病治病建议,以便家庭成员进行抉择	教育资源	与教育制度、教育水平、教育方式和接受教育的程度有关的支持
结构支持	家庭可以在家庭住所或结构、家庭设施和布置等方面作适当的变化,以适应患者的要求	环境资源	与居住处周围的自然环境和社会环境有关的支持,如邻居、社会设施、空气、水、土壤等
		卫生服务资源	与医疗及卫生制度,卫生服务的可用性、可及性,家庭对医疗服务的熟悉程度等有关的支持

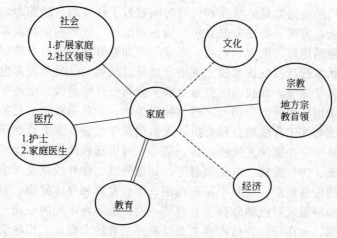

图 7-4-1　ECO-AMP 图

7. 家庭压力

家庭是提供生活资源的重要场所，同时也是绝大多数人遭受压力事件的重要来源。家庭压力是指可引起家庭生活发生重大改变、造成家庭功能失衡的所有刺激性事件，包括：①家庭状态的改变，如失业、破产；②家庭成员关系的改变与终结，如离婚、分居；③家庭成员角色的改变，如初为人夫、初为人父；④家庭成员道德颓废，如酗酒、吸毒；⑤家庭成员生病、残障、无能等。生活事件的压力作用于个人和家庭就会对其产生影响。若家庭资源充足，家庭可通过良好的调适恢复到原来的平衡状态或达到一个新的平衡；而当家庭内、外资源都不足或缺乏时，家庭即可能陷于危机。评估的方法主要是观察、交谈以明确被评估者的家庭近期有无以上压力事件发生，及对家庭、个人的健康状况的发生、发展的影响，所采用的应对方式，用于应对压力的家庭资源等。

第五节　环境评估

一、概述

环境通常是指人类和生物赖以生存的空间及外部条件。按照其因素属性和系统构成可将环境划分为自然环境和社会环境。社会环境是指人类在生活、生产和社会交往活动中所形成的关系与条件，由社会政治、经济、文化、人口、卫生服务以及行为生活方式等因素构成。自然环境是指人类周围的客观物质条件，由空气、水、食物及其他生物等因素构成。人与环境是相互依存、相互影响、共同演进的对立统一的整体。即人与环境之间最本质的联系就是物质的交换和能量的转移，人类有认识环境和改造环境的能力，同时，也受到了自然环境的反作用，环境因素对人体健康的效应也往往呈现"有利"与"有害"双重性。如适量的紫外线辐射能消毒空气，促进维生素 D 的体内转化形成，照射不足儿童易患佝偻病，辐射过强则产生皮肤癌增多的不良后果，因此，护理人员不能脱离环境来观察和判断被评估者的行为与健康状况。环境评估的目的在于明确现存的或潜在的环境危险因素，找出环境中对健康有益的方面，将评估到的信息用于制订环境干预措施。

二、环境评估

（一）自然环境评估

由于自然环境因素的剧烈变化，超过人体功能适应的范围时，就可能给人体健康带来明显的危害，如环境污染是指在自然环境中，由于各种自然灾害和人类生产、生活活动所产生的污染物进入环境，其污染物的数量、浓度和持续时间超过了环境的自净能力，以致破坏了生态平衡，影响了人群健康，造成经济损失。自然环境包括地理、气候和生物因素、化学因素、物理因素等。地理因素包括地形、地貌、土壤、水文等，如地方病的流行与特定的地理因素有一定的联系，地方性甲状腺肿与当地饮水及土壤中含碘量过低有关。气候因素包括温度、湿度、雨量、风向、阳光、大气压等，如我国的血吸虫病多分布于气候温暖、雨量充足的长江两岸及其以南地区。生物因素指自然界的一切动、植物和微生物，如黄曲霉毒素是某些真菌产生的。化学因素是指天然形成与人工合成的各种有机、无机的化学成分，人类自然环境的化学组成通常是相对稳定的，如缺少一些微量元素铁、锌、硒等，可引起机体损害。物理因素指存在于环境中的小气候、声、光、热、震动、电磁辐射等，如紫外线、红外线以及天然放射性元素在一定的强度内是对机体的良性刺激，有利于新陈代谢、生长发育和身体健康，否则对机体有害。总之，自然环境中的种种因素对机体既存在有利的一面，也存在不利的一面。评估的方法可有交谈、观察、实地考察、取样等，评估内容主要是被评估者的家庭、工作场所、病室等环境中是否存在以上各因素的隐患。

（二）社会环境评估

社会是个庞大的系统，包括制度、法律、经济、文化、教育、人口、民族、职业、生活方式、社会关系、社会支持诸多方面。其中尤以民族、职业、经济、文化、教育、生活方式、社会关系、社会支持等与健康直接相关，为社会环境评估的重点。

1. 经济

社会环境因素中，对健康影响最大的是经济，因为经济是保障人们衣、食、住、行基本需求以及享受健康服务的物质基础。经济状况低下时，人们不仅为吃饱穿暖而终日劳累奔波，患病时也得不到及时应有的治疗。缺乏医疗费用的住院患者易发生患者角色适应不良。

评估时可通过询问以下问题与被评估者或家属交谈以了解被评估者的经济状况。

"能告诉我你的经济来源有哪些吗？单位工资福利如何？你觉得你的收入够用吗？"

"家庭经济来源有哪些？是否有失业、待业人员？"

"医疗费用支付的形式是什么？有何困难？"

2. 教育水平

作为社会环境因素之一，教育水平对健康也有明显影响。良好的教育有助于人们认识疾病，获取健康保健信息，改变不良传统习惯以及提高卫生服务的有效利用。评估时可直接与被评估者或其家属交谈，了解被评估者及其主要家庭成员的受教育程度以及是否具备健康照顾所需的知识与技能。

3. 生活方式

生活方式是指由经济、文化、政治等因素相互作用所形成的人们在衣、食、住、行、娱乐等方面的社会行为，是有关人们如何享受劳动所得的物质与精神产品以及使用自由闲暇时间的方式。不同地区、不同民族、不同职业、不同社会阶层的人生活方式可不一样，生活方式也与个人喜好和习惯有关，如一些人喜欢晚睡晚起，一些人却习惯早睡早起，一些人喜欢吃淡，一些人却喜欢吃咸。吸烟、酗酒、吸毒、赌博、娼淫等均为对健康有害的生活方式。

评估时，不仅应明确被评估者的生活方式，还应了解其家人、同事、朋友的生活方式。可通过：①与被评估者或者其亲友交谈，询问饮食、睡眠、活动、娱乐等方面的习惯与爱好以及有无吸烟、酗酒的不良嗜好；②直接观察被评估者或其亲友的饮食、睡眠、活动、娱乐方式与习惯，有无吸烟、酗酒等。若有不良生活方式，应进一步了解其对被评估者的影响。

4. 社会关系与社会支持

社会关系为社会环境中非常重要的一面。个体的社会关系网包括与之有直接或间接关系的所有人或人群，如家人、邻里、朋友、同学、同事、领导、宗教团体及其成员、自救组织等，对住院患者而言还有同室病友、医生、护士等。个体的社会关系网越健全，人际关系越亲密融洽，越容易得到所需的信息、情感及物质方面的支持。这些从社会关系网获得的支持，被社会学家统称为社会支持，是社会环境与健康的一大重要功能。国内外大量有关家庭社会支持的研究结果表明，社会关系网的健全程度和家庭社会支持的有力程度与人的身心调节与适应、自理能力、自我概念、希望、生活质量以及对治疗护理的依从性呈现正相关。

可通过交谈与观察两种方法评估个体是否有支持性的社会关系网络，如家庭关系是否稳定，家庭成员是否彼此尊重，与同事、领导的关系如何，家庭成员及同事是否能提供被评估者所需的支持与帮助，被评估者在家中和单位是否有被控制的感觉，甚至感到孤立无援、失望、绝望。对住院患者，还应了解与被评估者同病室的人员数，与病友、医生、护士的关系如何，是否获得及时有效的治疗，是否得到了应有的尊重与关怀，各种合理需要是否被及时满足，病室护士、医生数量与质量是否能保证所提供的服务安全有效，工作常规和制度是否向被评估者解释并合理灵活应用，体现"以患者为中心"等。

（李延玲）

目 标 测 试

一、**名词解释**

1. 角色
2. 家庭
3. 文化休克

二、**简答题**

1. 简述社会评估的目的。
2. 简述环境评估的方法。
3. 简述家庭的类型。
4. 简述家庭对健康的影响。

第八章　实验室检查

学习目标：

● 掌握血液检查、尿液检查、粪便检查、肝功能检查、临床常用生物化学检查。

● 熟悉肾功能检查、临床常用病原学检查、临床常用免疫学检查。

● 了解止血与血栓常用的筛选检查、脑脊液检查、浆膜腔积液检查、生殖系统分泌物检查。

实验室检查是运用各种物理学、化学、生物化学、分子生物学、微生物学、细胞学、免疫学及遗传学、寄生虫学等学科的实验技术，对患者的血液、体液、分泌物、排泄物、骨髓及脱落细胞等标本进行检测，以获得反映机体功能状态及与疾病相关的病理变化或病原体等有关资料，对协助疾病诊断、疗效观察、预后判断、用药检测、遗传性疾病的预测、制订治疗方案等有其独特的作用。实验室检查与临床护理也有着十分密切的关系。一方面大部分实验室检查的标本需护士去采集，采集方法正确与否，可直接影响检验结果的准确性；同时检验结果作为客观资料的重要组成部分之一，又可协助和指导护理人员观察、判断病情，做出护理诊断。因此，护士必须熟悉常用实验室检查的目的、标本采集的要求、方法以及结果的临床意义。

实验室检查在临床工作中虽然甚为重要，但有一定的局限性。某些检验或者灵敏度有限，或者特异性不强，检验结果也可受多种因素影响。因此，在解释检验结果时，必须密切结合患者的临床表现和其他检查资料，综合分析，正确判断。

第一节　血液检查

血液是由血浆和血细胞组成的，直接或间接与机体所有组织发生联系，起着运输物质和联系机体各部分功能的作用。除了造血系统本身的疾病可以直接引起血液发生相应的病理变化外，全身或局部病变也可影响血液各种成分的数量和质量变化。所以，血液检验不仅能够帮助诊断各种血液病，而且对其他系统疾病也具有重要的诊断意义。

一、标本采集

1. 血液标本的种类

（1）全血用于对血细胞成分的检查。

（2）血清用于大部分临床生化检查和免疫学检查。

（3）血浆适用于部分临床生化检查，凝血因子测定和游离血红蛋白测定等必须采用血浆标本。

2. 采血部位

（1）毛细血管采血　又称皮肤穿刺采血。主要用于微量需血的检查或一般常规检查。一般使用采血针，在消毒后的指端或耳垂等部位采集血液，采血部位应无炎症或水肿，采血时穿刺深度要适当，切忌用力挤压，防止不客观结果的出现。

（2）静脉采血　　需血量较多时采用。通常多在肘部静脉、腕部静脉或手背静脉采血，婴幼儿在颈外静脉采血。为避免充血或血液浓缩，用止血带结扎时间不宜超过 1min，抽血时避免产生大量气泡，抽血后应先拔除针头，将血液沿血管壁徐徐注入容器，真空管采血时则按其要求进行。严禁从静脉输液管中采取血液标本，防止输液成分中的离子等影响有关检测值。

（3）动脉采血　　常用于血气分析时。多在股动脉穿刺采血，也有用肱动脉或桡动脉的。有出血倾向的患者慎用。采得血标本必须与空气隔绝，立即送检。

3. 采血时间

常因检查的目的不同对采血时间有不同的要求。

（1）空腹采血　　是指在禁食 8h 后空腹采取的标本，一般是在晨起早餐前采血，但避免过度空腹，否则可影响检验结果，常用于临床生化检查。其优点是可避免饮食成分和白天生理活动对检验结果的影响，同时因每次均在固定时间采血也便于对照比较。

（2）特定时间采血　　因人体生物节律在昼夜间有周期性变化，故在一天中不同时间所采的血标本检验结果也会随着变化，如激素、葡萄糖等测定。检查微丝蚴需在半夜唤醒患者后采标本。此外，甘油三酯、维生素 D 等还可有季节性变化。进行治疗药物监测时，更需注意采血时药物浓度的峰值和低谷。

（3）急诊采血　　不受时间限制。检测单上应标明急诊和采血时间。

4. 标本采集后的处理

（1）抗凝剂　　采用全血或血浆标本时，采血后应立即将血液标本注入含适当抗凝剂的试管中，并充分混匀。如用肝素抗凝，则在抽血前先用肝素湿润注射器。商品化真空采血管已经抗凝处理。常用的抗凝剂有：乙二胺四乙酸（EDTA）、草酸盐、枸橼酸钠、肝素等。

（2）及时送检和检测　　血液离体后，可产生以下一些变化，如血细胞的代谢活动仍在继续进行，部分葡萄糖分解成乳酸，使血糖含量降低，乳酸含量增高；二氧化碳逸散，血液 pH 增高；氯离子从细胞内向血浆转移等变化而影响检验结果。处理不当的标本引起溶血也可不同程度影响检验结果。因此，血液标本采集后应尽快送检和检测。

（3）微生物检验的血标本　　尽可能在使用抗生素前采样，血液标本采集后应立即注入血培养皿中送检，并防止标本的污染。

二、血液一般检查

1. 红细胞计数和血红蛋白测定

测定单位容积血液内所含红细胞的数目和血红蛋白的含量，称为红细胞计数和血红蛋白测定。临床上确定有无贫血、贫血程度及贫血类型常需做红细胞计数和血红蛋白测定。

【标本采集方法】毛细血管采血法。

【参考值】

（1）红细胞计数　　成年男性：$(4.0 \sim 5.5) \times 10^{12}/L$

成年女性：$(3.5 \sim 5.0) \times 10^{12}/L$

新生儿：$(6.0 \sim 7.0) \times 10^{12}/L$

（2）血红蛋白测定　　成年男性：$120 \sim 160g/L$

成年女性：$110 \sim 150g/L$

新生儿：$170 \sim 200g/L$

【临床意义】

（1）增高　　成年男性 $RBC > 6.0 \times 10^{12}/L$、$Hb > 170g/L$，成年女性 $RBC > 5.5 \times 10^{12}/L$、$Hb > 160g/L$，通常称为红细胞和血红蛋白增高。

① 相对增高　　见于血液浓缩，如频繁呕吐、腹泻、多汗、多尿及大面积烧伤等。

② 绝对增高　a. 生理性，如高原居民、胎儿及新生儿、剧烈运动后；b. 病理性，如严重慢性肺心疾患（阻塞性肺气肿、肺源性心脏病、发绀型心脏病等）、真性红细胞增多症等。

（2）减少　红细胞和血红蛋白低于正常参考值下限即为贫血。

① 生理性减少　见于妊娠中、后期和老年人。

② 病理性减少　见于因造血原料不足、造血功能障碍或红细胞丢失、破坏过多等原因引起的各类贫血。如缺铁性贫血、再生障碍性贫血、溶血性贫血和失血性贫血。

2. 网织红细胞计数（Ret）

网织红细胞是一种未完全成熟的红细胞，是晚幼红细胞脱核后到完全成熟的红细胞的过渡型细胞，因其胞质内残存核糖体、核糖核酸等嗜碱性物质，经新亚甲蓝、煌焦油蓝活体染色法染色后，胞质中出现蓝绿色或深蓝色网点状结构，故称为网织红细胞。网织红细胞的增减既反映骨髓红细胞增生的情况，也间接反映骨髓的造血功能。网织红细胞计数是测定网织红细胞在单位容积血液中所含的数量。

【标本采集方法】　毛细血管采血法。

【参考值】　成人：$0.005 \sim 0.015$（$0.5\% \sim 1.5\%$），绝对值（$24 \sim 84$）$\times 10^9/L$。新生儿：$0.02 \sim 0.06$（$2\% \sim 6\%$），绝对值（$96 \sim 288$）$\times 10^9/L$，3 个月后接近成人。

【临床意义】

（1）网织红细胞增多　提示骨髓红细胞增生活跃，常见于急性溶血性贫血、急性失血性贫血。缺铁性贫血和巨幼细胞贫血治疗有效时，网织红细胞可迅速增多。

（2）网织红细胞减少　提示骨髓造血功能低下，主要见于再生障碍性贫血。溶血性贫血及失血性贫血经治疗后网织红细胞逐渐降低，示病情已得到控制，如网织红细胞持续不降，甚至更见增高，示病情未得到控制或有所加重。

3. 血细胞比容测定

测定每升血液中红细胞所占容积的比值。

【标本采集方法】　抽取静脉血 2ml，置于含双草酸盐抗凝剂的带盖试管内，充分混匀。抽血前检验试管中抗凝剂是否足够，抽血后将注射器的针头取下，使血沿试管壁缓缓注入试管，混匀时不要用力震荡。

【参考值】　男性：$0.40 \sim 0.50L/L$（$40\% \sim 50\%$）
　　　　　　女性：$0.37 \sim 0.48L/L$（$37\% \sim 48\%$）

【临床意义】　血细胞比容除了受血浆容量影响外，主要与红细胞的大小和数量有关。临床常见的使血细胞比容增高或减少的原因如下。

（1）血细胞比容增高　相对性增高主要见于各种原因所致血液浓缩，如脱水、腹泻、烧伤等，临床常以此作为计算脱水患者输液量的参考依据。绝对性增多主要见于真性红细胞增多症。

（2）血细胞比容减低　主要见于各种原因所致的贫血。由于不同类型贫血时红细胞的体积不同，血细胞比容的改变与红细胞数不一定成正比，故应将红细胞计数、血红蛋白量和血细胞比容三项检验结合起来，计算红细胞各项平均值以便对贫血的形态学分类提供依据（表 8-1-1）。

4. 红细胞沉降率测定（ESR）

测定红细胞在特制的血沉管中于一定单位时间内下沉的距离，称为红细胞沉降率，简称血沉。在正常情况下，血流中红细胞膜的表面带负电荷，它们互相排斥，不易凝集，沉降缓慢。当血浆中带有正电荷的不对称的大分子物质如球蛋白、纤维蛋白增加时，红细胞外表电荷被减弱使之易于凝集，故血沉加速。

表 8-1-1　正常及贫血时红细胞平均指数

类　型	平均红细胞体积（MCV）/fl	平均红细胞血红蛋白含量（MCH）/pg	平均红细胞血红蛋白浓度（MCHC）/(g/L)	病因
正常	82～95	27～31	320～360	
正常细胞性贫血	正常	正常	正常	急性失血、急性溶血、再障等
大细胞性贫血	增高	增高	正常	恶性贫血、营养性巨幼细胞贫血
单纯小细胞性贫血	减低	减低	正常	慢性感染、慢性肝肾疾病性贫血
小细胞低色素性贫血	减低	减低	减低	慢性失血性贫血、缺铁性贫血

【标本采集方法】　静脉采血 1.6ml，注入含有 3.8％枸橼酸钠溶液 0.4ml 的试管内混匀（魏氏法）。

【参考值】　魏氏法　成年男性：0～15mm/1h 末。成年女性：0～20mm/1h 末。

【临床意义】

（1）鉴别诊断某些疾病：在各种血沉增快的疾病中，往往器质性疾病的血沉值高于功能性疾病，炎性疾病高于肿瘤，恶性肿瘤高于良性肿瘤。如心肌梗死和心绞痛、盆腔炎性包块和卵巢囊肿、胃癌和胃溃疡等的鉴别，均是前者血沉明显增快，后者正常或略增。

（2）观察结核病、风湿病等有无活动及其动态变化：血沉增快表示病情活动或复发，血沉逐渐恢复正常表明病情静止或好转。

（3）用于健康普查：血沉测定虽无特异性，但与体温、血压、白细胞计数一样，可以了解机体健康状况的一般信息。

（4）生理变化：如月经期、妊娠期、小儿和 50 岁以上的老年人血沉也可轻微增快。

5. 白细胞计数及其分类计数

测定每升血液内白细胞的数量及五类白细胞在血液中的比率。

【标本采集方法】　毛细血管采血法。

【参考值】

（1）白细胞计数　成人：（4～10）×10⁹/L

　　　　　　　　　儿童：（5～12）×10⁹/L

　　　　　　　　　新生儿：（15～20）×10⁹/L（15000～20000/μl 或 mm³）

（2）白细胞分类计数　见表 8-1-2。

表 8-1-2　各类白细胞分类计数

分类	相对值	绝对值
中性粒细胞（N）:杆状核	0.01～0.05	(0.04～0.5)×10⁹/L
分叶核	0.5～0.7	(2～7)×10⁹/L
嗜酸粒细胞（E）	0.005～0.05	(0.02～0.5)×10⁹/L
嗜碱粒细胞（B）	0～0.01	(0～0.1)×10⁹/L
淋巴细胞（L）	0.2～0.4	(0.8～4)×10⁹/L
单核细胞（M）	0.03～0.08	(0.12～0.8)×10⁹/L

【临床意义】　白细胞高于 10×10^9/L（10000/mm³）称白细胞增多，低于 4×10^9/L 称白细胞减少。白细胞的增减主要受中性粒细胞的影响，因此，白细胞增多或减少与中性粒细胞的增多或减少有着密切关系和相同意义。

（1）中性粒细胞

① 中性粒细胞增多　a. 生理性，如新生儿、妊娠及分娩时、经期、寒冷、饱餐、剧烈运动后、冷水浴后、极度恐惧与疼痛等。b. 病理性，如反应性增多（增多的粒细胞多是成熟的分叶核粒细胞或较成熟的杆状核粒细胞）的急性感染（尤其是化脓性球菌引起的局部或全身性

感染)、严重组织损伤或坏死(大手术、大面积烧伤、心肌梗死、各种创伤等)、急性大出血、急性溶血、急性中毒(包括尿毒症、糖尿病酮症酸中毒、化学物质或化学药物中毒及生物毒素中毒等)、恶性肿瘤晚期;异常增生性增多的白血病及骨髓增生性疾病等。

② 中性粒细胞减少　a. 某些感染,见于革兰阴性杆菌感染,如伤寒、副伤寒;病毒感染,如流感、病毒性肝炎等;原虫感染,如黑热病、疟疾等。b. 部分血液病,如再生障碍性贫血、粒细胞缺乏症、部分急性白血病等。c. 化学药物副作用或放射性损伤等。d. 脾功能亢进、过敏性休克及某些自身免疫性疾病等。e. 消耗性疾病。

③ 中性粒细胞核象变化　是指中性粒细胞的成熟程度,可反映疾病的病情发展和预后。正常外周血中的中性粒细胞的分叶以 3 叶占多数,可有少量杆状核粒细胞出现,它与分叶核粒细胞之间的比值为 1 : 13。

a. 核左移　是指杆状核及杆状核以前的幼稚粒细胞增多。按程度分为 3 度:轻度左移(杆状核粒细胞＞6%),见于轻度感染;中度左移(杆状核粒细胞＞10%,并常伴有少数晚幼粒细胞),见于中度或重度感染;重度左移(杆状核粒细胞＞25%,且出现更幼稚阶段的中性粒细胞),多见于类白血病反应或急性粒细胞性白血病。中性粒细胞增多伴核轻度左移,提示感染轻或处于感染早期;伴核明显左移示感染加重;中性粒细胞减少伴核左移及中毒性改变常提示感染极为严重。

b. 核右移　是指周围血液中 5 叶以上的粒细胞超过 3%(正常人多为 3 叶核),表示造血功能衰退或造血物质缺乏。常见于营养性巨幼细胞贫血和使用抗代谢药物后。

(2) 嗜酸粒细胞

① 增多　a. 过敏性疾病,如支气管哮喘、食物或药物过敏、血清病等;b. 寄生虫病,如血吸虫病、旋毛虫病、蛔虫病、钩虫病等;c. 皮肤病,如湿疹、牛皮癣、过敏性皮炎等;d. 其他,如慢性粒细胞白血病、嗜酸粒细胞白血病、霍奇金病、脾切除术后等。

② 减少　见于伤寒、副伤寒、某些传染病早期、肾上腺皮质功能亢进、应用肾上腺皮质激素以后等。

(3) 嗜碱粒细胞　增多见于慢性粒细胞白血病、嗜碱粒细胞白血病、真性红细胞增多症、脾切除术后以及铅、铋、锌等重金属中毒。嗜碱粒细胞减少无临床意义。

(4) 淋巴细胞

① 增多　生理性增多见于儿童期;病理性增多主要见于病毒、结核、伤寒、副伤寒、百日咳、传染性单核细胞增多症等感染性疾病;淋巴细胞性白血病、淋巴瘤;移植物抗宿主反应或移植物抗宿主病。

② 减少　见于放射病、免疫缺陷病、长期应用肾上腺皮质激素及烷化剂。

(5) 单核细胞　单核细胞增多见于疟疾、结核等感染、单核细胞性白血病、淋巴瘤、急性感染恢复期等。单核细胞减少一般无临床意义。

6. 血小板计数(platelet count,PC)

测定单位容积血液中血小板的含量,主要了解血小板生成与消耗之间的平衡变化。

【标本采集方法】　毛细血管采血法。

【参考值】　(100～300)×10^9/L

【临床意义】

(1) 血小板减少　血小板低于 $100×10^9$/L 称为血小板减少。①造血功能障碍,如再生障碍性贫血、白血病、放射线损伤、骨髓纤维化等。②血小板破坏过多,如特发性血小板减少性紫癜、脾功能亢进等。③血小板消耗亢进,如弥散性血管内凝血。

(2) 血小板增多　①骨髓增生性疾病,如慢性粒细胞白血病、真性红细胞增多症、特发性血小板增多症。②反应性增多,如急性或慢性炎症、急性失血或溶血等。

三、溶血性贫血检查

溶血性贫血(hemolytic anemia,HA)是指各种原因导致红细胞生存时间缩短、破坏增多或加速,而骨髓造血功能不能相应代偿而发生的一类贫血。红细胞在血管内破坏者为血管内溶血,在血管外破坏者为血管外溶血。临床上按病因和发病机制可分为两大类,即红细胞内在缺陷所致的溶血性贫血和红细胞外在因素所致的溶血性贫血。前者多为遗传疾病,如遗传性球形红细胞增多症等,但也有后天获得性疾病如阵发性睡眠性血红蛋白尿。细胞外在因素所致的溶血性贫血均为后天获得性疾病。

1. 红细胞渗透脆性试验(erythrocyte osmotic fragility test)

红细胞在低渗氯化钠溶液中细胞逐渐膨胀甚至破裂而溶血。红细胞渗透脆性试验是测定红细胞对不同浓度低渗氯化钠溶血的抵抗力,即红细胞的渗透脆性。将患者的红细胞加至按比例配制的不同浓度低渗氯化钠溶液中观察其溶血情况,结果以被检红细胞最小抵抗力(开始溶血时氯化钠溶液的浓度)和最大抵抗力(完全溶血时氯化钠溶液的浓度)来表示。

【标本采集方法】 非空腹 EDTA 或肝素抗凝静脉采血 1ml。

【参考范围】 开始溶血:71.8～78.6mmol/L(4.2～4.6g/L)NaCl 溶液
  完全溶血:54.7～58.1mmol/L(3.2～3.4g/L)NaCl 溶液

【临床意义】

(1)脆性增高 开始溶血及完全溶血时氯化钠溶液的浓度均较正常对照提前两管(0.04%)或更高,即开始溶血>0.50%、完全溶血>0.38%NaCl 溶液时为脆性增高。主要见于遗传性球形红细胞增多症、遗传性椭圆形红细胞增多症、免疫性溶血性贫血、丙酮酸激酶缺乏症等酶缺陷溶血性贫血。

(2)脆性减低 常见于地中海贫血,也可见于缺铁性贫血、某些肝硬化及阻塞性黄疸等。

2. 酸化溶血试验(acid serum hemolysis test)

酸化溶血试验又称 Ham 试验。阵发性睡眠性血红蛋白尿(PNH)患者的红细胞对补体敏感性增高,在酸化的血清中(pH6.6～6.8),经 37℃ 孵育,易溶血。此法较敏感,假阳性较少。

【标本采集方法】 非空腹 EDTA 抗凝静脉采血 5ml。

【参考范围】 阴性。

【临床意义】 阳性主要见于 PNH,为确诊试验。某些自身免疫性溶血性贫血(AIHA)患者发作严重时也可阳性。

3. 抗球蛋白试验(Coombs test)

也称抗人球蛋白试验。

不完全抗体(IgG)无法架接 2 个邻近的红细胞而只能和一个红细胞抗原相结合。抗人球蛋白抗体是完全抗体,可与多个不完全抗体的 Fc 段相结合,起搭桥作用而导致红细胞凝集现象,称为抗人球蛋白试验阳性。本试验主要用于诊断自身免疫性溶血性贫血。直接抗球蛋白试验阳性说明患者红细胞表面上已结合有不完全抗体。而间接抗球蛋白试验阳性则说明患者血清中存在着游离的不完全抗体。

【标本采集方法】 非空腹 EDTA 抗凝静脉血或脐带血 3ml。

【参考范围】 直接或间接抗球蛋白试验:阴性。

【临床意义】

(1)直接试验阳性 见于新生儿溶血病、自身免疫性溶血性贫血、系统性红斑狼疮、类风湿关节炎、恶性淋巴瘤、甲基多巴及青霉素型等药物性溶血反应。

（2）间接试验阳性　　主要用于 Rh 或 ABO 妊娠免疫性新生儿溶血病母体血清中不完全抗体的检测。很少用于 AIHA 诊断。

4．血浆游离血红蛋白检查

【标本采集方法】　　非空腹 EDTA 或肝素抗凝静脉血 2ml，防止溶血。

【参考范围】　　＜50mg/L。

【临床意义】　　血管内溶血时血浆游离血红蛋白明显增高。血管外溶血时正常。自身免疫性溶血性贫血、珠蛋白生成障碍性贫血可轻度增高。

四、出血与凝血检查

人体内存在着相当复杂的凝血和抗凝系统。正常情况下人体既能通过一系列凝血反应达到伤口止血、修复的目的，又能启动一系列抗凝环节维持血管通透性，防止血栓形成。两个系统保持动态平衡，从而使血液循环正常进行。若止凝血系统活性减低或抗凝血及纤维蛋白溶解系统活性增强则会引起低凝状态而发生出血症状，临床上称为出血性疾病；相反，则会引起高凝状态或导致血栓形成，称为血栓性疾病。出血性疾病的检验大致包括血管、血小板、凝血因子、抗凝血因子及纤维蛋白溶解五个方面。

1．出血时间测定 （bleeding time，BT）

出血时间指皮肤损伤出血到自然停止出血所需的时间，即测定皮肤毛细血管经人工刺伤出血到自然止血所需的时间。可了解血小板数量、功能及血管壁的结构、功能状态。

【标本采集方法】　　用采血针在指端刺出约 3mm 小伤口，从血液自然流出时开始计时，每隔 30s 用干燥滤纸或棉球吸去流出的血液直至流血自然停止。注意所刺伤口不要太深，伤口切勿挤压。

【参考范围】　　Duke 法：1～3min，＞4min 为异常。

　　　　　　　　Ivy 法：2～6min，＞7min 为异常。

【临床意义】　　出血时间延长见于血管结构或功能异常，如遗传性毛细血管扩张症、尿毒症、维生素 C 缺乏症等。也可见于血小板减少或功能异常，如原发性或继发性血小板减少性紫癜、血小板无力症等；皮肤弹性组织张力异常，如硬皮病等。

2．凝血时间测定 （clotting time，CT）

即测定离体的血液发生凝固所需的时间，了解内源性凝血机制有无异常。

【标本采集方法】　　毛细血管采血法或静脉采血法。

【正常参考范围】　　玻片法：2～5min。

　　　　　　　　　　试管法：4～12min。

　　　　　　　　　　塑料管法：10～19min。

　　　　　　　　　　硅管法：15～30min。

【临床意义】

（1）凝血时间延长　　见于血友病，严重的肝脏损害，阻塞性黄疸，弥散性血管内凝血，应用肝素、双香豆素等抗凝药物。

（2）凝血时间缩短　　见于血液呈高凝状态（如 DIC 早期等）、高血糖及高脂血症。

3．毛细血管抵抗力试验 （capillary resistance test，CRT）

即毛细血管脆性试验或称束臂试验。通过给血管加压一定时间后检验血管通透性的改变，主要反映血管壁结构功能是否正常，血小板及凝血因子对测定结果也有影响。

【操作方法】　　在上臂束好血压计袖带，于肘下 4cm 处用色笔画一直径为 5cm 的圆圈，袖带内充气使血压计的压力指数保持在收缩压与舒张压之间，一般不超过 100mmHg，维持 8min

后解除袖带压力，再等 5min 后计算圆圈内新鲜出血点的数目。

【正常参考范围】　正常人阴性，新鲜出血点不超过 10 个。＞10 个出血点为阳性。

【临床意义】　试验阳性提示毛细血管壁异常，如遗传性出血性毛细血管扩张症、过敏性紫癜、维生素 C 缺乏症、血管性紫癜等；血小板数量减少或功能异常，如特发性血小板减少性紫癜、再生障碍性贫血、血小板无力症等；其他，如严重肝、肾疾病及服用大量抗血小板药物。

4. 血浆凝血酶原时间（plasma prothrombin time，PPT）测定

通常称为凝血酶原时间（prothrombin time，PT）测定。测定被检血浆中加入过量的组织凝血活酶和适量钙离子后，血浆凝固所需时间。主要是检测外源性凝血系统有无障碍，影响的凝血因子有 I、II、V、VII、X 等。

【标本采集方法】　静脉采血 1.8ml，注入含 3.8％枸橼酸钠溶液 0.2ml 的试管内，混匀，离心，分离血浆后立即测定。

【正常参考范围】　11～13s，新生儿延长 2～3s，应设正常对照。患者检测结果超过正常对照 3s 以上有意义。

【临床意义】　PT 延长见于先天性 I、II、V、VII、X 凝血因子缺乏病、肝实质性损伤、抗凝物质过多、维生素 K 缺乏症、阻塞性黄疸、肠道菌群失调等；PT 缩短见于 DIC 早期血液呈高凝状态。

5. 活化部分凝血酶时间（activated partial thromboplastin time，APTT）测定

在受检血浆中加入活化的部分凝血活酶时间试剂（接触因子激活剂和部分磷脂）和 Ca^{2+}后，观察血浆凝固所需要的时间。它是内源凝血系统较为灵敏和最为常用的筛选试验。

【标本采集方法】　静脉采血 1.8ml，加入 109mmol/L 枸橼酸钠溶液 0.2ml，混匀，离心，分离血浆后立即测定。

【正常参考范围】　35～45s，新生儿较成人略长。与正常对照比较，延长 10s 以上为异常。

【临床意义】

（1）APTT 延长　见于因子 XII、XI、IX、VIII、X、V、II、PK（激肽释放酶原）、HMWK（高分子量激肽原）和纤维蛋白原缺乏，尤其适用于因子 VIII、IX、XI 缺乏以及它们的抗凝物质增多；此外，APTT 是监测普通肝素和诊断狼疮抗凝物质（lupusanticoagulants，LA）的常用试验。

（2）APTT 缩短　可见于 DIC 高凝期、高凝状态及血栓性疾病。

第二节　尿液检验

尿液检查即对尿液中所含的微量物质进行定量检测。

不同的检验项目有不同的留尿方法，尿液是血液经过肾小球滤过、肾小管和集合管的重吸收及排泌产生的终末代谢产物。其组成和性状可反映机体代谢状况，并受肾脏和其他系统功能状况的影响。

尿液检验是应用物理、化学方法，通过显微镜等仪器对尿液成分进行分析，又称尿液分析。

一、标本的采集与保存

1. 尿液标本的种类

依据检验目的不同，常用的尿液标本有以下几种。

（1）晨尿　留取清晨第一次尿，尿液在膀胱内贮留时间较长，其浓缩和酸化程度高，尿液中细胞、管型等有形成分检出率较高。适用于肾脏疾病进一步明确诊断及观察疗效。

（2）随时尿　随时留取任何时间的尿液，适用于门诊、急诊患者的一般检查。虽采集方便，但易受饮食、药物、运动等因素的影响。

（3）餐后尿　进餐后2h收集的尿标本，多于午餐2h后留尿。适用于糖尿病和尿蛋白阳性患者做定性检测时，特别适合于尿胆原检查。

（4）定时尿　留尿前先排空膀胱，然后收集一定时间段内的全部尿液于一洁净容器内送检。适合以下几种。

① 尿液的一般检验　通常应留取新鲜尿液10～100ml。留尿时最好弃去初段尿，以免尿道口的不洁成分影响检验结果。

② 尿液中所含物质的定量检验　测定开始的当天中餐和晚餐应限制液体摄入量在200ml以下，晚餐后不再饮水；次晨8时排尿弃去，收集此后12h或24h内的所有尿液，包括排便时尿液以及第2天上午8时最后排出的尿液，可按检测需要将全部尿液盛于一个容器，或分晨8时至晚8时或晚8时至次晨8时的尿盛于2个容器，也可将每2h的尿液盛于1个容器内送检。如果尿液放置的时间较长，应将尿液冷藏或置于阴凉处保存，必要时可添加防腐剂。

③ 尿液的细菌培养　留尿前应停用抗生素5天，留尿时先给患者冲洗外阴部或用1∶1000苯扎溴铵（新洁尔灭）棉球擦拭外阴后留取中段尿，女性应先冲洗外阴后留中段尿，避免混入经血、白带；男性则应避免前列腺液、精液的沾污。必要时导尿于无菌容器内。

④ 婴幼儿尿液检验　先清洁外阴，用1g/L新洁尔灭消毒尿道口，然后将容器紧贴于尿道口外或直接套住阴茎上经适当固定后留尿，否则不易满意留取尿液标本。

2. 送检

及时送检，以防细胞等有形成分自溶和细菌繁殖，导致某些化学成分的改变。留尿至开始检测的时间最好不要超过30min，夏季最长不能超过1h，冬季最长不能超过2h。收集12h或24h全部尿液时，容器内应加防腐剂。

收集尿液标本的注意事项：做任何检查的尿液标本收集时，均应以保持新鲜和防止污染为原则。

3. 保存

尿液的一般检验应使用清洁干燥的大口瓶，必要时加盖。尿液做细菌培养时应使用有塞的无菌大试管。标本送检后，应于30～60min内检查完。如不能及时检查，应置4℃冰箱内冷藏或加入适当的防腐剂。常用的防腐剂有以下几种。

（1）400g/L甲醛（福尔马林）　按30ml尿加一滴的比例加入，能凝固蛋白，抑制细菌生长，固定尿中有形成分。用于检出管型与细胞时防腐。

（2）甲苯（或二甲苯）　每100ml尿中加入甲苯2ml，可在尿液表面形成一层薄膜，阻止尿液与空气接触，保持标本中化学成分的稳定，对微生物无效。用于尿糖与尿蛋白等生化检测的防腐。

（3）浓盐酸　在100ml尿中加入1ml浓盐酸。主要用于尿中17-酮类固醇、儿茶酚胺和尿钙测定等。

（4）冰醋酸　在24h尿液中加入10～25ml冰醋酸。用于检测醛固酮、5-羟色胺等。

（5）麝香草酚　每100ml尿中加0.1g结晶即可抑制细菌生长，同时保存有形成分。常用于尿浓缩法检查结核杆菌。

（6）碳酸钠　每24h尿中加入10g碳酸钠，固定尿中卟啉类物质。用于尿卟啉检测时防腐并应用棕色瓶装标本。

二、尿液常规检验

（一）一般性状检验

1. 尿量

尿量主要与饮水和排汗量有关。正常成人尿量为一昼夜 1000～2000ml，儿童每千克体重与成人相比多 3～4 倍。如果成人 24h 尿量持续少于 400ml 为少尿，少于 100ml 为无尿，多于 2500ml 为多尿。

（1）尿量增多　生理性增多见于饮水、饮茶、饮酒过量、精神紧张、受凉、服利尿药后等；病理性增多见于糖尿病、慢性肾炎、肾盂肾炎后期、尿崩症等。

（2）尿量减少　见于肾前性，如各种原因所致的休克、严重脱水等；肾性，如急性肾小球肾炎、急性肾衰竭少尿期、慢性肾衰竭等；肾后性，如各种原因所致的尿路梗阻。

2. 颜色

正常尿液呈淡黄色，其颜色的改变易受尿量、食物、药物的影响。常见的异常颜色有以下几种。

（1）无色　见于糖尿病、尿崩症，也可见于饮水或输液量过多。

（2）深黄色　见于阻塞性黄疸及肝细胞性黄疸。此外，尿液浓缩、服用痢特灵、核黄素、大黄等药物后尿色也可呈深黄色，但其胆红素定性试验阴性。

（3）淡红色或红色　为肉眼血尿，尿中含血量超过每升 1ml，见于肾结核、肾肿瘤、肾或泌尿道结石、急性肾小球肾炎、出血性疾病等。

（4）浓茶色或酱油色　为血红蛋白尿，见于溶血性贫血、恶性疟疾、严重烧伤和血型不合的输血反应等。

（5）乳白色　为乳糜尿，主要见于丝虫病。

3. 透明度

正常新鲜尿液清晰透明，放置后可出现少量絮状沉淀，是由少量上皮细胞和黏蛋白组成。新鲜尿液呈混浊说明尿内含有盐类结晶或红细胞、脓细胞、脂肪等物质，如系盐类结晶则在加热或加乙酸后可溶解。

4. 酸碱反应

正常尿液一般为弱酸性，pH6.5 左右，久置后因尿素分解产氨而呈弱碱性。正常尿液酸碱度受饮食的影响最大，如进食蛋白质多时，尿 pH 降低；进食蔬菜多时，尿 pH 可升高。强酸性见于酸中毒、发热、糖尿病、痛风或服用氯化铵等药物后；强碱性见于碱中毒、膀胱炎及服用碱性药物后。

5. 尿比重

尿比重受饮水、排汗影响较大，连续测定可了解肾功能。正常成人尿比重为 1.010～1.025，最大波动范围在 1.003～1.030。尿比重增高见于急性肾炎、高热、脱水、心力衰竭、糖尿病等；尿比重降低见于慢性肾衰、尿崩症等。

（二）化学检验

1. 尿蛋白检验

【标本采集】　随意尿。

【参考值】　正常人尿中蛋白质含量极微，24h 尿中排出的蛋白质总量为 0.02～0.08g，一般定性试验为阴性。

【临床意义】　尿中蛋白质＞0.1g/L，定性试验为阳性，定量试验＞0.15g/24h，称为蛋白尿。

（1）生理性蛋白尿　尿蛋白定性一般不超过（＋），定量测定不超过 0.5g/24h，见于剧烈活动、发热、受寒或精神紧张、注射或食入大量相对分子质量＜7 万的蛋白质等。

（2）病理性蛋白尿

① 肾性蛋白尿　　是由肾脏病变导致血浆蛋白出现于尿中而形成的蛋白尿，也称为真性蛋白尿。包括肾小球性蛋白尿（如肾病综合征、原发性肾小球肾炎、继发性肾小球疾病等）和肾小管性蛋白尿（如间质性肾炎、肾盂肾炎、重金属中毒及药物中毒的肾间质疾病、肾移植排斥反应等）。

② 肾前性蛋白尿　　在肾功能正常的情况下，由于血浆中分子质量较小的蛋白质增加，经肾小球滤过的蛋白质较多，超过了肾小管回吸收限度导致蛋白尿，故称溢出性蛋白尿，见于血红蛋白尿、本-周（Bence-Jones）蛋白尿（见于多发性骨髓瘤）等。

③ 肾后性蛋白尿　　是肾脏以下泌尿器官疾患，产生大量脓、血、黏液等含蛋白成分的物质，从而导致尿蛋白阳性，也称为假性蛋白尿，见于膀胱炎、尿道炎等。

2. 尿糖检验

【标本收集】　　可根据需要留取空腹尿或餐后尿。

【正常参考值】　　临床用阴性（－）与阳性（＋）表示定性试验的结果，用＋～＋＋＋＋表示尿糖定性阳性程度或大致的糖含量变化（表 8-2-1）。正常人尿中含糖极少，一般为0.11～1.11mmol/L，用普通方法检测为阴性（－）。

【临床意义】　　凡尿糖定性为阳性，即为糖尿。

表 8-2-1　班氏试剂法尿糖定性结果

反应结果颜色	反应结果符号	尿中葡萄糖含量/(g/L)
蓝色不变	（－）	
蓝绿色不透明	（＋）	＜5
黄绿色混浊	（＋＋）	5～10
土黄色混浊	（＋＋＋）	10～20
砖红色混浊	（＋＋＋＋）	＞20

（1）生理性糖尿　　见于妊娠、精神紧张、摄入大量糖等，此外，经尿液排出的药物，如阿司匹林、异烟肼等以及尿中含维生素 C、尿酸、葡萄糖醛酸等物质浓度过高时，均可使尿糖定性试验试剂中的成分产生还原反应造成假性糖尿。

（2）病理性糖尿

① 内分泌性糖尿　　内分泌激素中，仅胰岛素能降低血糖，其余多种激素可使血糖升高如生长激素、甲状腺素、肾上腺素、糖皮质激素、胰高血糖素等。最常见于糖尿病、甲亢等，糖尿病是由于胰岛素分泌相对或绝对不足，使体内各组织对葡萄糖的利用率降低，血中葡萄糖浓度过高而从尿中排出。

② 肾性糖尿　　是指在血糖正常的情况下，由于肾小管对葡萄糖的重吸收能力减低所致的糖尿。

③ 应激性糖尿　　各种应激情况下，脑血糖中枢受刺激，导致肾上腺素、胰高血糖素分泌增多，出现暂时性高血糖和一过性糖尿。见于脑血管意外、颅脑外伤、急性心梗、情绪激动等。

（三）显微镜检验

显微镜检验指用显微镜对新鲜尿液标本中的沉渣进行镜检，寻找有无各种类型的细胞、管型和结晶体，并计数 10 个高倍视野中的细胞数量；管型则要观察 20 个低倍视野；结晶成分，用高倍视野观察，以占视野比例来报告。一般以新鲜混匀尿液经离心沉淀后，取其沉渣作显微镜检查，若标本为明显的脓尿或血尿，则不需经过离心沉淀，直接涂片作镜检，但应注明未经离心沉淀。

1. 细胞

（1）红细胞　正常尿液中见不到或偶见红细胞。如离心沉淀后的尿沉渣在每高倍视野中红细胞数超过 1～2 个即为增多；超过 3 个，尿外观正常者，称为镜下血尿。红细胞增多常见于以下情况。

① 肾源性血尿　如急性或慢性肾小球肾炎、肾盂肾炎、肾病综合征等。

② 非肾源性血尿　如正常人特别是青少年在剧烈运动、急行军、冷水浴、久站或重体力劳动后出现暂时性血尿，休息后消失；女性为月经血污染尿液所致；泌尿系统自身疾病如急性膀胱炎等；出血性或全身感染性疾病，如血友病、流行性出血热等。

（2）白细胞（脓细胞）　正常尿液中可有少量白细胞，偶尔一次离心沉淀后的尿沉渣在每高倍视野中见到 1～2 个白细胞仍属正常。如每高倍视野中超过 5 个即为增多，称镜下脓尿。各种肾脏疾病均可引起尿中白细胞轻度增加，泌尿系统感染时可明显增加。淋巴细胞白血病、肾移植术后尿中可见淋巴细胞增多。

（3）上皮细胞　正常人尿内可见少量扁平上皮细胞，女性多见。其他上皮细胞不见或偶见。再者，扁平上皮细胞来自尿道或阴道的表层；大圆上皮细胞主要来自肾盂、输尿管、膀胱和尿道近膀胱处移行上皮组织的表层；小圆上皮细胞来自肾小管和膀胱底层移行上皮组织；尾行上皮细胞来自肾盂、输尿管、膀胱移行上皮组织的中层。如出现大量上皮细胞，常表示泌尿系统有炎症。

2. 管型

管型是蛋白质在肾小管内凝集而成的圆柱物，可含有细胞。正常人尿内不应出现，当尿内出现多量管型时，表示肾实质有病变。正常人尿中无管型或偶见少量透明管型 0～1/LP。常见的管型如下。

（1）透明管型　为无色透明、内部结构均匀的圆柱状物，较窄而两端钝圆，偶含少许细颗粒，可偶见于正常人清晨浓缩尿中。当肾脏有轻度或暂时性功能改变时，如高热、心功能不全等，尿内可见少量透明管型；当肾实质病变如急性肾小球肾炎时，尿内可见明显增多。

（2）细胞管型　管型内所含细胞量超过管型体积 1/3 时，称细胞管型，此类管型的出现常表示肾脏病变处于急性期。尿内出现红细胞管型，常表示肾小球有急性病理性改变；白细胞管型多见于急性肾盂肾炎；上皮细胞管型表示肾小管有病变，也可见于肾炎。

（3）颗粒管型　有两种类型，即粗颗粒管型和细颗粒管型。颗粒管型的出现表示肾小管有严重损伤，急性肾小球肾炎多见粗颗粒管型，慢性肾炎和肾病多见细颗粒管型。许多肾炎患者尿内可见各种管型混合存在。

（4）蜡样管型　由细颗粒管型继续衍化而成，或由淀粉样变的上皮细胞溶解后产生。其出现提示肾小管病变严重，预后差。多见于重症肾小球肾炎、慢性肾炎晚期、肾功能不全及肾淀粉样变。

（5）脂肪管型　见于类脂质肾病、慢性肾炎晚期，为预后不良之征兆。

3. 结晶

正常尿液有时有盐类结晶析出，大多与饮食及代谢有关。析出物的多少受该结晶体在尿液中的饱和度、尿 pH 值和温度等因素的影响，大多没有临床意义。在正常酸性尿中可出现无定形尿酸盐、尿酸结晶及草酸钙结晶；在正常碱性尿中可出现无定形磷酸盐、碳酸钙及尿酸铵结晶等，加乙酸可溶解；其他结晶，如磺胺类药物结晶，此类结晶易在酸性尿中形成，从而诱发泌尿系统结石及肾损坏，因此用药时应嘱患者多饮水并采取碱化尿液的措施。

4. 其他有形成分

在乳糜尿中有时可查到微丝蚴；在滴虫性尿路或生殖道感染患者的尿液中可查到阴道毛滴

虫；在男性成人的尿液中有时可查到精子。尿液在体外受污染后尚可查到酵母菌等微生物。

三、尿液的其他检查

1. 尿酮体检验

酮体是β-羟丁酸、乙酰乙酸和丙酮的总称，为体内脂肪代谢的中间产物。正常情况下酮体由肝产生，经血液送至组织并在其中氧化分解产生能量。当糖代谢障碍或大量脂肪分解而使这些物质氧化不全时，因丙酮和乙酰乙酸在尿内出现较早，化验简便，故临床常用来测定尿中有无酮体。

【标本采集法】　随时留尿 10ml 置于清洁容器内。

【参考值】　正常人尿内含有微量酮体，定性试验呈阴性。

【临床意义】　阳性见于糖尿病酮症酸中毒、严重呕吐、腹泻、发热、饥饿、剧烈运动、高脂饮食等。

2. 尿胆原及尿胆红素检验

见本章第五节。

第三节　粪便检验

粪便是食物在体内经消化后的最终产物，由食物残渣、胃肠道分泌物、脱落物、细菌和水分混合而成。对粪便进行检验可了解消化道有无炎症、出血、寄生虫感染、恶性肿瘤等；了解消化情况，判断胃肠、胰腺、肝胆的功能状态；检查致病菌等。

一、标本采集及注意事项

粪便标本的收集直接影响检验结果的准确性，也是护理工作的重要内容。采集时应注意以下问题。

（1）通常采用自然排出的新鲜粪便，必要时可用肛门指诊或采便管帮助进行粪便标本的采集。

（2）粪便一般检验，其量至少为指头大小（约 5g），但应在粪便有脓血黏液处取材，并注意从粪便的不同部位选取标本。若要孵化血吸虫毛蚴，应留取至少 30g 粪便，且需尽快处理。查找寄生虫虫体及虫卵计数等，应收集 24h 粪便。

（3）留取粪便的容器应为清洁干燥、防水的玻璃瓶、塑料盒或一次性使用的涂蜡纸盒，不可混有尿液、消毒剂、污水等以免破坏粪便中的有形成分或使病原体死亡。细菌检验时应采用有盖的无菌容器，立即送检。

（4）粪便寄生虫检验，3 天前应停用抗生素，留取的粪便至少在 30g 以上。检验阿米巴滋养体，除从粪便脓血及稀便处取标本外，还应另做涂片立即送检，室温低于 20℃时，送检前载玻片应加温，送检途中要注意保温（以载玻片不烫手背为宜），以提高阳性检出率；检查蛲虫卵时，应于晚间睡眠后或晚 11 时左右，用浸润生理盐水的棉花拭子自肛门周围皱襞处或肛门内涂取，然后置于试管内，塞好管口送检。

（5）粪便隐血试验，为避免出现假阳性，患者应禁食铁剂、动物血、肝类、瘦肉及大量绿叶蔬菜 3 天，然后再留取粪便送检，有牙龈出血者应嘱其勿下咽。

二、粪便常规检验

粪便常规检验包括一般性状目视检验、显微镜检验及化学检验，其中前两项最常用。

（一）一般性状目视检验

1. 量

正常人每日排便 1～2 次，排便量 100～300g，可随食物种类、进食量及消化器官功能情况而变化。

2. 颜色与性状

正常粪便因粪胆素所致而呈黄褐色成形便，婴儿略呈金黄色。病理情况时常有如下改变。

（1）食糜样或稀汁样便　见于各种原因引起的腹泻。

（2）黏液、脓样或脓血便　见于痢疾、溃疡性结肠炎、直肠癌。黏液如均匀混在粪便中提示其来自小肠，来自大肠的黏液不易与粪便混合，而直肠黏液一般多附于粪便表面。阿米巴痢疾时，粪便中血液较多呈暗红色，有特殊的臭味。细菌性痢疾时，粪便以含黏液、脓液为主，可混有少量新鲜血液。

（3）胨状便　见于过敏性结肠炎，也可见于慢性菌痢。

（4）柏油样便　见于各种原因引起的上消化道出血。血红蛋白的铁和肠道内的硫化物结合成硫化铁呈黑色，其光泽乃因硫化铁刺激小肠分泌过多黏液所致。连续柏油便 2～3 天提示出血量至少在 500ml 以上，服用活性炭、铋剂、铁剂时粪便也可呈黑色，但无光泽且隐血试验阴性。

（5）鲜血便　见于肠道下段出血的疾病。如痔、结肠癌、肛裂等。

（6）白陶土样便　系因粪便中粪胆素减少或缺如所致。见于阻塞性黄疸或钡餐造影术后。

（7）绿色乳凝块便　提示小儿脂肪、蛋白质等消化不完全。见于小儿消化不良。

（8）细条状便　多见于直肠癌及肠道狭窄。

（9）米泔样便　呈白色淘米水样，见于霍乱和副霍乱。

3. 气味

正常粪便中含有蛋白质分解产物如吲哚及粪臭素等，故有臭味，食肉者加重，慢性肠炎、胰腺疾病及直肠癌溃烂继发感染时呈恶臭。

4. 寄生虫体

肉眼可见蛔虫、蛲虫、姜片虫等虫体及绦虫片。

（二）显微镜检验

1. 寄生虫卵及原虫

粪便中常见的寄生虫卵有蛔虫卵、钩虫卵、鞭虫卵、姜片虫卵等；原虫有变形虫、鞭毛虫和纤毛虫（包括滋养体及包囊）等。

2. 细胞

（1）红细胞　正常粪便中无红细胞，若粪便镜检见到形态完整的红细胞，表示肠道下段炎症或出血。阿米巴痢疾粪便中的红细胞多粘连成堆并有残破现象。

（2）白细胞　正常粪便中无或偶见少量白细胞，主要是中性分叶核粒细胞。肠炎患者粪便于镜下可见少量白细胞，细菌性痢疾患者粪便于镜下可见大量与黏液相混的脓细胞和巨噬细胞。过敏性肠炎、肠道寄生虫病患者粪便中白细胞主要为嗜酸粒细胞。

（3）上皮细胞　正常粪便中可有少量扁平上皮细胞，大量出现常见于慢性结肠炎等。

（4）巨噬细胞　常与脓细胞同时出现。见于溃疡性结肠炎等。

3. 食物残渣

观察食物残渣，以了解胃肠道消化功能。

（三）化学检验

隐血试验

凡肉眼看不到显微镜也不能证实，而只能用化学方法测定的微量血液，称为隐血。

【标本采集法】　隐血检验前，指导患者应避免服用含血红蛋白及肌红蛋白的食物，如铁剂、动物血、维生素 C、肝类、瘦肉以及大量绿叶蔬菜 3 天，如有齿龈出血，勿咽下血性唾液，以防粪便隐血检验呈假阳性。

【参考值】　阴性。

【临床意义】　粪便隐血试验对慢性消化道出血的诊断有重要价值，阳性说明消化道有出血，根据血量多少进一步将其分为弱阳性、阳性、强阳性几个等级；粪便隐血试验可鉴别消化道出血的性质，如消化道肿瘤时呈持续阳性，而消化道溃疡出血多为间断阳性；粪便隐血试验常作为消化道恶性肿瘤诊断的一个筛选指标。

第四节　肝功能检查

肝脏是人体重要的代谢器官。其功能包括糖、蛋白质、脂肪的代谢；胆汁的分泌和排泄；多种凝血因子的生成；酶的合成；激素的灭活与排泄；胆红素代谢；维生素的活化和贮藏等。检测肝功能状态在肝脏疾病的诊治中起着重要的参考作用。

一、蛋白质代谢功能检查

肝脏是合成蛋白质的重要器官，血浆中全部清蛋白及部分 α、β-球蛋白等均由肝脏合成。当肝细胞受损时，白蛋白合成减少，网状内皮系统合成 γ-球蛋白的作用增强，因此，血清蛋白质水平及各蛋白质的比例主要反映肝脏合成蛋白质的功能。

血清总蛋白、白蛋白、球蛋白及白蛋白与球蛋白比值（A/G）测定。

【标本采集方法】　抽取空腹静脉血 2ml，注入干燥试管中送检，不抗凝。

【正常参考值】　血清总蛋白：$60\sim80g/L$。白蛋白：$40\sim55g/L$。球蛋白：$20\sim30g/L$；白蛋白与球蛋白的比值（A/G）：$(1.5\sim2.5):1$。

【临床意义】

（1）白蛋白显著降低　表示肝细胞有严重损伤，预后欠佳。见于严重肝炎及肝硬化失代偿。

（2）白蛋白降低的肝外疾病　有营养不良及消耗性疾病、肾炎、肾病综合征、慢性胃肠道疾病。

（3）球蛋白增高　见于慢性肝炎、肝硬化，此时 A/G 比值可倒置。

（4）球蛋白增高的肝外疾病　有血吸虫病、疟疾、红斑狼疮等。

（5）A/G 比值　慢性肝炎、肝硬化患者常出现白蛋白减少，球蛋白增多，且随着病情的加重而明显，以致使 A/G 的比值倒置。病情好转后，白蛋白回升，A/G 的比值可趋于正常。若白蛋白持续低于 $30g/L$，则预后较差。

二、胆红素代谢功能检查

肝脏是胆红素代谢的重要场所。胆红素 $80\%\sim90\%$ 来自衰老死亡的红细胞；$15\%\sim20\%$ 来自骨髓合成血红蛋白过程中的副产品；其余来自肌红蛋白及其他非血红蛋白物质分解产生。胆红素不能直接由肾脏排出，只能与血浆白蛋白结合后转运至肝脏处理。未经肝脏处理的胆红素难溶于水，称为非结合胆红素或游离胆红素或间接胆红素。胆红素入肝后与葡萄糖醛酸结合成为可溶于水的胆红素，称为结合胆红素或直接胆红素，随胆汁排入肠道，在肠道细菌的作用下还原成尿胆原，随粪便排出体外。部分尿胆原经肠道重吸收入门静脉，其中大部分被肝细胞摄取再氧化为结合胆红素排至胆汁中，形成胆红素的肠肝循环，部分从门静脉入体循环，经肾自尿中排出。当胆红素生成过多、转运困难、肝脏处理能力下降或排泄障碍时，血中结合或非结合胆红素增高，可出现黄疸。临床常用测定血中总胆红素、结合和非结合胆红素，粪便和尿液中的胆红素、粪胆原及尿胆原含量判断胆红素代谢是否异常，对临床黄疸的鉴别有重要意义。

1. 血清总胆红素、结合胆红素与非结合胆红素测定

血清结合胆红素和非结合胆红素的总量即为血清总胆红素（STB）。

【标本采集方法】　抽取空腹静脉血 2ml，注入干燥试管中送检，不抗凝。标本切勿溶血，如怀疑有溶血应重新抽血送检。

【正常参考值】　血清总胆红素：$1.7\sim17.1\mu mol/L$。

血清结合胆红素：$0\sim6.8\mu mol/L$。

血清非结合胆红素：$1.7\sim10.2\mu mol/L$。

【临床意义】

（1）判断黄疸及其程度　当 STB$>17.1\mu mol/L$ 时，即可诊断为黄疸。STB 在 $17.1\sim34\mu mol/L$ 时，患者皮肤、巩膜尚未见黄染，称为隐性黄疸；STB$>34\mu mol/L$ 时，患者的巩膜乃至皮肤、黏膜出现黄染，称为显性黄疸。其中，$34\sim170\mu mol/L$ 为轻度黄疸；$170\sim340\mu mol/L$ 为中度黄疸；$>340\mu mol/L$ 为重度黄疸。

（2）鉴别黄疸类型　血清总胆红素及结合胆红素升高为阻塞性黄疸；总胆红素及非结合胆红素升高为溶血性黄疸；三者皆升高为肝细胞性黄疸。一般阻塞性黄疸时总胆红素升高最明显；肝细胞性黄疸次之，总胆红素在 $17\sim200\mu mol/L$；溶血性黄疸总胆红素仅轻度升高，很少超过 $85\mu mol/L$。

2. 尿胆红素及尿胆原检验

【标本采集方法】　留取新鲜尿液 $20\sim30ml$，置于干燥清洁的棕色容器中加盖并立即送检（因尿胆原易在空气中氧化）。注意检验前应避免使用如磺胺类、普鲁卡因、苯唑青霉素等以及卟胆原等可使试验呈假阳性反应，或使溶液混浊干扰测试结果的药物。

【参考值】　尿胆红素定性试验　阴性。

尿胆原定性试验　阴性或弱阳性。

尿胆原定量试验　$0\sim6\mu mol/24h$ 尿。

【临床意义】　尿胆红素和尿胆原检查有助于黄疸的诊断和鉴别诊断（表 8-4-1）。

表 8-4-1　三种黄疸的鉴别

类　　型	血清胆红素/$(\mu mol/L)$		尿液检查	
	结合型	非结合型	胆红素	尿胆原
正常人	$0\sim6.8$	$1.7\sim10.2$	阴性	正常
溶血性黄疸	轻度增高	明显增高	阴性	明显
肝细胞性黄疸	中度增高	中度增高	阳性	轻度
阻塞性黄疸	明显增高	轻度增高	强阳性	减低

三、血清酶检查

肝内含有丰富的酶，这些酶在肝细胞中产生、储存、释放或灭活。当肝脏发生实质性损害时，肝细胞变性坏死或细胞膜通透性改变，可使部分酶逸出入血，造成血清中酶活性增高。胆道病变可影响某些酶的排出。因此通过检验血清酶的变化可了解肝脏病变情况，但酶也存在于各组织器官中，所以在分析检验结果时，应注意肝外影响。

（一）血清转氨酶测定

转氨酶是肝脏氨基酸代谢的关键酶之一。

1. 丙氨酸氨基转移酶（alanine aminotransferase，ALT）

曾称血清谷-丙转氨酶（GPT），此酶广泛存在于肝、心、脑、肾、肠等组织细胞内，以肝细胞内含量最高，肝细胞稍有损伤，血清中 ALT 即增高，是最敏感的肝功能检测指标。

2. 天冬氨酸氨基转移酶（aspartate aminotransferase，AST）

曾称血清谷-草转氨酶（GOT），此酶在心肌中含量最高，其次是肝脏。

【标本采集方法】　抽取空腹静脉血 1ml，注入干燥试管中送检，不抗凝。注意标本切勿溶血，采血前应避免剧烈运动。

【正常参考值】　　ALT：5～40U/L（连续监测法）。

　　　　　　　　　AST：8～40U/L（连续监测法）。

【临床意义】

急性肝炎早期 ALT 即可增高，故对早期诊断较有价值。ALT 显著增高见于急性肝炎；中度增高见于肝硬化、肝癌、慢性肝炎；轻度增高见于胆道疾病、心肌炎、脑血管病等。

AST 增高主要见于心肌梗死急性期、急性肝炎、肌肉挤压伤，大手术后也可见增高。

（二）血清碱性磷酸酶测定

血清碱性磷酸酶（alkaline phosphatase，ALP）广泛存在于体内各种组织，而以骨、肝、肾及肠中含量较多，其中以肝源性和肾源性为主。

【标本采集方法】　与 ALT 相同。

【参考值】　连续监测法（37℃）：正常人＜270U/L。

【临床意义】

（1）辅助诊断肝胆和骨骼系统疾病　增高可见于肝胆疾病、骨骼疾病等，如阻塞性黄疸、肝癌、佝偻病、纤维性骨炎等。

（2）黄疸的鉴别诊断　黄疸患者同时测定 ALP 和 ALT 有助于黄疸鉴别：阻塞性黄疸ALP 多明显增高，而 ALT 仅轻度增高；ALT 活性很高，ALP 正常或稍高可能为肝细胞性黄疸；ALP 明显增高，胆红素不增高，多为肝内局限性胆管阻塞，常可见于肝癌；毛细胆管性肝炎时 ALP 和 ALT 均明显增高；溶血性黄疸时 ALP 可正常。

（三）血清 γ-谷氨酰转移酶测定

γ-谷氨酰转移酶（γ-glutamyl　transferase，γ-GT）主要来自肝脏，肝脏合成此酶后，经胆管排入小肠内。

【标本采集方法】　与 ALT 相同。

【正常参考值】　连续监测法：成年男性 11～50U/L　女性 7～30U/L。

　　　　　　　　　固定时间法：成年男性 3～17U/L　女性 2～13U/L。

【临床意义】　临床上此酶主要用于诊断肝胆疾病。

（1）原发性或继发性肝癌　γ-GT 显著升高，幅度与癌组织大小呈正相关。由于 γ-GT 具有部分癌胚抗原的特性，临床可作为早期发现肝癌、鉴别病情发展变化及术后复发的指标。

（2）胆道梗阻　γ-GT 升高幅度与梗阻性黄疸的程度相平行。

（3）肝炎及肝硬化　急性肝炎恢复期若其他指标已恢复正常但 γ-GT 迟迟未降，提示肝炎尚未痊愈，若居高不下提示肝炎有转为慢性的可能；慢性肝炎、肝硬化如出现 γ-GT攀升是病情恶化的标志；γ-GT 升高的幅度经常大于 AST 和 ALT 的升高是酒精性肝损害的特征之一。

第五节　肾功能检查

肾脏是排泄机体代谢产物的重要器官，由于肾脏有强大的储备力和多方面的功能以及个体差异性，早期和轻度的肾实质病变常不能被一般的检查方法所发现，必须通过各种肾功能检查才可了解肾脏有无较广泛的损害。

一、肾小球滤过功能检查

反映肾小球滤过功能的客观指标是肾小球滤过率（GFR），即单位时间内经肾小球滤出的血浆滤液量（ml/min）。肾对某些物质的清除率系指单位时间内，肾能将多少毫升血浆的该物质完全清除而言，其结果以 ml/min 表示。临床上常用的清除率试验有内生肌酐清除率测定、血清尿素氮测定等。

1. 内生肌酐清除率测定

肌酐是肌酸的代谢产物。血浆内肌酐分外源性和内源性两种，外源性肌酐主要来自肉类食物的摄入，内源性肌酐主要来自肌肉的分解。当给患者进食"无肌酐饮食"并保持肌肉活动相对稳定时，外源性肌酐被排除，血浆肌酐的生成量和尿的排出量较恒定，其含量变化主要受内源性肌酐的影响，且肌酐大部分从肾小球滤过，不被肾小管重吸收或排泌，故肾在单位时间内将若干毫升血浆中的内生肌酐全部清除出去，称内生肌酐清除率（Ccr），相当于肾小球滤过率。

【标本采集方法】

（1）检验前连续低蛋白饮食共 3 天，每日蛋白质摄入量应少于 40g。禁食肉类，避免剧烈运动。

（2）第 4 日晨 8 时排净尿液，收集此后 24h 尿液，容器内添加甲苯 3～5ml 防腐，必要时可改良为收集 4h 尿液。

（3）试验日抽取静脉血 2～3ml，注入抗凝管，与 24h 尿液同时送检。

（4）特别注意的是留取标本期间，患者的尿量不应低于 0.5ml/min。

（5）试验时避免使用甲基多巴、洋地黄类、头孢类抗生素、维生素 C 等能产生类似肌酐反应的药物。

（6）糖尿病患者应在病情控制较好的情况下测定 Ccr，因酮体产生的乙酰乙酸可干扰尿肌酐的测定结果。

【正常参考值】　成人：80～120ml/min。一般男性略高于女性，青年略高于老年。新生儿：40～65ml/min。

【临床意义】

（1）内生肌酐清除率是判断肾小球功能损害的早期敏感指标。当成人 Ccr<80ml/min，提示肾小球滤过功能已有损害。而此时血清尿素氮、肌酐测定仍可在正常范围。

（2）判断肾小球滤过功能受损程度

Ccr　70～51ml/min　　　轻度损害

Ccr　50～30ml/min　　　中度损害

Ccr　＜30ml/min　　　　重度损害

Ccr　20～10ml/min　　　早期肾功能衰竭

Ccr　10～5ml/min　　　 晚期肾功能衰竭

Ccr　＜5ml/min　　　　 终末期肾功能衰竭

（3）根据肾小球功能受损的程度指导临床治疗

Ccr　＜30～40ml/min　　应限制蛋白质摄入

Ccr　＜10～30ml/min　　噻嗪类利尿药常无效

Ccr　＜10ml/min　　　　应进行人工透析治疗

（4）为慢性肾炎的分型提供参考。普通型慢性肾炎 Ccr 常降低；而肾病综合征患者，由于其肾小管基底膜的通透性增加，部分肌酐从肾小管排出，故 Ccr 无明显降低。

（5）动态观察肾移植术是否成功。移植术后 Ccr 应回升，若回升后又下降，提示可能有急性排异反应。

2. 血清尿素氮和肌酐测定

血中尿素氮（BUN）和肌酐（Cr）均为蛋白质代谢产物，大部分由肾脏排出，测定血液中尿素氮和肌酐含量，有助于了解肾小球滤过功能及有无氮质潴留。

【标本采集方法】　抽取空腹静脉血 3ml，注入干燥试管后送检。

【正常参考值】　血清尿素氮：成人 3.2～7.1mmol/L。婴幼儿 1.8～6.5mmol/L。

全血肌酐：88.4～176.8μmol/L。

血清或血浆肌酐：男性 53～106μmol/L；女性 44～97μmol/L。

【临床意义】

（1）各种严重肾脏疾病引起肾功能不全时可增高　早期由于肾脏有较强的代偿能力，虽然肾小球滤过功能已下降，但两项检验均可正常。当肾小球滤过功能下降 1/3 以上时，血中的 Cr 开始升高；下降 1/2 以上时，BUN 升高。因此血 BUN 和 Cr 浓度的升高是反映肾实质损害的中晚期指标。

（2）肾前、肾后性疾病　因消化道出血、大面积烧伤、甲状腺功能亢进等使蛋白质分解过多，或因大量腹水、脱水、心功能不全、休克、尿路梗阻等致显著少、无尿均可使血尿素氮增高，但此时其他肾功能检验结果多正常。

（3）血肌酐浓度受饮食等因素影响较少，基本上能反映患者的肾功能情况，血肌酐明显增高时，提示预后差。

（4）同时测定血肌酐和尿素氮，如两者都增高，提示肾功能已严重受损。

二、肾小管功能检查

1. 酚红排泄试验（PSP 排泄试验）

酚红又称酚磺酞，是一种对机体无害的指示剂，在碱性条件下容易溶解而呈深红色。酚红在体内大部分与蛋白质结合并经近端肾小管排泌，很少一部分处于游离状态经肾小球滤过或为肝清除经胆道由粪便排出。所以测定酚红在尿液中排出量的变化，可反映近端肾小管的排泌功能。

【标本采集方法】

（1）试验前不能用阿司匹林、青霉素、保泰松等药物，因该类药物可竞争性阻碍酚红向肾小管转运，致使酚红排泄量减少；实验前及试验中停用在碱性条件下使颜色改变的药物，如酚酞、大黄、肾上腺素等；碘造影剂亦经肾小管排泌，所以一般不在碘油造影后 24h 内进行本试验。

（2）检验前 2h 开始至检验结束禁止吸烟、饮茶或喝咖啡等。

（3）检验前 20min 嘱患者先排尿弃去，然后饮水 300～400ml，以后不再饮水。

（4）排尿后静脉注射 0.6％酚红 1ml。为保证用量准确，最好用生理盐水冲洗注射器后将残量也注入血管。20kg 以下的婴幼儿用量酌减。

（5）于静脉注射酚红后 15min、30min、60min、120min 分别收集患者尿液 4 次，将标本置于 4 个干燥清洁的容器中送检。

【正常参考值】　注射后 15min 排泄率＞25％，120min 总排泄率＞55％。儿童的排泄量较成人高，老年人则偏低。

【临床意义】本试验并非肾小管功能检验的敏感指标。当肾功能损害 50％时，其排泄率才下降；酚红排泄率增加见于甲状腺功能亢进、早期高血压病、某些肝病、低蛋白血症等。

2. 莫氏浓缩稀释试验

肾通过肾小球滤过，根据血容量及肾髓质渗透梯度的改变，通过抗利尿激素调节肾远曲小管和集合管对水的重吸收，从而完成肾浓缩和稀释尿液的功能，使人体在生理变化中保持正常的水平衡。如大量饮水时肾小球滤过加强，肾小管重吸收减少，尿量增加，尿比重减低，此为肾的稀释功能；饮水量少，肾小管重吸收加强，肾小球滤过率减少，尿量少而尿比重增高，这是肾的浓缩功能。当肾实质损伤时，肾脏的浓缩、稀释功能减退。

【标本采集方法】　患者照常饮食，每餐含水量应限制在 500～600ml，不再另外饮水。早晨 8 时排尿弃去，于 10 时、12 时以及下午 2 时、4 时、6 时、8 时各收集一次尿液，分装待检。另将晚 8 时至次晨 8 时的夜尿收集在一个容器内。测定各份标本的尿量和尿比重。

【正常参考值】

（1）尿量　昼尿量与夜尿量之比不应小于（3～4）：1；12h 夜尿量不应少于 750ml。

（2）尿比重　最高尿比重应在 1.020 以上，最高尿比重与最低尿比重之差不应小于 0.009。

【临床意义】

（1）早期肾功能不全　夜尿量＞750ml，夜尿量超过日尿量是反映肾小管功能的早期敏感指标。

（2）肾浓缩功能不全　最高尿比重＜1.020，尿比重差＜0.009；若各次标本的尿比重相差很小，尿比重大多固定在 1.010 左右，表示肾浓缩功能严重障碍。

（3）肾稀释功能不全　日尿比重恒定在 1.018 以上。

第六节　脑脊液检查

脑脊液（cerebrospinal fluid，CSF）是来源于脑室和蛛网膜下腔中的无色透明液体，正常成人脑脊液总量为 120～180ml，约占身体内体液总量的 1.5%。

正常脑脊液含有一定的细胞和化学成分，许多成分与血浆成分相等或稍低。病理情况下，被血-脑屏障隔离在外的物质可进入脑脊液，相应物质浓度发生改变。故脑脊液检查，对临床疾病的诊治有重要意义。

一、适应证和禁忌证

（1）适应证　脑膜刺激征，颅内出血，脑膜白血病，不明原因的头痛、抽搐、昏迷或瘫痪者。

（2）禁忌证　颅内高压，疑颅内占位性病变者。

二、标本采集

脑脊液由临床医师进行腰椎穿刺，必要时从小脑延髓池或侧脑室采集。脑脊液分别收集于 3 个无菌试管中，每管 1～2ml，第一管做细菌学检查，第二管做生物化学和免疫学检查，第三管做细胞计数和分类。标本收集后应立即送检，以免影响检查结果。

三、一般性状检查

正常人脑脊液卧位压力为 80～180mmH$_2$O（0.78～1.76kPa），脑脊液从穿刺针滴出的滴数小于 60 滴。正常脑脊液为无色透明液体。因不含有纤维蛋白原，故静置 24h 不凝固。病理情况如下。

1. 颜色

（1）红色　常因出血引起，主要见于穿刺损伤或脑及蛛网膜下腔出血。前者 3 管红色逐渐变浅，离心后红细胞全部沉至管底，上清液则无色透明；后者 3 管红色均匀一致，离心后上清液为淡红色或黄色。

（2）黄色　见于脑及蛛网膜下腔陈旧性出血、蛛网膜下腔梗阻、重症黄疸。

（3）乳白色　多因白细胞增多所致，常见于各种化脓菌引起的化脓性脑膜炎。

　　(4) 微绿色　见于铜绿假单胞杆菌、肺炎链球菌、甲型链球菌引起的脑膜炎等。

　　(5) 褐色或黑色　见于脑膜黑色素瘤等。

　　2. 透明度

　　(1) 清晰透明或微浊　见于病毒性脑膜炎、流行性乙型脑炎、中枢神经系统梅毒等，原因是脑脊液中细胞数仅轻度增加。

　　(2) 毛玻璃样混浊　见结核性脑膜炎，因细胞数中度增加。

　　(3) 乳白色混浊　见化脓性脑膜炎，因脑脊液中细胞数极度增加。

　　3. 凝固性

　　(1) 静置 1～2h 即可出现凝块或沉淀物　多见急性化脓性脑膜炎，因有炎症渗出时，纤维蛋白原及细胞数增加，可使脑脊液形成薄膜及凝块。

　　(2) 静置 12～24h 可见液面有纤细的薄膜形成　多见于结核性脑膜炎，且取此膜涂片检查结核杆菌阳性率极高。

　　(3) 黄色胶冻状　多见于蛛网膜下腔阻塞，因阻塞远端脑脊液蛋白质含量常高达 15g/L。

　　四、化学检查

　　1. 蛋白潘氏（Pandy 试验）定性及定量试验

　　在生理状态下，由于血-脑屏障的作用，脑脊液中蛋白含量甚微，不到血浆蛋白含量的 1%，主要为清蛋白。病理情况下脑脊液中蛋白质含量增加，脑脊液中蛋白质的测定，有助于神经系统疾病的诊断。

　　【参考范围】　定性：阴性或弱阳性。

　　　　　　　　　定量：腰椎穿刺 0.20～0.45g/L。

　　　　　　　　　　　　小脑延髓池穿刺 0.10～0.25g/L。

　　　　　　　　　　　　侧脑室穿刺 0.05～0.15g/L。

　　【临床意义】　蛋白含量增加见于以下情况。

　　(1) 脑神经系统病变使血-脑屏障通透性增加　常见原因有脑膜炎（化脓性脑膜炎时显著增加，结核性脑膜炎时中度增加，病毒性脑膜炎时轻度增加）、出血（蛛网膜下腔出血和脑出血等）、内分泌或代谢性疾病（糖尿病性神经病变、甲状腺及甲状旁腺功能减退、尿毒症及脱水等）、药物中毒（乙醇中毒、酚噻嗪中毒、苯妥英钠中毒等）。

　　(2) 脑脊液循环障碍　如脑部肿瘤或椎管内梗阻（脊髓肿瘤、蛛网膜下腔粘连等）。

　　(3) 鞘内免疫球蛋白合成增加伴血-脑屏障通透性增加　如 Guillain-Barre 综合征、胶原血管病、慢性炎症性脱髓鞘性多发性神经根病等，且伴有蛋白-细胞分离现象。

　　2. 葡萄糖测定

　　脑脊液中葡萄糖来自血糖，其含量约为血糖的 60%，它受血糖浓度、血-脑屏障通透性及脑脊液中糖酵解速度的影响。较理想的脑脊液中糖检测应在禁食 4h 后做腰穿检查，方法同血糖测定。病理情况下由于病原菌或破坏的细胞释出葡萄糖分解酶使糖无氧酵解增加；或是中枢神经系统代谢紊乱，使血糖向脑脊液转送障碍，导致脑脊液中糖降低。

　　【参考范围】　腰椎穿刺：2.5～4.4mmol/L。

　　　　　　　　　小脑延髓池穿刺：2.8～4.2mmol/L。

　　　　　　　　　侧脑室穿刺：3.0～4.4mmol/L。

　　【临床意义】

　　(1) 增高　见于病毒性神经系统感染、脑出血、下丘脑损害、糖尿病等。

　　(2) 减低　见于急性化脓性脑膜炎、结核性脑膜炎、真菌性脑膜炎，其葡萄糖含量越低，则预后越差；脑肿瘤，尤其是恶性肿瘤；神经性梅毒；低血糖等。

3. 氯化物测定

正常脑脊液中的蛋白质含量较少，为了维持脑脊液和血浆渗透压的平衡，脑脊液中氯化物的含量较血浆约高出20％。病理情况下脑脊液中氯化物含量可发生变化，检测方法同血氯测定。

【参考范围】 120～130mmol/L（成人腰池），小儿略低。

【临床意义】 脑脊液氯化物含量主要取决于血清氯化物水平，也与脑脊液酸碱度有关。通常在酸性时降低，碱性时增高。

（1）增高 主要见于慢性肾功能不全、肾炎、尿毒症、呼吸性碱中毒等。

（2）减低 结核性脑膜炎时脑脊液中氯化物明显减少，可降至102mmol/L以下；化脓性脑膜炎时减少不如结核性脑膜炎明显，多为102～116mmol/L；非中枢系统疾病如大量呕吐、腹泻、脱水等造成血氯降低时，脑脊液中氯化物亦可减少。其他中枢系统疾病则多属正常。

4. 乳酸脱氢酶测定

脑脊液中乳酸脱氢酶（LDH）含量低于血清，因绝大多数酶不能通过血-脑屏障。在炎症、肿瘤、脑血管障碍疾病时，由于脑组织被破坏，脑细胞内酶的溢出或血-脑屏障通透性增加使血清酶向脑脊液中移行；或肿瘤细胞内酶释放等均可使脑脊液中酶活性增高。

【参考范围】 成人3～40U/L。

【临床意义】

增高见于：细菌性脑膜炎、脑出血、蛛网膜下腔出血、脑肿瘤、脱髓鞘病急性期等。血-脑屏障受损以 LD_2、LD_3 增高为主；如粒细胞增加则以 LD_4、LD_5 增高为主。

五、显微镜检查

1. 细胞计数

正常脑脊液中无红细胞，仅有少量白细胞，当穿刺损伤引起血性脑脊液时，白细胞计数须经校正后才有价值，也可以以红细胞与白细胞之比为700∶1的关系粗略估计白细胞数。

【参考范围】 红细胞：无。

白细胞：成人（0～8）$\times 10^6$/L；儿童（0～15）$\times 10^6$/L。

【临床意义】 脑脊液中细胞增多见于以下情况。

（1）中枢神经系统感染性疾病 ①化脓性脑膜炎细胞数显著增加，分类以中性粒细胞为主。②结核性脑膜炎细胞中度增加，但多不超过 500×10^6/L，中性粒细胞、淋巴细胞及浆细胞同时存在是本病的特征。③病毒性脑炎、脑膜炎，细胞数仅轻度增加，以淋巴细胞为主。④新型隐球菌性脑膜炎，细胞数中度增加，以淋巴细胞为主。

（2）脑膜白血病 细胞数可正常或稍高，以淋巴细胞为主，并可见相应的白血病细胞。

（3）脑寄生虫病 以嗜酸粒细胞为主。

（4）脑室和蛛网膜下腔出血 为均匀血性脑脊液，除红细胞明显增加外，还可见各种白细胞，但仍以中性粒细胞为主，出血时间超过2～3天可发现含有红细胞或含铁血黄素的吞噬细胞。

2. 细菌学检查

正常脑脊液无细菌。

【参考范围】 阴性。

【临床意义】 脑脊液中应无任何细菌，排除污染因素，检出细菌均视为病原菌感染。

第七节 浆膜腔积液检查

人体的胸腔、腹腔、心包腔统称为浆膜腔，在生理状态下，腔内有少量液体，据估计，正常成人胸腔液＜20ml，腹腔液＜50ml，心包腔液10～50ml，关节腔液0.1～2.0ml，在腔内主要起润滑作用，一般不易采集到。病理状态下，腔内有多量液体贮留，称为浆膜腔积液。根据产生原因及性质不同，将其分为漏出液（transudate）和渗出液（exudate）两大类。区分积液的性质对疾病的诊断和治疗有重要意义。

一、标本采集

浆膜腔积液标本由临床医师经穿刺采集。最好留取中段液体于无菌容器内，常规及细胞学检查约留取2ml，生化检查留取2ml，厌氧菌培养留取1ml，结核杆菌检查留取10ml。除应立即送检外，常规及细胞学检查的标本宜采用EDTA-K_2抗凝，生化检查标本宜用肝素抗凝。另外留取1管不加抗凝剂的标本，用于观察有无凝固现象。

二、一般性状检查

（1）外观　漏出液多为淡黄色，清晰透明；渗出液因含有大量细胞、细菌而呈不同程度混浊。渗出液的颜色随病因而变化，如血性积液可为红色，见于恶性肿瘤、急性结核性胸膜炎、急性结核性腹膜炎、风湿性及出血性疾病、外伤或内脏损伤等；淡黄色脓性见于化脓菌感染；绿色可能系铜绿假单胞菌感染；乳白色系淋巴管阻塞引起的真性乳糜液。

（2）凝固性　漏出液中纤维蛋白原含量少，一般不易凝固，渗出液因含有纤维蛋白原等凝血因子、细菌和组织裂解产物，往往自行凝固或有凝块出现。

（3）相对密度　漏出液相对密度多在1.018以下，渗出液因含有多量蛋白及细胞，相对密度多高于1.018。

（4）pH值　漏出液常＞7.3；渗出液常＜7.3。

三、化学检查

1. 黏蛋白定性试验（Rivalta试验）

浆膜上皮细胞受炎症刺激分泌黏蛋白量增加，黏蛋白是一种酸性糖蛋白，可在稀乙酸溶液中析出，产生白色沉淀。漏出液黏蛋白含量很少，多为阴性反应；渗出液中因含有大量黏蛋白，多呈阳性反应。

2. 蛋白定量试验

总蛋白是鉴别渗出液和漏出液最有用的试验。漏出液蛋白总量常小于25g/L，而渗出液的蛋白总量常在30g/L以上。蛋白质如为25～30g/L，则难以判明其性质。

3. 乳酸测定

浆膜腔积液中乳酸含量测定有助于渗出液与漏出液的鉴别诊断，当乳酸含量＞10mmol/L以上时，高度提示为细菌感染，尤其在应用抗生素治疗后的胸水，一般细菌检查又为阴性时更有价值。风湿性、心功能不全及恶性肿瘤引起的积液中乳酸含量可见轻度增高。

4. 乳酸脱氢酶（LDH）测定

LDH测定有助于漏出液与渗出液的鉴别诊断，化脓性胸膜炎LDH活性显著升高，可达正常血清的30倍。癌性积液中度增高，结核性积液略高于正常。漏出液的LDH活性与正常血清相近。

四、显微镜检查

1. 细胞检查

（1）数量　漏出液白细胞数常＜100×10^6/L，渗出液白细胞数常＞500×10^6/L。

（2）分类　漏出液中细胞主要为淋巴细胞和间皮细胞，渗出液中各种细胞增多的临床意义不同。①中性粒细胞为主：常见于化脓性积液及结核性积液的早期。②淋巴细胞为主：多见于结核性或癌性积液。③嗜酸粒细胞增多：常见于过敏性疾病或寄生虫病所致的积液。

2. 细菌学检查

若肯定或疑为渗出液，则应经无菌操作离心沉淀，取沉淀物涂片做革兰染色或抗酸染色镜检，查找病原菌，必要时可进行细菌培养。培养出细菌后作药物敏感试验以供临床用药参考。

五、渗出液与漏出液的鉴别

区分积液性质对某些疾病的诊断和治疗至关重要，两者的鉴别要点见表 8-7-1。

表 8-7-1　渗出液和漏出液的鉴别

检查项目	漏出液	渗出液	检查项目	漏出液	渗出液
原因	非炎症	炎症、肿瘤、化学或物理性刺激	蛋白定量	$<25g/L$	$>25g/L$
外观	淡黄、浆液性	血性、脓性、乳糜性	葡萄糖定量	与血糖相近	常低于血糖水平
透明度	透明或微混	多混浊	细胞计数	$<100\times10^6/L$	$>500\times10^6/L$
相对密度	<1.018	>1.018	细胞分类	淋巴细胞、间皮细胞	中性粒细胞、淋巴细胞
凝固	不自凝	能自凝	细菌学检查	阴性	阳性
黏蛋白定性	阴性	阳性	LDH	$<200U/L$	$>200U/L$

第八节　临床常用生物化学检查

一、血清电解质测定

1. 血清钾测定

血清钾测定的是细胞外液钾离子的浓度。钾主要生理功能是维持细胞内液的渗透压平衡，保证神经肌肉的正常应激性。钾由肠道吸收，正常情况下，约 90％的钾经肾脏随尿排出，10％左右由粪便排出，少量则由汗腺排出。肾脏保钾的能力较差，尿钾排出规律是多吃多排，少吃少排，不吃也排。钾参与糖和蛋白质的代谢，如葡萄糖合成糖原时，需要一定量的钾进入细胞内；糖原分解时，钾又被释放到细胞外液。细胞内蛋白质合成时，细胞内的钾被利用，细胞外液的钾就向细胞内转移。钾代谢也可影响酸碱平衡，如机体缺钾时，细胞内 K^+ 外移，细胞外 H^+、Na^+ 内移，同时肾小管泌 K^+ 作用减弱，泌 H^+ 作用增强，加重了细胞外碱中毒的情况；反之，高血钾常伴有代谢性酸中毒。

【标本采集方法】　取空腹静脉血 2ml，注入干燥试管中送检。由于钾 95％以上存在于细胞内，细胞外液较少，因此在采集血标本时，应避免溶血，以防影响结果。

【正常参考值】　3.5～5.3mmol/L。

【临床意义】

（1）增高　见于肾上腺皮质功能减退、急性或慢性肾功能不全、休克、尿少、尿闭、组织挤压伤、重度溶血、代谢性酸中毒、洋地黄中毒、胰岛素缺乏、摄钾过多而超出排钾能力等。

（2）减低　见于钾盐摄入不足、严重腹泻、呕吐、肾上腺皮质功能亢进、使用排钾利尿剂、代谢性碱中毒、胰岛素的作用等。

2. 血清钠测定

体内钠主要以氯化钠形式存在于血液中，44％分布于细胞外液，尤其是消化液中 Na^+ 含量较多，细胞内含量较少，绝大部分经肾脏或随消化液排出，小部分经汗腺排出。Na^+ 的主要功能是维持渗透压、酸碱平衡和神经肌肉的正常兴奋性。

【标本采集方法】　同血清钾静脉采血。

【正常参考值】　135～145mmol/L。

【临床意义】

（1）增高　临床较为少见。见于肾上腺皮质功能亢进、醛固酮增多症、严重脱水、尿崩症等。

（2）减低　是电解质紊乱中最常见的一种。见于严重呕吐、腹泻、大量出汗及大量应用排钠利尿剂后等。

3. 血清钙测定

体内 99％以上的钙存于骨骼和牙齿中，软组织和体液中含钙量很少。血液中的钙全部存在血浆中，细胞内几乎无钙。血清中的钙有游离钙和结合钙两大类，其中游离钙具有生理活性，它参与凝血作用，可激活某些酶，并可降低神经肌肉的兴奋性，正常地传导神经冲动，维持心肌节律及细胞膜的通透性等。血钙与血磷关系密切，血钙升高，血磷降低；血磷升高，血钙则降低。钙主要来自膳食，由小肠上段吸收，其吸收程度受肠道 pH 值及钙溶解度影响，随粪、尿而排出体外。钙代谢主要受维生素 D 及甲状旁腺激素的调节。

【标本采集方法】　同血清钾静脉采血。如测单项需血 2ml，测钾、钠、钙、氯化物、磷中的四项或五项也仅需抽血 2ml。

【正常参考值】　成人　2.25～2.75mmol/L。

　　　　　　　　婴儿　2.5～3.0mmol/L。

【临床意义】

（1）增高　常见于甲状旁腺功能亢进、多发性骨髓瘤、结节病引起肠道过量吸收钙、骨转移癌、维生素 D 中毒等。

（2）减低　见于甲状旁腺功能减退、慢性肾炎、尿毒症、佝偻病和软骨病、维生素 D 缺乏症等。

二、血脂测定

血脂是血浆脂类的总称，主要有胆固醇、甘油三酯、磷脂和游离脂肪酸，它们与血中的蛋白质结合形成各种脂蛋白分散在血液中。

1. 血清总胆固醇（TC）测定

【标本采集方法】　素食或低脂饮食 3 天，取空腹静脉血 2ml，注入干燥试管中送检。

【正常参考值】　酶法：成人 2.9～6.0mmol/L。

【临床意义】

（1）增高　见于长期大量进食胆固醇食物、胆管梗阻、冠状动脉粥样硬化、高血压病、甲状腺功能减退、重症糖尿病、肾病综合征等。

（2）减低　见于严重肝病，使合成胆固醇的能力下降。亦可见于甲状腺功能亢进等。

2. 血清甘油三酯（TG）测定

三酰甘油（甘油三酯）是血中脂类的主要成分，其主要生理功能是氧化供能。由于其不溶于水，故在血浆中只能与蛋白质、胆固醇和磷脂结合成大分子的脂蛋白形式进行运转。甘油三酯来自膳食，但更多来自自身合成。肝、脂肪组织和小肠是合成甘油三酯的主要场所。

【标本采集方法】　取血前 2 天内不要进食含大量脂肪的食物，早晨空腹（12h）静脉取血 2ml，送检。

【正常参考值】　0.22～1.21mmol/L（随年龄而升高）。

【临床意义】

（1）增高　是冠状动脉粥样硬化的重要因素之一，80％心肌梗死患者有血清甘油三酯升高。原发性高脂血症、肥胖症、胆道阻塞、甲状腺功能减退、糖尿病、胰腺炎等，均可引起甘油三酯增高。

（2）减低　见于甲状腺功能亢进、营养不良综合征、先天性无 β-脂蛋白血症等。

3. 血清高密度脂蛋白胆固醇（HDL-C）和血清低密度脂蛋白胆固醇（LDL-C）测定

血清脂蛋白是脂类在血液中运输的主要形式。由不同含量的胆固醇、甘油三酯、磷脂等成分与蛋白质结合而成。按其分子大小和密度不同又可分为四种：即乳糜微粒（CM）、极低密度脂蛋白（VLDL）、低密度脂蛋白（LDL）、高密度脂蛋白（HDL）。近年来临床观察证明血清 HDL-C 和 LDL-C 含量与冠心病发病率有明显关系，HDL-C 具有抗动脉粥样硬化作用，而 LDL-C 增高是冠心病危险因素之一。

【标本采集方法】　早晨空腹（12h）采取静脉血液 2ml 送检。

【正常参考值】　HDL-C：0.78～2.2mmol/L。LDL-C：2.7～3.1mmol/L。

【临床意义】　HDL-C 降低、LDL-C 增高与冠心病发生有关。

三、血糖测定

血液中的葡萄糖简称血糖。正常情况下，葡萄糖的来源与去路维持动态平衡，血糖在一个稳定的范围。血糖的主要来源是进食后淀粉在肠内水解生成的葡萄糖，由门静脉吸收入血液；肝糖原分解为葡萄糖，是禁食时血糖的来源。血糖的去路主要是供给全身组织器官中氧化分解所需的能量；还能合成糖原和转变为脂肪及某些氨基酸或其他糖类物质等。许多激素如胰岛素、胰高血糖素、肾上腺及肾上腺皮质激素等可以调节或影响血糖浓度。

1. 血清葡萄糖定量

【标本采集方法】

（1）患者晚餐后一般不再进食，最好不吸烟。

（2）次晨抽取空腹静脉血 1ml，注入干燥试管中送检。

【正常参考值】　3.9～6.1mmol/L。

【临床意义】

（1）增高　生理性高血糖见于饭后 1～2h，摄入高糖食物后或情绪紧张肾上腺素分泌增加时、剧烈运动、大量吸烟后等；病理性高血糖见于糖尿病，其他如甲状腺功能亢进、肾上腺皮质功能亢进、腺垂体功能亢进、垂体瘤、嗜铬细胞瘤等也可出现血糖升高。

（2）减低　生理性低血糖见于饥饿、妊娠期、哺乳期等；病理性低血糖见于胰腺疾病，如胰岛功能亢进、胰岛细胞瘤、胰腺癌等；对抗胰岛素的激素不足，如垂体前叶功能减退、肾上腺皮质功能减退和甲状腺功能减退而使生长素、肾上腺皮质激素分泌减少；严重肝病患者，可因肝糖原代谢不足、贮存缺乏、异生障碍而导致低血糖。

2. 葡萄糖耐量试验（OGTT）

葡萄糖耐量试验是检查人体血糖调节功能的一种方法。正常人一次食入大量葡萄糖（75～100g），其血糖浓度略有升高，但一般小于 8.88mmol/L，于 2h 内即可恢复正常，这种现象称为耐糖现象。若内分泌失调或神经系统功能紊乱而引起糖代谢失调时，食入大量糖后，血糖浓度升高，经久不能恢复正常，或食糖后，血糖升高不明显，短时间内不能恢复到正常，称为耐糖现象异常。

【标本采集方法】

（1）适用于空腹血糖正常或稍高诊断不明确者。

（2）受试前 3 天正常饮食（每天进食糖量不得少于 250g），试验前 1 天晚餐后即不再进食或禁食 10～16h。

（3）受试前 8h 内禁止吸烟、饮酒或喝咖啡等刺激性饮料；停用胰岛素及肾上腺皮质激素类药并卧床休息，注意避免剧烈运动和精神紧张。

（4）试验时多采用葡萄糖 100g 溶于 200～300ml 温开水中，嘱患者一次饮完；或进食100g 馒头。如有消化道疾病可改用静脉注射 50% 葡萄糖 50ml 替代口服葡萄糖。于摄入葡萄糖前及服糖后 0.5h、1h、2h 及 3h 各抽取静脉血 1ml 并收集尿液标本共 5 次送检。

【正常参考值】　正常人葡萄糖耐量为服糖 1h 后血糖值达高峰，一般为 7.8～9.0mmol/L，

2h 后恢复空腹水平；静脉注射葡萄糖后血糖应在半小时升达高峰，一般为 11.2～14.0mmol/L，1.5h 后降至空腹水平，2h 恢复注射前水平。各次尿糖均为阴性。

【临床意义】　　糖耐量降低常用于诊断无症状或轻型糖尿病患者。但严重肝病及甲状腺、垂体、肾上腺皮质功能亢进、感染等均可引起糖耐量降低。

3. 血清胰岛素测定和胰岛素释放试验

胰岛素（insulin）是胰岛 B 细胞所分泌的一种蛋白质激素。糖尿病时，胰岛 B 细胞分泌功能障碍或胰岛素生物学效应不足（胰岛素抵抗），从而产生胰高血糖症，也可伴有高胰岛素血症。在进行 OGTT 的同时，分别于空腹和口服葡萄糖后 30min、1h、2h、3h 检测血清胰岛素浓度的变化，称为胰岛素释放试验（insulin releasing test），借以了解胰岛 B 细胞基础功能状态和储备功能状态，间接了解血糖控制情况。

【参考范围】

(1) 空腹胰岛素水平：10～20mU/L。

(2) 释放试验：口服葡萄糖后胰岛素高峰在 30min～1h，峰值为空腹胰岛素的 5～10 倍。2h 胰岛素<30mU/L，3h 后达到空腹水平。

【临床意义】

(1) 糖尿病

① 1 型糖尿病，空腹胰岛素明显降低，口服葡萄糖后释放曲线低平。

② 2 型糖尿病，空腹胰岛素可正常、稍高或减低，口服葡萄糖后胰岛素呈延迟释放反应。

(2) 胰岛 B 细胞瘤　　胰岛 B 细胞瘤常出现高胰岛素血症，胰岛素呈高水平曲线，但血糖降低。

(3) 其他　　肥胖症、肝功能不全、肾功能不全、肢端肥大症、巨人症等血清胰岛素水平增高；腺垂体功能低下、肾上腺皮质功能不全或饥饿等，血清胰岛素水平减低。

4. 血清 C-肽检测

C-肽是胰岛素原在蛋白水解酶的作用下分裂而成的与胰岛素等分子的肽类物，其生成量不受外源性胰岛素的影响，检测 C-肽也不受胰岛素抗体的干扰。因此，检测空腹 C-肽水平、C-肽释放试验可更好地评价胰岛 B 细胞分泌功能和储备功能。

【参考范围】

(1) 空腹 C-肽水平：0.3～1.3nmol/L。

(2) C-肽释放试验：口服葡萄糖后 30min～1h 出现高峰，其峰值为空腹 C-肽的 5～6 倍。

【临床意义】　　C-肽检测常用于糖尿病的分型诊断，其意义与血清胰岛素一样，且 C-肽可以真实反映实际胰岛素水平，故也可以指导临床治疗中胰岛素用量的调整。

(1) 增高

① 胰岛 B 细胞瘤　　空腹血清 C-肽增高、C-肽释放试验呈高水平曲线。

② 肝硬化　　血清 C-肽增高，且 C-肽/胰岛素比值降低。

(2) 减低

① 空腹血清 C-肽降低，见于糖尿病。

② C-肽释放试验，口服葡萄糖后 1h 血清 C-肽水平降低，提示胰岛 B 细胞储备功能不足，释放曲线低平提示 1 型糖尿病，释放延迟或呈低水平见于 2 型糖尿病。

③ C-肽水平不升高，而胰岛素增高，提示为外源性高胰岛素血症，如胰岛素用量过多等。

5. 血清糖化血红蛋白检测

糖化血红蛋白（glycosylated hemoglobin，GHb）对高血糖，特别是血糖和尿糖波动较大时有特殊诊断价值，糖化血红蛋白是血红蛋白 A（HbA$_1$）中的组分 HbA$_1$c。

【参考范围】　　HbA$_1$c4％～6％，HbA$_1$5％～8％。

【临床意义】　　GHb 水平取决于血糖水平、高血糖持续时间，其生成量与血糖浓度呈正比。GHb 的代谢周期与红细胞的寿命基本一致，故 GHb 水平反映了近 2～3 个月的平均血糖水平。

（1）评价糖尿病控制程度　　GHb 增高提示近 2～3 个月的糖尿病控制不良，GHb 愈高，血糖水平愈高，病情愈重。故 GHb 可作为糖尿病长期控制的良好观察指标。糖尿病控制良好者，2～3 个月检测 1 次，控制欠佳者 1～2 个月检测 1 次。妊娠期糖尿病、1 型糖尿病应每月检测 1 次，以便调整用药剂量。

（2）预测血管并发症　　由于 GHb 与氧的亲和力强，可导致组织缺氧，故长期 GHb 增高，可引起组织缺氧而发生血管并发症。HbA$_1$＞10％，提示并发症严重，预后较差。

（3）鉴别高血糖　　糖尿病高血糖的 GHb 水平增高，而应激性高血糖的 GHb 则正常。

四、心肌酶和心肌蛋白检测

心肌缺血损伤时，其生物化学指标（如心肌酶和心肌蛋白等）可释放入血，血中浓度迅速增高，并持续较长时间，具有高度的心脏特异性，且检测方法简便快速，因此，其临床应用价值很高。

1. 肌酸激酶及其同工酶测定

肌酸激酶（creatine kinase，CK）也称为肌酸磷酸激酶（creatine phosphatase kinase，CPK）。CK 主要存在于骨骼肌、心肌及脑组织中，以横纹肌含量最多，心肌及脑组织次之，血清中含量甚低。其同工酶有 MM（肌型）、BB（脑型）、MB（心肌型）3 种类型。

【参考范围】

（1）CK　　酶偶联法（37℃）：男性 38～174U/L，女性 26～140U/L。

　　　　　　肌酸显色法：男性 15～163U/L，女性 3～135U/L。

　　　　　　连续监测法：男性 37～174U/L，女性 26～140U/L。

（2）CK 同工酶　　CK-MM：0.94～0.96（94％～96％）。CK-BB：极少或无。CK-MB：0～0.05（＜5％）。

【临床意义】

（1）CK　　CK 增高见于心肌梗死、进行性肌萎缩、病毒性心肌炎、脑血管意外、脑膜炎、甲状腺功能低下及非疾病因素如剧烈运动、各种插管、手术、使用抗生素等；CK 减低见于长期卧床、甲状腺功能亢进症、激素治疗等。

（2）CK 同工酶　　CK-MM 增高是检测肌肉损伤最敏感的指标；CK-BB 增高与神经系统疾病的损伤严重程度、范围和预后成正比；CK-MB 增高是诊断心肌梗死最特异、最敏感的指标。

2. 乳酸脱氢酶及其同工酶测定

乳酸脱氢酶（lactate dehydrogenase，LDH）在心肌、骨骼肌和肾脏含量最丰富，其次为肝脏、脾脏、胰腺、肺脏和肿瘤组织，红细胞中 LDH 含量也极为丰富，故标本采集时应绝对避免溶血。LDH 有多种同工酶，包括 LDH$_1$、LDH$_2$、LDH$_3$、LDH$_4$、LDH$_5$ 等，其中 LDH$_1$、LDH$_2$ 心肌中含量最高，LDH$_3$ 主要来自肺、脾组织，LDH$_4$、LDH$_5$ 主要来自肝脏，其次为骨骼肌。

【参考范围】

（1）LDH　　连续监测法：104～245U/L。速率法：95～200U/L。

（2）LDH 同工酶（醋纤膜电泳法）　　LDH$_1$：24％～34％。LDH$_2$：35％～44％。LDH$_3$：19％～27％。LDH$_4$：0～5％。LDH$_5$：0～2％。

【临床意义】

（1）LDH 增高　　见于心脏疾病（如心肌梗死等），肝脏疾病（如肝炎、肝硬化、阻塞性黄疸等）、恶性肿瘤（如恶性淋巴瘤、白血病等）、其他（如贫血、进行性肌营养不良、肌炎等）。

（2）LDH 同工酶　急性心梗以 LDH$_1$ 增高为主；肝脏疾病以 LDH$_5$ 增高为主；肺癌以 LDH$_3$ 增高为主；阻塞性黄疸以 LDH$_4$ 增高为主等。

3. 心肌肌钙蛋白测定

肌钙蛋白（caidiac troponin，cTn）是肌肉收缩的调节蛋白。心肌肌钙蛋白包括 cTnI 和 cTnT，存在于心肌细胞胞质中，当心肌损伤后 3～6h，血中两者开始升高，其释放的量与心肌细胞损伤的数量有关。故两者常被用来诊断 AMI。

【参考范围】

cTnT：0.02～0.13μg/L；＞0.2μg/L 为临界值；＞0.5μg/L 可诊断为 AMI。

cTnI：＜0.2μg/L；＞1.5μg/L 为临界值。

【临床意义】　cTnT、cTnI 是目前诊断心肌损伤的常用指标，尤其对微小病灶的心肌梗死诊断有重要价值。其次，对急性心肌梗死、不稳定型心绞痛、围手术期心肌损伤等疾病的诊断、病情监测、疗效观察及预后评估，都具有较高的临床价值。结合 cTnT、cTnI 和 CK-MB、肌红蛋白的检测结果，是临床诊断急性心肌梗死最灵敏、最特异的方法。

4. 肌红蛋白测定

肌红蛋白（myoglobin，Mb）是一种存在于骨骼肌和心肌中的含氧结合蛋白，正常人血清 Mb 含量极少，当心肌或骨骼肌损伤时，血液中的 Mb 水平升高，对诊断 AMI 和骨骼肌损害有一定价值。

【参考范围】　定性：阴性。定量：ELISA（酶联免疫吸附试验）法　50～85μg/L；RIA（放射免疫试验）法　6～85μg/L。

【临床意义】　增高见于　①AMI：发病后 2h 开始上升，3～15h 达高峰值，18～30h 恢复正常，如果此时 Mb 持续增高或反复波动，提示心肌梗死持续存在，或再发心梗及心梗范围扩展等。②其他，如骨骼肌损伤、休克、急慢性肾衰等。

第九节　血液气体分析和酸碱测定

血气分析通常指分析血液中所含的氧气、二氧化碳气体的状态，是判断患者呼吸、代谢及酸碱平衡状态的必需指标，对临床急危重症患者的监护和抢救尤为重要。

一、pH 值测定

pH 值是表示体液氢离子浓度的指标或酸碱度。pH 值取决于血液中碳酸氢盐缓冲对（HCO$_3^-$ 和 H$_2$CO$_3$）的比值，二者比值正常为 20：1，其中碳酸氢盐由肾调节，碳酸由肺调节，若任何一个因素改变均可影响 pH 值。

【参考范围】　7.35～7.45。

【临床意义】　pH＞7.45 为失代偿性碱中毒，pH＜7.35 为失代偿性酸中毒，pH 正常也不能排除有无酸碱失衡，亦不能区别是代谢性或呼吸性，应结合其他酸碱平衡检测指标进行综合判断。

二、动脉血氧分压测定

动脉血氧分压（PaO$_2$）是指血液中物理溶解的氧分子所产生的压力。

【参考范围】　95～100mmHg。

【临床意义】

（1）判断机体有无缺氧及其程度　低氧血症分为轻、中、重度，轻度 PaO$_2$ 60～80mmHg；中度 PaO$_2$ 40～60mmHg；重度 PaO$_2$＜40mmHg。

（2）判断有无呼吸衰竭及其分型 Ⅰ型呼衰 $PaO_2 < 60mmHg$，$PaCO_2$ 降低或正常；Ⅱ型呼衰 $PaO_2 < 60mmHg$，$PaCO_2 > 50mmHg$。

三、动脉血氧饱和度测定

动脉血氧饱和度（SaO_2）是指动脉血氧与血红蛋白结合的程度，为单位血红蛋白含氧的百分数。

【参考范围】 $95\% \sim 98\%$。

【临床意义】 SaO_2 和 PaO_2 测定的意义相同，均是反映机体有无缺氧的指标。不同的是前者受血液中血红蛋白的影响，如贫血、红细胞增多症、血红蛋白变性等，而后者不受影响。

四、动脉血二氧化碳分压测定

动脉血二氧化碳分压（$PaCO_2$）是指动脉血液中物理溶解的二氧化碳所产生的压力。

【参考范围】 $35 \sim 45mmHg$。

【临床意义】

（1）判断呼吸性酸碱平衡失调的指标 $PaCO_2 > 45mmHg$ 为呼吸性酸中毒；$PaCO_2 < 35mmHg$ 为呼吸性碱中毒。

（2）判断呼吸衰竭的类型与程度的指标 Ⅰ型呼衰 $PaO_2 < 60mmHg$，$PaCO_2$ 降低或正常；Ⅱ型呼衰 $PaO_2 < 60mmHg$，$PaCO_2 > 50mmHg$。

（3）判断代谢性酸碱失调的代偿反应 若经肺代偿后，代谢性酸中毒的 $PaCO_2$ 降低或代谢性碱中毒的 $PaCO_2$ 增高，均提示已通过呼吸进行了代偿。

五、标准碳酸氢盐测定

标准碳酸氢盐（SB）是指动脉血在体温 38℃、$PaCO_2$ 40mmHg、SaO_2 100% 条件下所测得的 HCO_3^- 含量。

【参考范围】 $22 \sim 27mmol/L$。

【临床意义】 是准确反映代谢性酸碱平衡的指标，且一般不受呼吸的影响。

（1）增高 见于代谢性碱中毒（胃液大量丢失、低钾血症、输入过多碱性物质等）。

（2）降低 见于代谢性酸中毒（休克、尿毒症、剧烈腹泻、大面积烧伤、肠瘘、糖尿病酮症酸中毒等）。

六、实际碳酸氢盐测定

实际碳酸氢盐（AB）是指人体血浆中 HCO_3^- 的实际含量，其值受呼吸和代谢双重因素的影响。

【参考范围】 $22 \sim 27mmol/L$。

【临床意义】 代谢性碱中毒和代偿性呼吸性酸中毒时，AB 可增高；代谢性酸中毒和代偿性呼吸性碱中毒时，AB 可降低。

临床上常将 AB 与 SB 两者结合起来分析：呼吸性酸中毒时，受肾脏代偿性调节影响，HCO_3^- 增加，AB＞SB；呼吸性碱中毒时，受肾脏代偿性调节影响，HCO_3^- 降低，AB＜SB；相反，代谢性酸中毒时，HCO_3^- 减少，AB＝SB＜正常值；代谢性碱中毒时，HCO_3^- 增加，AB＝SB＞正常值。

七、血浆二氧化碳结合力测定

血浆二氧化碳结合力（CO_2CP）是指血液中 HCO_3^- 和 H_2CO_3 中二氧化碳含量的总和，受代谢性和呼吸性两方面的影响。

【参考范围】 $22 \sim 31mmol/L$。

【临床意义】 减少提示代谢性酸中毒或呼吸性碱中毒；增高则可能是代谢性碱中毒。

八、缓冲碱测定

缓冲碱（BB）是指血液中一切具有缓冲作用的碱性物质（负离子）的总和，包括 HCO_3^-、血浆蛋白、血红蛋白和 HPO_4^{2-}。HCO_3^- 是 BB 的主要成分，约占 50%。是反映代谢性因素的指标。

【参考范围】　45～55mmol/L。

【临床意义】　增高提示代谢性碱中毒；反之代谢性酸中毒。

九、剩余碱测定

剩余碱（BE）是指在体温 38℃、$PaCO_2$ 40mmHg、SaO_2 100% 条件下，将血液标本滴定至 pH 值为 7.40 所需要的酸或碱的量，表示血液中碱储备增加或减少的情况。需加酸者表示血中有多余的碱，BE 为正值；需加碱者表示血中碱缺失，BE 为负值。

【参考范围】　0±2.3mmol/L。

【临床意义】BE 是反映代谢性因素的指标，BE 增高见于代谢性碱中毒；BE 降低见于代谢性酸中毒。呼吸性酸碱中毒时，由于肾脏的代偿，也可使 BE 发生相应的改变，如呼吸性酸中毒发生代偿时，BE 略有增高。

（郑　爽）

目 标 测 试

一、选择题

1. 采集血液标本正确的是（　　）。
   - A. 从输液针头处放血
   - B. 采集后去掉穿刺针头将血液沿试管壁徐徐注入
   - C. 为帮助采血，止血带可束缚紧一点
   - D. 所有采血前均禁食12h
   - E. 挤压局部，促使血液流出

2. 血液一般检查的内容不包括（　　）。
   - A. 红细胞计数　　　B. 网织红细胞计数　　　C. 血红蛋白测定　　　D. 白细胞计数
   - E. 白细胞分类计数

3. 正常情况下白细胞分类计数百分比最低的是（　　）。
   - A. 中性粒细胞　　　B. 嗜酸粒细胞　　　C. 嗜碱粒细胞　　　D. 淋巴细胞
   - E. 单核细胞

4. 血液中白细胞百分率最高的是（　　）。
   - A. 淋巴细胞　　　B. 单核细胞　　　C. 嗜酸粒细胞　　　D. 嗜碱粒细胞
   - E. 中性粒细胞

5. 下列哪项中性粒细胞增高最明显（　　）。
   - A. 剧烈运动后　　　B. 病毒感染　　　C. 寄生虫病　　　D. 急性化脓性感染
   - E. 伤寒

6. 嗜酸粒细胞减少见于（　　）。
   - A. 寄生虫病　　　B. 支气管哮喘　　　C. 伤寒　　　D. 荨麻疹
   - E. 湿疹

7. 成人男性血红蛋白参考值范围（　　）。
   - A. 100～140g/L　　　B. 140～170g/L　　　C. 110～150g/L　　　D. 170～200g/L
   - E. 120～160g/L

8. 周围血象中中性粒细胞"核右移"常提示（　　　）。

　　A. 白血病　　　　　　B. 过敏性疾病　　　　C. 造血物质过多　　　D. 严重感染

　　E. 骨髓造血功能低下

9. 网织红细胞减少见于（　　　）。

　　A. 缺铁性贫血　　　　B. 溶血性贫血　　　　C. 出血性贫血　　　　D. 巨幼红细胞贫血

　　E. 再生障碍性贫血

10. 最能反映贫血程度的实验室检查指标为（　　　）。

　　A. 红细胞计数　　　　B. 红细胞沉降率　　　C. 网织细胞计数　　　D. 血红蛋白定量

　　E. 血清蛋白总量

11. 尿中出现蜡样管型见于（　　　）。

　　A. 急性肾炎　　　　　B. 肾结核　　　　　　C. 慢性肾盂肾炎　　　D. 慢性肾炎晚期

　　E. 肾结石

12. 镜下血尿是指尿液外观无血色，尿沉渣镜检红细胞（　　　）。

　　A. ＞5 个/HP　　　　B. ＞4 个/HP　　　　C. ＞3 个/HP　　　　D. ＞2 个/HP

　　E. ＞1 个/HP

13. 少尿是指 24h 尿量少于（　　　）。

　　A. 100ml　　　　　　B. 400ml　　　　　　C. 600ml　　　　　　D. 1000ml

　　E. 1500ml

14. 正常尿比重为（　　　）。

　　A. 1.010～1.020　　B. 1.010～1.025　　C. 1.020～1.030　　D. 1.025～1.035

　　E. 1.005～1.050

15. 下列对于异常尿液的描述正确的是（　　　）。

　　A. 24h 尿量小于 400ml 称为少尿　　　　　B. 氨臭味尿见于糖尿病酮症酸中毒

　　C. 血红蛋白尿呈深黄色　　　　　　　　　D. 24h 尿量小于 100ml 称为少尿

　　E. 24h 尿量大于 2000ml 见于尿崩症

16. 有关尿液检查正确的是（　　　）。

　　A. 镜下血尿＞3 个红细胞/HP　　　　　　B. 镜下脓尿＞3 个白细胞/HP

　　C. 管型：不可含有细胞　　　　　　　　　D. 大量上皮细胞属于正常

　　E. 尿液一般为弱碱性

17. 采集粪便查寄生虫虫卵应采集粪便的（　　　）。

　　A. 脓血部分　　　　　B. 黏液部分　　　　　C. 边缘部分　　　　　D. 不同部分

　　E. 中间部分

18. 上消化道出血的患者粪便可呈（　　　）。

　　A. 脓血样　　　　　　B. 柏油样　　　　　　C. 果酱样　　　　　　D. 白陶土样

　　E. 米泔水样

19. 阻塞性黄疸患者的大便颜色呈（　　　）。

　　A. 黑色　　　　　　　B. 黄褐色　　　　　　C. 陶土色　　　　　　D. 暗红色

　　E. 鲜红色

20. 大便隐血试验持续阳性常见于（　　　）。

　　A. 胃溃疡　　　　　　B. 钩虫病　　　　　　C. 食用动物血　　　　D. 胃癌

　　E. 口腔出血

21. 粪便观察中，描述错误的一项是（　　　）。

A. 粪便的气味是蛋白质细菌分解发酵产生的　B. 食入大量菠菜大便呈绿色

C. 肛裂患者大便表面可有鲜血　　　　　　　D. 腥臭味大便见于直肠癌患者

E. 扁条状大便见于部分肠梗阻患者

22. 评估肾脏疾病最常见的不可取代的首选检查是（　　　）。

　　A. 尿常规　　　　　　　　　　　　　　　B. 血尿素氮、肌酐、尿酸

　　C. 血尿素氮　　　　　　　　　　　　　　D. 24h 尿蛋白定量测定

　　E. 尿沉渣镜检

23. 下列哪项支持慢性肾盂肾炎肾功能受损的诊断（　　　）。

　　A. 畏寒、发热、腰痛　　B. 尿频、尿急、尿痛　　C. 肾区叩击痛　　D. 脓尿、菌尿

　　E. 夜尿增多

24. 肾病综合征患者尿中常见的管型是（　　　）。

　　A. 细颗粒管型　　　B. 粗颗粒管型　　　C. 脂肪管型　　　D. 蜡样管型

　　E. 透明管型

25. 下列疾病血清白蛋白减低不明显的是（　　　）。

　　A. 急性病毒性肝炎　　B. 慢性肝炎　　　C. 肝硬化　　　D. 肝坏死

　　E. 肾病综合征

26. 电泳膜上泳动最快的是（　　　）。

　　A. 白蛋白　　　　B. α_1-球蛋白　　　C. α_2-球蛋白　　　D. β-球蛋白

　　E. γ-球蛋白

27. 血清总胆红素和结合胆红素增高，尿胆原阴性，尿胆红素阳性提示为（　　　）。

　　A. 正常　　　　　　B. 溶血性黄疸　　　C. 肝细胞性黄疸　　D. 阻塞性黄疸

　　E. 先天性非溶血性黄疸

28. 急性肝炎时增高最明显的是（　　　）。

　　A. ALT　　　　　　B. AST　　　　　　C. ALP　　　　　　D. γ-GT

　　E. MAO

29. 肝癌患者显著增高的血清酶是（　　　）。

　　A. ALT　　　　　　B. AST　　　　　　C. γ-GT　　　　　D. MAO

　　E. GDH

30. 急性心肌梗死明显增高的血清酶是（　　　）。

　　A. ALT　　　　　　B. AST　　　　　　C. ALP　　　　　　D. γ-GT

　　E. MAO

31. 血清酶检查结果错误的是（　　　）。

　　A. ALT 是反映肝细胞受损的灵敏指标　　　B. 慢性活动性肝炎 γ-GT 持续性增高

　　C. 原发性肝癌 γ-GT 明显增高　　　　　D. 肝硬化时 MAO 增高

　　E. 急性心肌梗死 ALT 较 AST 增高显著

32. 对原发性肝癌早期诊断有重要价值的是（　　　）。

　　A. ALT　　　　　　B. AST　　　　　　C. AFP　　　　　　D. MAO

　　E. γ-GT

33. 表明患者具有强传染性的检查结果是（　　　）。

　　A. HBsAg 阳性　　　B. 抗-HBs 阳性　　　C. 抗-HBc 阳性

　　D. HBsAg、抗-HBe、抗-HBc 均为阳性　　　E. HBsAg、HBeAg、抗-HBc 均为阳性

34. 急性心肌梗死血清酶增高持续时间长的是（　　　）。

  A. 肌酸激酶　　　　B. 乳酸脱氢酶　　　　C. 丙氨酸氨基转移酶
  D. 天冬氨酸氨基转移酶　　　　　　　　　　E. 碱性磷酸酶

35. 最能反映早期肾小球功能损害的检查项目是（　　）。
  A. 血清肌酐测定　　　B. 血清尿素氮测定　　　C. 内生肌酐清除率测定
  D. 酚红排泌试验　　　　　　　　　　　　　E. 尿胆红素定性试验

36. 测定内生肌酐清除率标本采集错误的是（　　）。
  A. 试验前连续低蛋白饮食并禁食肉类 3 天　　B. 试验前 1 天晨 8 时排净尿液弃去
  C. 试验当天取静脉血 2～3ml 送检　　　　　D. 收集当天 8h 尿液送检
  E. 将抽取的静脉血与收集的尿液同时送检

37. 血清肌酐明显升高的疾病是（　　）。
  A. 心功能不全　　　B. 急性传染病　　　C. 尿毒症　　　D. 泌尿道肿瘤
  E. 上消化道大出血

38. 肾小球肾炎出现异常结果最早的是（　　）。
  A. 血清尿素氮增高　　　B. 血清肌酐升高　　　C. 内生肌酐清除率降低
  D. 酚红排泄率减低　　　E. 尿比重固定

39. 某患者测得空腹血糖为 6.7mmol/L，为确定病情，首先考虑做（　　）。
  A. 血常规检查　　　B. 血电解质测定　　　C. OGTT 试验　　　D. 血脂测定
  E. 血气分析

40. 某患者患肾病 8 年，近来夜尿明显增多。24h 尿量为 3000ml，夜尿量为 900ml，尿比重固定在 1.010 左右，下列哪项诊断是正确的（　　）。
  A. 急性肾炎　　　B. 慢性肾炎　　　C. 尿崩症　　　D. 糖尿病
  E. 急性肾盂肾炎

41. 某肾脏病患者，近来尿量增多。查尿蛋白定性强阳性，内生肌酐清除率降低为 42ml/min，最大可能是（　　）。
  A. 肾功能正常　　　B. 肾功能重度损害　　　C. 肾功能中度损害　　　D. 肾功能轻度损害
  E. 肾衰竭早期

42. 某患者患肝病 3 年，近来出现巩膜进行性黄染。查血清总胆红素 150μmol/L、直接胆红素 55μmol/L、间接胆红素 28μmol/L，尿胆红素及尿胆原均呈阳性，应考虑（　　）。
  A. 正常人　　　B. 肝细胞性黄疸　　　C. 完全阻塞性黄疸　　　D. 溶血性黄疸
  E. 不完全阻塞性黄疸

43. 患者主诉晚餐后上腹部突发剧烈疼痛，且伴有恶心、呕吐，临床怀疑急性胰腺炎。为明确诊断主要应选择（　　）。
  A. 血清淀粉酶测定　　　B. 尿淀粉酶测定　　　C. 血糖测定　　　D. 血钙测定
  E. 血清脂肪酶测定

44. 某男性青年，近来感觉疲乏无力，食欲缺乏，右上腹部不适，巩膜黄染。查血清转氨酶 ALT 480U/L，AST 290U/L，最可能的诊断是（　　）。
  A. 急性病毒性肝炎　　　B. 脂肪肝　　　C. 肝硬化　　　D. 慢性活动性肝炎
  E. 肝癌

45. 50 岁男性，上楼后出现胸闷 1 天，来医院就诊，经查血 CK 和 AST 均增高，此患者可能为（　　）。
  A. 心绞痛　　　B. 心肌梗死　　　C. 肺炎　　　D. 胸膜炎
  E. 心力衰竭

二、名词解释

1. 血细胞比容
2. 网织红细胞
3. 核左移与核右移
4. 病理性蛋白尿
5. 血尿与脓尿

三、简答题

1. 如何根据血液、尿液及粪便的改变来区分三种黄疸?
2. 简述肾小球性蛋白尿的形成及临床意义?
3. 试述尿红细胞形态检查的临床意义?
4. 比较化脓性脑膜炎、结核性脑膜炎、病毒性脑膜炎时脑脊液的改变?
5. 如何鉴别渗出液与漏出液?

第九章 心电图检查

学习目标：

●掌握心电图的基本概念、各波段的组成和命名；心电图的测量方法、波形特点及正常值。

●常见异常心电图的基本特征。

●熟悉心电图的导联系统。

●了解心电图产生的原理。

第一节 心电图基本知识

心脏在发生机械收缩之前，首先产生电激动，电激动沿心脏特殊传导系统下传，使心房和心室电活动变化，形成微弱的电流传导体表。将探测电极放置在体表的不同部位，利用心电图仪将心脏每一心动周期所产生的电活动变化描记成曲线图，称心电图（electrocardiogram，ECG）。

心电图检查是心血管疾病最常用的临床诊断技术，也是进行临床诊断或健康评估不可缺少的检查项目之一，是记录心脏电生理特性的实用方法。观察并分析心电图曲线的变化规律及其与临床疾病的关系就是心电图学所研究的内容。

一、心电图的产生原理

（一）心肌细胞的电位变化规律

1. 极化状态

当心肌细胞处于静息状态时，静止的心肌细胞保持极化状态，即细胞膜外侧集聚排列着带正电荷的阳离子、细胞膜内集聚排列相等比例带负电荷的阴离子，两侧保持平衡，不产生电位变化，细胞表面无电位差。这种状态称为极化状态，此状态下细胞膜内外的电位差称静息电位，此时细胞膜表面和内外均无电流活动。

2. 心肌细胞的除极

当心肌细胞一端的细胞膜受到一定强度的刺激时，心肌细胞膜对钾、钠、氯、钙等离子的通透性发生改变，引起细胞膜内外阴、阳离子的流动，石墨外侧带负电荷，膜内侧带正电荷，这一过程称为除极（depolarization）。由于已除极部位膜外带负电荷（电穴），临近未除极部分仍保持正电荷（电源），两者之间构成一对电偶，产生电流。电流的方向由电源流向点穴，而除极的方向是由电穴指向电源。此时若在面对正电荷（即面对电源）端放置一个探测电极，可描记出向上的波，反之，探测电极面对负电荷（即面对电穴）则描记出向下的波。若探测电极放置于细胞中央处则描记出先正后负的双向波。随着除极的迅速推进，直至整个心肌细胞完全除极，细胞膜内外分别均匀的聚集正、负电荷，细胞膜外的电位差消失，无电流存在，则又描记成一水平线。

3. 心肌细胞的复极

心肌细胞完成除极后，在提供 ATP 能量的基础上，经过细胞膜内外阴、阳离子的流动，主要有钾离子外流，使心肌细胞恢复到细胞膜外带正电荷，细胞膜内侧带负电荷，这一过程称为复极（repolarization）（图 9-1-1）。此时细胞膜内外两侧的各种离子基本回复到除极前的分布状态，复极完成后，整个心肌细胞恢复到静息状态水平。

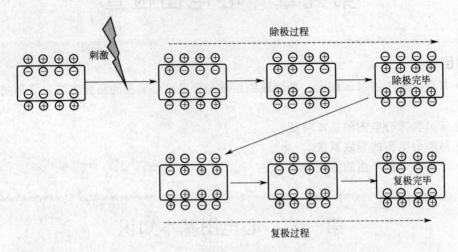

图 9-1-1　心肌细胞的除极复极过程示意图

发生的顺序：除极、复极。电位变化与心电图的关系（图 9-1-2）如下。

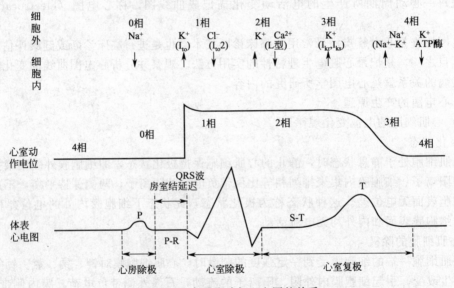

图 9-1-2　离子流动与心电图的关系

0 相　即除极期。主要由大量钠离子快速内流进入细胞内产生钠离子电流所引起，细胞处于收缩早期，相当于心电图的 QRS 波。

1 相　即快速复极初期。此时钠内流已失去作用，因瞬时性钾离子通道激活导致钾离子快速外流引起。

2 相　即缓慢复极期，又称平台期。主要由钙离子内流与钾离子外渗引起，两者的电流方向相反，流速相近，使动作电位接近平线，相当于心电图的 S-T 段，1、2 相交界点相当于心电图的 J 点。

3 相　即快速复极末期。主要由大量钾离子快速外流而致，相当于心电图的 T 波。

4 相　即静息期。复极完毕，细胞处于舒张状态，相当于心电图的 T-P 段。

（二）心电向量

物理学上用来表明既有数量大小，又有方向性的量叫做向量（vector），又叫矢量。如前所述心肌细胞在除极和复极时可产生电偶。电偶两极的电荷数目聚集得越多，两极间的电位差越大。电偶既有数量大小，又有方向性，故电偶是向量。通常规定电偶正极所指的方向作为电偶的方向，因此电偶的方向是由电穴指向电源，由心脏所产生的心电变化不仅具有量值，还有方向性，故称心电向量。通常用长度表示其电位的量值，用箭头表示其方向。心肌细胞除极和复极时产生的心电向量分别称为除极向量和复极向量。除极向量的方向与除极方向一致，而复极向量的方向与复极方向相反。

心脏的电激动过程中产生许多大小方向均不相同的心电向量。一般按照向量的综合原理把某一瞬间许多大小、方向不同的向量综合成一个向量，这就是瞬间综合向量。由无数个依次产生的瞬间综合向量组成了心脏的除极向量和复极向量。

瞬间综合心电向量：心脏电激动的每一瞬间均有许多心肌细胞同时除极或复极，产生许多个大小方向各不相同的心电向量，而这些心电向量可按一定的规则最终综合成某个瞬间的综合心电向量。在体表所测得的心电变化，其实是瞬间综合心电向量的大小和方向的变化。

二、心电图各波段的组成与命名

心脏的起搏传导系统（图 9-1-3）由窦房结、结间束（分为前、中、后结间束）、房间束（起自前结间束，称 Bachmann 束）、房室结、房室束或希氏束（His bundle）、左束支（分为左前分支、左后分支）、右束支、蒲肯野纤维（Purkinje fibers，PF）所构成。正常心脏的电激动起源于窦房结，并从此出发沿此特殊传导系统的通道下传，先后兴奋心房和心室，使心脏收缩，执行心脏泵血功能。这种先后有序的电兴奋活动的传导，将引起心脏一系列的电位变化，形成心电图上相应的波段。

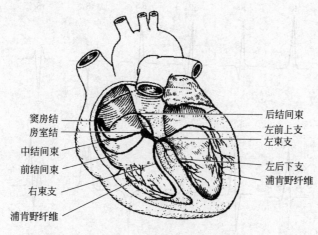

图 9-1-3　心脏传导系统示意图

正常心电图每一心动周期的一系列波段命名如下。

（1）P 波（P wave）　即心房除极波，反映心房除极过程的时间和电位改变。窦房结位于右心房上腔静脉入口处，因此，正常窦房结所发放的冲动，从右心房开始逐渐向左心房扩展，故起始部分代表右心房除极，中间部分代表左右心房除极，终末部分代表左心房除极。

（2）P-R 段（P-R segment）　指 P 波终点到 QRS 波群起点的线段，反映心房复极过程及房室结、希氏束、左右束支的电活动所需要的时间。

（3）P-R 间期（P-R interval）　P-R 间期包括 P 波和 P-R 段（图 9-1-4）。反映从心房开始

除极至心室开始除极的时间，即电激动从窦房结传到心室所需要的时间。

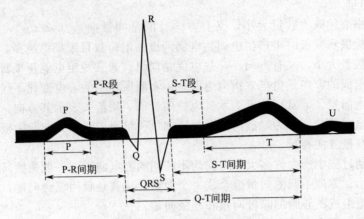

图 9-1-4 心电图各波段示意图

（4）QRS 波群（QRS wave） 即心室除极波，反映左右心室肌除极时的电位变化和时间变化。由于探测电极的位置不同，QRS 波在各导联上所形成的波形不一样，统一命名原则是（图 9-1-5）：在 QRS 波群中出现的第一个负向波称为 Q 波；第一个出现的正向波称为 R 波；R 波后第一个负向波称为 S 波；S 波之后再出现的正向波称为 R′波；R′波后再出现的负向波称为 S′波。如果 QRS 波群只有负向波统称为 QS 波。各波的大小，分别用英文字母的大小写形式表示。波形的波幅≥0.5mV，用大写的英文字母 Q、R、S 表示，波形的波幅＜0.5mV，用小写的英文字母 q、r、s 表示。如果在等电线同侧，一个波上可见 2 个或 2 个以上的转折点，称为切迹或顿挫。

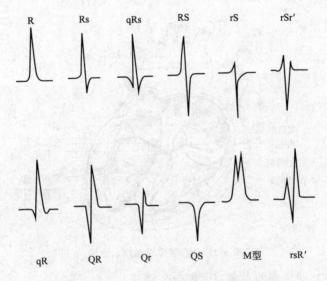

图 9-1-5 心电图 QRS 波群的命名示意图

（5）S-T 段（S-T segment） 指 QRS 波群终点至 T 波起点间的线段，反映心室复极早期缓慢复极的电位变化。QRS 波群的终末与 S-T 段起始的交接点称 J 点。代表心室除极结束到开始复极（慢复）电变化综合情况。

（6）T 波（T wave） 指 QRS 波群后出现的一个向上或向下的圆钝而较宽的波，反映心室晚期快速复极过程的电位变化。

（7）J 点 （J dot） S-T 段与 QRS 波群交界点，S-T 段上移、下移分析点。

（8）Q-T 间期 （QT interval） 指 QRS 波群起点至 T 波终点间水平距离，代表心室除极和复极所需的总时间。

（9）U 波 T 波后的一个较小的波，波幅很小，不是每个导联都可出现。发生机制尚不清楚。多认为是心肌激动的激动后电位。

（10）VAT （室壁激动时间） 即 R 波顶点的垂线距 QRS 波群起点的距离。V_1 导联 VAT<0.03s，V_5 导联 VAT<0.05s。

为了便于记忆，心电图可概括为四（三）个波（群）：P 波、QRS 波群、T 波、U 波。一个段：S-T 段。两个间期：P-R 间期、Q-T 间期。

三、心电图的导联体系

将电极置于人体的任何两点，并用导线与心电图机连接，这种放置电极与心电图机连接的线路，称为心电图导联。目前临床上应用最为普遍的是由 Einthoven 创设的国际通用导联体系（lead system），称为常规心电图导联。共有 12 个导联。

1. 双极肢体导联

双极肢体导联（bipolar limb leads）也称标准导联（standard leads），反映的是心电变化在两肢体之间的电位差变化。

（1）Ⅰ导联 心电图机的正极与左上肢电极相连（图 9-1-6），负极与右上肢电极相连，反映左上肢与右上肢的电位差。

（2）Ⅱ导联 心电图机的正极与左下肢电极相连（图 9-1-6），负极与右上肢电极相连，反映左下肢与右上肢的电位差。

（3）Ⅲ导联 心电图机的正极与左下肢电极相连（图 9-1-6），负极与左上肢电极相连，反映左下肢与左上肢的电位差。

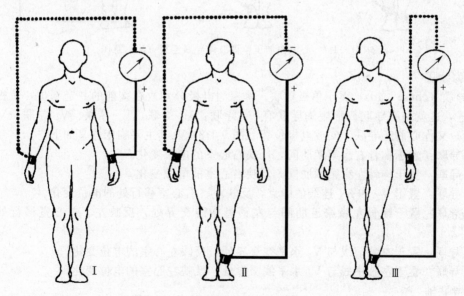

图 9-1-6 心电图标准导联连接方法示意图

2. 加压单极肢体导联

把左上肢、右上肢和左下肢的三个电极各通过 5000Ω 高电阻，然后用导线连接在一点，组成无干电极或称中心电端（centralterminal）。中心电端的电位在整个心脏激动过程中的每一瞬间始终稳定，接近于零。在临床上，就是将心电图仪的负极与中心电端连接，探测电极分别连接人体的左上肢、右上肢、左下肢，就构成单极肢体导联，分别称为左上肢单极导联（VL）、右上肢单极导联（VR）、左下肢单极导联（VF）。在描记某一个肢体的单极导联时，将该肢体与中心电端的连接线断开，这种导联方式称为加压单极肢体导联。加压单极肢体导联负极电位几乎为零，正极所测出的电位就是该处的实际电位。

（1）加压单极右上肢导联（aVR）　心电图机正极接右上肢，负极通过中心电端与左上肢和左下肢相连（图9-1-7）。

（2）加压单极左上肢导联（aVL）　心电图机正极接左上肢，负极通过中心电端与右上肢和左下肢相连（图9-1-7）。

（3）加压单极左下肢导联（aVF）　心电图机正极接左下肢，负极通过中心电端与右上肢和左上肢相连（图9-1-7）。

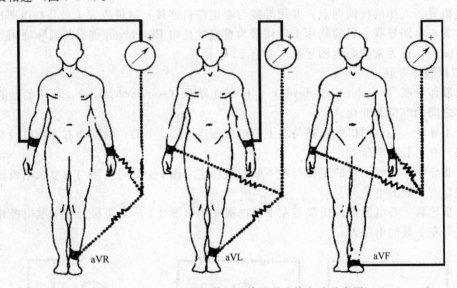

图 9-1-7　心电图加压单极肢体导联连接方法示意图

3. 胸导联

胸导联（chest leads）属于单极导联。将探测电极分别放在胸前的一定部位，负极与中心电端相连，这就是胸导联。常规胸导联有 V_1 导联、V_2 导联、V_3 导联、V_4 导联、V_5 导联、V_6 导联，又称心前区导联，安放电极位置（图9-1-8）及其主要临床意义如下。

V_1 导联：置于胸骨右缘第四肋间，反映右心室的电位变化。

V_2 导联：置于胸骨左缘第四肋间，反映右心室的电位变化。

V_3 导联：置于 V_2 和 V_4 连线的中点，反映左、右心室移行处的电位变化。

V_4 导联：置于胸骨左缘第五肋间与左锁骨中线交界处，反映左、右心室移行处的电位变化。

V_5 导联：置于左腋前线与 V_4 水平线交界处，反映左心室的电位变化。

V_6 导联：置于左腋中线与 V_4 水平线交界处，反映左心室的电位变化。

4. 导联轴

某一导联正负两极之间的假想连线，称为该导联的导联轴，方向由负极指向正极。

将右上肢、左上肢和左下肢设想为一个以心脏为核心的等边三角形的3个顶点，中心电端即位于三角形的中心。这样6个肢体导联就可以获得6个方向各异的导联轴。标准导联与加压单极肢体导联的导联轴都位于同一个平面（额面）内。如将6个肢体导联的导联轴分别平行移动，使各导联轴均通过等边三角形中心点，即构成额面六轴系统（hexaxial system）（图9-1-9），它有助于额面心电轴的测定以及肢体导联心电图波形的判断。

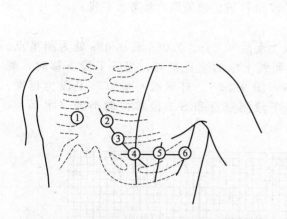

图 9-1-8　常规胸导联电极安放位置示意图

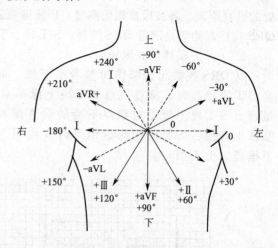

图 9-1-9　肢体导联的导联轴和额面六轴系统示意图

第二节　正常心电图

一、心电图的测量

　　心电图是一种具有正向波及负向波的曲线，可以直接描记在心电图纸上。心电图记录纸是由无数个 1mm×1mm 的小方格组成的记录纸。横向距离（小格的宽度）代表时间，用来计算各波和各间期所占时间。按照国内采用的走纸速度 25mm/s 描记心电图时，每一小格相当于 0.04s。纵向距离（小格的高度）代表电压，用来计算各波波幅的高度或深度。当输入定标电压 1mV 时正好能将心电记录器上的描笔上下移动 10mm，每小格相当于 0.1mV 的电压（图 9-2-1）。

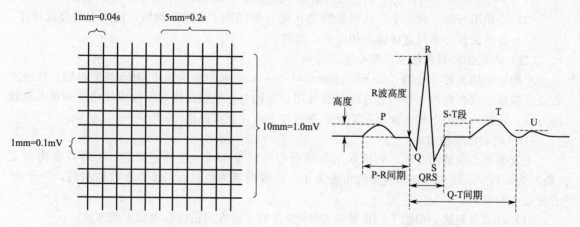

图 9-2-1　心电图记录纸示意图　　　　　图 9-2-2　心电图各波段时间及波幅测量示意图

（一）时间测量

　　一般自波形起点的内缘开始，量至波形终点的内缘。测量时应选择波形最大、波形清晰的导联。如室壁激动时间（VAT）为 QRS 波群的起点到通过 R 波顶峰垂直线的水平距离。若 R 波有切迹或有 R′ 波，以最后的 R 波峰为准。

（二）波幅的测量

　　测量一个正向波（如 R 波）的高度时，应从等电线的上缘量至该波的顶点间的垂直距离

（图 9-2-2）；测量一个负向波（如 Q 波或 S 波）的深度时，应从等电线的下缘量至该波的最低处的垂直距离。各波段振幅的测量：P 波振幅测量的参考水平应以 P 波起始前的水平线为准，QRS 波群起始部是测量 QRS 波群、S-T 段、T 波和 U 波波幅采用的参考水平线。

（三）S-T 段移位的测量

以 QRS 波群起始部作为参考水平线，取 J 点后 0.04s、0.06s 或 0.08s 处为测量点。当 S-T 段抬高时，测量该点 S-T 段上缘至对照线上缘的垂直距离；当 S-T 段下移时，测量该点 S-T 段下缘至对照线下缘的垂直距离（图 9-2-3）。对照线一般以 T-P 段为标准。临床上在报告 S-T 段的测量结果时应说明 S-T 段测量点和 S-T 段移位的类型（水平型、下垂型、上斜型）。

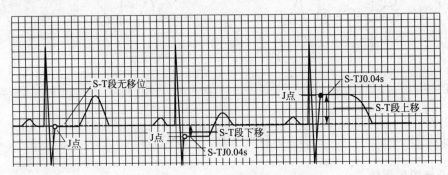

图 9-2-3　心电图 S-T 段移位的测量

（四）心率的测量

（1）心率规则　测量邻近 2 个 P-P（或 R-R）间隔的时间（s）代表一个心动周期，然后代入以下公式：

$$心率（HR）=\frac{60(s)}{R\text{-}R\,间期或\,P\text{-}P\,间期(s)}$$

（2）心律不齐时　测 5 个心动周期的 P-P 或 R-R 间期，取其平均值，代入上述公式计算。

（3）查表法或心率尺直接读出相应的心率数。

（五）心电图轴目测法及正常心电图特点

平均心电轴又称心电轴（cardiac electrical axis），一般指平均额面 QRS 波群电轴，代表左右心室除极过程在额面上方的总方向。通常用心电轴与 I 导联正侧端所构成的角度表示心电轴的方向。正常人的心电轴在额面上的投影指向左下方，正常范围 -30°～+90°。

1. 平均心电轴测量

正常额面心电轴向左下。临床采用与额面心电向量相同的坐标，规定：I 导联左为 0°右（负）为 ±180°，循 0°顺钟向转位的角度为正，逆钟向者为负。<0°者为心电轴左偏；>+90°者为心电轴右偏。

（1）目测判定法　根据 I、III 导联 QRS 波群的主波方向估计心电轴大致方位。

可概括为：I 上 III 上电轴不偏，I 上 III 下电轴左偏，I 下 III 上电轴右偏，I 下 III 下电轴重度右偏（或不确定）（图 9-2-4）。

（2）作图法　分别测量 I、III 导联 QRS 波幅，将 I 导联中的 QRS 波幅的代数和记于六轴系统的 I 导联轴上，将 III 导联中的 QRS 波幅的代数和记于六轴系统的 III 导联轴上。然后分别在 I、III 导联轴上的代数和的位置引一条垂直线；两条垂直线相交于一点，该点与中心电端的连线即是心电轴，该轴与 I 导联正侧的夹角即为心电轴的角度。根据该心电轴的位置可判断心电轴偏移的方向及程度。

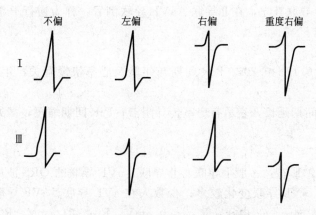

图 9-2-4 目测法判断心电轴示意图

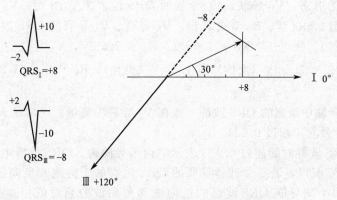

图 9-2-5 作图法计算心电轴示意图

（3）查表法 将Ⅰ导联及Ⅲ导联 QRS 波群正负波幅的代数和，从专用的心电轴表中直接查得相应的额面心电轴角度。

2. 平均心电轴偏移的临床意义

临床上根据额面心电轴偏移的度数将其分为正常、右偏、左偏、重度右偏（或不确定）电轴。正常人平均心电轴可变动于 $-30°\sim+90°$。心电轴在 $-30°\sim-90°$ 为"电轴左偏"，见于横位心（肥胖体型、妊娠晚期、重度腹水等）、左室肥大、左前分支阻滞等。若心电轴达到 $+90°\sim+180°$，则称为"电轴右偏"，可见于正常垂位心、右心室肥大、侧壁心肌梗死等。心电轴＞110°传统上称为"电轴极度右偏"，可见于重症右室肥厚、肺心病等。

二、正常心电图的波形特点与各波正常值

（一）P 波

（1）形态 大部分导联呈圆钝型，有时可能有轻度切迹，但切迹双峰间距＜0.04s。

（2）方向 Ⅰ导联、Ⅱ导联、aVF 导联、$V_4\sim V_6$ 导联直立，aVR 导联倒置，Ⅲ导联、aVL 导联、$V_1\sim V_3$ 导联可倒置、双向或低平。

（3）时间 一般＜0.12s。

（4）电压 在肢体导联中，P 波波幅＜0.25mV。V_1 导联的 P 波为双向波时，其终末部分（负向）电压的振幅与时间的乘积为 V_1 导联 P 波终末电势（PV_1 terminal force，$PtfV_1$）。正常人 $PtfV_1$（绝对值）＜0.04mm・s。

临床意义：P 波时间超过正常范围，见于左心房肥大；P 波电压超过正常范围，见于右心房肥大。P波在aVR导联直立，在Ⅱ导联、aVF导联倒置，称为逆行P波，表示激动起源于房室交界区。

（二）P-R间期

成人正常范围为0.12～0.20s。P-R间期与年龄及心率快慢有关，年龄越小，心率越快，P-R间期越短。

临床意义：P-R间期延长，表示有房室传导阻滞；P-R间期缩短，多见于预激综合征。

（三）QRS波群

1. 形态与电压

（1）肢体导联　①形态：一般Ⅰ导联、Ⅱ导联、aVF导联的QRS波群主波向上，呈qR、Rs或R型；Ⅲ导联、aVL导联变化较多；少数人在aVL导联、aVF导联中呈QR型；aVR导联的QRS波群主波向下。②电压：$R_{aVR}<0.5mV$，$R_{aVL}<1.2mV$，$R_{aVF}<2.0mV$，$R_I<1.5mV$，$R_Ⅱ<2.5mV$，$R_Ⅲ<1.5mV$，$R_I+S_Ⅲ<2.5mV$。

（2）胸导联　①形态：V_1导联、V_2导联的QRS波群多呈rS型；V_5导联、V_6导联的QRS波群多呈qR型、qRs型、Rs型或R型；V_3导联、V_4导联的QRS波群呈RS型（R波与S波振幅大致相等）。②电压：$R_{V_1}<1.0mV$，$R_{V_5}<2.5mV$，V_1导联的R/S<1，V_5导联的R/S>1，$R_{V_5}+S_{V_1}<3.5mV$（女性）或4.0mV（男性），$R_{V_1}+S_{V_5}<1.2mV$。

2. 时间

一般测量标准导联中最宽的QRS波群，或在V_3导联中测量。正常成人QRS波群时间多数为0.06～0.10s，最宽不超过0.12s。

临床意义：QRS波群时间超过0.12s表示室内传导障碍。QRS波群电压超过上述指标，考虑左心室或右心室肥厚，若每个肢体导联的QRS波群的正向波和负向波的绝对值相加都不超过0.5mV或每个胸导联QRS波群的正向波和负向波的绝对值相加都不超过0.8mV，称为低电压，常见于心包积液、肺气肿、甲状腺功能低下、胸腔积液或积气、高度水肿和肥胖者。

3. R峰时间

过去称为室壁激动时间或类本位曲折时间，指QRS波群起点至R波顶端垂直线的间距。如有R′波，则应测到R′峰；如R峰有切迹，则应测量到切迹第二峰。正常成人R峰时间在V_1导联、V_2导联不超过0.04s，在V_5导联、V_6导联不超过0.05s。

4. Q波

除aVR导联可呈QS型或Qr型外，其他导联的Q波波幅不超过同导联的R波的1/4，时间<0.04s。V_1导联、V_2导联不应有q波，但可呈QS型；V_5导联、V_6导联经常可见到正常范围的q波，如出现超过正常范围的Q波称为异常Q波，常见于心肌梗死、心肌病等。

（四）J点

QRS波群的终点与S-T段起始的交点，称为J点。一般位于等电线上，可随S-T段的偏移而发生移位。

（五）S-T段

正常的S-T段为一等电位线，可有轻度向上或向下偏移，下移在R波为主的导联上不应超过0.05mV；而V_1导联、V_2导联的S-T段上移不应超过0.03mV，V_3导联S-T段上移不应超过0.5mV，其余导联不应超过0.1mV。

临床意义：S-T段下移超过0.05mV提示心肌缺血或心肌损伤；S-T段异常上抬多见于急性心肌梗死、变异性心绞痛、急性心包炎等。

（六）T 波

（1）形态 T 波钝圆而宽大，波形多不对称，其前支较长，后支较短。

（2）方向 正常 T 波方向常与 QRS 波群主波方向一致，在Ⅰ导联、Ⅱ导联、aVF 导联、$V_4 \sim V_6$ 导联直立，在 aVR 导联倒置，在其他导联可以直立、双向或倒置，但若 V_1 导联直立，V_3 导联就不应该倒置。

（3）电压 心前区导联中，T 波较高，可高达 1.2～1.5mV，但不应超过 1.5mV，在以 R 波为主的导联上，T 波不应低于同导联 R 波的 1/10。

临床意义：T 波显著增高（尤其是双支对称），可见于心肌梗死早期，高钾血症；T 波低平或倒置，见于心肌缺血、心肌损伤、低钾血症等。

（七）Q-T 间期

Q-T 间期一般为 0.32～0.44s，其长短与心率有密切关系，心率越快，Q-T 间期越短，反之则越长。由于 Q-T 间期受心率的影响较大，因此常用校正的 Q-T 间期，即 Q-Tc。正常的 Q-Tc 最高限为 0.44s，超过此限即为延长。Q-T 间期延长伴 T 波异常常可出现极为严重的心律失常。Q-Tc 的校正公式：$Q\text{-}Tc = Q\text{-}T / \sqrt{R\text{-}R}$。

（八）U 波

在 T 波后 0.02～0.04s 出现的小波，其方向一般与 T 波方向一致，波幅很小，不高于同导联 T 波，一般在 V_2 导联、V4 导联较清楚，其电位可高达 0.2～0.3mV。

临床意义：U 波增高，常见于低钾血症等；U 波倒置见于高钾血症、心肌缺血、心肌梗死等。

正常心电图各波形的正常值及其临床意义见表 9-2-1。

表 9-2-1 正常心电图各波形的正常值及其临床意义

波形	代表意义	正常值	异常意义
P 波	心房除极过程	电压＜0.25mV（胸）、＜0.2mV（肢），时间＜0.11s	波形异常或无 P 波，表示有异位起搏点
QRS 波群	心房除极过程	时间 0.06～0.10s	QRS 波群增宽见于室内传导阻滞
P-R 间期	心房开始除极至心室开始除极的时间	时间 0.12～0.2s	心动过速 P-R 间期缩短
T 波	心室快速复极过程	高度＞1/10R	T 波倒置代表心肌缺血
S-T 段	心室完成除极及准备复期时期	上移＜0.3mV 下移＜0.05mV	异常代表心肌缺血或坏死
Q-T 间期	代表心肌除极复极所需时间	0.32～0.44s	Q-T 间期长短与心率快慢密切相关
U 波	代表后继电位	V_3 导联可见	U 波明显增高，见于低钾血症

第三节 异常心电图

异常心电图的特点：心房心室肥大系由心房、心室负荷过重引起，是器质性心脏病的常见后果，当达到一定程度时可表现于心电图上，一般认为心电图改变与下列因素有关。①心肌纤维增粗，截面积增大，由心肌除极所产生的心电电压增高。②心室壁增厚，心室腔扩张以及由心肌细胞变性所致传导功能低下，使心肌激动的总时间延长。③心肌增厚、劳损以及相对性供血不足所致心肌复极顺序发生改变。

一、心房肥大

心房肥大：表现在心电图上主要影响 P 波形态、时间及电压的变化等。

1. 右心房肥大

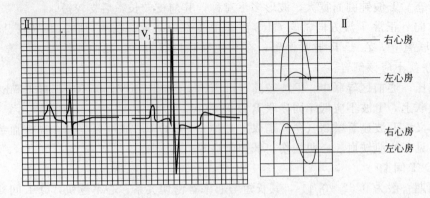

图 9-3-1　右心房肥大，"肺型 P 波"

P 波尖高耸，其振幅≥0.25mV，以 II 导联、III 导联、aVF 导联表现最为明显，P 波时间多在正常范围内＜0.11s。多见于肺心病、肺动脉高压，故称"肺型 P 波"（图 9-3-1）。

2. 左心房肥大

左心房肥大时，时间延长，而心房除极先左后右，故心电图表现为：双峰型 P 波，P 波时间＞0.11s，峰距≥0.04s，以 I 导联、II 导联、aVF 导联、V_1 导联改变最明显，V_1 导联上 P 波常呈先正后负的双向波，$PtfV_1$（绝对值）≥0.04mm·s。左心房肥大最多见于风湿性心脏病，尤其是二尖瓣狭窄，故双峰 P 波又称"二尖瓣型 P 波"（图 9-3-2）。高血压病、肥厚性心肌病等亦常见。

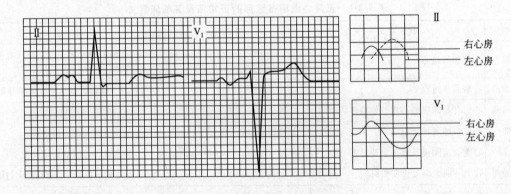

图 9-3-2　左心房肥大，"二尖瓣型 P 波"

3. 双心房肥大

双心房肥大兼有左、右心房肥大的特征，即 P 波高耸，时间延长，呈双峰型。

（1）P 波波幅≥0.25mV，P 波时间≥0.12s。

（2）V_1 导联 P 波高大双向，上下振幅均超过正常范围。

多见于较严重的先天性心脏病、左向右分流致肺动脉高压，双侧心房肥大。

二、心室肥大

心电图上主要影响 QRS 波群的形态、时间及电压的改变，而且改变指标出现越多，越明显，心电图诊断准确性越高。

1. 左心室肥大

多见于高血压病、冠心病、风心病、某些先心病。

（1）左室高电压：R_{V_5} 或 R_{V_6}＞2.5mV，$R_{V_5}＋S_{V_1}$＞3.5mV（女）或＞4.0mV（男），R_I＞1.5mV；R_{aVL}＞1.2mV；R_{aVF}＞1.2mV，$R_I＋S_{III}$＞2.5mV。

（2）QRS 波群时间延长：＞0.10s，VAT_{V_5}＞0.05s。

（3）额面心电轴可左偏，一般不超过 $-30°$。

（4）ST-T 改变：在反映左心室的导联如 I 导联、aVL 导联、V_5 导联、V_6 导联 S-T 段压低＞0.05mV、T 波低平，双向或倒置。

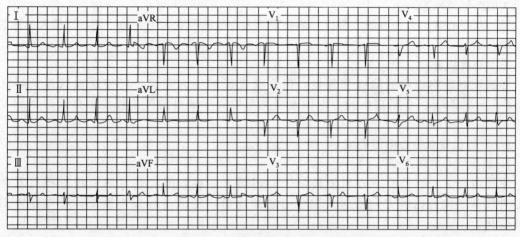

图 9-3-3　左心室肥大心电图

QRS 波群电压增高是诊断左心室肥大（图 9-3-3）的重要特征。若左心室电压增高同时伴有 ST-T 改变者，传统上称左心室肥大伴劳损。如仅有 QRS 波群电压增高，而无其他阳性指标者，可诊断为左室高电压。多见于高血压病、缺血性心脏病、风湿性心脏病及某些先天性心脏病。

2. 右心室肥大

多见于肺心病，风心病二尖瓣狭窄，先心病室间隔缺损。

（1）右室高电压表现：V_1 导联 R/S＞1、aVR 导联 R/S≥1 或 R＞0.05mV、$R_{V_1}＋S_{V_5}$＞1.05mV（重症＞1.2mV）。

（2）QRS 波群时间多正常：VAT_{V_1}＞0.03s。

（3）额面心电轴≥$+90°$，重症可＞$+110°$。

（4）ST-T 改变：V_1～V_3 导联可有 S-T 段下移，伴 T 波双向或倒置（图 9-3-4）。

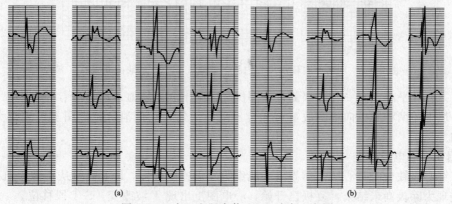

(a)　　　　　　　　　　　　　　　　　　　　(b)

图 9-3-4　右心室肥大伴 ST-T 改变心电图

3. 双侧心室肥大

双侧心室肥大多见于各种心脏病晚期。心电图诊断双侧心室肥大敏感性较差，双侧心室肥大不是简单地把左、右心室异常表现相加，临床上可出现以下心电图表现。

（1）大致"正常"或"正常"心电图　由于双侧心室电压同时增高，增加的除极方向相反相互抵消，心电图"正常"。

（2）单侧心室肥大心电图　当一侧心室肥大超过另一侧时，表现为该侧心室肥大，对侧心室肥大的图形被掩盖。

（3）双侧心室肥大心电图　常以一侧心室肥大心电图改变为主，另一侧心室肥大的诊断条件较少。

三、心肌缺血

心肌缺血影响心肌的除极和复极，但复极受影响更为明显，可使缺血区相关导联发生 ST-T 异常改变。心肌缺血的心电图改变类型取决于缺血的严重程度、持续时间和发生部位。

（一）心肌缺血的心电图类型

1. 缺血型心电图改变

正常情况下，心外膜下心肌复极早于心内膜下心肌，因此心室肌复极过程可看做是从心外膜开始向心内膜方向推进。发生心肌缺血时，复极过程发生改变，心电图上出现 T 波变化。

（1）T 波高大直立　若心内膜下心肌缺血，该处心肌复极时间较正常减慢，使原来存在的与心外膜复极向量相抗衡的心内膜复极向量减小或消失，致使 T 波向量增加，出现高大的 T 波。如下壁心内膜下缺血，下壁导联Ⅱ导联、Ⅲ导联、aVF 导联可出现高大直立的 T 波。

（2）T 波倒置　若心外膜下心肌缺血或透壁性心肌缺血，则引起心肌复极顺序的逆转，即心内膜心肌开始先复极，再向心外膜扩展，使心肌复极方向与正常时相反，此时面向缺血区的导联记录出与正常方向相反的 T 波，即倒置的 T 波。如下壁心外膜下缺血，下壁导联Ⅱ导联、Ⅲ导联、aVF 导联可出现倒置的 T 波。冠心病患者心电图上出现倒置深尖、双支对称的 T 波，称冠状 T 波（图 9-3-5）。

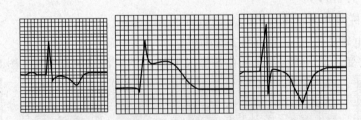

图 9-3-5　从左至右依次为心内膜下缺血、心外膜下缺血及冠状 T 波

（3）T 波低平或双向　心脏双侧对称部位心内膜下心肌缺血或心内膜、外膜下心肌同时缺血时，心肌上述两种心电向量的改变可综合出现，部分相互抵消，心电图上可表现为 T 波低平或双向等。

2. 损伤型心电图改变

当持续心肌缺血时，心肌损伤导致心肌细胞除极速度减慢，S-T 向量从正常心肌指向损伤心肌。表现为除极尚未结束，复极已开始，心电图上出现 T 波改变，S-T 段移位。

（1）S-T 段移位　当心内膜下心肌缺血时，多表现为 S-T 段下移≥0.05mV，当心外膜下心肌缺血时，多表现为S-T段抬高＞0.1～0.3mV。

（2）S-T段形态改变　S-T下移或抬高常表现为多种形态，其中下移时以水平型下移或下斜型下移（两者常称为缺血型S-T段降低）对心肌缺血的诊断意义较大；上移时以弓背向上的单向曲线最有意义。

（二）临床意义

冠状动脉供血不足可分为急性冠状动脉供血不足与慢性冠状动脉供血不足，两者在临床表现、转归及心电图表现方面均有所不同。

1. 急性冠状动脉供血不足

主要指急性冠状动脉综合征，包括不稳定型心绞痛、非Q波型心肌梗死和Q波型心肌梗死。因冠状动脉痉挛或粥样硬化斑块破裂、血栓形成而导致冠状动脉血流急剧减少，造成心肌急性严重缺血。心电图表现如下。

（1）缺血性T波改变　主要表现为T波高尖。急性冠状动脉供血不足时，心内膜下心肌受影响较大，钾离子自细胞内漏出造成局部高血钾，因而使T波异常高耸。这种改变出现最早，持续时间很短。

（2）ST-T段改变　当心肌缺血进一步加重，除可出现缺血性T波改变外，还可出现S-T段改变。①S-T段上移伴缺血性T波改变见于变异性心绞痛。②S-T段上移伴Q波出现多见于心肌梗死。

2. 慢性冠状动脉供血不足

多见于冠状动脉粥样硬化病变引起管腔相对狭窄造成的心肌缺血，也可见于冠状动脉痉挛或主动脉瓣关闭不全。因长期心肌缺血，心内膜血液供应较差，使心内膜下心肌细胞动作电位幅度减小，导致心内膜、心外膜动作电位减少，心电图表现为S-T段降低（水平下移或下斜型下移≥0.05mV），T波低平或倒置。

四、心肌梗死

急性心肌梗死是心血管疾病中最常见的危重急症，除了临床表现外，其心电图的特征性演变是确定心肌梗死诊断和判断病情的重要依据。临床上应早发现、早诊断、早监护。＜24h死亡的主要原因是心肌梗死导致心律失常。

（一）基本图形及形成机制

1. 缺血型改变

冠状动脉发生闭塞后，最早出现的变化是缺血性T波改变，但对心肌梗死的诊断特异性较差。心肌梗死缺血性改变与心肌缺血的心电图特征相似。典型演变过程：

T波直立→对称倒置、加深→变浅→直立（是急性心梗最早期表现）。

2. 损伤型改变

若心肌组织缺血状态得不到改善，心肌细胞进一步损伤，出现损伤型图形改变。主要表现为S-T段改变。心肌梗死急性期心电图特征改变为S-T段逐渐抬高并与T波融合成一弓背向上型的单向曲线，且越抬越高，可随着病情改善再逐步回至基线，其后会逐渐下移后再复至基线。

3. 坏死型改变

进一步缺血导致细胞变性、坏死。坏死的心肌细胞丧失电活动，而正常健康心肌仍照常除极，致使产生与梗死部位相反的综合向量。心电图特征为：面向坏死区的导联出现病理性Q波（时间≥0.04s，电压≥同导联R波1/4）或QS波，即坏死型Q波出现。典型的坏死型Q波是诊断心肌梗死较可靠的诊断依据。

临床上若心电图上出现病理性Q波、S-T段抬高及T波倒置3种改变同时存在，则急性心肌梗死的诊断基本确立。

（二）心肌梗死图形演变及分期

急性心肌梗死发生后，心电图的变化随着心肌缺血、损伤、坏死的发展和恢复而呈现一定的演变规律。根据心电图图形的演变过程（图 9-3-6）和演变时间可分为超急性期、急性期、亚急性期和陈旧期。

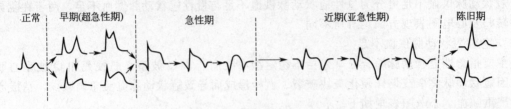

图 9-3-6　心肌梗死演变过程及分期

1. 超急性期

急性心肌梗死发生数分钟后，首先出现短暂的心内膜下心肌缺血，心电图上出现高大的 T 波，以后迅速出现 S-T 段上斜型抬高，与高耸直立 T 波相连。由于急性损伤性阻滞，可出现 QRS 振幅增高，轻度增宽，但尚未出现无异常 Q 波。这些表现仅持续数小时，临床上多因持续时间太短而不易记录到。

2. 急性期

此期开始于梗死后数小时或数日，可持续到数周。心电图特征为：S-T 段显著移位，呈弓背向上抬高，抬高显著者可形成单向曲线；心肌坏死区导联出现异常 Q 波或 QS 波；T 波逐渐倒置加深。

3. 亚急性期

此期发生于出现梗死后数周至数月，此期以坏死及缺血图形为主要特征。抬高的 S-T 段恢复至基线，缺血性 T 波由倒置较深逐渐变浅，坏死型 Q 波持续存在。

4. 陈旧期

常出现在急性心肌梗死后 3～6 个月之后或更久，S-T 段和 T 波恢复正常或 T 波持续倒置、低平、趋于稳定不变、残留下坏死型 Q 波。

心肌梗死图形演变及分期：

当坏死型 Q 波、抬高的 S-T 段以及倒置的 T 波三者同时出现，并具有一定的演变规律才是急性心肌梗死的特征性改变。

（三）心肌梗死的定位诊断

心肌梗死的定位诊断主要依据心电图坏死图形（异常 Q 波或 QS 波）出现在相应的导联来作出判断。心肌梗死的部位多与冠状动脉分支的供血区域相关（图 9-3-7，表 9-3-1）。

因此，心电图的定位基本上与病理变化相一致。

表 9-3-1　心肌梗死心电图的定位与冠状动脉供血的关系

导联	心室部位	供血的冠状动脉
$V_1 \sim V_3$	前间壁	前降支
$V_3 \sim V_5$	前壁	前降支
$V_1 \sim V_5$	广泛前壁	前降支
$V_7 \sim V_9$	正后壁	回旋支或右冠脉
Ⅱ、Ⅲ、aVF	下壁	右冠脉或回旋支
Ⅰ、aVL、V_5、V_6	侧壁	前降支的对角支或回旋支

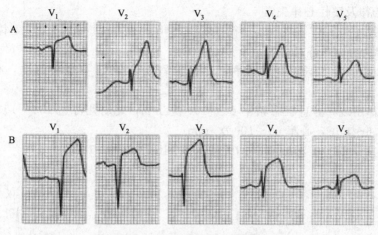

图 9-3-7　急性前壁心肌梗死

（四）心肌梗死的分类

1. Q 波型和非 Q 波型心肌梗死

（1）Q 波型心肌梗死　心电图上相继出现 S-T 段抬高和倒置的 T 波、Q 波，称为 Q 波型心肌梗死。

（2）非 Q 波型心肌梗死　也称"非透壁性心肌梗死"或"心内膜下心肌梗死"。患者心电图可只出现 S-T 段抬高或压低及 T 波倒置，ST-T 改变可呈规律性演变，但不出现异常 Q 波，需要根据临床表现及其他检查结果明确诊断。近年研究发现，非 Q 波型心肌梗死可以是非透壁性，也可以是透壁性，多见于多支冠状动脉病变。

2. S-T 段抬高与非 S-T 段抬高心肌梗死

为了最大程度地改善心肌梗死患者的预后，近年人们提出把急性心肌梗死分类为 S-T 段抬高与非 S-T 段抬高心肌梗死，并且与不稳定型心绞痛统称为急性冠脉综合征。以 S-T 段改变对急性心肌梗死进行分类突出了早期干预的重要性。在做出 S-T 段抬高与非 S-T 段抬高心肌梗死诊断时，应结合临床病史并注意排除其他原因引起的 S-T 段改变。这样可为提前干预治疗和护理提供参考。

五、心律失常

正常人心脏起搏部位在窦房结，窦房结按照一定的频率有节律的发出激动，激动按照一定的方向沿心脏特殊传导系统下传，依次除极心房和心室。当心脏冲动的起源和（或）传导异常，使心脏活动的频率或节律发生紊乱称为心律失常（arrhythmias）。心律失常的发生与心肌细胞的自律性、传导性和兴奋性变化密切相关，依据发生原理，心律失常可分为两大类：激动起源异常和激动传导异常。

（1）激动起源异常

①窦性心律失常：过速、过缓、不齐、停搏。

②异位心律：被动性的有逸搏与逸搏心律（房性、房室交界性、室性）；主动性的有期前收缩（房性、房室交界性、室性），心动过速（房性、房室交界性、室性），扑动与颤动（心房、心室）。

（2）激动传导异常

①传导速度异常：生理性的有传导障碍（干扰与脱节），病理性的有窦房阻滞、房内阻滞、房室传导阻滞、室内传导阻滞——左、右束支、意外传导。

②传导途径异常：预激综合征。

（一）窦性心律及窦性心律失常

凡起源于窦房结的心律，称为窦性心律（sinus rhythm）。窦性心律属于正常心律（图9-3-8）。

1. 窦性心律的心电图特点

（1）窦性 P 波 在Ⅰ导联、Ⅱ导联、aVF 导联、$V_4 \sim V_6$ 导联中直立，在 aVR 导联中倒置。

（2）P 波规律出现，静息状态频率 60～100 次/min，婴幼儿可达 130～150 次/min。R-R 或 P-P 间距在 0.6～1.0s，心率 60～100 次/min。

（3）P-R 间期 0.12～0.20s，P-P 间距或 R-R 间距之差<0.12s。

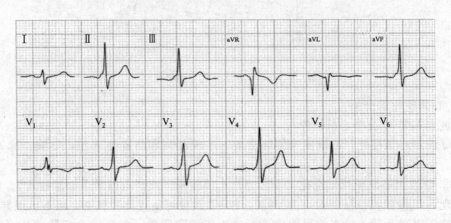

图 9-3-8 窦性心律正常心电图

2. 窦性心动过速

心电图特征：具有窦性心律>100 次/min 的特点；P-R 间期及 Q-T 间期相应缩短，频率成人>100 次/min（多在 140 次/min 以下），可伴有继发性 S-T 段轻度压低和 T 波振幅降低（图9-3-9）。

临床意义：常见于以下情况。①正常人：交感神经兴奋、运动、情绪激动、吸烟。②病理状态：发热、贫血、急性失血、心力衰竭、甲状腺功能亢进、心肌炎等。③用药：使用肾上腺素、麻黄素、阿托品等。

临床特征：属于良性节律，可无症状或主诉心悸，长期发作可致心输出量降低。

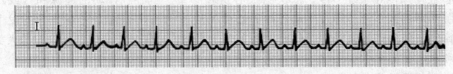

图 9-3-9 窦性心动过速

3. 窦性心动过缓

心电图特征：具有窦性心律的特点；频率成人<60 次/min（多不低于 40 次/min）（图9-3-10）。

临床意义：常见于以下情况。①正常人：迷走神经兴奋性增高、运动员、体力劳动者、睡眠状态。②病理情况：颅内压增高、病态窦房结综合征、青光眼、甲状腺功能低下及尿毒症患者等。③药物：利血平、心得安、洋地黄。

临床特征：心率过慢，心输出量降低可使患者发生晕厥、胸闷、头昏、眼花等。

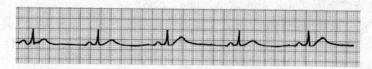

图 9-3-10　窦性心动过缓

4. 窦性心律不齐

心电图特征：具有窦性心律特点；节律不整；在同一导联上 P-P 间距＞0.12s。窦性心律不齐常与窦性心动过缓同时存在（图 9-3-11）。

临床意义：最常见的心律不齐，属良性节律，常见于青年人、老年人。也可见于自主神经功能失调、器质性心脏病、洋地黄中毒及窦房结内游走性心律不齐等病理情况。

临床特点：吸气时心率快，呼气时心率慢，屏气、活动后，窦性心律不齐多消失。

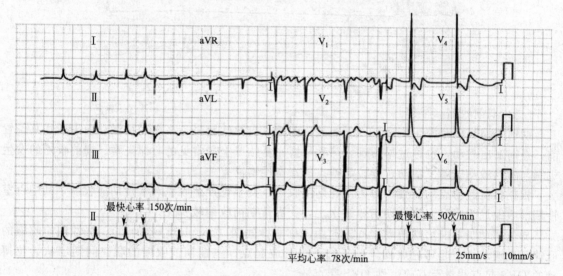

图 9-3-11　窦性心律不齐

5. 窦性停搏或窦性静止

心电图特征：具有窦性心律特点；在很长时间内无 P 波，其长 P-P 间期与正常窦性 P-P 间期无倍数关系。较长的窦性停搏时，常伴有交界性或室性逸搏或逸搏心律（图 9-3-12）。

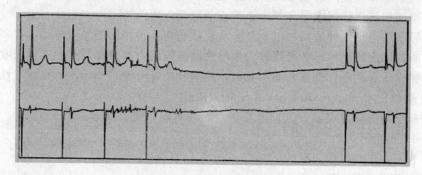

图 9-3-12 窦性停搏或窦性静止

临床意义：常见于迷走神经张力过高或各种原因引起的窦房结功能障碍，如冠心病、心肌炎、心肌病及洋地黄药物过量等。

6. 病态窦房结综合征（sick sinus syndrome, SSS）

病态窦房结综合征简称病窦综合征，又称窦房结功能不全。由窦房结及其邻近组织病变而引起窦房结起搏功能和（或）窦房传导障碍，从而产生多种心律失常的综合表现。其心电图（图 9-3-13）特征如下。

（1）持续的窦性心动过缓，心率<50 次/min，且不易用阿托品等药物纠正。

（2）窦性停搏或窦房阻滞。

（3）在显著性心动过缓基础上，常出现室上性快速心律失常（房速、房扑、房颤等），称慢-快综合征。

（4）若病变同时累及房室交界区，可出现房室传导障碍，或发生窦性停搏时，长时间不出现交界性逸搏，称双结病变。

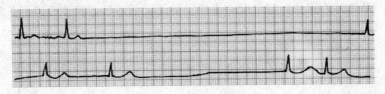

图 9-3-13　病态窦房结综合征

（二）期前收缩（早搏）

期前收缩是指起源于窦房结以下的异位起搏点自律性较高，在窦房结激动尚未抵达其位置前，提前发出激动，也称为早搏动，简称早搏，是临床上最常见的心律失常。期前收缩的发生机制与折返激动、触发活动、异位起搏点的兴奋性增高有关。

根据移位起搏点的位置，分为房性期前收缩、交界性期前收缩和室性期前收缩，其中以室性期前收缩最为常见，房性期前收缩次之，交界性期前收缩较少见。

异位搏动与其前窦性搏动之间的时距，称联律间期（coupling interval）。房性期前收缩的联律间期应从异位起搏起点测量至其前窦性 P 波起点；室性期前收缩的联律间期应从异位搏动的 QRS 起点测量至其前窦性 QRS 起点。

期前收缩后出现一个较正常心动周期为长的间歇，称为代偿间歇（compensatory pause）。由于房性异位搏动，常易逆传侵入窦房结，使其提前释放激动，引起窦房结节律重整，因此房性期前收缩大多为不完全性代偿间歇，即联律间期与代偿间歇之和小于正常心动周期的两倍。而交界性期前收缩和室性期前收缩距窦房结较远，不易侵入窦房结，故往往表现为完全性代偿间歇，即联律间期与代偿间歇之和等于正常心动周期的两倍。

在同一导联中出现两种或两种以上形态及联律间期互不相同的异位搏动，称多元性期前收缩。如联律间期固定，而形态各异则称为多形性期前收缩，其意义与多元性期前收缩相似。期前收缩每分钟少于 5 次者称偶发性期前收缩；期前收缩每分钟多于 5 次者称频发性期前收缩。

1. 房性期前收缩（premature atrial contraction）

（1）期前出现的异位 P 波，其形态与窦性 P 波不同，用 P′ 表示。

（2）P′-R 间期>0.12s。

（3）多为不完全性代偿间歇。

2. 交界性期前收缩（junctional premature contraction）

（1）期前出现的 QRS-T 波形态多正常，其前无窦性 P 波。

（2）出现逆行 P 波（P 波在 Ⅰ 导联、Ⅱ 导联、Ⅲ 导联、aVF 导联倒置，aVR 导联直立），用 P′ 表示。P′ 可发生于 QRS 波群之前（P′-R 间期<0.12s）或 QRS 波群之后（R-P′ 间

期<0.20s），或者与 QRS 波群相重叠。

（3）大多为完全性代偿间歇。

3. 室性期前收缩（premature ventricular contraction）

（1）提早出现的 QRS 波群前无相关 P 波（图 9-3-14）。

（2）提前出现的 QRS 波群宽大畸形，时期>0.12s。

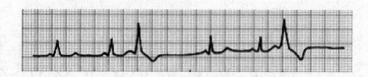

图 9-3-14　室性期前收缩

（3）代偿间歇完全。

室性期前收缩若出现在两次正常窦性搏动之间，其后没有代偿间歇，称为间位性室性期前收缩。若室性期前收缩与正常窦性搏动交替出现，称为室性期前收缩二联律；若每两次正常窦性搏动之后出现一个室性期前收缩，称为室性期前收缩三联律。

临床意义：期前收缩多见于各种类型的器质性心脏病如急性心肌梗死、心肌炎、风湿性心脏病等，也可见于精神紧张、过度劳累、过量饮酒、心脏手术、体外循环、低钾血症及洋地黄过量等。

频发、多源性、成对或连续出现的室性期前收缩，或 RonT 型室性期前收缩多为病理性，且多为严重心律失常的先兆。

（三）异位心动过速

异位心动过速是指异位节律点兴奋性增高或折返激动引起的快速异位心律（期前收缩连续出现 3 次或 3 次以上）。临床常见为阵发性心动过速，其特点是突发突止、频率较快，常有复发，每次发作可持续数秒、数分钟、数小时，甚至可持续数天、数月。根据异位节律点发生的部位可分为房性心动过速、交界性心动过速和室性心动过速。由于房性与房室交界性阵发性心动过速在心电图上 P 波不易辨别，且异位起搏点均在希氏束以上，故统称为阵发性室上性心动过速。

1. 阵发性室上性心动过速（paroxysmal supraventricular tachycardia，PSVT）

心电图特征：连续出现 3 个或 3 个以上快速的 QRS 波群，形态及时限正常，若伴有束支阻滞或室内差异性传导时，QRS 波可宽大畸形，频率 160～250 次/min，节律规整；P 波不易辨认；常伴有继发性 ST-T 改变（图 9-3-15）。

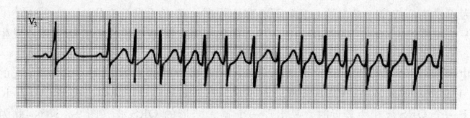

图 9-3-15　阵发性室上性心动过速

临床意义：房室折返性心动过速和房室结折返性心动过速多不具有器质性心脏疾病，形成折返的环形通路的解剖学定位比较明确，可通过导管射频消融术根治。房性心动过速包括自律性和房内折返性心动过速两种类型，多发生于器质性心脏病基础上。

2. 阵发性室性心动过速（paroxysmal ventricular tachycardia，PVT）

心电图特征：QRS 波群宽大畸形，时期＞0.12s；频率多在 140～200 次/min，节律可稍不齐；如能发现 P 波，并且 P 波频率慢于 QRS 波频率，P-R 无固定关系（房室分离）；常继发性 ST-T 改变；偶尔心房激动夺获心室或发生室性融合波，这样也可支持室性心动过速的诊断（图 9-3-16）。

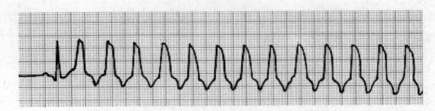

图 9-3-16　阵发性室性心动过速

临床意义：阵发性室性心动过速是一种严重的心律失常，多见于器质性心脏病，如急性心肌梗死、心肌病、电解质紊乱、洋地黄中毒等。如发展成室扑或室颤，可致血压下降、休克或急性心力衰竭，甚至死亡。

3. 扑动与颤动

扑动与颤动是一种频率比阵发性心动过速更快的异位心律。异位心律起源于心房或心室，分别称心房扑动、心房颤动、心室扑动、心室颤动。主要的电生理基础为心肌的兴奋性增高，不应期缩短，同时伴有一定的传导障碍，形成激动及多发微折返。

（1）心房扑动（atrial flutter）　典型心房扑动发生机制多属于房内大折返环路激动所致。房性扑动多为短阵性发作，少数可呈持续性，常可转为心房颤动或窦性心律。

心电图特征：正常 P 波消失，代之以波幅一致、间隔规则的扑动波（F 波）；频率为250～350 次/min；房室传导比例可呈 2：1、3：1 或 4：1，若以固定比例下传，心室率基本规则；QRS 波形态和时限多正常（图 9-3-17）。

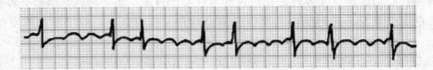

图 9-3-17　心房扑动

临床意义：由于心房内异位起搏点发生 250～350 次/min 不规则冲动使心房内各部分心肌纤维极不规则颤动，失去有效的整体收缩。症状轻重受心室率的影响，当心室率＞150 次/min 时，患者可发生心绞痛、充血性心衰，而心室率慢时，患者无自觉症状。

（2）心房颤动（atrial fibrillation，AF）　简称房颤，多有器质性心脏病基础，发生机制较为复杂，多数患者可能由心房内小折返激动所致。

心电图特征：P 波消失，代之以大小不等、形状各异的频率为 350～600 次/min 的颤动波（f 波）；P-R 间期绝对不齐；QRS 波群形态正常，P-R 间隔完全不规则。若前一个 R-R 间距偏长而与下一个 QRS 波相距较近时，易出现一个宽大畸形的 QRS 波（图 9-3-18），此为伴有室内差异性传导，并非室性期前收缩注意鉴别。

临床意义：由于心房内异位起搏点发生 350～600 次/min 不规则冲动使心房内各部分心肌纤维极不规则颤动，失去有效的整体收缩；心房冲动仅一部分下传到心室，且不规则。临床上可分为阵发性房颤和持续性房颤。阵发性房颤：多见于正常人情绪激动、手术后、运动后，急

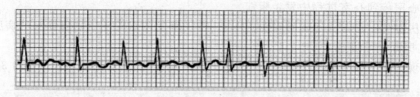

图 9-3-18 心房颤动

性酒精中毒患者。持续性房颤：多发器质性心脏病患者，风心病二尖瓣狭窄，其次甲状腺功能亢进、冠心病、高血压性心脏病。房颤时整个心房失去协调一致的收缩，心排血量降低，易形成附壁血栓。

心脏听诊：心率快慢不一、心音强弱不一、心律绝对不规整、心率（HR）＞脉率（P）。触诊：脉搏短绌（pulse deficit）。

（3）心室扑动（ventricular flutter） 心室异位起搏点发放激动加速，心室各部分心肌传导速度和复极不均匀，其不应期长短不一，因此激动可从不应期较短的心肌折返到不应期较长的心肌，在心室肌内出现快速而较规则的局部折返现象。

心电图特征：正常 P-QRS-T 波群消失，代之以连续快速而相对规则的大振幅波动，频率 200～250 次/min（图 9-3-19）。

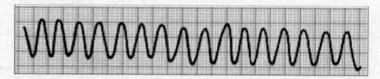

图 9-3-19 心室扑动

（4）心室颤动（ventricular fibrillation） 心室异位起搏点发放激动加速，或心室肌内出现快速而凌乱的多发性局部折返现象所致。

心电图特征：正常 P-QRS-T 波群消失，代之以大小不等、极不均匀的室颤波（低小波），频率 200～500 次/min（图 9-3-20）。

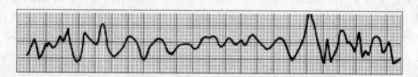

图 9-3-20 心室颤动

临床意义：心室扑动和心室颤动均是严重的致死性心律失常。心室颤动时心脏完全失去泵血功能，常见于严重心肺功能障碍、电解质紊乱、各种疾病的终末期。心室扑动常不能持久，不是很快恢复，就是室颤而导致死亡。

（四）传导阻滞

心脏传导阻滞（heart block）可由器质性心脏病引起，也可是迷走神经张力增高引起的功能性抑制或是药物作用及位相性影响。按发生的部位分为窦房阻滞、房内阻滞、房室传导阻滞和室内阻滞。

房室传导阻滞（atrioventricular block，AVB）是临床上最常见的一种心脏传导阻滞。房室传导阻滞可发生在不同水平，房室结和希氏束是常见的发生传导阻滞的部位，按阻滞程度可分为三度。

冲动从心房传到心室过程中发生阻滞。

部位：房室结（正常人迷走神经张力↑）、希氏束及左右束支（器质性心脏病患者）。

1. 一度房室传导阻滞

主要表现为 P-R 间期延长>0.20s；每个 P 波后均有相关的 QRS 波群（图 9-3-21）。

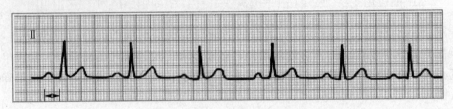

图 9-3-21　一度房室传导阻滞

2. 二度房室传导阻滞

（1）二度 I 型房室传导阻滞（也称为 MorbizI 型）（图 9-3-22）　P 波规律出现，P-R 间期逐渐延长（每次延长数值逐渐减少），R-R 间期逐渐缩短，直至 P 波后漏脱一次 QRS 波群；漏搏后房室阻滞得到一定改善，P-R 间期又趋缩短，之后又复逐渐延长，如此周而复始出现，称为文氏现象（Wenckebach phenomenon）。通常以 P 波下传的比例表示房室传导的程度，如 3∶2 传导表示 3 个 P 波中有 2 个可下传至心室，仅有一个由于阻滞不能下传。

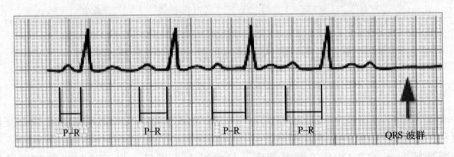

图 9-3-22　二度 I 型房室传导阻滞

（2）二度 II 型房室传导阻滞（也称作 MorbizII 型）（图 9-3-23）　P-R 间期恒定（正常或延长），部分 P 波后漏脱 QRS 波群，房室传导比例可呈 2∶1、3∶2 或 4∶3 等。凡出现 2 次或 2 次以上的 QRS 波群漏脱者，称高度房室传导阻滞，易发展为完全性房室传导阻滞。

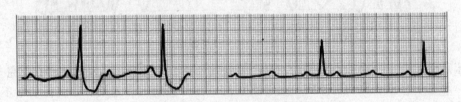

图 9-3-23　二度 II 型房室传导阻滞

3. 三度房室传导阻滞

又称完全性房室传导阻滞。因心房的激动完全不能通过阻滞部位时，在阻滞部位以下的潜在起搏点发放激动，出现交界性逸搏心律（QRS 波形态正常，频率一般为 40～60 次/min）或室性逸搏心律（QRS 波形态宽大畸形，频率一般为 20～40 次/min），以交界性逸搏心律较多见。心电图特点为：P 波与 QRS 波群毫无关系（P-R 间期不固定），各自保持固有心率，心房率快于心室率（图 9-3-24）。

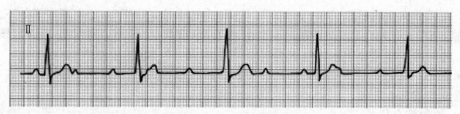

图 9-3-24　三度房室传导阻滞

临床意义：一度或二度Ⅰ型房室传导阻滞多与迷走神经张力增高有关。二度Ⅱ型或三度房室传导阻滞多见于器质性心脏病，如心肌病、急性心肌梗死、药物中毒及传导系统退行性变等。房室传导部位越低，潜在节律点的稳定性越差，危险性就越大。准确判断阻滞发生的部位需要希氏束电图。

各型房室传导阻滞的特点见表 9-3-2。

表 9-3-2　各型房室传导阻滞特点

分度	病因	症状	体征	ECG 特点
Ⅰ度	正常人或异常人	无自觉症状	听诊 S_1 弱	每个 P 波后均有相关的 QRS 波群，但 P-R 间期≥0.20s
一度Ⅰ型	正常人睡后、器质性心脏病患者	自觉心悸乏力	心率有脱漏，心律不规则	P-R 间期逐渐延长，直至有 QRS 波脱漏，周而复始，又称文氏现象
二度Ⅱ型	器质性心脏病患者	自觉心悸、心跳停止，感乏力重者可有晕厥	心率有脱漏，心律不规则	P-R 间期固定伴不规则 QRS 脱漏，呈 4:3,3:2,2:1 等
三度	多见于器质性心脏病患者	轻：心跳慢 重：阿-斯综合征	心房率 70 次/min，心室率<40 次/min	P 波与 QRS 波无固定关系，心房率快于心室率，QRS 波可正常，也可畸形

4. 束支与分支阻滞

根据 QRS 波群的时限是否＞0.12s 而分为完全性与不完全性束支阻滞。完全性束支阻滞并不意味着该束支绝对不能传导，只要两侧束支的传导时间差别超过 40ms 以上，延迟传导一侧的心室就会被对侧传导过来的激动所除极，从而表现出完全性束支阻滞的图形改变。

（1）右束支阻滞（right bundle branch block，RBBB）心电图表现如下。①QRS 波群时间≥0.12s。②QRS 波群形态改变：V_1 导联或 V_2 导联 QRS 波群呈 rsR′型或 M 型，这是最具特征性的改变；V_5 导联、V_6 导联、Ⅰ导联 S 波增宽而有切迹；aVR 导联呈 QR 型，其 R 波宽而有切迹；V_1 导联 R 峰时间＞0.05s。③继发性 ST-T 改变：V_1 导联、V_2 导联 S-T 段轻度压低，T 波倒置；Ⅰ导联、V_5 导联、V_6 导联 T 波方向一般与终末 S 波方向相反。

若图形符合上述特征，若 QRS 波群时间＜0.12s，称为不完全性右束支传导阻滞；若 QRS 波群时间≥0.12s，称完全性右束支传导阻滞。

（2）左束支阻滞（left bundle branch block，LBBB）心电图表现如下。①QRS 波群时间≥0.12s。②QRS 波群形态改变：V_1 导联、V_2 导联呈宽而深的 QS 型或 r 波极小的 rS 波；Ⅰ导联、aVL 导联、V_5 导联、V_6 导联 R 波增宽、顶峰粗钝有切迹；V_5 导联、V_6 导联 R 峰时间＞0.06s。③心电轴可有不同程度的左偏。④继发性 ST-T 改变：ST-T 方向与 QRS 主波方向相反。

若图形符合上述特征，但 QRS 波群时间＜0.12s，称为不完全性左束支传导阻滞；若 QRS 波群时间≥0.12s，称为完全性左束支传导阻滞。

（3）左前分支阻滞（left anterior fascicular block，LAFB）心电图表现如下。①心电轴左偏，且≥45°，有较肯定的诊断价值。②Ⅱ导联、Ⅲ导联、aVF 导联 QRS 波呈 rS 型，$S_Ⅲ$＞$S_Ⅱ$；Ⅰ导联、aVL 导联呈 qR 型，R_{aVL}＞$R_Ⅰ$。③QRS 波群时间轻度延长，但＜0.12s。

（4）左后分支导联阻滞（left posterior fascicular block，LPFB）心电图表现如下。①心电轴右偏在 +90°～+180°。②Ⅰ 导联、aVL 导联 QRS 波群呈 rS 型；Ⅲ 导联、aVF 导联呈 qR 型，且 q 波时限<0.12s；$R_Ⅲ$>$R_Ⅱ$。③QRS 波群时间<0.12s。

临床意义：右束支阻滞可以发生于各种器质性心脏病患者，也可见于健康人。左束支传导阻滞多提示器质性心脏病。

（五）预激综合征

预激综合征（pre-excitation syndrome）属传导途径异常，指在正常的房室结传导途径之外，心房和心室之间还存在着 1 支或多支附加旁路或旁道，使室上性激动抢先抵达心室并提前激动一部分心室肌。常见附加旁路有 3 条，形成了预激综合征常见的三种类型。

（1）WPW 综合征（Wolff-Parkinson-White syndrome）又称经典型预激综合征，属于显性房室旁路。心电图特征：①P-R 间期<0.12s；②QRS 增宽≥0.12s；③QRS 起始部有预激波（delta 波）；④继发性 ST-T 改变。

（2）LGL 综合征（Lown-Ganong-Levine syndrome）又称短 PR 综合征。心电图特征：①P-R 间期<0.12s；②QRS 时限正常，起始部无预激波。

（3）Mahaim 型预激综合征　此类型较少见。心电图特征：①P-R 间期正常或长于正常值；②QRS 波群增宽，时限≥0.12s，起始部可见预激波；③可有继发性 ST-T 改变。

预激综合征多见于没有器质性心脏病的健康人，发作时可引发房室折返性心动过速。WPW 综合征如合并心房颤动，还可引起快速的心室率，甚至发生室颤，属于一种严重心律失常类型。可采用导管射频消融术彻底根治。

六、药物和电解质紊乱对心电图的影响

（一）药物对心电图的影响

临床常用的洋地黄类制剂及奎尼丁、胺碘酮等抗心律失常药物，均可影响心肌的除极与复极过程，因而可使心电图发生改变。

1. 洋地黄类药物

（1）洋地黄效应（digitalis effect）或作用的心电图特征如下。①ST-T 改变：在以 R 波为主的导联上，先出现 T 波低平、负正、双向或倒置，伴有 S-T 段下斜型压低，S-T 段与 T 波前支融合成鱼钩状。②Q-T 间期缩短，可见 U 波。

（2）洋地黄中毒（digitalis toxicity）或过量的心电图特征如下。主要改变为各种心律失常，常见的心律失常有室性期前收缩二联律或三联律、频发性及多元性室性期前收缩、房室传导阻滞等。此外，患者还可出现消化系统、神经系统等异常表现。

2. 奎尼丁

（1）奎尼丁治疗剂量时的心电图特征：①Q-T 间期延长；②T 波低平或倒置；③U 波增高；④P 波稍宽可有切迹，P-R 间期稍延长。

（2）奎尼丁中毒时的心电图特征：①Q-T 间期明显延长；②QRS 波群时限明显延长；③心律失常，如房室传导阻滞、窦性心动过缓、窦性停搏或窦房阻滞，严重者可发生扭转型室性心动过速，甚至心室颤动。

用药后出现下述情况之一应停药：①QRS 波群时限超过用药前的 25% 以上；②房室传导阻滞及明显的窦性心动过缓；③频发严重的室性心律失常；④Q-T 间期显著延长，当 Q-Tc>0.50s 时应审慎给药。

（二）电解质紊乱对心电图的影响

1. 高血钾（hyperkalemia）

高血钾的心电图表现：①T 波高尖，基底部变窄，呈"帐篷状"；②QRS 波群增宽，P 波增宽，振幅减低，甚至消失，出现窦室传导；③S-T 段下降；QRS 波与 T 波融合；④出现各种心律失常，如窦性心动过缓、交界性或室性逸搏心律、室内传导阻滞、窦性停搏，严重者出现室性心动过速、心室停搏或心室颤动。

2. 低血钾（hypokalemia）

低血钾的心电图特征如下。①ST-T 改变：S-T 段压低，T 波低平或倒置。②U 波增高（U 波＞0.1mV 或 U/T＞1，或 T-U 融合成双峰）。③Q-T 间期一般正常或轻度延长，表现为 Q-T-U 间期延长。④频发多源期前收缩、房性心动过速伴房室传导阻滞、室性心动过速及室颤。

3. 低血钙

心电图特征：①S-T 段平坦、延长，致使 Q-T 间期明显延长；②直立 T 波变窄、低平或倒置；③很少发生心律失常。

4. 高血钙

心电图特征：①S-T 段缩短或消失；②Q-T 间期缩短；③少数可见 U 波增高、T 波低平或倒置；④可见 P-R 间期延长、QRS 波群轻度增宽、窦性心动过速、房室传导阻滞、期前收缩、阵发性心动过速等，严重者可发生室颤。

第四节　心电图描记分析和临床应用

一、心电图描记

合乎标准的心电图是正确诊断的重要保证。为了获得质量符合标准的心电图，除了心电图机性能必须合格以外，还要求环境符合条件，受检者配合和医务人员的正确操作方法。

1. 环境要求

（1）室内保持温暖，一般室温不低于 18℃，以避免因寒冷导致肌电干扰。

（2）使用交流电源的心电图仪必须有可靠的接地线，一般接地线的接地电阻应低于 0.5Ω。

（3）放置心电图仪的位置，应使其电源尽可能远离检查床和导联线，床旁不要摆放其他电器用具（不论通电与否）或交叉穿行的电源线。

（4）检查床的宽度不应过窄，一般不窄于 80cm，以免肢体紧张引起肌电干扰，如果检查床的一侧靠墙，则必须确定墙内无电线通过。

2. 准备工作

（1）检查前按申请单核对姓名。

（2）对初次接受心电图检查者，必须事先做好解释工作，说明心电图检查对人体无害也无痛苦，消除受检查者的紧张心理。

（3）在每次做常规心电图检查之前，受检者应充分休息，解开上衣，取平卧位进行检查，放松肢体，在描记心电图时不能移动四肢及躯体，保持平静呼吸。

3. 皮肤处理

（1）如果放置电极部位的皮肤有污垢或毛发过多，应预先清洁皮肤或剃毛。

（2）应该用导电膏或盐水或酒精涂擦于受检者两手腕曲侧腕关节上方约 3cm 处及两内踝上部约 7cm 处的皮肤，而不应该只把导电膏涂在电极上，以减少伪差。

4. 电极安装

（1）肢体导联，导联末端接电极板处有颜色标记：红色端电极接右上肢；黄色端电极接左上肢；绿色端电极接左下肢；黑色端电极接右下肢。这样可记录 6 个肢体导联的心电图。

（2）胸导联，导联末端接电极板处的颜色排列依次为红色、黄色、绿色、褐色、黑色、紫色，一般分别代表 V_1～V_6 导联。但它们也可任意记录各胸导联心电图，关键取决于其电极安放的相应位置。必要时应加作其他胸壁导联，若女性乳房下垂，应托起乳房，将 V_3 导联、V_4 导联、V_5 导联的电极安置在乳房下缘胸壁上，而不应安置在乳房上。

5. 描记心电图

（1）接通电源，一般选择走纸速度 25mm/s，定标电压 1mV。记录笔调节在记录纸的中心位置上。心电图仪的性能必须符合标准。若使用热笔式的记录纸，其热敏感性和储存性能应符合标准。单通道记录纸的可记录范围不窄于 40mm。

（2）导联切换，按照心电图仪使用说明进行操作，依次记录肢体导联的 Ⅰ 导联、Ⅱ 导联、Ⅲ 导联、aVR 导联、aVL 导联、aVF 导联及胸导联 V_1～V_6 导联，共 12 个导联。每次切换导联后，必须等到基线稳定后再启动记录纸，每个导联记录 3～5 个完整的心动周期（即需记录 3～5 个 QRS 波群）即可。

（3）在记录纸上立即注明日期、受检者姓名、性别、年龄、病区、床号等，并标明各导联。

二、心电图分析方法和步骤

心电图在临床上是很重要的客观资料，当面对一份心电图做出诊断时，由于业务水平不同可能会得出不同的结果。因此在临床上做心电图检查时，单纯地死记硬背正常心电图的标准范围及常见异常心电图的诊断标准是远远不行的，甚至会发生误诊。分析心电图必须熟练掌握心电图分析的方法和技巧，按照一定的程序进行分析，并善于把心电图的各种变化与具体病例的临床情况密切结合起来，才可能对心电图做出正确的诊断和解释。

1. 快速浏览

将各导联的心电图大致浏览一遍，确认定标电压、走纸速度等，注意有无伪差。凡不是由于心脏电激动而发生的心电图改变均称为伪差。产生伪差的常见原因如下。

（1）交流电干扰　在心电图上出现每秒 50 次规则而纤细的锯齿状波形，应将附近可能发生交流电干扰的电源关闭，如电扇、电脑、电灯等。

（2）肌肉震颤干扰　由于被评估者精神紧张、寒冷或震颤性麻痹等，在心电图上出现杂乱不整的小波，频率 10～300 次/min，有时很像心房颤动的 f 波。

（3）基线不稳　由于患者身体移动或呼吸影响，使心电图基线不完全在一个水平线上，而是上下移动。基线不稳将影响对心电图各波，尤其是 S-T 段的分析。

（4）导联有无连接错、松脱或断离　常见于左右手互换，可观察有关导联图形以判断。

（5）定标电压是否准确　临床心电图一般定标电压为 1mV。

（6）电极板生锈、皮肤准备不当，导致电极板与皮肤接触不良。

（7）心电图机性能不合格。

2. 判断心率与心律

首先找出 P 波，根据 P 波的有无、形态确定其心律是窦性心律或是异位心律，并进一步确定其是房性或是房室交界性或室性。一般 P 波在 Ⅱ 导联、V_1 导联最清楚。然后测量 P-P 间期或 R-R 间期，分别计算出心房率或心室率。

3. 判断心电轴是否偏移及钟向转位

观察 Ⅰ 导联、Ⅲ 导联，判断心电轴有无偏移；观察胸导联，观察心脏的钟向转位。

4. 分析各导联波形的特点

观察和测量各导联的 P 波、QRS 波群、S-T 段和 T 波的形态、方向、电压和时间，以及各波之间的相互关系，重点注意分析 P 波与 QRS 波群的相互关系。

5. 测量 P-R 间期和 Q-T 间期。

6. 做出心电图诊断

综合各导联图形及测量结果，结合心电图申请单上的各项目，注意年龄、性别、用药情况、临床诊断以及其他检查结果等临床资料，最后做出心电图诊断。

三、心电图的临床应用价值

随着心电图在临床上的广泛应用，心电图检查已成为临床诊断疾病，尤其是诊断心血管疾病的重要方法。主要用途及意义如下。

（1）分析与鉴别各种心律失常，心电图是最精确的方法。

（2）观察冠状动脉血液循环状况，判定有无心肌缺血等。特征性的心电图变化及其演变规律是诊断心肌梗死的可靠方法。心电图可以准确地反映心肌有无缺血、损伤或坏死，并能对心肌缺血、损伤或坏死部位、范围及演变情况作出较为明确的诊断。

（3）可提示心脏肥大与否。为各种心脏疾病的诊断提供有价值的资料。

（4）观察某些药物对心肌的影响，以及对心律失常的治疗效果，为临床用药提供依据。

（5）协助判断有无电解质紊乱，血钾、血钙的高或低。

（6）用于手术麻醉、心导管检查、人工心脏起搏器、电击转复心律等的监测；监测登山运动员、宇航员的心脏变化情况。

（7）监护各种危重患者的心脏变化。尽管心电图有如此重要的应用价值，但对心力衰竭则难以作出诊断，某些较轻的心脏病，特别是疾病早期，心电图可以是正常的，所以心电图在临床应用有一定的局限性，检查时应注意掌握心电图使用的适应证，并紧密结合临床其他资料做出相应诊断。

（张小兆）

目 标 测 试

一、单项选择题

1. 以下哪项是左心房肥大的特征（　　　）。

A. Ⅱ导联 P 波高尖，振幅≥0.25mV　　　B. Ⅱ导联 P 波增宽，时限≥0.12s

C. Ⅱ导联 P 波高尖，振幅≥0.12mV　　　D. Ⅱ导联 P 波增宽，时限≥0.25s

E. Ⅱ导联 P 波平坦，时限≥0.20s

2. 以下哪项是右心房肥大的特征（　　　）。

A. Ⅱ导联 P 波高尖，振幅≥0.25mV　　　B. Ⅱ导联 P 波增宽，时限≥0.12s

C. Ⅱ导联 P 波高尖，振幅≥0.12mV　　　D. Ⅱ导联 P 波增宽，时限≥0.25s

E. Ⅱ导联 P 波平坦，时限≥0.20s

3. 哪项对诊断左心室肥大价值较大（　　　）。

A. R_{V_5}＞2.5mV　B. 电轴左偏　C. QRS 时间延长　D. ST-T 改变　E. QS 波

4. 哪项对诊断右心室肥大价值较大（　　　）。

A. QRS 波群振幅改变　　　B. 电轴左偏　　　C. QRS 时间延长

D. ST-T 改变　　　E. T 波高尖

5. 内膜下心肌缺血的 S-T 段改变为（　　　）。

A. S-T 段下移≥0.05mV　　　B. S-T 段抬高≥0.05mV

C. S-T 段下移≤0.05mV　　　D. S-T 段抬高≤0.03mV

E. S-T 段平坦

6. 心肌梗死心电图改变的基本图形为（　　　）。

A. 缺血性 T 波改变　　　　　　　B. 损伤性 S-T 段改变

C. 坏死 Q 波出现（>1/4R，>0.04s）

D. 坏死 Q 波出现（>1/10R，>0.04s）　　　　E. T 波平坦

7. 心电图表现为提早出现的房性 P 波，形态与窦性略有不同；其后的 QRS 波一般呈室上性；代偿间歇不完全，心电图诊断为（　　　）。

　　A. 室性期前收缩　　　　　B. 房性期前收缩　　　　C. 房室交界性期前收缩

　　D. 窦性期前收缩　　　　　E. 异位期前收缩

8. 心电图表现为提早出现的室上性 QRS 波，宽大畸形，其前无 P 波，其前后可见逆行 P 波，代偿间歇完全，心电图诊断为（　　　）。

　　A. 房性期前收缩　　　　　B. 室性期前收缩　　　　C. 窦性期前收缩

　　D. 房室交界性期前收缩　　　E. 异位期前收缩

9. 心电图表现为提早出现的 QRS 波宽大畸形，时间>0.12s，T 波与主波方向相反，其前无 P 波，代偿间歇完全，心电图诊断为（　　　）。

　　A. 房性期前收缩　　　　　B. 室性期前收缩　　　　C. 房室交界性期前收缩

　　D. 室性期前收缩呈二联律　　　E. 异位期前收缩

10. 阵发性室上性心动过速的心电图特点为（　　　）。

　　A. P 波与 QRS 波群无关　　　B. QRS 时间>0.12s

　　C. 连续 3 个或 3 个以上室上性期前收缩　　　　D. 频率 250~350 次/min

　　E. S-T 段无异常

11. 阵发性室性心动过速的心电图表现为（　　　）。

　　A. 连续 3 个或 3 个以上室性期前收缩　　B. 室率＝房率　　C. P 波与 QRS 波群一致

　　D. 室率 250~350 次/min　　　　　E. ST-T 无改变

12. 心房扑动最有价值的心电图表现是（　　　）。

　　A. P 波消失　　　　　B. 出现 F 波　　　　　C. P-R 间期不规则

　　D. QRS 形态有变异　　　E. 频率 350~600 次/min

13. 心房颤动最有价值的心电图表现是（　　　）。

　　A. P 波消失　　　　　B. 出现 f 波　　　　　C. P-R 间期不规则

　　D. QRS 形态有变异　　　E. 频率 300~650 次/min

14. 一度房室传导阻滞的心电图特点为（　　　）。

　　A. P-R 间期>0.20s　　　B. P-R 间期可逐渐延长　　C. 有 QRS 脱漏

　　D. 室率>100 次/min　　　E. ST-T 正常

15. 心前区导联置于左锁骨中线与第五肋间相交处为（　　　）。

　　A. V₁导联　　B. V₂导联　　C. V₃导联　　D. V₄导联　　E. V₅导联

16. 目测法测心电轴时，Ⅰ导联 QRS 波主波向下，Ⅲ导联 QRS 波主波向上，则初步判定心电轴（　　　）。

　　A. 左偏　　B. 右偏　　C. 正常　　D. 先左偏后右偏　　E. 先右偏后左偏

17. P 波代表（　　　）。

　　A. 心房的除极波　　　　B. 心房的复极波　　　　C. 心室的除极波

　　D. 心室的复极波　　　　E. 心房除极、复极全过程

18. QRS 波群中 QS 波是（　　　）。

　　A. 第一个向上的波　　　B. 第一个向下的波　　　C. R 波后向下的波

　　D. 只有一个向下的波　　　E. R 波后向上的波

19. 估算心率时，若在Ⅱ导联 R-R 间距均为三大格，则其 HR 为（　　）。

　　A. 30 次/min　B. 40 次/min　C. 60 次/min　D. 75 次/min　E. 100 次/min

20. 下列正常心电图值有错的（　　）。

　　A. P 波电压<0.25mV　　　　B. P-R 间期为 0.22s　　　　C. QRS 波时间为 0.10s

　　D. Q-T 间期为 0.36s　　　　E. P 波时间<0.11s

21. 心电图纸每小横格代表（　　）。

　　A. 0.08s　　B. 0.075s　　C. 0.04s　　D. 0.2s　　E. 0.1s

22. 描记心电图时，黄色导联连接在（　　）。

　　A. 左上肢　　B. 右上肢　　C. 左下肢　　D. 右下肢　　E. 心前区

23. 心电图对下列哪种疾病最有诊断价值（　　）。

　　A. 心律失常　B. 低钾血症　C. 心室肥大　D. 心功能不全 E. 心房肥大

24. 下列心电图数据中异常的是（　　）。

　　A. V_1 导联 R/S<1　　　　B. V_3 导联 R/S=1　　　　C. V_5 导联 R/S>1

　　D. V_4 导联 R/S>1　　　　E. aVR 导联 R/S>1

25. 正常窦性心律的特点下列哪项除外（　　）。

　　A. P-R 间期在 0.12～0.20s　　　　B. PⅡ直立，PaVR 倒置

　　C. P 波频率 60～100 次/min　　　　D. 同一导联 P-P 间距之差小于0.12s

　　E. Q-T 间期为 0.23～0.30s

26. 代表全部心室除极的除极波为（　　）。

　　A. P 波　　　　B. QRS 波群　　　　C. Q 波　　　　D. T 波　　　　E. S 波

27. 以下哪个波代表心室除极（　　）。

　　A. P 波　　　　B. QRS 波　　　　C. T 波　　　　D. V 波　　　　E. S-T 段

28. 正常心电活动起源于（　　）。

　　A. 窦房结　　B. 房室结　　　　C. 右心室　　　　D. 左心房　　　　E. 左心室

B1 型题

（29～30 共用备选答案）

　　A. Ⅰ导联　　B. Ⅱ导联　　　　C. aVL 导联　　D. aVR 导联　　E. V_1 导联

29. 正常心电图 P 波与 T 波一定倒置的导联是（　　）。

30. 正常心电图 P 波与 T 波一定直立的导联是（　　）。

31. 双峰 P 波多见于（　　）。

　　A. 肺心病　　B. 风心病二尖瓣狭窄　　　　C. 高血压心脏病

　　D. 冠心病心绞痛　　　　　　　　　　　　E. 心肌梗死患者

32. 左心房肥大可有（　　）。

　　A. 电轴右偏　B. 电轴左偏　　　　C. 二尖瓣型 P 波　　　　D. 肺型 P 波

　　E. 病理性 Q 波

33. 右心房肥大可有（　　）。

　　A. 电轴右偏　　B. 电轴左偏　　C. 双峰 P 波　　D. 肺型 P 波　　E. 病理性 Q 波

34. 双峰型 P 波，峰距≥0.04s，P 波时间>0.11s，称为二尖瓣型 P 波，多见于（　　）。

　　A. 左心室肥大　B. 左心房肥大　C. 右心室肥大　D. 右心房肥大　E. 双心房肥大

35. P 波高尖，电压≥0.25mV，时间正常常被称为肺型 P 波，多见于（　　）。

　　A. 左心室肥大　B. 左心房肥大　C. 右心室肥大　D. 右心房肥大　E. 双心房肥大

36. 有关心电图各波段的叙述错误的是（　　）。

A. P 波为心房除极波　　　B. P-R 间期为心房除极时间　　　C. QRS 波群为心室除极波

D. T 波为心室复极波　　　E. Q-T 间期为心室除极复极时间

37. 代表心肌梗死的波形（　　　）。

A. P 波　　　　　　B. T 波　　　　　　C. U 波　　　　D. qRs 波　　　E. Q 波

38. 心电图中 T 波代表（　　　）。

A. 左右心房除极时的变化　　B. 心房开始除极的时间　　C. 心室复极时的电位变化和时间

D. 全部心室肌除极时的电位变化和时间　　　　　E. 整个心电活动时间

二、多项选择题

1. 左心室肥大的心电图改变为（　　　）。

A. $R_{V_5} > 2.5mV$　　　B. $R_{V_5} + S_{V_1} > 3.5mV$（女性）　C. $R_{V_5} + S_{V_1} > 4.0mV$（男性）

D. $R_{aVL} > 1.2mV$　　E. ST-T 改变

2. 右心室肥大的心电图改变为（　　　）。

A. $R_V > 52.0mV$　　　B. $R_{V_1} + S_{V_5} > 1.05mV$　　　C. 电轴右偏

D. $R_{aVR} > 0.5mV$　　E. ST-T 改变

3. 室性期前收缩的心电图特点为（　　　）。

A. 提早出现的 QRS 波　　B. QRS 波宽大畸形，时间 > 0.12s，T 波与主波方向相反

C. 其前无 P 波　　　　D. 代偿间歇完全　　E. 其前可见逆 P 波

4. 心电图临床应用，最具决定性作用的是诊断（　　　）。

A. 心律失常　　B. 先天性心脏病　　C. 心源性休克　　D. 心肌梗死　　E. 瓣膜病变

三、简答题

1. 试述室性期前收缩的心电图特征。

2. 试述心房纤颤的心电图特点。

第十章 影像学检查

学习目标:

- 掌握 X 线检查及计算机体层成像检查的临床应用。
- 熟悉磁共振成像检查及超声检查的临床应用。
- 了解核医学检查及其临床应用。

第一节 X 线检查

一、基本知识

1895 年德国物理学家伦琴发现 X 线以后,很快就被用于人体疾病诊断,形成了 X 线诊断学,并为医学影像学(medical imaging)奠定了基础。

1. X 线的产生与特性

X 线是真空管内高速运行的电子群撞击钨靶时产生的。X 线具有穿透性、荧光效应、感光效应和电离与生物效应。

2. X 线成像的基本原理

X 线能使人体在荧光屏或胶片上显影成像,一是因为 X 线具有穿透性、荧光效应和摄影效应的特性;二是因为人体组织存在有密度和厚度的差别。按人体组织结构密度高低可分为高密度(骨骼和钙化)、中等密度(肌肉、实质器官、液体和软骨等)、低密度(气体和脂肪)三类。人体组织结构自然存在的密度差别,在荧光屏或 X 线胶片上形成黑白明暗对比影像,称为自然对比。对于缺乏自然对比的组织或器官,人为地引入一定量的某种物质(称造影剂或对比剂),使之产生人工密度差,形成黑白明暗对比影像,称为人工对比。

3. X 线检查的基本方法

(1)普通 X 线检查 包括透视和 X 线摄影。

① 透视 是一种简便而常用的检查方法。优点是简单易行、价廉,多方位不同角度观察器官的动态和功能变化及病变的形态,并立即得出诊断结果。主要缺点是影像对比度和清晰度较差,不易发现细微病变,且不能留下永久的客观记录。

② X 线摄影 临床应用最为广泛的检查方法,其优点是弥补透视的不足。缺点是被检范围受胶片大小所限制,不能动态观察器官活动、不能从多角度观察病变的形态结构等。

(2)造影检查 是将造影剂引入缺乏自然对比的器官内或其周围间隙,使之产生人工密度差,形成黑白对比影像,以显示其形态结构和功能的方法。

(3)数字 X 线成像(digital radiography, DR) 是将普通的 X 线装置同电子计算机结合起来,使 X 线成像由模拟图像转换成数字图像的成像技术。随着计算机和数字化的发展,近年来出现了计算机 X 线成像(computed radiography, CR)和直接数字化 X 线成像(direct digital radiography, DDR)设备。CR 的成像原理是 X 线透过人体后,射到影像板(image plate, IP)上,形成潜影,代替 X 线胶片,经图像读取、处理和显示等步骤,显示出数字图像,可行图像存储和远程的传输。DDR 是直接将 X 线转换成数字信号而成像,图像存储、传输方便，无需 X 线胶片。

4. X 线检查中的防护

可以采用时间防护、距离防护和屏蔽防护的原则。对于患者应选择恰当的 X 线检查方法和检查程序。放射工作者应遵照国家有关放射防护卫生标准的规定，正确进行 X 线检查操作，认真执行保健条例，加强自我防护意识并运用距离防护的原则。

二、呼吸系统 X 线检查

（一）检查方法

1. 普通检查

胸部透视常取立位，必要时可取半卧位或卧位，应按一定的顺序对胸部组织和器官做全面系统的观察。胸部摄片可弥补胸部透视的不足，是检查胸部疾病的首选方法，对早期发现病变和疾病诊断有很大价值。

2. 支气管造影检查

主要用于支气管扩张的明确诊断和范围确定；支气管的良、恶性肿瘤的诊断和鉴别诊断；观察不张肺叶支气管管腔的结构，确定不张的原因。

（二）正常胸部的 X 线表现

1. 胸廓

包括软组织和骨骼，正常时两侧胸廓对称（图 10-1-1）。

（1）软组织　胸片上显示较清楚的软组织影有：胸锁乳突肌、胸大肌影、女性乳房和乳头影等。

（2）骨骼　骨性胸廓由胸骨、胸椎、肋骨、锁骨及肩胛骨组成。正位胸片上胸骨、胸椎均与纵隔影重叠；肋骨位于两侧，后段影呈近水平向外走行，前段从外上向内下走行形成肋弓，一般第 6 肋骨前端相当于第 10 肋骨后端的水平。

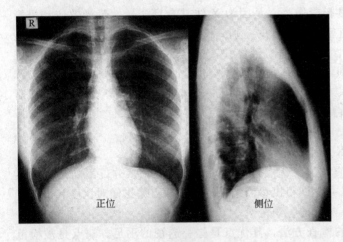

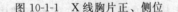

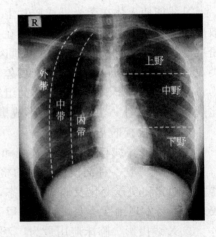

图 10-1-1　X 线胸片正、侧位　　　　　　　　　图 10-1-2　肺野的划分

2. 纵隔

纵隔位于两肺之间，其内包括心脏、大血管、气管、支气管、食管、淋巴组织、胸腺、神经及脂肪等器官和组织。正常时纵隔影居中，受呼吸和体位的影响。病理情况下，因胸腔压力的改变，纵隔发生相应的移位。纵隔内病变，可致纵隔呈普遍性或局限性增宽。

3. 膈

膈影位于两侧肺野下缘呈圆顶状，左右两叶。一般右膈顶在第 5～6 前肋间隙水平，右膈常较左膈高 1～2cm。膈在外侧及前、后方分别与胸壁相交形成肋膈角，在内侧与心脏形成心膈角，其中后肋膈角为胸腔最低位置。正常时两侧膈面光滑，肋膈角锐利。

4.胸膜、肺叶和肺段

胸膜极薄，分为脏层和壁层，一般在X线上不显影。右肺分上、中、下三叶；左肺分上、下两叶，各肺叶间有叶间胸膜间隔。各肺叶在正位胸片上部分重叠，每个肺叶由2～5个肺段构成，X线胸片不能显示其界限，病理情况下，可见肺段的轮廓。

5.肺野、肺门和肺纹理

充满空气的两肺在胸片上显示为均匀一致的透明区域，称肺野。为了病变定位，人为分别将两侧肺野纵行分为三等份，分别称内、中、外带。在两侧第2、4肋骨前端下缘连一水平线，分别将两肺分为上、中、下三野（图10-1-2）。肺门影是肺动静脉、支气管和淋巴组织的综合投影，主要是肺动、静脉的投影。一般在正位胸片上位于两肺中野内带，左侧比右侧高1～2cm。肺纹理是由肺门向肺野发出的呈放射状分布由粗变细的树枝状影，主要由肺动、静脉分支组成，支气管和淋巴管也参与其组成。

（三）基本病变的X线表现

1.支气管阻塞性表现

主要由支气管腔内肿块、异物、炎性分泌物、水肿、痉挛等原因所致。依阻塞程度不同分为阻塞性肺气肿和阻塞性肺不张。

支气管不完全阻塞所致肺组织过度充气而膨胀引起阻塞性肺气肿。根据阻塞的部位又分为弥漫性及局限性阻塞性肺气肿。弥漫性肺气肿多继发于慢性支气管炎、支气管哮喘及肺尘埃沉着病（尘肺）等多种慢性肺疾病，其阻塞部位多在细支气管。X线表现为两肺野透亮度增加，可见肺大泡，肺纹理稀疏；胸廓呈桶状，肋间隙增宽；膈肌低平，纵隔狭长，心影呈垂位心型。局限性肺气肿常见于支气管异物、肿瘤和慢性炎症等疾病，其阻塞部位多在较大支气管。

支气管完全阻塞所致肺内气体减少、肺体积缩小引起阻塞性肺不张。因阻塞部位不同，X线征象也不同。①一侧性肺不张，由一侧主支气管完全阻塞所致，X线表现为患侧肺野均匀致密影，胸廓塌陷，肋间隙变窄，横膈升高，纵隔移向患侧，健侧肺出现代偿性肺气肿表现（图10-1-3）。②肺叶不张，是由肺叶支气管完全阻塞所致，X线表现为局部肺叶均匀致密影，叶间裂可向患部呈向心性移位，肺门可有不同程度的向患部移位，邻近肺叶出现代偿性肺气肿表现。

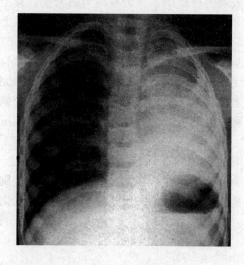

图 10-1-3　左侧肺不张

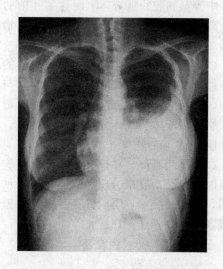

图 10-1-4　左侧胸腔积液

2.肺部病变

（1）渗出和实变影　急性炎症在肺实质内表现为渗出，肺泡腔内的气体被渗出的液体、蛋白和细胞所代替。X线表现为密度不太高较为均匀的小片云絮状阴影，边缘模糊。随着病情发展，渗出扩散至肺段及肺叶时则为大片实变影像。在大片实变区中可见管状透亮的支气管分支影，称支气管气像。常见于各种急性肺炎、渗出性肺结核、肺出血和肺水肿等。

（2）增殖性病变　是肺内慢性炎症在肺组织内形成肉芽组织所致。病灶较小，X线表现为呈梅花瓣样或小点状的结节影，密度较高，边缘较清楚，无明显融合。常见于肺结核、各种慢性肺炎和肉芽肿等。

（3）纤维化　是从增殖性病变发展而来，主要由纤维组织构成。局限性纤维化X线表现为局限性索条状致密影，走行较直；如病灶较大，可呈斑片状、大片状致密影，边缘清楚，可引起周围结构向患部移位，常见于慢性肺炎、肺脓肿和肺结核等。弥漫性纤维化X线表现为广泛分布的索条状、网状或蜂窝状影，其内可见弥漫颗粒状或小结节状阴影。常见于弥漫性间质性肺炎、肺尘埃沉着病（尘肺）及放射性肺炎等。

（4）钙化　多发生在退行性变和坏死的肺组织内。X线表现为大小不等、形态不一、边缘锐利的高密度影。肺结核钙化表示病变愈合，多呈单发或多发斑点状。肺错构瘤的钙化呈"爆米花"样。

（5）结节与肿块　多为肿瘤或肿瘤样病变。X线表现为圆形、类圆形或团块状影像，直径小于或等于2cm为结节，直径大于2cm为肿块。可单发或多发，常见于支气管肺癌、结核球、炎性假瘤及肺转移瘤等。根据结节的大小、形态、密度、有无空洞及钙化等可分为良性和恶性。

（6）空洞与空腔　空洞是肺内病变组织发生坏死、液化，经支气管引流排出形成含气腔隙。X线表现为肺内出现大小不等、形态不同有完整洞壁包绕的透明区。空洞壁可由肺内病理组织所形成，多见于肺结核、肺脓肿和肺癌等。空腔为肺内腔隙病理性扩大，X线表现为肺内局限性周围有完整壁的透明影像。

3.胸膜病变

（1）胸腔积液　多种疾病累及胸膜可产生胸腔积液，液体可为渗出液、漏出液、脓液、血液等。当积液量达约300ml以上，表现为侧肋膈角变钝、变平，液体随呼吸和体位改变而移动。中等量胸腔积液液体上缘达第4前肋端以上，表现为患侧中下肺野呈均匀致密影，其上缘呈外高内低的斜形弧线影，膈肌显示不清，肋膈角消失（图10-1-4）。大量胸腔积液液体上缘达第2前肋端以上。

（2）气胸和液气胸　气体通过胸膜的裂口进入胸膜腔形成气胸。X线表现为肺体积缩小，被压缩的肺边缘呈纤细的线状致密影，与胸壁间呈无肺纹理的透明区。大量气胸时可将肺完全压缩，表现为肺门区密度均匀的软组织影，并可见患侧膈肌下降，肋间隙增宽，纵隔向健侧移位。胸腔内液体和气体并存时称液气胸。X线立位胸片可见气液平面，液面上方为气体和压缩的肺组织。

（3）胸膜肥厚、粘连、钙化　轻度胸膜肥厚、粘连，X线表现为患侧肋膈角变钝、变平，呼吸时膈肌活动受限。广泛胸膜肥厚、粘连，表现为沿胸廓内缘分布的带状致密影，患侧胸廓塌陷，肋间隙变窄，膈肌升高，纵隔向患侧移位。胸膜钙化表现为肺野边缘呈片状、不规则点状或条索状高密度影。

三、循环系统X线检查

（一）检查方法

1.普通检查

包括透视和摄片。

（1）透视　简单易行，便于观察心脏、大血管的搏动幅度和节律，可以转动体位从不同角度观察心脏、大血管的轮廓，分析各房室增大情况，了解其功能变化。可以了解肺部、胸膜病变，有助于心血管疾病的诊断。

（2）摄片　常用的位置有：后前位（正位）、左前斜位及右前斜位。正位是最基本的位置，取立位，靶片距离为 2m，以减小心影的放大率，便于心脏径线的测量和心血管的追踪观察。左前斜位是在正位的基础上约向右转 60°，主要观察心脏各房室及主动脉全貌。右前斜位约向左转 45°，主要观察左心房和右心室漏斗部，同时服用硫酸钡观察左心房与食管关系，以判断左心房增大的程度。

　　2. 造影检查

　　心血管造影是将造影剂经导管快速注入心脏和大血管腔内，使其显影以观察其内部的解剖结构、运动及血流动力学改变的一种有创伤性的影像学检查方法，能为临床诊断与治疗提供重要的资料。

　　（二）正常心脏、大血管的 X 线表现

　　1. 正常心脏、大血管在各个投影位置上的影像（图 10-1-5）

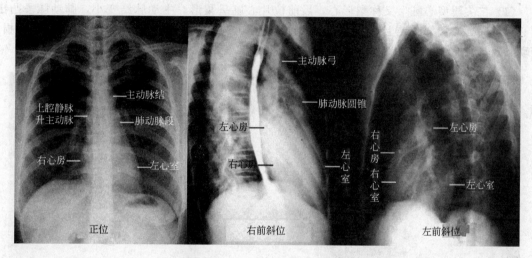

图 10-1-5　心脏大血管正常投影

　　（1）后前位（又称正位）　心右缘分上、下两段，之间有一较浅的切迹。上段为上腔静脉与升主动脉复合阴影；下段向外突出较明显，由右心房所组成，膈位置较低时，心右缘的最下部可为右心室组成且密度较高。心左缘可分三段，上段为主动脉结，呈半球形突出，由主动脉弓与降主动脉起始部构成；中段为肺动脉段，此段弧度最小也可稍平直或稍凹陷，主要由肺动脉主干构成；下段为左心室，此段最长，呈明显的弧形突出影，由左心室构成。左室的下部形成心尖，向左下方突出。在左心室和肺动脉段之间有长约 1.0cm 的小段由左心耳构成，正常时与左心室不能区分。心缘与膈顶相交成心膈角。

　　（2）右前斜位　心前缘自上而下为主动脉弓和升主动脉、肺动脉主干和肺动脉圆锥部，下段大部分为右心室，仅最下段心尖的一小部分为左心室。心影前缘与胸壁间可见一尖端向下近似三角形的透亮区，称心前间隙。心后缘上段为左心房，下段为右心房，二者间无明显的分界。心影后缘与脊柱之间称心后间隙，食管和降主动脉在此间隙通过。食管与左心房的后缘相邻接，可通过吞硫酸钡食管显影，观察食管以判断左心房有无增大。

　　（3）左前斜位　心前缘上段为右心房，下段为右心室。心前缘与胸壁间的心前间隙成上下等宽近似长方形的透亮区。心后缘上段为左心房，占心后缘的小部分，下段为左心室，与脊椎前缘相邻近。左前斜位可见到升主动脉和弓降部，与心影上缘围成的透明区称为主动脉窗。其中可见肺动脉、气管分叉、左主支气管及与其伴行的左肺动脉。

2. 心脏、大血管的大小与形态

在心脏后前位片上测量心胸比率是判断心脏有无增大最简单的方法。心胸比率是心影最大横径与胸廓最大横径之比。心影最大横径是心影左右两缘最突出一点到胸正中线的垂直距离之和。胸廓最大横径是在右膈顶平面取两侧胸廓肋骨内缘间的最大距离。正常成人心胸比率正常值≤0.5。在心脏后前位片上，正常心脏大血管的形态可分为横位心、斜位心和垂位心。

3. 影响心脏大血管形态和大小的生理因素

正常心脏大血管形态和大小的变化常受年龄、呼吸和体位等多因素影响。

（三）基本病变的 X 线表现

当心脏、大血管发生病变时，X 线普通检查常能显示心脏各房室和大血管形态、大小及功能方面的改变。

1. 心脏形态异常

心脏、大血管疾病时，心脏失去其正常形态，可分为三型（图 10-1-6）。

（1）二尖瓣型心脏　又称梨形心，后前位片心脏呈梨形，主动脉结变小，肺动脉段凸出，右心室增大，心尖部圆钝上翘。常见于二尖瓣病变、肺源性心脏病和先天性心脏病间隔缺损及肺动脉狭窄。

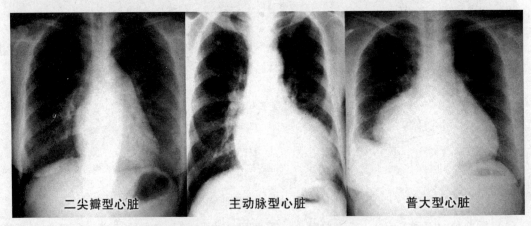

二尖瓣型心脏　　　　　主动脉型心脏　　　　　普大型心脏

图 10-1-6　心脏形态异常心型

（2）主动脉型心脏　形如靴形，主动脉结凸出，肺动脉段凹陷，左心室增大，心尖向左下延伸。常见于主动脉瓣病变和高血压性心脏病。

（3）普大型心脏　心脏轮廓均匀向两侧增大，肺动脉段平直，主动脉结多正常。常见于心肌炎和全心衰竭。心包积液时心脏可为普大型，但并非心脏本身的增大。

2. 心脏增大

包括心肌肥厚、心腔扩张或两者并存。普通 X 线检查对此不能鉴别，统称为增大。可为一个或多个房室增大，也可为全心的增大。

（1）左心房增大　后前位见心左缘肺动脉段的下方左心耳扩张出现新三弓而使心脏左缘呈四弓影，心右缘呈双弧征，心底部出现双房影；右前斜位和左侧位可见吞钡的食管局限性压迹或受压迫移位征象；左前斜位可见心后缘上段左心房向后上方隆起，使左主支气管向后上方移位或变窄，支气管分叉角度开大。常见于风湿性心脏病二尖瓣病变、左心衰竭及一些先天性心脏病如动脉导管未闭和室间隔缺损等。

（2）左心室增大　后前位可见心脏呈主动脉型，左心室段延长，心尖向左下移位；左前斜位可见心后缘下段向后下膨凸及延长，心后缘与脊柱重叠即心后间隙消失。常见于高血压性心脏病、主动脉瓣病变、二尖瓣关闭不全及先天性心脏病动脉导管未闭等。

（3）右心室增大　后前位见心脏向两侧增大主要向左增大，心尖上翘、圆隆，肺动脉段突出；右前斜位，心前缘之圆锥部明显膨凸，心前间隙变窄或消失；左前斜位心前下缘向前膨凸，心前间隙变窄或消失。常见于二尖瓣狭窄、肺源性心脏病和先天性心脏病房室间隔缺损等。

（4）右心房增大　后前位见右心缘下段延长向右膨凸；右前斜位心后缘下段向后突出；左前斜位心前缘上段向前或向下膨凸可与其下方的心室段成角。常见于三尖瓣关闭不全、右心衰竭、先天性心脏病房间隔缺损等。

3. 肺循环异常

（1）肺血增多　指肺动脉血流量异常增多，又称肺充血。后前位见肺动脉段突出，右下肺动脉扩张；肺血管纹理成比例增粗、增多，边缘清楚；肺野透亮度正常；肺门和肺动脉干搏动增强，被称为"肺门舞蹈"。常见于左向右分流的先天性心脏病（房室间隔缺损和动脉导管未闭）、心排血量增加的疾病如甲状腺功能亢进和贫血等。

（2）肺血减少　为肺动脉血流量异常减少，又称肺缺血。后前位见肺门影缩小，搏动减弱；右下肺动脉干变细；肺血管纹理普遍变细、稀疏；肺野透亮度增加。常见于右心排血受阻并由右向左分流，如肺动脉瓣狭窄；肺动脉阻力增高，如肺源性心脏病等。

（3）肺瘀血　指肺静脉回流受阻而导致血液瘀滞于肺内，肺静脉扩张。后前位见上肺静脉增粗，下肺静脉变细或正常；两肺门阴影增大模糊；肺血管纹理增多、增粗，边缘模糊；肺野透亮度降低。常见于二尖瓣狭窄和左心衰竭等。

（4）肺水肿　是指肺静脉压升高血浆外渗导致肺毛细血管内的大量液体渗入肺间质或肺泡内。是肺瘀血的进一步发展，二者属同一病理过程的不同发展阶段。因渗入部位不同，肺水肿分为间质性肺水肿和肺泡性肺水肿。

（5）肺动脉高压　指肺动脉收缩压＞30mmHg 或平均压＞20mmHg。后前位见肺动脉段明显凸出，右下肺动脉增粗；肺门动脉扩张、增粗，搏动增强。

四、消化系统 X 线检查

（一）检查方法

1. 普通检查

普通检查包括腹部透视和平片，普通检查对胃肠道疾病的诊断价值有限。主要用于急腹症的诊断和不透 X 线的异物检查。

2. 钡剂造影检查

（1）造影剂　胃肠道造影常用的造影剂为医用硫酸钡，其次为空气和水溶性有机碘化物。硫酸钡为白色粉末，不溶于水，不被胃肠道吸收，对人体无毒副作用。钡的原子量高，不易被 X 线穿透，进入胃肠道内使其显影并与周围组织器官形成明暗对比。造影前依检查部位和造影要求将硫酸钡加水调制成不同浓度的混悬液。

（2）胃肠道造影检查按检查范围可分为以下几种。①食管造影：主要检查食管和咽部病变。②上消化道造影（简称钡餐）：主要检查食管、胃、十二指肠及上段空肠病变。③小肠造影：主要检查空肠、回肠及回盲部的病变。④结肠造影：多为钡剂灌肠造影，主要检查直肠、结肠和回盲部的病变。

（3）造影方法　气钡双重对比造影法简称双重造影，是目前临床常用的检查方法。

（4）胃肠道钡剂造影检查前准备　上消化道造影需禁食、水 6h；对胃内有大量滞留液者，应先抽出再行检查；结肠造影需在检查前清洁肠道，临床常用口服硫酸镁或甘露醇等药物；检查前三天禁用含有重金属（铋剂、铁剂、钙剂等）和影响胃肠功能的药物；怀疑有胃肠道穿孔、肠梗阻的患者，禁行钡剂造影检查，可用泛影葡胺检查；近期有上消化道大出血患者，应在出血停止后 10～15 天进行钡剂造影检查。

（二）正常胃肠道 X 线表现

1. 食管

食管分为上、中、下三段，主动脉弓水平以上为上段，以第 8 胸椎水平高度分为中段和下段。口服钡剂后正位见食管位于中线偏左，轮廓光整，管壁柔软，食管充盈宽度为 2～3cm。右前斜位是观察食管的常用位置，其前缘可见三个压迹，由上至下分别为主动脉弓压迹、左主支气管压迹和左心房压迹。食管的黏膜皱襞影为数条纵行纤细且相互平行的条纹影，经过贲门与胃小弯的黏膜皱襞相连续。

2. 胃

胃大体解剖分胃底、胃体和胃窦三部分。胃的位置和形状与体型、胃张力、体位和神经功能状态等因素有关。常分为牛角型胃、钩型胃、长型胃、瀑布型胃四种类型。

胃腔充盈相：见胃小弯和胃窦大弯侧轮廓光滑整齐，胃底和胃体大弯侧轮廓略不规则，常呈锯齿状，由横、斜走行的黏膜皱襞所致。胃黏膜相：见胃黏膜皱襞呈条纹状影，正常胃底部的黏膜皱襞较粗而弯曲，呈不规则网状。胃体部黏膜皱襞为纵行条纹影，胃小弯处平行整齐，向大弯处逐渐变粗为横行或斜行而呈锯齿状。胃窦部黏膜皱襞为胃体小弯侧黏膜皱襞的延续，可斜行或与胃小弯平行。

3. 十二指肠

十二指肠介于幽门和空肠之间，全程呈 "C" 字形，将胰头包绕其中，又称作十二指肠曲。分为球部、降部、水平部和升部。球部呈近似等腰三角形或圆锥形，两缘对称，尖端指向右后上方，称顶部连接降部。十二指肠球部轮廓光整，黏膜皱襞相为纵行的条纹影集中于球顶部。降部以下肠管黏膜皱襞影与空肠相似，可呈纵行、横行的羽毛状影。

4. 空肠和回肠

空肠上接十二指肠，回肠经回盲瓣与结肠相连，它们之间无明显分界。空肠主要位于左上、中腹部，黏膜皱襞较密集，呈环状条纹或羽毛状影，蠕动活跃。回肠位于右中、下腹和盆腔，肠腔变小，肠壁变薄，黏膜皱襞少而浅，蠕动慢而弱，常显示充盈相，回肠末段的黏膜皱襞常为纵向走行的条纹影。

5. 结肠

结肠绕行于腹腔四周，包括盲肠、升结肠、横结肠、降结肠、乙状结肠和直肠六部分。在充盈相可见多数基本对称的袋状凸出影，称结肠袋。自降结肠以下结肠袋逐渐变浅，乙状结肠基本消失，直肠没有结肠袋。结肠黏膜皱襞为纵、横、斜行相互交错的不规则条纹影。

（三）基本病变的 X 线表现

1. 轮廓的改变

充盈缺损：胃肠道内占位性病变形成局限性的肿块向腔内生长，占据一定的空间，不能被硫酸钡充填，切线位上表现为胃肠轮廓某局部向腔内突入的密度减低区，称充盈缺损。多见于消化道肿瘤、肉芽肿和异物等。良性肿瘤其边缘多光滑整齐，恶性肿瘤边缘不规则。

龛影：胃肠道壁上溃疡性病变形成局限性缺损被硫酸钡充填，在切线位上表现为胃肠轮廓某局部向腔外突出的含钡影像，称龛影。在轴位上则表现为一类圆形的钡斑影，不构成胃肠道轮廓的改变。多见于溃疡，且为消化道溃疡的直接征象。胃肠道恶性肿瘤溃疡型也可见龛影征象，应与之鉴别。溃疡型肿瘤所致的龛影是由于肿瘤表面溃破造成肿瘤局限性缺损被硫酸钡充填，在切线位上表现为胃肠轮廓某局部向腔内突入的近似半月形不规则的含钡影像，且外缘平直，内缘不整（图10-1-7）。

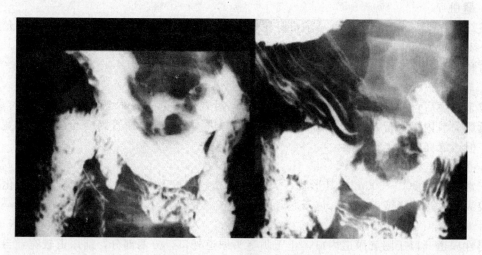

图 10-1-7　胃小弯溃疡型胃癌

2. 黏膜皱襞的改变

① 黏膜皱襞的破坏、中断或消失，表现为正常的黏膜皱襞影消失，可见杂乱不规则的钡影或黏膜皱襞中断的影像，常见于恶性肿瘤。②黏膜皱襞的纠集，又称黏膜皱襞集中，表现为条纹状黏膜皱襞影从四周向病变区呈放射状（或车轮状）集中。常见于慢性溃疡。③黏膜皱襞的平坦，表现为条纹状黏膜皱襞影变浅、模糊不清甚至消失。常见于恶性肿瘤破坏区周围和溃疡龛影周围。④黏膜皱襞的迂曲和增宽，又称黏膜皱襞的肥厚，表现为透明的条纹状黏膜皱襞影增宽，常伴有黏膜皱襞影迂曲、紊乱，常见于慢性胃炎和黏膜下静脉曲张。

3. 管腔大小的改变

包括管腔狭窄与扩张。

管腔超过正常范围持久性的缩小称为狭窄。常见于胃肠道炎症、肿瘤、粘连、痉挛、外在压迫或先天发育不良等。管腔超过正常范围持久性的增大称为扩张。常见于管腔狭窄和梗阻的近侧，并伴有近段管腔内积气、积液和蠕动增强，梗阻时可见阶梯状气液平面。

4. 位置和可动性的改变

正常时胃肠道各器官的位置比较固定，并有一定的活动度。肿瘤等占位病变的压迫、推移可改变胃肠道的正常位置；粘连可改变肠管的位置，并使肠管的活动度受限；还可见于先天性肠道异位。

5. 功能性改变

包括胃肠道张力、蠕动、运动力和分泌等功能性改变，可单独存在。

五、泌尿系统 X 线检查

（一）检查方法

1. 普通检查

X 线腹部平片常用于泌尿系统初查，可观察泌尿系统阳性结石和钙化。因肾脏与周围脂肪间可形成较低的对比，可以显示肾脏的位置、轮廓、大小、形状。

2. 造影检查

造影检查包括静脉肾盂造影、逆行肾盂造影、膀胱及尿道造影及腹主动脉造影与选择性肾动脉造影。

（二）正常泌尿系统的 X 线表现

1. 肾脏

腹部平片上，于脊柱两旁可显示肾脏轮廓，自内上向外下倾斜，密度均匀，边缘光滑。长径 12～14cm，宽径 5～6cm，上极约为第 12 胸椎上缘，下极位于第 3 腰椎下缘水平。左肾略高于右肾。

2. 输尿管

位于腹膜后，全长 25cm，上端与肾盂相接，沿脊柱两旁横突外缘向内下走行，入盆腔后，多在骶髂关节内侧走行，过骶骨后再弯向外下斜行进入膀胱。输尿管因蠕动在充盈时宽径变化较大，但边缘光滑，走行自然。

3. 膀胱

正常容积为 300～500ml，其形状、大小可因充盈程度及与周围器官的关系而变化。膀胱充盈较满时，呈圆形或卵圆形，位于耻骨联合上方，密度均匀，轮廓光滑。

4. 尿道

男性尿道开口于膀胱尿道内口，止于阴茎头尿道外口，分两部分，前尿道较宽，自外向内分舟状窝、海绵体部和球部。后尿道较窄，自外而内分为膜部和前列腺部，膜部为尿道最窄处。尿道显影后呈边缘光滑的细管状。女性尿道较宽且直，形如倒置锥形。

六、骨与关节 X 线检查

（一）检查方法

1. 普通检查

（1）透视　主要用于外伤性骨折、关节脱位的诊断与复位，不透 X 线异物的定位与摘除。

（2）摄片　即 X 线平片。X 线平片是骨、关节及软组织疾病首选检查方法。

2. 造影检查

（1）关节造影　临床多用于膝关节造影，是将造影剂注入关节腔内，使 X 线平片不能显示的关节软骨、半月板、关节囊及韧带等结构通过人工对比得以观察。随着医学影像技术的应用，目前临床多用 MRI 取代。

（2）血管造影　多用于肢体动脉，主要用于良、恶性肿瘤的鉴别。

（二）正常骨、关节的 X 线表现

1. 长骨

（1）小儿长骨　长骨一般有 3 个以上的骨化中心，一个在骨干，其余在骨端。前者为原始骨化中心，后者为继发或二次骨化中心，也称为骺核。小儿长骨的主要特点：有骺软骨，且未完全骨化。可分为：骨干、干骺端、骨骺和骨骺板等部分（图 10-1-8）。

（2）成人长骨　成人长骨发育完全，骨骺线完全消失（图 10-1-9）。可分为骨干和由松质骨构成的膨大的骨端两部分。骨端顶有一薄层壳状骨板为骨性关节面，表面光整。其外方覆盖一层软骨，即关节软骨，X 线片上不能显影。

2. 四肢关节

关节由两骨或多骨组成，在解剖上主要包括关节骨端、关节腔和关节囊。X 线片上主要显示关节骨端的骨性关节面和关节间隙。

3. 脊柱

脊柱由脊椎和其间的椎间盘组成。除颈 1、颈 2 和骶尾椎外，每个脊椎分椎体及椎弓两部分。椎弓由椎弓根、椎弓板、棘突、横突和关节突组成。X 线正位片上表现为椎体呈长方形，从上向下依次增大，主要由松质骨构成，纵行骨小梁比横行的骨小梁明显，周围是一层均匀致密的骨皮质，边缘光整。

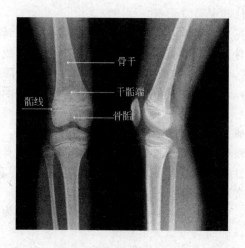

图 10-1-8 小儿长骨

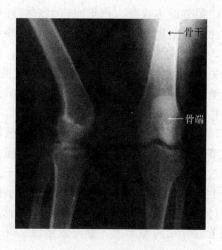

图 10-1-9 成人长骨

（三）基本病变的 X 线表现

1. 骨骼的基本病变

（1）骨质疏松 指一定单位体积内正常钙化的骨组织减少，及骨组织的有机成分和钙盐含量都减少，骨内的有机成分和钙盐含量比例正常。X 线表现主要为骨密度减低。广泛性骨质疏松主要由于成骨减少，多见于老年人、绝经期后妇女、代谢或内分泌障碍等。局限性骨质疏松多见于废用性的，如骨折后、感染和恶性骨肿瘤等而继发骨质疏松，属继发性骨质疏松。

（2）骨质软化 指一定单位体积内骨组织有机成分正常，而矿物质减少。X 线表现为骨密度降低、骨小梁细少、骨皮质变薄等。发生于儿童骨生长发育期为维生素 D 缺乏性佝偻病，于成年为骨质软化症。

（3）骨质破坏 指局部正常骨质结构被病理组织所代替，形成局部骨组织缺失，可发生于骨皮质或骨松质。X 线表现为片状或斑片状局限性密度减低区，即骨质缺损区，边界可清楚、光整、模糊或毛糙。多见于炎症、肉芽肿、结核、肿瘤或肿瘤样病变。

（4）骨质增生硬化 指一定单位体积内骨量的增多。X 线表现为骨质密度增高，骨小梁增粗、密集，骨皮质增厚、致密，骨髓腔变窄或消失，或骨骼粗大、变形。多见于慢性炎症、外伤、骨折、骨肿瘤、甲状旁腺功能低下、中毒性疾病，如氟中毒等。

（5）骨膜增生 又称骨膜反应，是因骨膜受炎症、外伤、肿瘤等病理因素刺激，骨膜内层成骨细胞活动增加形成骨膜新生骨。骨膜增生 X 线表现早期可见与骨皮质平行长短不一的细线状致密影，与骨皮质间有 1～2mm 宽的透明间隙，继而骨膜新生骨逐渐增厚。

（6）骨质坏死 指骨组织局部血液供应中断，代谢停止。坏死的骨质称为死骨。X 线表现为骨质局限性密度增高影，可为砂粒状、碎片状、长条状等，其周围呈低密度影。多见于化脓性骨髓炎、骨结核、骨缺血性坏死、外伤骨折后及服用大量激素、酒精中毒等。

（7）骨骼变形 指骨骼形态发生病理性改变。骨肿瘤可使骨骼局部膨大、变形；骨软化症和成骨不全使全身骨骼变形；儿童佝偻病可使承重骨骼变形。

2. 关节的基本病变

（1）关节肿胀 由关节积液或关节囊及其周围软组织肿胀所致。X 线表现为关节周围软组织肿胀征象，大量关节积液可见关节间隙增宽。常见于关节炎症、外伤和出血性疾病。

（2）关节破坏 是关节软骨及骨性关节面骨质被病理组织侵犯、代替所致。X 线表现：关节破坏仅累及关节软骨时，仅见关节间隙变窄；累及骨性关节面骨质时，则出现局部骨质破坏缺损，关节面不规整。严重时可引起病理性关节脱位和关节变形等。

（3）关节退行性变　病变早期关节软骨变性、坏死和溶解，逐渐为纤维组织或纤维软骨所代替，广泛软骨坏死可致关节间隙狭窄，继而出现骨性关节面骨质增生硬化，在其边缘形成骨赘。关节退行性变早期X线表现为骨性关节面模糊、中断、消失，中晚期表现为关节间隙变窄或消失，软骨下骨质囊样变，骨性关节面不规整，边缘见骨赘形成。多见于老年人，以承重的脊柱、髋关节、膝关节明显。

（4）关节强直　多种疾病造成关节破坏后，组成关节的骨端由骨组织或纤维组织连接，导致关节运动功能丧失，前者称骨性关节强直，X线表现为关节间隙明显变窄或消失，并有骨小梁通过连接组成关节的两侧骨端。多见于急性化脓性关节炎愈合后。后者称纤维性关节强直，X线上仍可见狭窄的关节间隙，但无骨小梁通过。常见于关节结核。

（5）关节脱位　是组成关节的骨端脱离、错位，而失去正常解剖对应关系。X线表现为构成关节的骨端间隙加大、分离或错位。外伤、炎症、肿瘤均可致关节脱位。

第二节　超声检查

一、基本知识

超声检查（ultrasonic examination）是依据超声波的物理特性和人体器官组织声学特性，将二者相互作用后产生的声学信息接收、放大、处理，形成图形、曲线或其他数据，从而对人体组织器官的物理特性、形态结构与功能状态及病变做出诊断的非创伤性检查方法。

（一）超声成像的基本原理及设备

1. 超声成像的基本原理

（1）超声波　超声波是指振动频率大于20000Hz的机械波。人耳听觉频率范围在20～20000Hz。超声波波长短，频率高，人耳听不到。医学检查用超声波的频率在2～20MHz。

（2）超声波传播的物理特性

① 束射性或指向性：超声波与一般声波不同，由于频率极高，而波长很短，在介质中能定向成束传播，即可获得具有良好指向性的超声束，呈直线传播。这是用超声对人体器官进行定向探测的基础。

② 反射、折射和散射：超声在介质中传播与介质的声阻抗密切相关。声阻抗（Z）为声波传递介质中某点的声压和该点速度的比值，可以理解为超声波在介质中传播时所受到的阻力。超声束在具有同一声阻抗均匀的介质1中呈直线传播，遇到大于波长且具有不同声阻抗的界面时，部分声束发生折射进入介质2，部分声束发生反射，声阻抗差越大，反射越多；如遇到远远小于其波长且声阻抗不同的界面时则发生散射。

③ 吸收与衰减：超声在介质中传播时除了声束的远场扩散，界面反射和散射使其声能衰减外，还有介质吸收导致的衰减，包括介质的黏滞性、导热性和弛豫性。

④ 多普勒效应：超声束在传播中遇到运动的反射界面时，其反射波的频率将发生改变，为多普勒频移，这种现象称超声波多普勒效应。利用频移可探测血流速度和血流方向。界面活动朝向探头时，回声频率升高，成正频移；反之，回声频率降低，成负频移。

（3）超声波的产生和接收　超声波属于机械波，由物体机械振动产生。医学诊断用超声波仪器含有换能器（探头）、信号处理系统和显示器。多根据压电效应原理制造，通常采用压电晶体作为换能器。压电晶体具有两种可逆的能量转变效应。即在交变电场的作用下导致厚度的交替改变从而产生声振动，由电能转变为声能，称逆压电效应；由声波的压力变化使压电晶体两端的电极随声波的压缩与弛张发生正负电位交替变化，称为正压电效应。在逆压电效应中，压电晶体成为超声发生器，在正压电效应中，压电晶体成为回声接收器。

（4）超声成像的基本原理　含有压电晶体的换能器发射一定频率的超声波，在人体组织中传播时，常可穿透多层界面，在每一层界面上均可发生不同程度的反射或（和）散射，这些反射和散射声波含有超声波传播途中所经过的不同组织的声学信息，被换能器接收并经过仪器的信号处理系统的一系列处理，在显示器上以不同的形式显示为波形或图像。

2. 超声成像的设备

包括 A 型超声仪、B 型超声仪、M 型超声仪及多普勒超声仪。

（二）超声图像特点和检查方法

1. 超声图像特点

超声图像是根据探头所扫查的部位构成的断层图像，改变探头位置可获得任意方位的超声图像。是以解剖形态为基础，依据各种组织结构间的声阻抗差的大小以明（白）暗（黑）之间不同的灰度来反映回声的有无和强弱，无回声为暗区（黑影），强回声则为亮区（白影），从而分辨解剖结构的层次，显示脏器组织和病变的形态、轮廓和大小以及某些结构的物理性质。

根据组织内部声阻抗及声阻抗差的大小或根据人体组织对声能的反射回声强弱不同，将人体组织器官分为 4 种声学类型。①无回声型（无反射型），如胆汁、尿液、血液、体腔积液等。②低回声型（少反射型），如肝脏、脾脏、肾实质、肌肉等。③强回声型（多反射型），如乳腺、心内膜、大血管壁等。④含气型（全反射型），如肺、胃肠等。

2. 检查方法

常规超声检查包括二维超声检查、频谱型多普勒超声检查和彩色多普勒血流显像检查。

二、超声检查的临床应用

（1）肝脏疾病的超声诊断　主要用于原发性肝癌、继发性肝癌、肝脓肿及脂肪肝等的诊断。

（2）胆系疾病的超声诊断　主要用于胆石症与胆囊炎等的诊断。

（3）胰腺疾病的超声诊断　主要用于急、慢性胰腺炎和胰腺癌等的诊断。

（4）泌尿系统疾病的超声诊断　主要用于泌尿系统结石、肾积水、肾癌、膀胱肿瘤及前列腺增生症等的诊断。

（5）女性生殖系统疾病的超声诊断　主要用于妊娠、卵巢肿瘤及子宫肌瘤等的诊断。

第三节　计算机体层成像检查

一、基本知识

X 线计算机体层摄影（X-ray computed tomography CT）是 20 世纪 70 年代初发展起来的一门新的 X 线诊断技术。将 X 线与电子计算机结合起来，使影像数字化，彻底改变了传统的直观影像方法和存储方式。所显示的是断面解剖图形，提高了病变的检出率和诊断的准确率。

1. CT 成像的基本原理及设备

（1）CT 成像的基本原理　CT 是以 X 线束对人体某部位一定厚度的层面进行扫描，由对侧的探测器接收透过该层组织的衰减的 X 线，将其转变为强弱不等的光信号，由光电转换器转变为电信号，再经模拟/数字转换器转为数字信号，输入计算机进行数据处理，然后进行图像重建。图像形成的处理有：如将选定层面分成若干个体积相同的长方体，称之为体素，扫描所得信息经过计算机而获得每个体素的 X 线衰减系数或吸收系数，再排列成数字矩阵。经数字/模拟转换器把数字矩阵中的每个数字转为由黑到白不等灰度的小方块，即像素，并按矩阵排列，构成 CT 图像，可由荧光屏显示或拍成照片保存，也可录入光盘保存。归纳起来 CT 成像可为三个步骤：①X线扫描数据的收集和转换；②扫描数据的处理和图像重建；③图像的显示与储存。

（2）CT设备：CT设备主要有以下三部分。①扫描部分，主要由一个X线管和不同数目的探测器及扫描架组成，用以收集信息。②计算机系统，是把收集到的信息数据储存、运算，用以图像重建。③图像显示和存储系统，是把重建的图像进行显示和存储。可用照相机摄于照片上，也可存储于光盘或磁盘中。

2. CT图像的特点

CT图像与X线图像一样，也是以不同灰度来反映器官和组织对X线的吸收程度。CT图像还可将组织的X线吸收系数换算成CT值，用CT值说明组织密度高低的程度，即具有量的概念。临床工作中CT值单位为HU（Hounsfield Unit）。水的吸收系数为1.0，CT值定为0HU，人体中密度最高的骨皮质吸收系数最高，CT值定为1000HU，而空气密度最低，定为−1000HU，人体中密度不同的各种组织CT值则在−1000～+1000HU的2000个分度之间。如软组织的CT值一般在20～50HU，脂肪CT值为−70～−90HU。

3. CT检查方法

（1）普通扫描　亦称平扫，是不用任何造影剂，而以组织器官或病变自然存在的密度差别进行CT扫描的方法。一般检查都先行平扫。

（2）增强扫描　是经静脉注入水溶性有机碘剂后再进行扫描的方法，较常应用。以提高病变组织同正常组织间的密度差，显示平扫上未被显示或显示不清的病变，通过病变有无强化和强化类型，对病变组织类型做出判断。

（3）造影扫描　先做器官和结构的造影，然后再进行扫描的方法。可更好地显示某一器官或结构，从而发现病变。临床应用不多。

二、CT检查的临床应用

1. 对中枢神经系统疾病的诊断

CT对中枢神经系统疾病有较高的诊断价值。对颅内肿瘤、脓肿、肉芽肿、寄生虫病、外伤性血肿、脑损伤、脑梗死（图10-3-1）、脑出血（图10-3-2）以及椎管内肿瘤、椎间盘突出等诊断效果较好而且可靠。

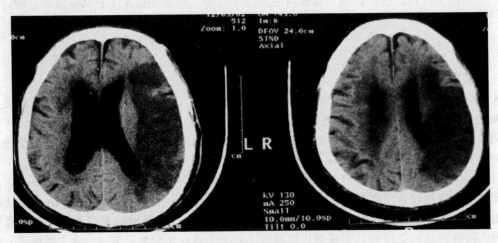

图10-3-1　脑梗死

2. 对胸部疾病的诊断

通常采用造影增强扫描以明确纵隔和肺门有无肿块或淋巴结增大、支气管有无狭窄或阻

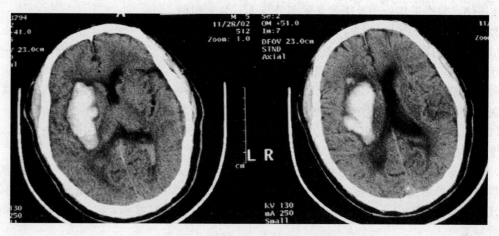

图 10-3-2 脑出血

塞，对原发和转移性纵隔肿瘤、淋巴结结核、中央型肺癌等的诊断均很有帮助。CT 对与心脏、大血管重叠病变的显示更具有优越性，对胸膜、膈、胸壁病变也有明显的优势。

3. 对腹部及盆腔脏器疾病的诊断

主要用于肝、胆、胰、脾、腹膜腔及腹膜后间隙以及泌尿和生殖系统疾病的诊断，尤其对占位性病变的诊断有较大帮助。对观察炎症、外伤等病变和周围结构的关系，有无淋巴结肿大等都很有价值。

第四节　磁共振成像检查

一、基本知识

磁共振成像（magnetic resonance imaging，MRI）是利用原子核在磁场内所产生的信号经重建成像的一种成像技术。

1. MRI 成像的基本原理及设备

磁性原子核（如氢质子）均具有自旋及磁矩的物理特性。氢的原子核最简单，只有一个质子，具有最强的磁矩。氢在人体内含量最高，用它进行 MRI 的成像效果最好，现 MRI 主要应用氢的成像。在无外加磁场时，在人体中氢质子自旋轴排列无一定规律，自旋方向是随机的，因而不存在净磁场。但使其处于一个均匀的强磁场中，氢质子自旋轴就会趋于平行或反平行于这个磁场方向，并且以一种特定方式绕磁场方向旋转。质子在置于磁场之初，指向南极或北极的约各占一半，所以此时机体净磁场强度为零。片刻之后，指向北极（与磁场方向一致）的质子略多于指向南极的，于是机体开始带有磁性，数秒钟之后达到平衡。在这种状态下，用特定频率的射频脉冲（radiofrequency pulse，RF）进行激发，氢原子核吸收一定能量而发生共振，即发生磁共振现象。停止发射射频脉冲，被激发的氢原子核把吸收的能量释放出来并恢复到激发前的状态，这一恢复过程称为弛豫过程（relaxation process）。这些被释放出的，并进行了三维空间编码的射频信号被体外线圈接收，经计算机处理后重建成图像。恢复到平衡状态所需的时间称为弛豫时间（relaxation time）。弛豫时间有两种：纵向弛豫时间（T1）和横向弛豫时间（T2）。人体不同器官的正常组织与病理组织的 T1、T2 是相对固定的，而且它们之间有一定的差别。MRI 的作用之一实际上就是利用这种差别来鉴别组织器官和诊断疾病，这种组织间弛豫时间的差别是磁共振成像的基础。

MRI 的成像系统包括 MR 信号产生、数据采集处理、图像显示三部分。信号产生来自

MR 波谱仪，数据采集处理及图像显示部分与 CT 装置相似。

2. MRI 的图像特点

MRI 成像的特点是无放射性损伤，软组织密度分辨率高，多方位多序列成像，在一定程度上反映了组织的病理及生化改变甚至功能的改变。

(1) 灰阶成像　具有一定 T1、T2 或质子差别的各种组织器官和病变组织，在 MRI 上呈不同灰度的黑白影像，解剖结构清晰，病变显示更为明确。

(2) 三维成像　MRI 可获得人体横断面、冠状面、矢状面等任何方向断面的图像，有利于病变的三维空间定位。

(3) 流空效应　心血管内的血液或脑脊液在发射射频脉冲时，氢原子核中的质子虽然被激发，但中止脉冲后接受该层面的信号时，血液中被激发的质子已离开该层面而接收不到信号，这一现象称为流空效应。这一效应可使心血管不使用对比剂即可显影，因其信号明显减弱及消失，故呈黑色。

(4) 运动器官成像　对运动器官可采用呼吸门控和心电门控成像技术，不但可以改善 MRI 成像质量，还可获得动态图像。

3. MRI 检查方法

(1) 脉冲系列　包括自旋回波序列、梯度回波序列和回波平面成像。

(2) 脂肪抑制　是将图像上由脂肪成分形成的高信号抑制下去，使其信号强度减低，而非脂肪成分的高信号不被抑制，保持不变。有助于出血、肿瘤和炎症等疾病的鉴别诊断。

(3) 磁共振血管造影（magnetic resonance angiography，MRA）　因 MR 具有流空效应，流动的血液常呈低信号，使其与相邻组织间形成显著对比，故可应用于大、中血管病变的诊断。

二、MRI 的临床应用

(1) MRI 在神经系统疾病的应用较为成熟。三维成像和流空效应使病变定位、定性诊断更为准确，并可观察病变与血管的关系。对脑干、幕下区、枕骨大孔区、脊髓与椎间盘的显示明显优于 CT。

(2) 在 MRI 上纵隔内脂肪与血管形成良好对比，易于观察纵隔肿瘤及其与血管间的解剖关系。对肺门淋巴结与中央型肺癌的诊断帮助也较大。

(3) 在 MRI 上心脏、大血管因可显示其内腔，用于心脏、大血管的形态学与动力学研究。由于流空效应，故对脑血管病变（如脑动脉瘤、动静脉畸形）、心脏大血管疾患诊断价值优于 CT。

(4) 对腹部与盆部器官，如肝、肾、膀胱、前列腺和子宫，也有较高的临床价值（图 10-4-1）。

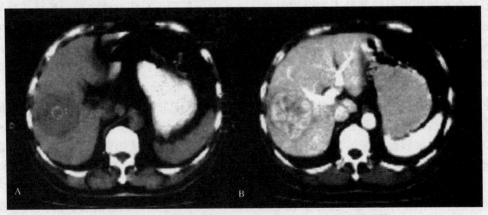

(a) 平扫　　　　　　　　　　　　　　(b) 增强扫描

图 10-4-1　肝癌

（5）骨髓在 MRI 上表现为高信号区，可清楚显示侵及骨髓的病变，如肿瘤、感染及代谢性疾病，在显示关节内病变及软组织方面也有其优势性。

（6）MRI 有望用于对血流量、生物化学和代谢功能方面的研究，给恶性肿瘤的早期诊断带来希望。

第五节　放射性核素检查

一、基本知识

核医学（nuclear medicine）是一门研究核素和核射线在医学中的应用及其理论的学科，即应用放射性核素及其标记的化合物进行疾病诊治和进行生物医学研究。核医学显像不仅可显示脏器或病变的解剖结构，同时提供其血流、功能、代谢，甚至是分子水平的化学信息。是一种无创性的检查，毒副作用的概率低。

1. 核医学检查的基本原理

（1）体内检查法的原理　放射性核素或其标记物被引入人体后，可被脏器组织摄取，实现脏器、组织、病变的显像和功能的检查。这种放射性核素或其标记物称为显像剂或示踪剂。由于它发射能穿透组织的核射线（如 γ 射线），用放射性探测器可经体表探测其在体内的吸收、分布和排出等代谢过程，从而了解组织脏器的功能、代谢或血流灌注等情况或体内某一通道的通畅程度，对疾病进行诊断。

（2）体外检查法的原理　体外检查法是利用放射性标记的配体为示踪剂，以竞争结合反应为基础，在试管内完成的微量生物活性物质检测技术。最具有代表性的是放射免疫分析。

2. 核医学检查的主要方法

（1）放射性核素显像法　是利用放射性核素示踪技术在人体内实现正常和病变组织显像的核医学检查法。应用放射性核素显像仪器，如 γ 照相机、单光子发射型计算机断层仪（single photon emission computed tomography，SPECT）、正电子发射型计算机断层仪（positron emission computed tomography，PET）等。用特定的方法使引入体内的放射性核素衰变过程中发射出的射线以一定的方式成像，不仅可显示脏器和病变的位置、形态、大小的解剖图像，同时提供脏器和病变的血流、功能、代谢和引流等信息，对疾病的早期诊断有重大意义。

（2）放射性核素非显像法　即脏器功能测定，将示踪剂引入体内后，用功能测定仪在体表对准特定脏器，连续或间断地探测和记录示踪剂在脏器和组织中被摄取、聚集和排出的情况，多以时间-放射性曲线形式显示，即可对脏器的血流及功能状态进行判断。临床常用肾图仪、甲状腺功能测定仪等。

二、核医学检查的临床应用

（1）神经系统核医学检查　主要用于脑缺血性疾病早期诊断；癫痫病灶的定位诊断；早老性痴呆、精神疾病、震颤麻痹、小儿缺血缺氧性脑病的诊断。

（2）心血管系统核医学检查　临床主要用于冠心病心肌缺血、心肌梗死的诊断、心肌病的鉴别诊断以及心肌活性的判定等。

（3）内分泌系统核医学检查　主要用于计算甲状腺功能亢进患者服 ^{131}I 量，以及亚急性甲状腺炎患者的诊断，还可作为甲状腺功能亢进或甲状腺功能减退的辅助诊断。

（4）骨骼系统核医学检查　①恶性肿瘤患者疑有骨转移者寻找骨转移病灶。可较 X 线片或 CT 早 3～6 个月发现病灶，现已成为诊断肿瘤骨转移的首选方法。②原发性骨肿瘤定位。③急性化脓性骨髓炎的诊断与鉴别诊断。④各种代谢性骨病的诊断。⑤骨髓移植术后观察局部血供及成活情况。⑥股骨头血供情况的观察及股骨头缺血性坏死的诊断。⑦诊断 X 线难以发现的某些骨折。

（5）呼吸系统核医学检查　主要用于肺动脉血栓栓塞症、慢性阻塞性肺部疾病和肺动脉高压的诊断。

（佟玉荣）

目 标 测 试

一、选择题（单选题）

1. 人体组织密度最高、对 X 线吸收能量最强的组织结构是（　　　）。
　　A. 骨骼　　　　　　B. 皮肤　　　　　　C. 肌肉　　　　　　D. 含气肺组织　　　　E. 尿液

2. 外伤时除外骨折的首选检查方法是（　　　）。
　　A. 透视　　　　　　B. 拍 X 线片　　　　C. CT 扫描　　　　　D. MR 扫描　　　　　E. B 超

3. X 线成像的基础是（　　　）。
　　A. 穿透性　　　　　B. 荧光效应　　　　C. 摄片效应　　　　D. 生物效应　　　　E. 电离效应

4. 胃肠道疾病检查首选影像学方法是（　　　）。
　　A. X 线平片　　　　B. 钡剂造影　　　　C. CT 检查　　　　D. MRI 检查　　　　E. 超声检查

5. 肺不张的 X 线特点是（　　　）。
　　A. 肺体积缩小，密度增高　　　　　　B. 肺体积增大，密度增高
　　C. 肺透亮度增高，肺纹理纤细　　　　D. 肺透亮度增高，无肺纹理
　　E. 肺密度增高，边缘模糊

6. 构成肺纹理最主要的结构是（　　　）。
　　A. 淋巴组织　　　B. 支气管　　　　C. 肺动、静脉　　D. 脂肪组织　　　　E. 肺组织

7. X 线检查提示骨密度减低的是（　　　）。
　　A. 骨膜增生　　　B. 骨质坏死　　　C. 骨质破坏　　　D. 骨质增生硬化　　E. 骨内钙化

8. 构成肺门阴影的最主要的结构是（　　　）。
　　A. 淋巴组织　　　B. 支气管　　　　C. 肺动脉　　　　D. 肺静脉　　　　E. 肺组织

9. 腹部实质性脏器病变影像学检查的首选方法是（　　　）。
　　A. 活体检查　　B. CT 检查　　　C. 脏器功能检查　　　D. 超声检查　　E. MRI 检查

10. 腹部 B 超检查显示胆囊内强回声团且后方伴声影能提示的疾病是（　　　）。
　　A. 急性胆囊炎　B. 胆石症　　　C. 慢性胆囊炎　　　D. 胆囊息肉　　E. 胆囊癌

11. 超声波属于何种波（　　　）。
　　A. 光波　　　　B. 电磁波　　　C. 机械波　　　　D. 微波　　　　E. 红外线

12. 超声波的振动频率大于（　　　）。
　　A. 200Hz　　　B. 2000Hz　　　C. 1000Hz　　　D. 20000Hz　　E. 200000Hz

13. 影像学中用于判断心肌是否存活最可靠的无创性心脏检查方法是（　　　）。
　　A. 超声检查　　　　　　　　B. X 线检查　　　　C. 心肌代谢核素显像
　　D. 数字减影血管造影（DSA）　　E. CT 检查

14. 不需做造影剂过敏试验的检查是（　　　）。
　　A. 支气管造影　　　　　　　B. 心血管造影　　C. 胃肠钡餐造影
　　D. 静脉肾盂造影　　　　　　E. 静脉胆道造影

15. X 线摄影检查前的准备不正确的是（　　　）。
　　A. 充分暴露摄照部位　　　　B. 摄片时要屏气
　　C. 急腹症摄片前清理肠道　　D. 创伤患者摄片时尽量少搬动

E. 危重患者摄片必须有临床医护人员监护

二、名词解释

1. 自然对比

2. 人工对比

3. CT

4. MRI

5. 肺纹理

6. 核医学

三、简答题

1. X 线成像的基本原理。

2. 人体组织的声学分型，举例说明。

3. 游离性胸腔积液的 X 线表现。

4. 典型胆囊结石超声表现。

第十一章　护理病历书写

学习目标：
- 护理病历的书写要求。
- 护理病历的内容与格式。

第一节　护理病历的基本要求

一、护理病历的概念

护理病历是护士运用整体护理模式，对护理对象的健康状况、护理诊断、预期目标、护理措施及效果评价等护理活动的系统记录。是护士为护理对象解决护理问题，提供护理服务全过程的记录。

护理病历作为医疗病历的一个重要组成部分，直接体现着医院的护理质量和护理专业水平，是临床护理工作的重要组成部分。

二、护理病历的重要意义

护理病历不仅是医疗病历的重要组成部分，而且是重要的法律文书。书写护理病历的意义主要体现在以下几个方面。

（1）有利于各种护理信息的保存　护理病历是反映患者健康结果、病情动态变化和护理全过程的文字记录，作为护理行为的最原始资料，可长期保存。

（2）有利于医疗、护理信息的沟通　在临床护理工作中，医护人员通过阅读护理病历，可以及时了解患者存在的健康问题、所采取的治疗护理措施及效果等，增强了彼此的沟通与协作，使患者能够得到连续的、及时有效的整体护理。

（3）有利于护理质量的监督与控制　护理病历记录了患者从入院到出院全过程的护理措施和护理效果，在对护理质量进行监督与控制时，可以从中获得可靠信息进行评价和反馈，及时解决存在的问题，不断提高护理服务的质量。同时，还可进行回顾性审查，获取护理质量方面的有关信息，作为今后护理质量控制的依据。

（4）有利于医疗诉讼举证　《医疗事故处理条例》第十条明确规定，"患者有权复印或者复制其门诊病历、住院志、体温单、医嘱单……护理记录以及国务院卫生行政部门规定的其他病历资料"。可见护理病历不仅在临床护理实践中具有十分重要的意义，而且在处理医疗事故中具有十分重要的法律作用。

（5）有利于提高护理教学质量　护理病历为护理教学提供了全面真实的教学资料，使学生通过临床实例加深对专业知识的理解和掌握，并在护理理论与护理实践中架起了一座桥梁。

（6）有利于护理研究和学科发展　护理病历是对患者护理全过程的客观记录，所收集的有关患者健康资料和临床护理资料，不仅是护理研究课题的重要来源，而且通过对护理资料的积累、整理、归纳和分析，可以撰写出高质量的护理论文。这些对于提高护理科研水平，加快护理学科发展具有重要作用。

三、护理病历的书写要求

（1）内容全面真实　护理病历必须真实、客观地反映护理对象的健康状况及所采取的护理措施。要求护士要认真仔细、全面系统地收集护理对象的有关资料，不能以主观臆断代替真实而客观的评估。

（2）描述精练，用词准确　护理病历的书写应使用规范的医学词汇、术语、适当的外文缩写，力求精练、准确、重点突出、条理清楚，使人一目了然。

（3）按规定格式及时书写　必须按照规定格式及时书写护理病历，以便随时反映护理对象健康状况的变化并进行比较分析。因抢救急危重症患者，未能及时书写护理病历的，应在抢救结束后及时据实补记，并加以标注。

（4）页面整洁，字迹清晰　病历书写字迹要工整、清晰，不得随意修改或粘贴，如需改错，应按规定纠正并签名。

第二节　护理病历的格式与内容

目前，我国护理病历的书写主要应用于住院患者，其内容包括护理病历首页（入院患者护理评估单）、护理计划单、护理记录和健康教育指导。

一、护理病历首页

护理病历首页（入院患者护理评估单）是患者入院后首次进行全面系统的健康评估记录，内容包括患者的一般资料、健康史、生理、心理和社会方面的评估。一般要求护理人员在患者入院后 24h 内完成。

（1）护理病历首页的设计　临床多以人的生理、心理、社会模式和 Gordon 功能性健康型态为理论框架进行设计，也可以 Orem 的自理模式、Maslow 的人类基本需要层次论、人类健康反应类型等作为设计的框架。

（2）护理病历首页的书写方式　书写方式有直接填写式、表格式及混合式三种，其中以混合式最常见。表格将需要评估的内容提示出来，可以指导护士全面系统地收集和记录患者的入院资料，避免遗漏。其记录方式以在备选项中打"√"为主，有效地减少了书写时间和负担。但因表格形式相对固定，在一定程度上又限制了使用者的主动性和评判性思维能力的发挥。

（3）护理病历首页的内容　①患者的一般资料：主要了解患者的一般状况，见表 11-2-1。②患者全面的评估资料：是对患者身体、心理、社会、经济状况、宗教信仰等方面的全面评估，见表 11-2-2。

二、护理计划单

护理计划单是护士为患者在其住院期间制订的全面的、个体化的护理计划及效果评价的系统记录。

（1）护理计划单的内容　包括确立护理诊断或合作性问题的时间及名称、护理目标、护理措施、停止时间、效果评价、护士签名。

（2）护理计划单的作用　通过护理计划单，可以了解患者在整个住院期间存在的所有护理问题、采取的护理措施及实施后的效果，通过护理措施已经解决的护理问题、出院时仍然存在的护理问题，以及出院后应采取的进一步护理措施。

（3）护理计划单的使用　护理计划单通常采用表格式填写，见表 11-2-3。护理计划可根据患者的具体情况，随时修订。

（4）护理诊断项目表及附加护理计划单　在临床护理工作中，为了节约时间、减轻护士书写的负担，医院将各种疾病最常见的护理诊断及相应的护理措施、预期目标等编写成"标准护理计划"，在此基础上将"护理计划单"演变为"护理诊断项目表"，见表11-2-4。如果患者存在标准护理计划以外的护理诊断或合作性问题，则将与之相对应的预期目标、护理措施写入"附加护理计划单"，见表11-2-5。使用护理诊断项目表时，按照护理问题解决的先后顺序列出患者的护理诊断或合作性问题，并标明护理计划在标准护理计划或附加护理计划中。

三、护理记录

护理记录是患者在整个住院期间健康状况及护理过程的全面记录，是护士对患者生命体征、意识、瞳孔、排泄物、出入液量、病情动态、护理措施及其效果等的客观记录。

护理记录的分类：护理记录分为一般患者护理记录、危重患者护理记录、手术护理记录三种。

（1）一般患者护理记录　是护士根据医嘱和患者病情对一般患者住院期间护理过程的客观记录，见表11-2-6。

一般患者护理记录的内容包括患者姓名、住院科别、住院病历号、床号、页码、记录日期及时间、病情变化情况、护理措施及效果、护士签名等。

一般患者护理记录要求将观察到的客观病情变化，依据日期和时间顺序及时记录。记录的频次依情况而定，一般一级护理患者至少每日记录1次，二级护理患者至少每周记录2次，三级护理患者至少每周记录1次；手术患者手术前1天、手术日必须记录，手术后前3天每班至少记录1次；病情发生变化时随时记录。

首次护理记录，即患者入院后的第一次护理记录，内容及要求不同于一般护理记录。具体记录内容包括：①患者姓名、年龄、性别、住院的主要原因（包括主诉及医疗诊断）；②目前主要症状、体征及相关辅助检查结果；③治疗原则及诊治方案；④确立的主要护理诊断；⑤计划实施的主要护理措施。

（2）危重患者护理记录　是护士根据医嘱和患者病情对危重患者住院期间护理过程的客观记录，见表11-2-7。

危重患者护理记录的内容，除一般患者护理记录内容外，还包括液体出入量、生命体征、瞳孔、意识等病情的动态观察，护理措施及其效果等。记录时间应具体到分钟。

危重患者护理记录要求详细记录患者液体出入量，准确记录患者生命体征及其他病情的动态变化。一般情况下至少每4h记录1次；手术患者记录麻醉方式、手术名称、患者返回病室的时间及生命体征、意识、伤口、引流情况等；病情变化时应根据专科护理特点随时记录；液体出入量的记录要每班小结，大夜班护士24h总结1次（上午7：00），并记录在体温单相应栏内。

（3）手术护理记录　是巡回护士对手术患者术中护理情况及所用器械、敷料的记录，见表11-2-8。

手术护理记录的内容包括患者姓名、住院号、病历/病案号、手术日期、手术名称、术中护理情况、所用器械、敷料数量的清点核对、巡回护士和器械护士签名等。

手术护理记录要求在手术结束时及时完成。在清点器械、敷料时如与术前数量不符，护士必须及时要求手术医生共同查找，如手术医生拒绝，护士应在手术护理记录"其他"栏内注明，并由手术医生签名。

手术所用无菌包的灭菌指示卡及植入人体内医疗器具的标识，经检验合格后粘贴于手术记录单的背面。

四、健康教育指导

健康教育是护理工作的重要组成部分，是促进患者恢复健康、提高自我保健意识和健康水平的重要环节。健康教育指导是针对患者存在的健康问题，通过向患者及其家属提供相关的健康状况以及治疗、护理、预防、康复等方面的知识，增加患者对医疗、护理活动的理解，提高其主动参与健康决策的意识和能力，同时不断提高患者的自我护理能力，充分发挥支持系统的作用，促进患者早日康复。

1. 健康教育指导的内容

主要包括：①疾病的诱发因素、发生与发展过程；②可采取的治疗、护理方案；③辅助检查的目的及注意事项；④饮食与活动的要求及注意事项；⑤疾病预防与康复措施。护士在进行健康教育指导时，可参照标准健康教育计划为患者提供健康教育指导。

2. 健康教育指导的方式

主要采用讲解、示范与模仿、书面资料、视听教材、经验交流等多种方式进行，并根据健康教育对象的知识水平和能力不同，采取 1 次或多次健康教育。如出院健康教育可根据患者对健康教育知识的掌握情况，重点填写出院后的康复指导内容，预防复发。如产科健康教育计划见表 11-2-9。

（李延玲）

表 11-2-1　入院患者的一般资料评估表

姓名＿＿＿＿＿＿　性别＿＿＿＿　年龄＿＿＿＿　民族＿＿＿＿＿＿＿　职业＿＿＿＿＿＿＿＿

文化程度＿＿＿＿＿＿＿＿＿＿　婚姻状况＿＿＿＿＿＿＿＿＿＿＿

住址＿＿＿＿＿＿＿＿＿＿＿＿　联系电话＿＿＿＿＿＿＿　邮政编码＿＿＿＿＿＿＿＿＿＿

陪同者 □家人 □亲友 □其他＿＿＿＿＿＿＿＿＿＿＿

联系人 姓名＿＿＿＿＿＿＿＿＿　关系＿＿＿＿＿＿＿　电话＿＿＿＿＿＿＿　邮政编码＿＿＿＿＿＿＿

住址＿＿＿＿＿＿＿＿＿＿＿＿＿＿＿＿＿＿＿＿＿＿＿＿＿＿＿＿＿＿＿＿＿＿＿＿＿＿＿

入院日期时间＿＿＿＿＿＿＿＿＿＿　入院诊断＿＿＿＿＿＿＿＿＿＿＿＿＿＿＿＿＿＿＿＿

入院类型 □平诊　□急诊　□转入(转出科室＿＿＿＿＿＿＿＿＿＿＿＿＿＿＿)

入院方式 □步行　□扶行　□轮椅　□平车　□其他

入院状态 □清醒　□模糊　□嗜睡　□昏迷

辅助用具 □无 □有　　□眼镜　□隐形眼镜　□助听器　□义齿　□拐杖

既往病史 □无□有＿＿＿＿＿＿＿＿＿＿＿＿＿＿＿＿＿＿＿＿＿＿＿＿＿

住院史　□无□有(原因)＿＿＿＿＿＿＿＿＿＿＿＿＿＿＿＿＿＿＿＿＿

过敏史　□无　　□有(分别简短叙述)

　　　　药物＿＿＿＿＿＿＿＿＿＿＿＿＿＿＿＿＿＿＿＿＿＿＿＿＿＿＿

　　　　食物＿＿＿＿＿＿＿＿＿＿＿＿＿＿＿＿＿＿＿＿＿＿＿＿＿＿＿

　　　　其他＿＿＿＿＿＿＿＿＿＿＿＿＿＿＿＿＿＿＿＿＿＿＿＿＿＿＿

输血史　□无　□有 血型＿＿＿＿＿＿＿＿＿＿＿　RH 因子:□阴性　□阳性

输血反应　　□无　□有＿＿＿＿＿＿＿＿＿＿＿＿＿＿＿＿＿＿＿＿＿

目前用药　　□无　□有(药物名称＿＿＿＿＿＿＿＿＿＿＿＿＿＿＿＿)

自带药　　　□无　□有(药物名称＿＿＿＿＿＿＿＿＿＿＿＿＿＿＿＿)

入院介绍　　□未作　　　□不用作　　□已作

叙述人　　　□患者本人　□亲友　□其他＿＿＿＿＿＿＿＿＿＿＿＿＿

资料可靠程度 □可靠　　□基本可靠　□可靠程度低

护士签名＿＿＿＿＿＿＿＿＿＿＿＿＿

日期/时间＿＿＿＿＿＿＿＿＿＿＿

表 11-2-2　入院患者评估表

评估开始时间＿＿＿＿＿＿

评　估　内　容	护　理　诊　断
1. 呼吸与循环 吸烟 □无　□有（＿＿＿＿＿＿＿） 存在 □干咳　□咳痰　□喘息　□发绀 　　　□呼吸困难　　　□呼吸停止 　　　□心悸　□胸闷　□胸痛　□水肿 　　　□眩晕　□晕厥 末梢循环 □温暖　□湿冷　□苍白　□发绀 　　　　　□肢端脉搏减弱或消失 　　呼吸＿＿＿＿＿/min　□规则　□不规则 　　脉搏＿＿＿＿＿/min　□规则　□不规则	□低效性呼吸型态 □清理呼吸道无效 □气体交换受损 □心输出量下降 □组织灌注无效 □体液过多:水肿 □
2. 饮食与营养 饮食习惯＿＿＿＿＿＿＿ 　体型 □肥胖　□适中　□偏瘦　□恶液质 　治疗饮食 □无　□有（＿＿＿＿＿＿＿＿） 　存在 □恶心　□呕吐　□咀嚼困难　　□吞咽困难 　牙齿 □完好　□缺失（＿＿＿＿＿＿）　□义齿（＿＿＿＿＿＿） 　舌　□湿润　□干燥　□溃疡 　口腔黏膜 □湿润　□干燥　□溃疡	□营养失调:低于机体需要量 □营养失调:高于机体需要量 □口腔黏膜改变 □吞咽障碍 □牙齿受损 □
3. 排泄 (1)排尿 存在 □尿频　□尿急　□尿痛　□尿不尽　□血尿 □尿失禁　□尿潴留　□膀胱造瘘　□夜尿增多（　次/夜） 留置尿管 □无　□有(原因＿＿＿＿＿＿时间＿＿＿＿＿＿) (2)排便 排便习惯＿＿＿＿＿＿＿ 最后一次排便时间＿＿＿＿＿＿＿ 存在 □便秘　□腹泻　□便失禁　□血便　□假肛	□排尿障碍 □尿潴留 □完全性尿失禁 □功能性尿失禁 □压力性尿失禁 □急迫性尿失禁 □反射性尿失禁 □排便失禁 □腹泻 □便秘 □感知性便秘 □
4. 感知 视力 □正常　□下降　□失明(□左　□右) 听力 □正常　□下降　□失聪(□左　□右) 味觉 □正常　□下降　□缺失　□味觉改变 嗅觉 □正常　□下降　□缺失 感觉 □正常　□下降　□麻木　□缺失	□感知紊乱 □有外伤的危险 □有摔倒的危险 □
5. 认知与沟通 意识 □清醒　□嗜睡　□模糊　□浅昏迷 　　　□昏迷　□深昏迷 瞳孔 □等大　□不等大　□对光反应灵敏 语言 □正常　□含糊不清　□手语 　　　□笔谈　□眼神交流　□不能表达	□认知改变 □认识环境障碍综合征 □自我认可紊乱 □急性意识障碍 □慢性意识障碍 □思维过程紊乱 □语言沟通障碍 □

续表

评 估 内 容	护 理 诊 断
6. 活动 存在 □行走困难 □疲乏 □共济失调 □肌无力 生活自理 □能 □不能	□活动无耐力 □躯体活动障碍 □穿着/修饰自理缺陷 □沐浴/卫生自理缺陷 □进食自理缺陷 □如厕自理缺陷 □有受伤的危险 □
7. 皮肤与卫生 外表 □整洁 □其他(请描述)＿＿＿＿ 头发 □整洁 □脏 □凌乱 指甲 □清洁 □脏 □长 皮肤颜色 □正常 □苍白 □潮红 □黄染 皮肤完整性 □完整 □破损＿＿＿＿＿＿＿ 　　　　　□干燥 □汗湿 　　　　　□皮疹 □瘙痒 　　　温度＿＿＿＿＿℃	□皮肤完整性受损 □体温过高 □体温过低 □躯体活动障碍 □体温调节无效 □
8. 舒适 疼痛 □无 □有＿＿＿＿＿＿ 不适 □无 □有＿＿＿＿＿＿ 体位 □自动体位 □被动体位 □强迫体位 其他＿＿＿＿＿＿＿＿＿	□疼痛 □
9. 休息与睡眠 睡眠习惯＿＿＿＿＿＿ 存在 □入睡困难 □易醒 □多梦 □早醒 　　□失眠 □午休	□睡眠型态紊乱 □睡眠剥夺 □
10. 精神与信仰 宗教信仰 □佛教 □基督教 □天主教 　　□其他(请注明)＿＿＿＿ 宗教信仰对患者生活的影响(请描述)＿＿＿＿＿＿	□长期自尊低下 □情境性自尊低下 □身体意象紊乱 □有受伤的危险 □
11. 社会、经济因素 居住 □与配偶同住 □与配偶及子女同住 　　□与亲友同住 □老人院 　　□独居 　　□其他＿＿＿＿＿ 住院顾虑 　　经济 □无 □有＿＿＿＿＿＿ 　　家庭 □无 □有＿＿＿＿＿＿ 　　工作 □无 □有＿＿＿＿＿＿ 　　其他＿＿＿＿＿＿ 对疾病的认识＿＿＿＿＿＿ 对本次住院的期望＿＿＿＿＿＿ 对护理工作的希望＿＿＿＿＿＿	□焦虑 □恐惧 □知识缺乏 □无能性家庭应对 □妥协性家庭应对 □社区应对无效 □照顾者角色紧张 □家庭运作中断 □无效性角色行为 □社交障碍 □社交孤立 □个人应对无效 □

护士签名＿＿＿＿＿＿

评估结束时间＿＿＿＿＿

表 11-2-3　护理计划单

科室_____床号_____姓名_____医疗诊断_____住院号_____

日期	护理诊断/合作性问题	护理目标	护理措施	签名	停止日期	效果评价	签名

表 11-2-4　护理诊断项目表

科室_____床号_____姓名_____医疗诊断_____住院号_____

确认时间	护理诊断	标准	附加	签名	停止日期	效果评价	签名

表 11-2-5　附加护理计划单

科室_____床号_____姓名_____诊断_____住院号_____

时间	护理诊断	预期目标	护理措施	签名

表 11-2-6　一般患者护理记录单

科别_____床号_____姓名_____年龄_____性别_____住院病历号_____

日期	时间	护 理 记 录	签名

表 11-2-7　危重患者护理记录单

科别_____床号_____姓名_____年龄_____性别_____住院病历号_____

日期	时间	入量/ml		出量		病情变化及处理				签名
		项目	实入量	尿	大便	体温/℃	脉搏/(次/min)	呼吸/(次/min)	血压/mmHg	

表 11-2-8 手术护理记录单

日期_____ 姓名_____ 入室时间_____ 性别_____ 年龄_____ 住院病历号_____

科室_____ 床号_____ 术前诊断_____ 手术名称_____ 手术间_____室_____

药物过敏史_____ 体重_____kg

护理情况	
	术前:入室时间_____ 神志_____ 静脉输液:有 无 深静脉穿刺:有 无 导尿:是 否 术中:输液_____ml 输自体血_____ml 输异体血_____ml 体位_____ 标本送冰冻:已送 未送 标本送病理:已送 未送 尿量_____ml 引流:有 无 术毕:皮肤情况_____ 意识情况:清醒 半清醒 未清醒 出室时间_____ 离室血压_____mmHg 脉搏_____次/min 其他_____

无菌包监测:合格

品名	术前清点	关前核对	关后核对	品名	术前清点	关前核对	关后核对
纱布				纱球			
纱垫				寸带			
缝针				KD卷			
棉条				棉球			
棉片				棉签			

器械名称	术前清点	关前核对	关后核对	器械名称	术前清点	关前核对	关后核对	器械名称	术前清点	关前核对	关后核对
大弯血管钳				拉钩				肠钳			
中弯血管钳				电刀头				压肠板			
小弯血管钳				艾利斯钳				阻断钳			
大直血管钳				组织剪				扁桃体钳			
中直血管钳				血管钳				脊柱牵引器			
小直血管钳				胆石钳				骨膜剥离器			
尖镊				胆道探子				咬骨钳			
平镊				肋骨剥离器				髓核钳			
牙镊				黏膜剥离器				组织采取钳			
针持				三翼钳				开胸器			
刀柄				肾蒂钳				特殊器械			
直有牙钳				心房钳							
弯有牙钳				心耳钳							
卵圆钳				气管钳							
直角钳				肺叶钳							
巾钳				关胸器							

器械护士签名:　　　　　　　　　　巡回护士签名:

表 11-2-9　产科健康教育计划单

床号＿＿＿＿姓名＿＿＿＿＿住院号＿＿＿＿＿＿

健康教育内容	宣教日期及签名	评价		
		部分掌握	完全掌握	评价者
介绍主管医生、专业护士、住院环境				
病房管理要求、房间整洁、通风的意义				
母乳喂养的概念、时间、母婴同室的意义				
母乳喂养的优点				
按需哺乳的概念				
哺乳的体位及正确姿势				
新生儿正确的含接姿势				
正确的挤奶手法				
乳汁不足的原因				
预防乳汁不足的方法				
乳房胀痛的原因				
术后饮食、卧位及早下床活动的意义				
新生儿黄疸的原因、消退时间、处理方法				
卡介苗、乙肝疫苗的接种知识				
婴儿沐浴的程序、注意事项				
新生儿脐部、皮肤护理知识				
出院带药的目的、用法				
随访时间、目的				
避孕知识				
产后复查的时间、目的				

目 标 测 试

1. 简述护理病历的概念。
2. 简述护理病历的书写要求。

第十二章　健康评估技能训练指导

健康评估是基础医学与临床医学的桥梁课程。健康评估的实训在教学中占很大比重，主要目的是通过锻炼学生的动手能力，为学生将来进入临床打下坚实的基础。主要任务是通过实训使学生学会运用正确的方法和规范的操作进行体格评估、临床资料的收集，以科学的思维方式综合分析临床资料做出初步诊断，并能规范完成护理病历书写。

实训的内容包括交谈、常见症状、体格评估、实验室检查、影像学检查、心电图检查等，是学生必须学习和掌握的基本实训技能操作。

实训一　健康史采集

【实训目的】

1. 通过系统询问，认识健康史采集的重要性，掌握健康史采集的主要内容。

2. 熟悉健康史采集的方法和技巧。

3. 了解健康史采集的要点。

【实训学时】　1学时。

【实训场所】　模拟诊室或医院病房。

【实训用具】　纸、笔及问诊录像。

【实训方法】　本次实训内容可通过临床见习或角色扮演两种方法完成。

1. 教师进行健康史采集示教（或可通过健康史采集的相关影像资料来完成）。

2. 教学分组，每组分配典型被评估者（或由一名学生扮演），由另一名学生对被评估者进行健康史采集，其他学生做简要记录。

3. 课后写出实训报告（按病历格式整理病史部分的内容）。

【实训内容】

1. 一般项目资料的收集。

2. 主诉的询问方式与技巧。

3. 病史包含的主要内容及交谈技巧。

4. 过去史、个人史、婚姻史、月经及生育史、家族史的询问内容及技巧。

5. 系统回顾问诊的交谈内容。

【注意事项】

1. 实训室　保持肃静，听从教师指导，遵守实训规则，保持实训室整齐清洁。

2. 病区实训

（1）遵守病房规则，听从病区工作人员的指导，未经教师允许不得擅自进入病区，进入病区要注意走路轻、说话轻、开关门轻、一切操作轻。对被检查者要和蔼、热情、亲切，特别注意语言对被检查者的影响。谈话要注意效果，不得谈论影响被评估者情绪的问题。

（2）发扬革命人道主义，要同情、爱护、体贴被评估者，避免给被评估者增加痛苦。

（3）要注意衣帽整洁，不穿戴工作衣帽不能进入病房。做好隔离工作，不要坐在病床上，实训结束后要随时洗手。

实训二　常见症状评估

【实训目的】

1. 掌握常见症状的病因及临床表现。

2. 了解常见症状的伴随症状。

【实训学时】　2学时。

【实训场所】　多媒体教室或医院病房。

【实训用具】　纸、笔、常见典型症状的图片和录像。

【实训方法】　本次实训内容可通过临床见习或观看相关影像资料两种方法完成。

1. 临床见习　在医院门诊或病房，学生分组在指导教师的指导下观察常见症状的临床表现，思考其与病因诊断的关系，并可进一步学习交谈的方法与技巧。遇到问题可随时询问带教老师。

2. 观看相关影像资料　观看常见典型症状的图片和录像，指导教师现场讲解和答疑，使学生对常见的典型症状有一定的感性认识。

3. 课后写出实训报告（记录临床见习到的症状及其特点）。

【实训内容】

发热、水肿、咳嗽与咳痰、咯血、呼吸困难、心悸、发绀、胸痛、腹痛、腰背痛与腿痛、腹泻、便秘、恶心与呕吐、呕血与便血、黄疸、排尿异常、抽搐、眩晕、头痛、意识障碍。

【注意事项】

1. 询问症状时要有高度的责任心和强烈的责任感，要注意语言通俗易懂。

2. 在诊断疾病时必须结合临床资料，进行全面分析，切忌单凭一个或几个症状而做出错误诊断。

实训三　头、颈部评估

【实训目的】

1. 能独立完成头、颈部评估，并正确记录各项目评估的结果。

2. 熟悉头、颈部的正常状态及异常体征的临床意义。

3. 了解头、颈部评估的顺序。

【实训学时】　1学时。

【实训场所】　模拟诊室。

【实训用具】　器物托盘、软尺、压舌板、手电筒、额镜、视力表、色觉图谱、棉签、眼底镜、纸、笔及头颈部评估录像。

【实训方法】

1. 组织观看头、颈部评估录像。

2. 指导教师对结膜评估、巩膜评估、瞳孔对光反射、鼻窦评估、咽扁桃体评估、颈静脉怒张、甲状腺评估、气管位置评估等项目进行示教，并进行动作分解。

3. 学生2人一组训练，反复练习，教师巡回指导，注意操作的规范性及熟练性。

4. 课后写出实训报告。

【实训内容】

1. 结膜、巩膜评估、瞳孔对光反射、鼻窦评估的评估方法及记录格式。

2. 咽扁桃体评估的评估方法及记录格式，临床分度的标准。

3. 颈静脉怒张、甲状腺评估、气管位置的评估方法及记录格式，甲状腺肿大的临床分度的标准。

【注意事项】

1. 上睑结膜翻转评估时要注意食指向下轻压眼球，同时拇指配合将睑缘向上捻转，然后食指顺势撤出。

2. 扁桃体评估时要使被评估者张大口并发"啊"音，与压舌板下压同步进行。

3. 触诊气管位置时要注意将中指置于气管之上的胸骨上窝处进行触诊，避免把中指放在环状软骨上触诊。

实训四　胸壁、胸廓、乳房的评估

【实训目的】

1. 能独立完成胸壁、胸廓、乳房正确评估，能正确记录各项目评估的结果。

2. 熟悉胸壁、胸廓、乳房评估的临床意义。

3. 了解胸壁、胸廓、乳房评估的内容。

【实训学时】　　2 学时。

【实训场所】　　模拟诊室。

【实训用具】　　器物托盘、纸、笔、胸壁、胸廓、乳房评估的录像等。

【实训方法】

1. 组织观看有关胸壁、胸廓、乳房的录像。

2. 辨认胸部体表标志与垂直线标志、自然陷窝及解剖区域，重点是指出胸骨角、第七颈椎、肩胛下角的位置。

3. 指导教师对胸壁、胸廓、乳房的评估进行示教，并进行动作分解。

4. 学生 2 人一组训练，反复练习，教师巡回指导，注意操作的规范性及熟练性。

5. 课后写出实训报告。

【实训内容】

1. 胸壁评估的方法及记录格式。

2. 胸廓评估的方法及记录格式。

3. 乳房评估的方法及记录格式。

【注意事项】

1. 环境应安静、温暖、光线充足。

2. 注意保护被检查者的隐私。

3. 注意检查的顺序。

实训五　肺脏评估

【实训目的】

1. 能独立完成肺脏的评估，能辨别正常四种叩诊音以及三种正常呼吸音。能正确记录评估结果。

2. 熟悉胸部体表标志、体表垂线的划分及分区、肺部评估的内容、顺序。

3. 了解干啰音与湿啰音的听诊特点。

【实训学时】　2学时。

【实训场所】　模拟诊室或仿真诊察室。

【实训用具】　听诊器、笔及胸部评估的教学录像，心肺多媒体听诊训练系统。

【实训方法】

1. 组织观看肺部评估教学录像。

2. 指导教师对肺部视诊、语音语颤、肺下界叩诊、肺部听诊进行示教，并进行动作分解。

3. 学生2人一组训练，反复练习，教师巡回指导，注意操作的规范性及熟练性。

4. 条件允许时，可利用多媒体心肺听诊评估系统完成肺部的听诊实训。

5. 课后写出实训报告。

【实训内容】

1. 肺部视诊的基本要求与方法。

2. 语音语颤的评估方法、记录格式以及临床意义。

3. 肺下界叩诊的评估方法、记录格式以及临床意义。

4. 三种呼吸音的分布区域以及三种呼吸音性质的辨别。

5. 有多媒体心肺听诊评估系统条件时，可利用系统完成肺部异常呼吸音和啰音的听诊实训。

【注意事项】

1. 语音震颤评估时要注意：①对称；②左右对比；③低调长音；④评估者手掌紧贴被检者的胸壁时应与被检者发"yi"音同步。

2. 叩诊肺下界时，要求沿三条线（锁骨中线，腋中线和肩胛下角线）叩诊，要明确叩诊音由清音变浊音的定位。

3. 听诊评估时注意保持室内安静，特别要体会三种正常呼吸音的性质，并能规范描述。

实训六　心脏评估

【实训目的】

1. 能独立完成心尖搏动位置评估、心脏震颤触诊、心浊音界叩诊，并正确记录评估结果；能确定五个瓣膜听诊区的位置，辨别出第一心音与第二心音。

2. 熟悉心脏评估的内容、顺序。

3. 了解典型的心脏杂音的听诊特点。

【实训学时】　2学时。

【实训场所】　模拟诊室或仿真诊察室。

【实训用具】　听诊器、直尺、纸、笔及胸部评估的教学录像，心肺多媒体听诊训练系统。

【实训方法】

1. 组织观看心脏评估教学录像。

2. 指导教师对心尖搏动位置评估、心脏震颤触诊、心浊音界叩诊、心脏听诊进行示教，并进行动作分解。

3. 学生2人一组训练，反复练习，教师巡回指导，注意操作的规范性及熟练性。

4. 条件允许时，可利用多媒体心肺听诊评估系统完成异常心音、杂音的听诊实训。

5. 课后写出实训报告。

【实训内容】

1. 心脏五个瓣膜听诊区的位置。

2. 心尖搏动位置的评估方法（视诊、触诊、听诊）及定位描述。

3. 震颤的评估方法及记录格式。

4. 心浊音界叩诊的评估顺序、方法、记录格式以及临床意义。

5. 辨别第一、二心音的听诊特点。

6. 有多媒体心肺听诊评估系统条件时，可利用模拟系统完成心脏心音和杂音的听诊实训。

【注意事项】

1. 心尖搏动位置的评估方法有三种，可逐步以视诊、触诊、听诊来完成，其中，触诊与听诊更为准确。找到心尖搏动点后，再计数肋间隙给以定位。

2. 心浊音界叩诊要注意评估顺序，一般为先左后右、由下而上、由外向内。要明确叩诊音由清音变浊音的定位。要掌握正常成人的心脏相对浊音界的记录格式。

3. 听诊评估时注意保持室内安静，注意体会第一、二心音的听诊特点与最响部位。要排除听诊器与衣服摩擦声音产生的干扰。

实训七　血管评估

【实训目的】

1. 能独立完成血管评估并正确记录评估结果。

2. 熟悉血管评估的内容。

3. 了解血管评估的意义。

【实训学时】　1 学时。

【实训场所】　模拟诊室或仿真诊察室。

【实训用具】　听诊器、纸、笔及血管评估的教学录像。

【实训方法】

1. 组织观看血管评估教学录像。

2. 指导教师对血管评估的位置、方法进行示教，并进行动作分解。

3. 学生 2 人一组训练，反复练习，教师巡回指导，注意操作的规范性及熟练性。

4. 课后写出实训报告。

【实训内容】

1. 颈静脉、股动脉搏动位置的评估方法及定位描述。

2. 血管评估的方法及记录格式。

【注意事项】

1. 评估时注意颈静脉、股动脉搏动的位置。

2. 触诊检查时注意节律、脉率、强弱及紧张度。

实训八　腹部评估

【实训目的】

1. 能正确划分腹部分区；能独立完成腹部触诊、移动性浊音的评估，并正确记录评估结果。

2. 熟悉腹部常见异常体征的临床意义。

3. 了解腹部的体表标志、分区、腹腔脏器在腹壁的对应关系。

【实训学时】　2 学时。

【实训场所】　　模拟诊室或仿真诊察室。

【实训用具】　　听诊器、直尺、纸、笔及腹部评估录像，多媒体腹部评估系统。

【实训方法】

1. 组织观看腹部评估教学录像。

2. 指导教师对腹部九分区划分、压痛、反跳痛、肝脾触诊、胆囊触诊、肾区叩击痛等评估进行示教，并进行动作分解。

3. 学生 2 人一组训练，反复练习，指导教师巡回指导，注意操作的规范性及熟练性。

4. 有多媒体腹部评估系统条件时，可利用模拟系统完成肝脾触诊、Murphy 征的实训。

5. 课后写出实训报告。

【实训内容】

1. 腹部体表标志的辨认。

2. 腹部九分区的划分方法及各区的主要脏器。

3. 腹部压痛及反跳痛的评估方法及临床意义。

4. 肝脾触诊、Murphy 征的评估方法、评估结果的记录格式及临床意义。

5. 移动性浊音、肾区叩击痛的评估方法及临床意义。

【注意事项】

1. 评估环境应温暖，光线要充足，最好为自然光，被评估者取仰卧位，双腿屈曲并稍分开，双上肢自然摆放于身体的两侧，充分暴露腹部，嘱其平静呼吸。

2. 触诊时，评估者的手要温暖，动作要轻柔，从健康部位开始，边评估边观察被检者的反应。

3. 在进行腹部评估时，为了不影响肠鸣音的听诊结果，往往是按照视、听、叩、触的顺序进行。

实训九　脊柱、四肢、神经系统评估

【实训目的】

1. 能独立完成脊柱压痛与叩击痛、生理反射、病理反射和脑膜刺激征的评估，并正确记录评估结果。

2. 熟悉脊柱压痛与叩击痛、神经系统的评估内容。

3. 了解颅神经评估及自主神经评估的方法。

【实训学时】　　3 学时。

【实训场所】　　模拟诊室。

【实训用具】　　酒精、叩诊锤、手电筒、棉签、笔及脊柱压痛与叩击痛、神经系统体格评估的录像。

【实训方法】

1. 组织观看脊柱压痛与叩击痛、神经系统评估教学录像。

2. 指导教师对脊柱压痛与叩击痛、生理反射、病理反射和脑膜刺激征进行示教，并分解动作要领。

3. 同学 2 人一组训练，反复练习，指导教师巡回指导，注意操作的规范性及熟练性。

4. 课后写出实训报告。

【实训内容】

1. 脊柱压痛与叩击痛、角膜反射、腹壁反射的评估方法、记录格式及临床意义。

2. 肱二头肌反射、肱三头肌反射、膝反射的评估方法、记录格式及临床意义。

3. Babinski 征、Oppenheim 征、Gordon 征、Chaddock 征的评估方法、记录格式及临床意义。

4. 脑膜刺激征的评估方法、记录格式及临床意义。

【注意事项】

1. 神经系统评估时动作应轻柔，应避免用力过大，造成损伤。

2. 神经反射评估时，应向被检者说明评估过程，减轻其顾虑，以免影响评估效果。

实训十　心电图评估

【实训目的】

1. 能正确连接各心电图导联。

2. 辨认正常心电图各波段，学会其测量方法。

3. 阅读正常心电图及常见的异常心电图。

【实训学时】　2 学时。

【实训场所】　模拟诊室。

【实训用具】　心电图机、心电图纸、分规、直尺、量角器、心电图报告单、纸、笔及心电图评估录像。

【实训方法】

1. 指导教师示教心电图机导联的连接方法和心电图描记的操作方法，指导学生辨认正常心电图各波段，示教心电图各波段测量方法。

2. 学生 4～5 人一组，在指导教师监督下，完成心电图描记，利用描记的心电图辨认各波段并测量其数据。

3. 分析常见的异常心电图，掌握异常心电图诊断要点。

4. 课后写出实训报告。

【实训内容】

1. 术前准备事项（评估用具、被检者的准备）。

2. 正确连接各导联，做好描记前准备。

3. 正确描记各导联心电图，并做好记录。

4. 阅读心电图，观察与测量心律、心率、心电轴、P-R 间期、P 波、QRS 波群、S-T 段、T 波、Q-T 间期。

5. 综合以上所得结论做出心电图诊断。

【注意事项】

1. 评估心电图机连接是否完好。

2. 心电图评估时除外人为干扰因素，平静呼吸。

实训十一　超声评估

【实训目的】

1. 掌握超声评估的适应证和禁忌证。

2. 熟悉超声评估的注意事项和术前准备。

3. 了解常用超声评估操作方法。

【实训学时】　　1 学时。

【实训场所】　　多媒体教室或医院超声室。

【实训用具】　　纸、笔及超声评估的教学录像。

【实训方法】　　各学校教师可以根据自身课时和相关条件，选择性安排此次实训内容。本次实训可通过临床见习或观看相关影像资料两种方法完成。

1. 临床见习　在医院超声室，学生分组在教师的指导下观察临床常用超声评估和常见内镜评估。遇到问题可随时询问指导教师。

2. 观看相关影像资料　观看超声评估的教学录像，指导教师现场讲解和答疑，使学生对临床常用超声评估有一定的感性认识。

【实训内容】

超声评估和（或）彩色多普勒评估。

【注意事项】

1. 在医院超声室实训时，要遵守科室规章制度，保持安静。

2. 在医院超声室实训时遇到突发事件（如出现停电、被评估者呼吸心跳骤停等），不要惊慌，保持镇静，听从指导教师的安排与指挥。

实训十二　护理诊断与病历书写

【实训目的】

1. 能够全面系统地采集病史、进行体格评估及筛选恰当的辅助评估。

2. 能够将收集的临床资料综合分析，做出疾病的初步诊断。

3. 能够独立规范地完成护理病历的书写。

【实训学时】　　1 学时。

【实训场所】　　医院病房。

【实训用具】　　听诊器、叩诊锤、手电筒、棉签、软尺、血压计、压舌板、纸、笔及门诊病历、住院病历单。

【实训方法】

1. 教师讲解护理诊断的程序、护理病历的书写格式。

2. 在病房，4～5 人一组通过对指导教师选择的典型被评估者进行问诊、体格评估收集资料，同时查阅辅助评估资料。

3. 资料收集完毕后，通过对病史、体格评估结果、辅助评估结果等资料的分析，建立完整的诊断思维，做出初步诊断、护理计划单。

4. 课后写出实训报告（护理病历）。

【实训内容】

1. 门诊病历。

2. 住院完整病历。

【注意事项】

1. 作为评估者必须实事求是的对待临床病史资料，不能凭经验任意取舍。

2. 诊断疾病必须严格按照步骤进行，养成自觉的临床实践和临床思维方法。

3. 病历不能任意涂改和改变其格式，应严格按照规范格式书写。

（李延玲）

参 考 答 案

第一章 绪 论

一、选择题

1. A 2. C

二、名词解释（略）

三、简答题（略）

第二章 健康资料收集

一、选择题

1. C 2. B 3. D 4. C 5. D 6. C 7. D 8. D 9. D 10. C

二、简答题

1. 健康资料的内容包括：一般资料、主诉、现病史、既往史、用药史、成长发育史、家族史、系统回顾。

2. 主诉是患者感受到的最痛苦或最明显的症状或（和）体征，以及持续时间，也就是促使患者本次就诊原因的高度概括。现病史是病史中的主体部分，以主诉为中心记述患者病后的全过程，即健康问题发生、发展、演变、诊治、护理的经过。

3. 现病史的采集应围绕以下方面进行：①起病时情况；②患病时间；③主要症状的特点；④伴随症状；⑤病情的发展与演变；⑥诊断和护理经过；⑦发病以来的一般情况。

第三章 护理诊断

一、选择题

1. C 2. C 3. D 4. C 5. C 6. C 7. A 8. C 9. B

二、简答题

1. 护理诊断与医疗诊断的区别见下表。

区别内容	护理诊断	医疗诊断
侧重点	人类对健康问题或生命过程的反应	疾病的本质
研究对象	个体、家庭、社会	患者
诊断的数目	数目较多，随患者的变化而变化 有同病异护和异病同护现象	数目较少，常为一个 相对稳定，在病程中保持不变
决策者	护士	医生
职责范围	在护理职责范围内，有相应的护理措施	在医疗职责范围内，有相应的治疗措施

2. 护理诊断有 3 种类型：现存的护理诊断、有危险的护理诊断、健康的护理诊断。

现存的护理诊断：用三部分陈述，即 PES 公式。如"皮肤完整性受损：骶尾部皮肤发红：与长期卧床所致组织受压、缺血有关"，其中"皮肤完整性受损"是"P"，即护理诊断；"骶尾部皮肤发红"是"S"，即体征，也是诊断依据；"长期卧床所致组织受压、缺血"是"E"，即相关因素。

有危险的护理诊断：用二部分陈述，即 PE 公式。如"有皮肤完整性受损的危险：与长期卧床有关"，其中"皮肤完整性受损的危险"是"P"，即护理诊断；"长期卧床"是"E"，即危险因素。

健康的护理诊断：用一部分陈述，如"潜在的精神健康增强"，只有护理诊断。

3. 护理诊断与合作性问题的区别。

如果是护士独立提供的护理措施可预防和处理的并发症，是护理诊断。如与长期卧床导致皮肤受压有关的"有皮肤完整性受损的危险"。只有那些护士不能预防和独立处理的并发症才是合作性问题。如血小板减少性紫癜患者可发生颅内出血，护士无法通过护理措施阻止其发生，此时应提出潜在并发症："颅内出血"之合作性问题。

4. 一般按照首优问题、次优问题、其他问题的顺序排列，同时也应注意排序的可变性。

首优问题实质是威胁被评估者生命的紧急情况，需要护士立即采取措施处理的护理诊断。

次优问题是指虽然尚未处于威胁生命的紧急状态，但需要护士及早采取措施，以避免情况进一步恶化。

其他问题对患者的健康同样重要，但对护理措施的必要性和及时性的要求并不严格。

根据问题的严重程度以及问题之间的相互关系，护理诊断的排序可相应发生变化。

第四章　常见症状评估

第一节

一、选择题

1. A　2. D

二、名词解释

1. 发热　当抗体在致热原作用下或各种原因引起体温调节中枢的功能障碍时，体温升高超出正常范围，称为发热。

2. 稽留热　指体温恒定地维持在 39～40℃以上的高水平，达数天或数周，24h 内体温波动范围不超过 1℃。

3. 弛张型　指体温常在 39℃以上，波动幅度大，24h 内波动范围超过 2℃，且都在正常水平以上。

4. 间歇热型　指体温骤升达高峰后持续数小时，又迅速至正常水平，无热期（间歇期）可持续 1 天至数天，如此高热期与无热期反复交替出现。

三、简答题

1. 发热分为：①低热 37.3～38℃；②中等度热 38.1～39℃；③高热 39.1～41℃；④超高热 41℃以上。

2. 对发热为主诉的患者问诊要点包括：①起病时间、季节、起病缓急、病程、热度高低、频度、诱因；②有无畏寒、寒战、大汗或盗汗；③多系统症状询问；④患病以来一般情况；⑤诊治经过；⑥传染病接触史、疫水接触史、手术史、治疗或分娩史、服药史。

第二节

一、选择题

1. B　2. A

二、名词解释

胸痛（chest pain）：是临床常见的症状，主要是胸部疾病所致，少数由其他疾病引起。其疼痛的程度与疾病病情轻重程度不完全一致，同时存在个体差异。

三、简答题

胸痛的病因如下。①胸壁疾病　皮肤、肌肉、肋骨及肋间神经的炎症和损伤。②呼吸系统疾病　胸膜炎、气胸、肺炎、肺癌、肺梗死等。③心血管疾病　心绞痛、心肌梗死、心包炎、心脏神经官能症等。④食管与纵隔疾病　食管炎、食管癌、纵隔脓肿、纵隔肿瘤等。⑤其他膈下脓肿、肝脓肿等。

第三节

一、选择题

1. E　2. D　3. B

二、名词解释

腹痛（abdominal pain）是临床极其常见的症状。多由腹部脏器疾病引起，也可由全身性疾病及腹腔外疾病引起。一般将腹痛分为急性腹痛和慢性腹痛。

三、简答题

1. 腹痛的基本发生机制有三种，即：内脏性腹痛；躯体性腹痛；牵涉痛。

2. 内脏性腹痛，是某一器官受到刺激，信号经交感神经通路传至脊髓，内脏性腹痛的特点：①部位不确切，接近中线；②感觉模糊；③常伴恶心、呕吐、出汗等其他自主神经兴奋症状。

第四节

一、选择题

1. E　2. B　3. C　4. D

二、名词解释

组织间隙积液过多，即为水肿。水肿可分布于全身，也可在身体某一部位出现，或发生于体腔内称积液；可显而易见，也可以隐蔽状态存在；可单独出现，也可伴有其他症状。组织间液积聚较少，体重增加在10％以下，指压凹陷不明显时，称隐性水肿；体重增加在10％以上，指压凹陷明显者，称显性水肿。

三、简答题

1. 水肿的类型及临床意义如下。（1）全身性水肿，见于：①心力衰竭；②肾脏疾病；③重症营养不良；④肝硬化；⑤其他　a. 黏液性水肿（指压凹陷不明显）；b. 经前期紧张综合征水肿；c. 药物性水肿；d. 特发性水肿。（2）局部性水肿，见于：①局部炎症；②局部静脉回流受阻；③局部淋巴回流受阻；④血管神经性水肿。

2. 产生水肿的几项主要因素如下。①水钠潴留　如继发性醛固酮增多症。②毛细血管静水压增高　如右心衰竭。③毛细血管通透性增高　如局部炎症、过敏所致的血管神经性水肿。④血浆胶体渗透压下降　通常继发于各种原因所致的低蛋白血症。⑤淋巴液或静脉回流受阻　如丝虫病、血栓性静脉炎。

第五节

一、选择题

1. B　2. E

二、名词解释

咳嗽是人体的一种保护性反射动作。但可使呼吸道内的感染扩散，或使胸腔内压力增高，加重心脏负担。长期咳嗽是促进肺气肿形成的一个因素，并可诱发自发性气胸；频繁的咳嗽常常影响患者的睡眠，消耗体力，不利于疾病的康复。

三、简答题

以咳嗽与咳痰为主诉的患者，在病史询问时应注意以下内容（要点）：①发病年龄、咳嗽病程、起病方式、与昼夜或季节气候关系；②咳嗽程度、音色、连续性、发作性、单声咳嗽；③是否伴有发热、胸痛、气喘；④痰的性状、量、有何特殊气味，是否伴有血痰或咯血；⑤体位对咳痰有何影响等。

第六节

一、选择题

1. A　2. E

二、名词解释

1. 呼吸困难是指患者感到空气不足，呼吸费力，客观表现为呼吸运动用力，重者鼻翼翕动、张口耸肩，甚至出现发绀，呼吸辅助肌也参加活动，并伴有呼吸频率、深度与节律的异常。

2. 心源性哮喘，重度呼吸困难。呼吸有哮鸣声，咳浆液性粉红色泡沫样痰。两肺底部有较多湿性啰音，心率增快，有奔马律。

三、简答题

吸气性呼吸困难与呼气性呼吸困难各有如下特点：吸气性呼吸困难特点是吸气费力，且显著困难，重者出现"三凹征"，常伴有干咳及高调气性喉鸣。呼气性呼吸困难的特点是呼气费力，呼气时间明显延长而缓慢，常伴有干啰音。

第七节

一、选择题

1. B　2. D

二、名词解释

咯血是指喉以下的呼吸器官出血，经咳嗽动作从口腔排出。

三、简答题

附表：咯血与呕血的鉴别

鉴别项目	咯　血	呕　血
病因	肺结核、支气管扩张、肺癌、心脏病等	消化性溃疡、肝硬化、食管胃底静脉曲张等
出血前症状	咽部痒感、胸闷、咳嗽等	上腹部不适、恶心呕吐等
出血方式	咯出	呕出，可呈喷射状
血中混有物	痰、泡沫	食物残渣、胃液
血液 pH 值	碱性	酸性
黑粪	无，如血液咽下可有	有，呕血停止后仍可持续数日
出血后痰性状	咯血后常继发有少量血痰	常无血痰

第八节

一、选择题

E

二、名词解释

发绀（又称紫绀）是指血液中还原血红蛋白增多，使皮肤、黏膜呈青紫色改变的一种表现。

三、简答题

中心性发绀与周围性发绀的区别：中心性发绀是由于心、肺疾病导致 SaO_2 降低引起。发绀的特点是全身性的，除四肢与面颊外，亦见于黏膜（包括舌及口腔黏膜）与躯干的皮肤，但皮肤温暖。周围性发绀是由于周围循环血流障碍所致。发绀的特点是常见于肢体末梢与下垂部位（如肢体、耳垂、鼻尖），这些部位皮肤温度低、发凉，若按摩或加温耳垂与肢端使其温暖，发绀可消失。

第九节

一、选择题

1. A　2. B

二、名词解释

心悸是一种自觉心脏跳动的不适感觉或心慌感。当心率加快时感觉心脏跳动不适，心率缓慢时则感觉搏动有力。心悸时心率可快、可慢也可有心律失常。发生的机制认为与心动过速、每搏输出量大和心律失常有关。

三、简答题

心悸的病因如下。①心脏冲动增强　心肌收缩力增强引起的心悸，可为生理性的或病理性的。生理性者常见于精神过度紧张或剧烈活动时；大量吸烟、饮酒、浓茶或咖啡后；应用某些药物，如麻黄素、氨茶碱、肾上腺素等。病理性的常见于各种原因引起的心律失常。②心脏神经官能症　心脏本身并无器质性病变，是由自主神经功能紊乱所引起的。其特点为除心悸外，常有心率加快、胸闷、隐痛或心前区刺痛、呼吸不畅等症状，可伴有头昏、头痛、失眠、耳鸣、疲乏等神经衰弱的表现。③心律失常　各种原因引起的心动过速、心动过缓以及心律不齐均可引起心悸。往往心悸的严重程度与心脏病变程度常不一致。

第十节

一、选择题

1. B　2. A

二、名词解释

患者排尿的量、次数发生改变或尿液不能自主排除或不自主流出者，称为排尿异常。包括：①少尿、无尿与多尿；②尿路刺激征；③尿潴留；④尿失禁。

少尿：24h 尿量少于 400ml，或每小时尿量少于 17ml。

无尿：24h 尿量少于 100ml，12h 完全无尿。

多尿：24h 尿量超过 2500ml。

三、简答题

少尿、无尿的病因如下。

（1）肾性　①肾小球病变：重症急性肾炎、急进性肾炎和慢性肾炎因严重感染，血压持续增高或肾毒性药物作用引起肾功能急剧恶化。②肾小管病变：急性间质性肾炎包括药物性和感染性间质性肾炎；生物毒或重金属及化学毒所致的急性肾小管坏死。严重的肾盂肾炎并发肾乳头坏死。

（2）肾前性　①心脏排血功能下降：各种原因所致的心功能不全。②肾血管病变：肾血管狭窄或炎症、肾病综合征等；高血压危象、妊娠期高血压疾病等引起肾动脉持续痉挛，肾缺血导致急性肾衰。

（3）肾后性　①各种原因引起的机械性尿路梗阻：如结石、血凝块、坏死组织阻塞输尿管、膀胱进出口或后尿道。②尿路的外压：如肿瘤、腹膜后淋巴瘤、特发性腹膜后纤维化、前列腺肥大。③其他：结核或溃疡愈合后瘢痕挛缩、输尿管手术后、神经源性膀胱等。

第十一节

一、选择题

1. E　2. D　3. C

二、名词解释

呕吐是胃或部分小肠的内容物通过食管逆流经口腔而排出体外的现象。

三、简答题

按发病机制将恶心与呕吐的病因分为以下几种。

（1）反射性呕吐：系指由来自内脏末梢神经的冲动，经自主神经传入纤维刺激呕吐中枢引起的呕吐。

（2）中枢性呕吐：中枢性呕吐（central vomiting）系指由来自中枢神经系统或化学感受器的冲动，刺激呕吐中枢引起的呕吐。

（3）前庭障碍性呕吐：伴有听力障碍、眩晕等症状者，需考虑前庭障碍性呕吐。常见疾病有迷路炎，是化脓性中耳炎的常见并发症；梅尼埃病，为突发性的旋转性眩晕伴恶心、呕吐；晕动病，一般在乘飞机、乘船和乘车时发生。

第十二节

一、选择题

1. B　2. C　3. D　4. A　5. C　6. B　7. C　8. B

二、名词解释（略）

三、简答题（略）

第十三节

一、选择题

1. C　2. D　3. E　4. D　5. E　6. A　7. C

二、名词解释（略）

三、简答题（略）

第十四节

一、选择题

1. C　2. A　3. A　4. E　5. B　6. C　7. C

二、名词解释

黄疸、隐性黄疸（略）

胆红素的肠肝循环：小部分尿胆原在肠内被吸收，经肝门静脉回到肝内，其中的大部分再转变为结合胆红素，又随胆汁排入肠内，形成"胆红素的肠肝循环"。

三、简答题（略）

第十五节

一、选择题

1. D　2. D　3. C　4. D　5. A　6. D

二、名词解释（略）

三、简答题（略）

第十六节

一、选择题

1. A　2. C

二、名词解释

1.（略）

2. 阿-斯（Adams-Stokes）综合征：为一种严重的心源性晕厥，主要表现是在心搏停止5～10s出现晕厥，停搏＞5s以上可出现抽搐，偶有大、小便失禁。

三、简答题（略）

第十七节

一、选择题

C

二、名词解释（略）

三、简答题（略）

第十八节

一、选择题

A

二、名词解释（略）

三、简答题（略）

第十九节

一、选择题

1. D　2. C　3. E　4. A　5. C

二、名词解释（略）

三、简答题（略）

第二十节

一、选择题

1. D　2. C　3. D　4. E　5. A　6. C　7. D

二、名词解释（略）

三、简答题（略）

第二十一节

一、选择题

1. D　2. D　3. A　4. A　5. A　6. D　7. B　8. C

二、名词解释

1. 文中第一段。

2. 谵妄：以兴奋性增高为主的高级神经中枢急性活动失调状态。临床上表现为意识模糊、定向力丧失、感觉错乱（幻觉、错觉）、躁动不安、言语杂乱。

三、简答题（略）

第五章　身体评估

第一节

一、选择题

1. A　2. B　3. D　4. A　5. E　6. A　7. D

二、名词解释

身体评估：是评估者运用自己的感官（如眼、耳、鼻、手）或借助简单的辅助工具（如体温表、血压计、听诊器、叩诊锤等），以了解评估对象机体健康状况的一组最基本的评估方法。

三、简答题（略）

第二节

一、选择题

1. B　2. C　3. C　4. C　5. D　6. B　7. D　8. D　9. B

二、名词解释

1. 慢性病容：患者面容憔悴，面色晦暗或苍白无华，目光暗淡。见于慢性消耗性疾病，如恶性肿瘤、肝硬化、严重结核病等。

2. 被动体位：患者不能随意调整或变换身体的位置。见于瘫痪、极度衰弱或意识丧失者。

三、简答题（略）

第三节、第四节

一、选择题

1. C　2. B　3. B　4. A　5. A　6. A　7. B　8. D　9. C

二、名词解释

1. 落日现象：脑积水患者，由于颅内压增高，压迫眼球，形成双目下视、巩膜外露的特殊表情，称为落日现象。

2. 直接对光反射：在暗室内用手电筒光照射被检眼，其瞳孔迅速缩小的反应。

三、简答题

1. 扁桃体肿大一般分为3度：不超过咽腭弓者为Ⅰ度；超过咽腭弓者为Ⅱ度；达到或超过咽后壁中线者为Ⅲ度。

2. 甲状腺肿大可分为三度：不能看出肿大但能触及者为Ⅰ度；既能看出肿大又能触及，

但在胸锁乳突肌以内者为Ⅱ度；超过胸锁乳突肌外缘者为Ⅲ度。

第五节

一、选择题

1. B　2. D　3. C　4. B　5. A　6. B　7. D　8. A　9. B　10. A

二、名词解释

1. 管样呼吸音：在正常肺泡呼吸音的听诊部位听到支气管呼吸音，即为异常支气管呼吸音，或称管样呼吸音。

2. 抬举样心尖搏动：心尖区徐缓、有力、较局限的搏动，可使触诊的手指抬起且持续至第二心音开始，且心尖搏动范围增大，是左心室肥厚的体征。

三、简答题（略）

第六节

一、选择题

1. D　2. A　3. A　4. A　5. A　6. C　7. C　8. A

二、名词解释

1. 板状腹：弥漫性腹壁紧张，腹壁强直，可硬如木板，常见于胃肠道穿孔所引起的急性弥漫性腹膜炎。

2. 腹膜刺激征：腹膜炎患者常有腹肌紧张，压痛与反跳痛，称腹膜刺激征，亦称腹膜炎三联征。

3. 移动性浊音：腹部叩诊时，被检者因体位改变而出现浊音变化的现象，称移动性浊音。

三、简答题（略）

第七节

一、选择题

1. C　2. A　3. C　4. D　5. B　6. C　7. A　8. A　9. C　10. E　11. A　12. C

二、名词解释

1. 杵状指（趾）：手指或足趾末端增生、肥厚、增宽、增厚，指甲从根部到末端拱形隆起呈杵状膨大。

2. 匙状甲：指甲中央凹陷，边缘翘起，指甲变薄，表面粗糙有条纹。

3. 膝外翻是当两侧膝关节靠拢时，两内踝分离，呈"X"形弯曲，又称"X"形腿，多见于佝偻病。

4. 足外翻：跟骨外旋，前足外展，足纵弓塌陷，舟骨突出，扁平状，跟腱延长线落在跟骨内侧，多见于胫前、胫后肌麻痹。

5. 踝关节跖屈，前半足着地，足不能背屈，多取旋后及内收位，多与内翻足并存，称马蹄内翻足，也称"马蹄足"。多见于跟腱挛缩或腓总神经麻痹。

6. 腕垂手：腕关节不能背伸，手指不能伸直，拇指不能外展，外观手腕呈下垂状。见于桡神经损伤。

三、简答题（略）

第八节

一、选择题

1. C　2. D　3. B　4. C　5. D　6. B　7. B　8. B　9. C　10. A　11. C　12. A

二、名词解释

1. 包皮过长是包皮超过阴茎头，但翻起后能露出阴茎头和尿道口。

2. 痔是直肠下端黏膜下或肛管边缘皮下的内痔静脉丛或外痔静脉丛扩大和曲张所致的静脉团。

3. 被评估者可采取肘膝位、左侧卧位或仰卧位，评估者右手示指戴指套或手套，涂适量润滑剂（如液体石蜡），将示指置于肛门外口轻轻按摩，待患者肛门括约肌放松后，再徐徐插入肛门、直肠内。

4. 双合诊右手示指在直肠内，左手在下腹部，双手配合，以评估盆腔脏器或病变情况。

5. 直肠脱垂是指肛管、直肠或乙状结肠下端的肠壁，部分或全层向外翻出而脱出于肛门外。

6. 肛裂为肛管下段（齿状线以下）深达皮肤全层的纵行及梭行裂口或感染性溃疡，患者排便时疼痛明显，排出的粪便周围附有少量鲜血，触诊时有明显触痛。

7. 肛门直肠瘘是直肠、肛管与肛门周围皮肤相通的瘘管，多为肛管或直肠周围脓肿与结核所致，不易愈合。

三、简答题（略）

第九节

一、选择题

1. A 2. D 3. D 4. A 5. A 6. D 7. C 8. C 9. C 10. A 11. C 12. B 13. B 14. C 15. A 16. C 17. B 18. E

二、名词解释

1. 通过反射弧（感受器、传入神经元、中枢、传出神经元和效应器）完成的肌肉收缩反应称为生理反射，包括浅反射和深反射。

2. 病理反射是指锥体束损害时，大脑失去了对脑干和脊髓的抑制功能而出现的异常反射，又称锥体束征。

3. 浅反射是刺激皮肤、黏膜或角膜引起的肌肉急收缩反应。

4. 深反射是刺激骨膜、肌腱通过深部感受器完成的反应。

5. 脑膜刺激征是脑膜受到激惹而产生的体征。见于各种脑膜炎、蛛网膜下腔出血、脑脊液压力增高等。

6. 巴宾斯基（Babinski）征被评估者仰卧，髋及膝关节伸直，评估者用钝头竹签沿其足底外侧缘，由后向前划至小趾根部再转向拇指侧。足趾均不动或向跖面屈曲为正常反应。拇指背伸，其余四趾呈扇形散开为阳性反应。

7. 偏瘫为上运动神经元性瘫痪（中枢性瘫痪），多为内囊型，内囊是感觉、运动等传导束的集中地，因此损伤时出现"三偏"综合征，即偏瘫、偏身感觉障碍和偏盲，一侧肢体（上、下肢）的瘫痪，可伴有同侧颅神经损害，是最常见的一种瘫痪，多见于颅内病变或脑卒中。

8. 共济失调是小脑、肌力、前庭神经系统、眼睛、头、身体动作以及位置感觉系统等任何部位的损伤，造成运动功能的不协调。

9. 霍纳综合征表现为患侧瞳孔缩小，眼裂变小，眼球内陷，同侧面部少汗。为颈上交感神经径路损伤所致。

10. 感觉倒错是对某种刺激的感觉错误。如非疼痛性刺激诱发疼痛感觉；冷刺激引起热感觉。

11. 感觉异常是无外界刺激而出现异常感觉，如麻木感、肿胀感、痒感、蚁走感、针刺感、点击感、束带感等。

三、简答题

1. 答：动眼神经支配的眼肌有上睑提肌、上直肌、下直肌、内直肌、下斜肌、瞳孔括约肌及睫状肌；动眼神经麻痹表现为上睑下垂、眼球向外下方斜视，向上、内、下转动不能，并有复视，瞳孔散大，对光及调节反射消失。常见于颅内动脉瘤、结核性脑膜炎、颅底肿瘤等。

2. 答：瞳孔对光反射为光线刺激瞳孔引起的缩瞳反射。视网膜→视神经→视交叉→视束→中脑顶盖前区→E-W 核→动眼神经→睫状神经节→节后纤维→瞳孔括约肌。

3. 答：面神经麻痹包括周围性和中枢性两类。周围性面瘫病变在面神经核或核下周围神经。临床表现为患侧额纹变浅或消失，眼裂变大，鼻唇沟变浅，口角下垂，口角偏向健侧。吹哨、露齿、皱额、皱眉、鼓腮等动作不能。闭眼不能。Bell（＋）。中枢性面瘫为一侧大脑皮质中央前回下部或皮质脑干束损伤所引起。临床上仅表现为病灶对侧下部面肌瘫痪，即鼻唇沟变浅，口角轻度下垂，而上部面肌不受累，常见于脑血管病。

4. 感觉过度是感觉刺激阈增高，不立即产生疼痛（潜伏期延长），达到阈值时可产生一种定位不明确的强烈不适感，持续一段时间才消失；见于丘脑或周围神经损害。

5. 丘脑病变的感觉障碍表现为对侧偏身感觉减退或消失，深感觉障碍较痛温觉显著，远端大于近端，可伴偏身自发性疼痛，即丘脑病。

6. 内囊病损可出现对侧偏身感觉减退或消失，对侧较完全性瘫痪及对侧同向性偏盲，称三偏综合征。

7. 一侧脑干病变呈交叉性瘫痪，即病灶同侧平面的脑神经下运动元瘫痪及对侧肢体的上运动神经元性瘫痪。

8. 举出两种最常见的脑膜刺激征的评估方法？（略）

9. 椎体外系病变肌张力增高的特点是强直性肌张力增高（伸肌和屈肌肌张力均增高），被动屈伸肘部时，如不伴有震颤时，各方向运动阻力一致（铅管样强直），伴有震颤时阻力断续相间（齿轮样强直）。多见于帕金森病。

10. 静止性震颤的特点为安静时明显，活动性减轻，睡眠时消失，如手足搓药丸样动作，4～6 次/s，静止时出现，紧张时加重，随意运动时减轻，入睡后消失。见于帕金森病。

11. 简述 Babinski 征的评估方法和临床意义？（略）

12. 简述肌力的六级分类法。（略）

13. 上运动神经元性瘫痪与下运动神经元性瘫痪如何区别？（略）

14. 脊髓横贯性损害的感觉障碍表现为损伤平面以下所有感觉均缺失或减弱，平面上部可能有过敏带，如在颈胸段伴有锥体束损伤的体征。

15. 浅反射包括哪些内容？简答腹壁反射的评估方法？（略）

16. 病理反射包括哪些内容？其临床意义是什么？（略）

第六章

一、名词解释

1. 自我概念是依据心理学的理论与方法对人的心理过程和人格特征及能力所做出的鉴定。

2. 抑郁是以心境低落为显著特征的一种情绪障碍。

二、简答题

1. 心理评估的目的

（1）了解个体的心理活动，特别是疾病发展过程中的心理活动，为有针对性地开展心理护理、制订社会支持计划以及更好地满足个体心理与社会需求提供基础材料，以确定个体现在或潜在的心理健康问题。

（2）评估个体的个性心理特征，尤其是性格，使评估者对被评估者的心理特征形成印象，作为心理护理和选择护患沟通方式的依据。

（3）评估个体的压力源、压力反应及其应对方式，以制订有针对性的护理计划，帮助护理对象有效应对压力源，减轻压力反应。

（4）评估个体的家庭、社会功能、能否充分调动家庭及社会支持力量，促进康复。

（5）评估个体的环境，明确个体现存的环境危险因素，指导制订环境干预措施，创造一个安全、舒适的康复环境。

2. 常见情绪评估方法

由于情绪包含着个体的内部体验、外部表现，同时还出现生理变化，所以情绪常用以下方法评估。①观察法：对评估对象的表情、说话的语气和行为等进行观察评估。②交谈法：与评估对象交谈了解其内部体验，如"你现在感觉如何?"，"最近心情好不好?"等。③量表评定法：如抑郁自评量表、焦虑自评量表等。

第七章

一、名词解释

1. 角色是指处于一定社会地位的个体或群体在实现与这种地位相联系的权利与义务中所表现出的符合社会期望的模式化的行为。

2. 家庭是以婚姻、血缘（或收养关系）和共同经济为纽带而组成的小型群体。

3. 文化休克是指人们生活在陌生文化环境中所产生的迷惑与失落的经历。

二、简答题

1. 社会评估的目的

（1）了解个体的社会问题及其原因，有针对性地制订社会支持计划。

（2）了解个体社会支持系统是否有效，为充分调动其社会支持力量，促进康复提供依据。

（3）评估个体的角色功能，以帮助其尽快适应角色，消除由此带来的压力反应。

（4）评估个体的文化背景，以便为其提供符合其文化需求的护理。

（5）评估个体的家庭功能，找出影响个体健康的家庭因素，有助于从家庭整体功能状况判断个体的健康，并制订有针对性的家庭护理计划，更好地维护其成员的健康。

（6）评估个体的环境，明确个体现存的或潜在的环境危险因素，指导制订环境干预措施，创造一个安全、便利、舒适的环境。

2. 环境评估的主要方法如下。

（1）交谈　通过交谈可了解生活及工作环境卫生状况，有无饮食、饮水、各种噪声、工业毒物等影响健康的因素。

（2）观察　观察患者的言谈、举止、人际交流情况等，必要时实地观察其居住环境是否狭小、潮湿、地面是否打滑、有无障碍物等。

（3）抽样检查　必要时可进行空气取样检查、空气中有害物质浓度检查等。

3. 家庭类型：根据家庭代际层次和亲子关系，一般把家庭分为以下几类。①核心家庭：是指由父亲、母亲以及未婚的孩子组成的传统家庭形式。②主干家庭：也称扩展家庭，是由父母、已婚子女及第三代人组成的家庭。③联合家庭：是由核心家庭及其较近的亲属组成。④其他类型的家庭：如单亲家庭、兄弟姐妹组成的家庭、重组家庭等。

4. 家庭对健康的影响：

（1）影响疾病的发生、发展；

（2）影响疾病的治疗、转归；

（3）相互影响健康信念；

（4）家庭环境也可对健康造成一定影响。

第八章

二、选择题

1. B　2. B　3. C　4. E　5. D　6. C　7. E　8. E　9. E　10. D　11. D　12. C　13. B　14. B　15. A　16. A　17. D　18. B　19. C　20. D　21. E　22. A　23. E　24. C　25. A　26. A　27. D

28. A　29. C　30. B　31. E　32. C　33. E　34. B　35. C　36. D　37. C　38. C　39. C　40. B
41. C　42. B　43. A　44. A　45. B

二、名词解释

1. 血细胞比容：指红细胞在血液中所占容积的比值。

2. 网织红细胞：是介于晚幼红细胞和成熟红细胞之间尚未完全成熟的红细胞。

3. 核左移与核右移：外周血中杆状核粒细胞＞6％，乃至出现更幼稚的细胞称为核左移。外周血中中性分叶核粒细胞增多伴多分叶，同时 5 叶以上的细胞＞3％时称为核右移。

4. 病理性蛋白尿：是指泌尿系统因器质性病变或其他病理原因引起的持续性蛋白尿。

5. 血尿与脓尿：尿红细胞≥3 个/HP 为镜下血尿。尿白细胞≥5 个/HP 为镜下脓尿。

三、简答题

1. （略）

2. 肾小球性蛋白尿是由于肾小球滤过膜因炎症、免疫等因素损伤后静电屏障作用减弱和（或）滤过膜孔径增大，使血浆蛋白特别是清蛋白滤过，可见于各类原发和继发的肾小球疾病。

3. 尿红细胞形态检查主要是用相差显微镜观察尿中红细胞的形态，肾小球源性血尿时，由于红细胞通过有病理改变的肾小球基膜时，受到挤压损伤，其后在漫长的各段肾小管中受到不同 pH 值和渗透压变化的影响，使红细胞出现大小、形态及血红蛋白含量的变化，见于各类肾小球疾病，而非肾小球源性血尿，主要指肾小球以下部位和泌尿通路上的出血，多与毛细血管破裂出血有关，不存在通过肾小球基膜裂孔，因此形态可完全正常，呈均一型，见于尿路系统炎症、结石、肿瘤等。

4. 比较化脓性脑膜炎、结核性脑膜炎、病毒性脑膜炎时脑脊液的改变。

三种脑膜炎的比较

疾病	压力	外观	凝固性	蛋白质	葡萄糖	氯化物	细胞增高	细菌
化脓性脑膜炎	↑↑↑	混浊	凝块	↑↑	↓↓↓	↓	显著,N	化脓菌
结核性脑膜炎	↑↑	毛玻璃样混浊	薄膜	↑	↓	↓↓	中度,N,L	结核菌
病毒性脑膜炎	↑	透明或微混	无	↑	正常	正常	L	无

5. 略。

第九章

一、单项选择题

1. B　2. A　3. A　4. A　5. A　6. C　7. B　8. B　9. B　10. C　11. A　12. B　13. B
14. A　15. D　16. B　17. A　18. D　19. E　20. B　21. C　22. A　23. A　24. E　25. E　26. B
27. D　28. A　29. D　30. B　31. B　32. C　33. D　34. B　35. D　36. B　37. E　38. C

二、多项选择题

1. ABCDE　2. BCDE　3. ABCD　4. AD

三、简答题

1. 室性期前收缩的心电图特征：提前出现的 QRS 波群时限＞0.12s、宽大畸形，T 波方向多于 QRS 主波方向相反；QRS 波群前多无相关 P 波；室性期前收缩与其前面的窦性搏动之间期（配对间期）恒定；多为完全性代偿间歇。

2. 窦性 P 波消失，代之以大小不等、形态不一、间距不等的 f 波，频率 350～600 次/min；R-R 间距绝对不等；QRS 波形态基本正常，如伴有室内差异性传导，QRS 波群可增宽变形。

第十章

一、选择题

1. A　2. B　3. A　4. B　5. A　6. C　7. C　8. C　9. D　10. B　11. C　12. E　13. C　14. C　15. C

二、名词解释（略）

三、简答题（略）

第十一章

1. 护理病历是护士运用整体护理模式，对护理对象的健康状况、护理诊断、预期目标、护理措施及效果评价等护理活动的系统记录。

2. 护理病历的书写要求

（1）内容全面真实　护理病历必须真实、客观地反映护理对象的健康状况及所采取的护理措施。

（2）描述精练，用词准确　护理病历的书写应使用规范的医学词汇、术语、适当的外文缩写，力求精练、准确、重点突出、条理清楚，使人一目了然。

（3）按规定格式及时书写，以便随时反映护理对象健康状况的变化并进行比较分析。因抢救急危重症患者，未能及时书写护理病历的，应在抢救结束后及时据实补记，并加以标注。

（4）页面整洁，字迹清晰，不得随意修改或粘贴，如需改错，应按规定纠正并签名。

参 考 文 献

[1] 吕探云，孙玉梅．健康评估［M］．第 3 版．北京：人民卫生出版社，2012.

[2] 陈文彬，潘祥林主编．诊断学［M］．第 7 版．北京：人民卫生出版社，2008.

[3] Sharon Jensen. Pocket Guide for Nursing Health Assessment：A Best Practice Approach. Philadelphia：Lippincott Williams & Wilkins，2010.

[4] 王绍峰，陆一春．健康评估［M］．北京：科学出版社，2010.

[5] 童晓云，章绍清．健康评估［M］．南京：东南大学出版社，2006.

[6] 刘潮临．健康评估［M］．北京：高等教育出版社，2003.

[7] 刘成玉．健康评估［M］．第 2 版．北京：人民卫生出版社，2006.

[8] 王宝玲主编．健康评估［M］．郑州：郑州大学出版社，2005.

[9] 徐淑秀．健康评估与护理诊断［M］．南京：东南大学出版社，2005.

[10] 欧阳钦．临床诊断学［M］．第 6 版．北京：人民卫生出版社，2003.

[11] 刘燕燕，何利．健康评估．北京：人民军医出版社，2005.

[12] 姜亚芳，余丽君．健康评估［M］．北京：中国协和医科大学出版社，2002.

[13] 刘惠连．健康评估［M］．第 2 版．北京：人民卫生出版社，2010.

[14] 贾建平．神经病学［M］．第 6 版．北京：人民卫生出版社，2008.

[15] 熊立凡，刘成玉．临床检验基础［M］．第 4 版．北京：人民卫生出版社，2008.

[16] 熊立凡．临床检验基础［M］．第 3 版．北京：人民卫生出版社，2004.

[17] 王绍峰，陆一春．健康评估［M］．北京：科学出版社，2010.

[18] 路英智．抑郁障碍［M］．海口：南海出版公司，2005.

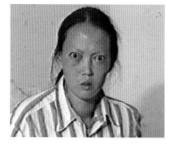
● 图 5-2-5　甲亢面容

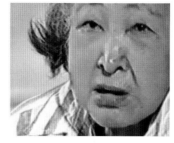
● 图 5-2-6　黏液性水肿面容

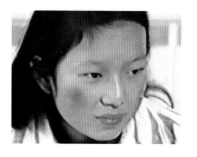
● 图5-2-7　二尖瓣面容

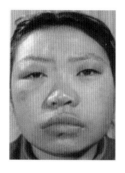
● 图 5-2-8
肢端肥大症面容

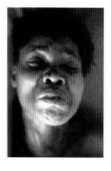
● 图 5-2-9
苦笑面容

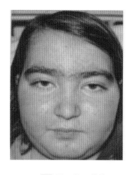
● 图 5-2-10
满月面容

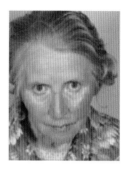
● 图 5-2-11
面具面容

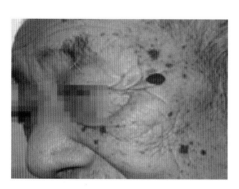
● 图 5-2-16　老年斑

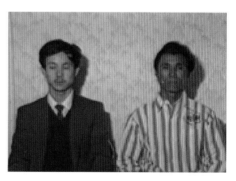
● 图 5-2-17　Addison病色素沉着
（左为正常人，右为患者）

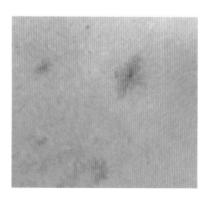
● 图 5-2-19　蜘蛛痣

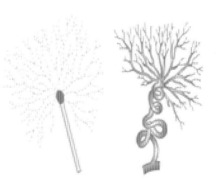
● 图 5-2-20　蜘蛛痣加压后褪色

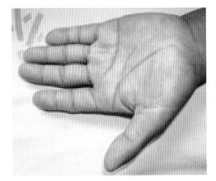

● 图 5-2-21 肝掌

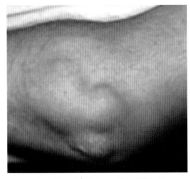

● 图 5-2-22 皮下结节

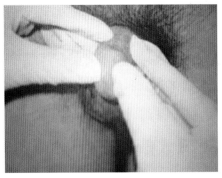

● 图 5-8-1 阴茎头颈部评估示意图

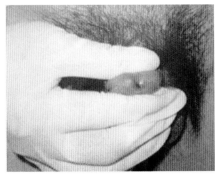

● 图 5-8-2 尿道口评估示意图

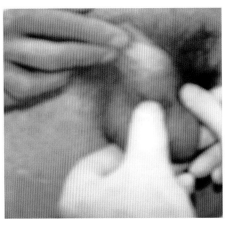

● 图 5-8-3 阴囊评估示意图

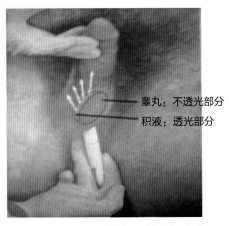

睾丸：不透光部分

积液：透光部分

● 图 5-8-4 鞘膜积液透光试验

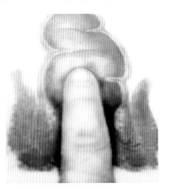

● 图 5-8-5 前列腺评估

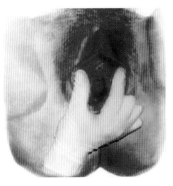

● 图 5-8-6 阴道前庭评估